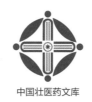

中国壮医药文库

壮医英才之
医道·医学·医术

韦英才　主编

广西科学技术出版社

·南宁·

图书在版编目（CIP）数据

壮医英才之医道·医学·医术 / 韦英才主编. —南宁：
广西科学技术出版社，2024.6
ISBN 978-7-5551-1996-8

Ⅰ.①壮… Ⅱ.①韦… Ⅲ.①壮族—民族医学 Ⅳ.
①R291.8

中国国家版本馆CIP数据核字（2023）第209877号

壮医英才之医道·医学·医术

ZHUANGYI YINGCAI ZHI YIDAO YIXUE YISHU

韦英才　主编

责任编辑：李　媛　　　　　　　　装帧设计：韦娇林
助理编辑：梁佳艳　　　　　　　　责任校对：吴书丽
责任印制：陆　弟

出 版 人：梁　志
出版发行：广西科学技术出版社
社　　址：广西南宁市东葛路 66 号
邮政编码：530023
网　　址：http://www.gxkjs.com
印　　刷：广西彩丰印务有限公司

开　　本：787 mm × 1092 mm　　1/16
字　　数：461 千字
印　　张：21.5
版　　次：2024 年 6 月第 1 版
印　　次：2024 年 6 月第 1 次印刷
书　　号：ISBN 978-7-5551-1996-8
定　　价：139.00 元

编委会

资助项目

1. 桂派中医大师培养项目（韦英才）（文件号：桂中医药科教发〔2022〕6号）

2. 广西重点研发计划项目：壮医防治腰腿痛关键技术研究与应用（编号：桂科AB21196035）

3. 2024年广西名中医传承工作室建设项目：韦英才广西名中医工作室（编号：GZY2024025）

4. 广西国际壮医医院"青苗工程"人才培养项目（编号：2022001）

韦英才，壮族，1966年出生于巴马瑶族自治县，中共党员。主任医师，教授，硕士研究生导师，广西名中医，壮医经筋学学术带头人和筋骨病临床专家。

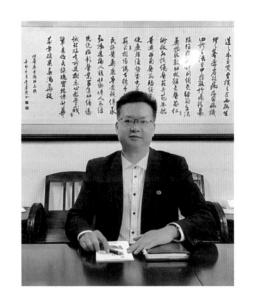

1990年广西中医学院（今广西中医药大学）医疗专业本科毕业，同年分配到广西民族医药研究所（今广西民族医药研究院）工作。曾任广西民族医药研究所培训部主任、副所长兼附属医院院长等职，2014年任广西民族医药研究院院长兼广西壮医医院（今广西国际壮医医院明秀分院）院长，2015年任广西国际壮医医院（筹备）副院长，2017年任广西中医药大学壮医药学院副院长（正处长级）。2024年5月至今，任广西中医药大学壮瑶医药党委副书记、壮医药学院院长。

曾兼任中华中医药学会推拿分会副主任委员、中国民族医药学会推拿分会执行会长、世界手法医学联合会常务副主席、广西人才学会副会长、广西骆越文化研究会执行会长、广西反射疗法保健协会会长、广西民族医药协会执行会长兼壮医经筋专业委员会主任委员。曾任广西壮族自治区科学技术协会第六、第七届常委，政协广西壮族自治区第九至第十二届委员会委员等职。

1991 年师从广西著名经筋学专家黄敬伟教授，学习壮医经筋疗法。30多年来致力壮医经筋学的挖掘、研究与创新，首次提出"肌肉解利生理观""横络盛加病因观""因结致痛病理观""摸结查灶诊断观""松筋解结治疗观""拉筋排毒养生观"等六个经筋学术观点，创新"十二经筋图谱"和"火针"（壮医经筋火针），并分别获批国家外观设计专利和发明专利。

先后主持"十一五""十二五"国家科技支撑计划课题、广西壮族自治区重大研发项目等 10 多项；获中国首届民族医药科学技术进步奖一等奖2 项、二等奖 1 项，广西科学技术进步奖二等奖 2 项、三等奖 1 项，国家发明专利 4 项；主编《实用壮医筋病学》《中国壮医外科学》《壮医经筋学》《壮医养生学》《壮医药膳学》等专著 9 部，发表论文 40 多篇；获评 2006 年度广西"新世纪十百千人才工程"第二层次人选；2008 年荣获"广西优秀青年中医"称号，2014 年荣获第九届"中国医师奖"，2017 年被评为"广西名中医"，2022 年入选"桂派中医大师"培养项目，2024 年获批建设韦英才广西名中医工作室，2018 年、2020 年分别荣获"广西壮族自治区政协履职提质增效先进个人"称号。

多年来坚持教学、临床一肩挑、两不误，坚持出门诊、带教。教学之余，先后到南宁、百色、来宾等市开展自治区财政专项"韦英才壮医特色培训班"6 期，以及到巴马、罗城、都安等地开展"广西名中医八桂行"活动。2020～2023 年义诊接待 3000 多人次，培训基础卫生人员 1000 多人次。此外，先后到美国、新加坡、马来西亚、泰国、越南等国家，以及我国台湾、香港等地访问讲学，受到同行学者的高度好评，被新华社、《广西日报》《广西政协报》等媒体多次宣传报道，并获得"壮医英才，手到病除"的赞誉。

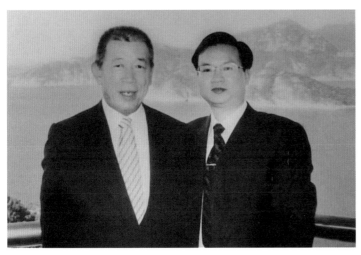

▲ 韦英才与时任中信集团总裁王军（左）合影

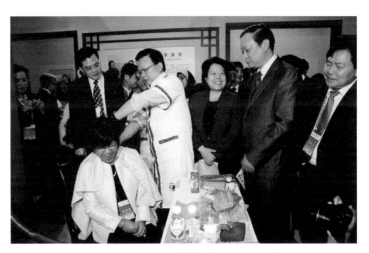

▲ 韦英才向时任国家中医药管理局局长王国强（右二）演示壮医经筋手法

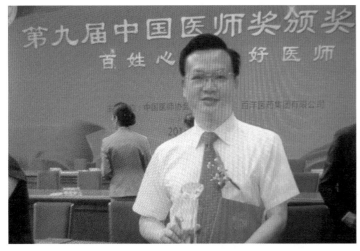

▲ 韦英才在人民大会堂领取第九届"中国医师奖"

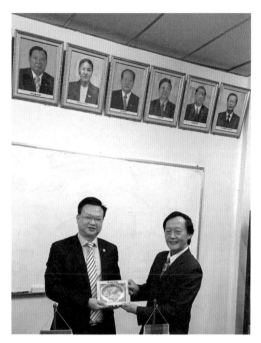

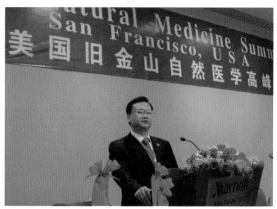

▲ 韦英才在美国旧金山讲学

◀ 韦英才在老挝调研传统民族医药

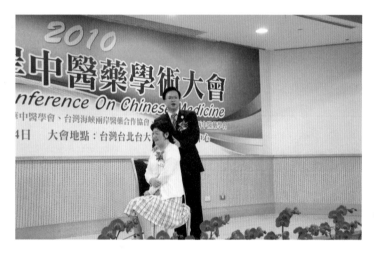

◀ 韦英才在台湾展示
壮医经筋手法

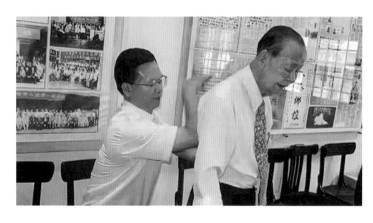

◀ 韦英才在新加坡展示
壮医手法

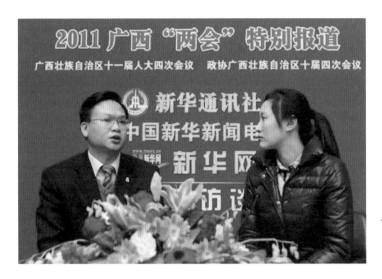

◀ 韦英才作为广西壮族自治区政协委员在 2011 年广西"两会"期间接受媒体采访

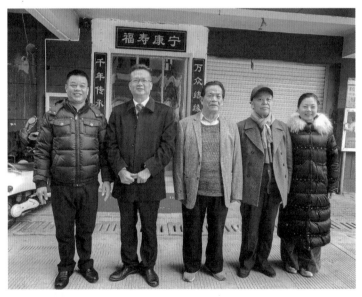

◀ 韦英才和全国名中医黄汉儒（右二）、广西骆越文化研究会会长谢寿球（中）等专家合影

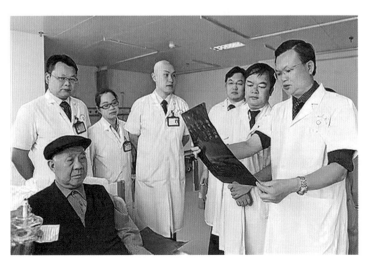

◀ 韦英才查房带教

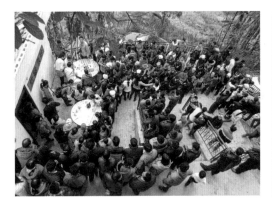

▲ 韦英才春节回家乡义诊场面

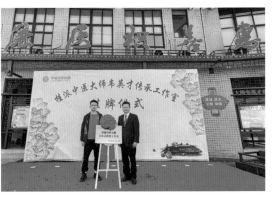

▲ 韦英才和儿子韦达在"桂派中医大师
韦英才传承工作室"挂牌仪式上留影

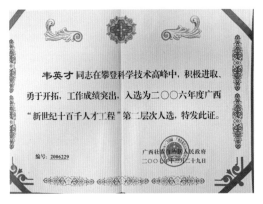

▲ 韦英才获评二〇〇六年度广西"新世纪十百千
人才工程"第二层次人选证书

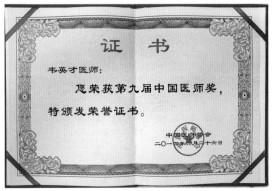

▲ 韦英才荣获第九届"中国医师奖"证书

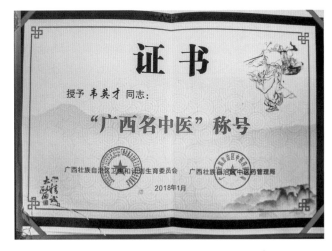

▲ 韦英才荣获"广西名中医"称号证书

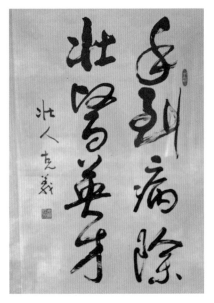

▲ 广西书法协会主席韦克义题字

他序

仁心仁术济天下，壮医壮药惠苍生。韦英才主编的《壮医英才之医道·医学·医术》，记载了他的从医之路、学术思想和临床经验，内容翔实，确实值得一读。作为一名老壮医，看到壮医后继有人，我深感欣慰。

医乃仁术，非德不立。古人云："不为良相，便为良医。"从医者只有将"普救含灵之苦"作为学医之目的，将患者的需要作为自己努力钻研之方向，方能心无旁骛，精研医道；还要在勤、苦、恒、搏上多下功夫，唯"恒以苦学，精勤不倦"，才能成为真正的大医、良医。

党的十八大以来，以习近平同志为核心的党中央把中医药摆在更加突出的位置，把促进中医药传承创新发展作为新时代中国特色社会主义事业的重要内容和中华民族伟大复兴的大事，中医药迎来了高质量发展的春天。在新征程上，我们不仅需要有像韦英才这样的壮医人秉持精益求精、矢志不渝的敬业精神，还要进一步弘扬明代医药学家李时珍既读万卷书又行万里路、既搜罗百氏又采访四方的学习精神和实践精神。在医学道路上不畏任何艰难险阻，刻苦钻研，锲而不舍，才能为健康中国、壮美广西作出应有的贡献。

谨此为序。

2024 年 5 月

（黄汉儒，全国名中医，桂派中医大师，第八届全国人大代表，享受国务院政府特殊津贴专家）

自序

中医之道，源于《易经》之先师，传于《内经》之岐黄，成于春秋与战国，历经后世而千年不衰，如今已成为中华民族的优秀文化瑰宝和打开人类健康大门的钥匙。

医道者，最早出自唐代王勃《黄帝八十一难经序》载，"授黄公之术，洞明医道"。其义有三：一是指医学之道，二是指养生之道，三是指医者之道。所谓"天有天道，地有地道，人有人道"，"天、地、人三道同步"乃是人与自然和谐之道。天人合一，医易同源，易具医之理，医得易之用，故学医者优先学道也。

古人言，天道酬勤，地道酬善，人道酬和。当前，中医之道正迎来天时、地利、人和的大好时机。机不可失，时不再来，继承好、利用好、发展好中医之道是每一个中医人的初心与使命。

吾出身贫寒，幼小体弱多病，得益于家父以草药除疾，亦启蒙于祖传民间壮医之术。吾于1985年入门广西中医学院，师从诸位经师研习《黄帝内经》《难经》《伤寒杂病论》等传世经典，虚心求学，用心悟道，日积月累，勤学苦练，终将中医之理、法、方、药、技熟记于心，每于临证，得心应手，疗愈沉疴，得道中医，获得"壮医英才，手到病除"的赞誉。

自1990年毕业以来，吾有幸师从著名壮医专家黄敬伟教授，致力壮医经筋疗法的挖掘整理与临床研究，收获颇丰。古典经筋源于《足臂十一脉灸经》和《阴阳十一脉灸经》，成于《黄帝内经·灵枢》，因有经无穴而濒于失传。壮族民间理筋术，以松筋正骨而闻名八桂。吾于经筋疗法基础上将中医古典十二经筋同壮医民间理筋术有机结合，研究提出"肌肉解利生理观""横络盛加病因观""因结致痛病理观""摸结查灶诊断观""松筋解结治疗观""拉筋排毒养生观"等六个经筋学术观点，将壮族民间理筋术提升为壮医经筋学，并纳入广西中医药大学壮医学专业本科必修课程，实现了壮医理筋术从民间到学堂、从理论到临床的跨越与发展。

医道以德为先，德高为医；医学以理为先，以理服人；医术以效为先，疗效取胜。《壮医英才之医道·医学·医术》将吾成长之路、学术思想及临床经验集于一体，体现吾生"会看病，看好病"的学医初心和使命担当。因愚名叫"英才"，故简称"壮医英才"，以期自我鞭策与鼓励。因德薄才疏，学粗术浅，此书旨在抛砖引玉，若能给后学者带来一点启发则乃吾之大幸也。愿天下英才、人间大医、庶民无疾。

是为序。

韦英才

2024 年 5 月

目录

1

下编　韦英才相关媒体报道及医话杂谈

第二章　韦英才医话杂谈 ………………………………………………… 287

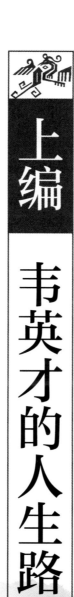

上编　韦英才的人生路

一、呱呱坠地——龙地屯

在巴马燕洞村，有一个在山旮旯里的小村落，名叫"龙地"。"龙地"为壮语，意为"被遗忘的地方"。龙地很小，只有十几户人家，我于1966年出生在这个小山村。我的祖屋是一间土墙茅草房，四面青山环绕，祖屋的右边是一个叫"弄连"的小山谷，谷底有一条小溪，滋养着我家那几块叫"那"的水田。祖屋的右前方有两棵高大的木棉树，每到阳春三月，火红的木棉花一簇一簇地开满枝头，没有绿叶衬托，远远望去就像两棵燃烧的火树，颇具血染的风采。村头有两棵百年大榕树，树干大到六七个人合抱才能围住，树冠可覆盖整个篮球场，树根交错，像一条条小龙紧紧地抱在龙母身上。黄褐色的树皮好像战士的铠甲。远远望去，大榕树就像两个威风凛凛的大将军，我的童年与"大将军"结下了不解之缘……

关于龙地屯韦家的来源，听前辈说，龙地屯以前居住的都是温家人，韦氏到龙地安家至今才五代。第一代曾祖父韦锦绣，系田东作登瑶族乡新安屯人，人高马大，忠厚老实，在茶马古道谋生。清道光年间，为了躲避清军招兵，家有五兄弟的曾祖父选择骑马出逃。有一天傍晚，曾祖父路过龙地屯，借温家锅头煮饭，温家见曾祖父一表人才，而且孤身一人，就问他为何路过此地，成家与否。当得知曾祖父是为了躲避清兵且单身时，温家十分热情地款待曾祖父，并当面介绍温家闺秀给曾祖父，条件是要曾祖父做温家上门女婿。然而，曾祖父当场拒绝，说愿意出钱买地建房，最终明媒正娶温家闺女为妻。此后，韦家第二代生两个儿子，第三代生四个儿子，第四代生十个儿子。至今，韦氏家族已繁衍了五代。俗话说，一方水土养一方人，韦氏第三代就出了两个兵——我的父亲韦元新和叔叔韦元宏，第四代又出了一个兵——三弟韦英将。但是，在那个内忧外患、一穷二白的年代，当兵并没能改变父辈们的命运。古人言"书中自有黄金屋"，唯有读书才是穷人家孩子的出路……

二、孤独困苦——童年期

诗人柏圣说："童年就是一束暖暖的晨光，照在大地充满希望，嬉戏打闹无忧无虑，幻想未来，天马行空……"童年应该是人生中的幸福期。然而，出生在大山里的我，童年正好经历全国三年困难时期。至今，童年时遭受饥荒的经历依然刻骨铭心。

经常挨饿，吃野菜充饥，衣不蔽体，是我童年的清晰记忆。记得有一天晚上，家里无米下锅，我和大哥带着锄头上山找淮山。我们翻过村旁一座山丘，进入一个叫"弄连"的小山沟。在那里，我们发现了一窝淮山，大大小小的淮山在一个石缝内缠绕，重十多斤，那晚我们兄弟俩吃上了一顿饱餐。长大后才知道，那粉滑、甘甜、可口的淮山其实是山药，是一味补脾养胃的要药。

童年时期，家里穷得没有一样值钱的东西，那扇用竹竿编成的房门也从来没有上过锁。记得那时候全村也没有几户人家上门锁，因为当时锁不锁门都无关紧要，小偷也不会"光顾"。穷则思变，穷人家的孩子早当家！我小时候就跟村里的长辈们学编竹笠。竹笠是那个年代农村人挡风雨的主要工具，大人编的竹笠卖5角一个，我手艺比较差，只卖2角一个，一天可赚1元多。

天有不测风云，人有旦夕祸福。在我7岁那年，母亲就因生产时感染破伤风病故。"破伤风"在今天来说不是什么不治之症，打一针破伤风抗毒素即可控制病情。然而在那个缺医少药的年代，乡镇卫生院都没有配备这种药，只有县人民医院才有治疗破伤风的药。母亲病急当天，在巴王站等车的紧要关头，田阳至巴马的班车却没有发车。外婆和小舅只好把母亲带回家。第二天，因得不到及时治疗，母亲病情加重，不幸病逝，时年35岁。母亲一生善良、勤劳、顾家，嫁给父亲时才23岁，没有嫁妆，也没有结婚照。如今母亲的音容笑貌我已记不清了，但母亲慈爱的品格我永远记在心中。没有母爱的日子，我的童年就像那首《世上只有妈妈好》的歌所唱那样："没妈的孩子像根草，幸福哪里找。"失去母爱后的生活，成为我童年最痛苦的记忆。

母亲去世后，父亲又当爹又当娘，务工繁忙，早出晚归，也常常顾不上我们。我和大哥相依为命，过着食不果腹、衣不蔽体的日子。有时我们没饭吃，邻居叔伯们可怜我们，就送几个红薯给我们充饥。经常放学回到家翻开锅盖，锅里只有清稀稀的玉米粥，喝了几碗也不顶饿。甚至日子久了对玉米粥产生了厌恶感，以至长大后有人问我为什么要努力读书时，我说是为了不再吃玉米粥。那时候只有逢年过节才闻得到肉味，有时饿得发慌，连死在臭小水塘的小鸡也捞上来吃。那时候我们没有一件像样的衣服，过年也没有新衣服和新鞋子穿。尤其是冬天，天寒地冻，我们兄弟俩没有棉衣棉裤穿，冻得牙齿打战，浑身发抖。晚上睡觉时，两兄弟共用一床扶贫救济发放的旧棉被，躺在那张只有稻草铺垫的床上，那逼人的寒气至今无法用语言形容……

三、半工半读——小学生

我上小学时，适逢"文化大革命"时期，全国小学、中学、大学都实行"半工半读"教学制度。我没有上过幼儿园，直到7岁才上"半工半读"的小学。当时屯里有一个民办小学，也算是我的启蒙学校，学校只有一间又矮又小的稻草屋，屋里没有水更没有电，只有一块破烂的黑板，课桌椅要学生自带，学生没有书包，办学条件极差。我的启蒙老师王子伯，坡伏屯人，是一名没毕业的高小生。王老师心地善良，和蔼可亲，做事认真，但是文化水平不高，普通话不标准。记得有一次语文课，王老师讲到《韦江哥》一课时，他把"漏洞"读成"洒洞"。在这样的环境下，我从小就说一口"夹壮"普通话，上大学时同学经常开玩笑说："天不怕，地不怕，就怕英才讲普通话。"所谓江山易改，"本性"难移，直到现在当了多年大学教授，我的普通话还是有点"夹壮"。

1975年，我在龙地屯读到二年级后就要转学到燕洞小学了。燕洞小学是中心小学，位于燕洞街的狮子山脚下，距龙地屯 3 公里多，为了减少路上消耗，我们只好早出晚归，中午自己带盒饭或不吃饭，饿着肚子上完课才回家。记得有一年冬天，天气严寒，百草皆霜。为此，我们屯 6 个同学实行"轮走制度"，因当时山路又小又滑，每到冬天路边杂草全是霜冻，谁先走谁就先踩踏霜冻为大家开路。那时候我只有一双破旧的布鞋，走在前面经常被霜冻打湿，那刺骨的寒冷把我的脚趾都冻坏了。后来实在没办法，只好每天都用楠竹笋皮包住双脚走路。现在回想起来，真有点像当年红军过草地、爬雪山的苦难辉煌啊！

2012 年，为了解决龙地屯群众行路难、小孩上学难问题，我和大哥想乡亲之所想，急乡亲之所急，利用我们在南宁工作的人脉关系，多方筹集了 76 万元资金，将昔日 3 公里多的山间小路修成 1.5 米宽的水泥路，既方便乡亲们出行，也促进了家乡的经济发展。要致富，先修路，一路之益，百业可兴！能为家乡修路搭桥，倍感荣耀！

四、勤工助学——初中生

春回大地。1977 年全国恢复高考，关闭了十年的考场又重新开放，这是寒门子弟改变命运的一个重要转折点。1978 年，刚刚小学毕业的我也仿佛在寒冬里看到了春日新生的嫩芽，心中充满着升学的期望！

初中我所在班级是 21 班，共有 56 名同学，我们班是燕洞中学办学以来的第一个重点班。班主任杨通照老师是燕洞交乐人，是当地少有的汉族人，能讲一口流利的普通话。他知识渊博、才华横溢，身兼多职，兼任我们的化学课老师。他经常对我们讲"万般皆下品，唯有读书高""学好数理化，走遍天下也不怕"。在他的言传身教下，我们班同学非常努力读书，个个立志成才。然而，理想是美好的，现实是残酷的。初中三年的生活非常艰苦，为响应学校勤工助学的号召，我们一边读书，一边开荒种菜、养猪。但由于人多地少，每天只有蒸的白米饭，少有菜，更谈不上鱼肉，因此当时桂林豆腐乳就成了我送饭的珍品。由于家里经济困难，5 分钱一块的豆腐乳还要分为 4 份吃，每餐 1 份。那时正是长身体的关键时期，由于严重营养不良，我满脸浮肿，身高只有 1.46 米，全班倒数第一，心中充满自卑和忧郁……

记得有一天早上，父亲带我坐上一辆汽车去县医院看病。那是我第一次坐汽车，晕车十分厉害，到县城下车时我已分不清东西南北。上午 11 时，我们到医院内科就诊，医生拿听诊器听一听，也没有做任何检查，就对我父亲说："你小孩得的是重度营养不良，多吃点黄豆吧。"从医生的眼中看得出他十分怜悯我，但在当时他也是爱莫能助啊。贫穷与饥饿是那个年代的代名词。初中三年，我没穿过一件白衬衫，拍毕业照时穿的白衬衫，还是向同学黄卫儒借的。黄卫儒是当时巴马林业局城关林场职工子弟，为人忠厚朴实，谦虚和蔼，热心助人，很有亲和力。记得有一次，下着蒙蒙细雨，黄卫儒撑着一把伞把我带回他家。他妈妈非常热情地接待了我，中午吃饭时特意留给我俩每人一个鸡腿，那是正宗的家养土鸡，那美味至今仍记忆犹新。

三年初中一晃而过，功夫不负有心人，我以三科 243 分的成绩考上了巴马瑶族自治县第一中学（现巴马高中），但我还是高兴不起来。我们家里太穷，虽然父亲说过，就算卖短裤也要供我们兄弟读书，但是大哥初中毕业时一张 5 角的集体毕业照都没钱要，给他留下一辈子的遗憾。残酷的现实使我想到"穷人家的孩子早当家"的家训。特别是时任巴马物资局局长的韦元宏叔叔经常告诫我们："只要有一碗饭吃，洗厕所都干。"因此，在中考时，我一开始就想报考巴马民族师范学校，将来回老家做一名小学老师，也算有个"铁饭碗"吧。然而，真想不到，我会以优异的成绩考上巴马瑶族自治县第一中学，老天爷给了我一次在千军万马中闯过独木桥的高考机会。

五、寒窗苦读——高中生

巴马瑶族自治县第一中学创办于 1938 年，当时名为"万岗中学"，是一所具有红色革命光荣传统的学校。1956 年，巴马瑶族自治县成立，学校更名为"巴马中学"；1978 年，更名为"巴马瑶族自治县第一中学"，简称"巴马一中"。80 多年来，巴马一中向社会各界输送了大量优秀学子，他们完成学业后，有的直接在巴马服务于各行各业，有的走出大山到外地继续深造后，成为各自领域内的精英，在祖国的各行各业中发挥着重要作用。

1981 年秋天，我满怀期待地来到巴马一中读书，成为龙地屯第二个读高中的人，第一个则是我大哥韦英明。一家两兄弟都考上高中本来是一件光宗耀祖的事，但是生在贫穷年代和贫困家庭的难兄难弟，那寒窗苦读的艰难岁月是如今的人难以想象的。读书苦，读书累，但只有读书才能改变农村人的命运。

值得一提的是，我大哥韦英明从巴马一中毕业后考上了广西柳州畜牧兽医学校（现广西农牧工程学校），并以优异成绩被分配到广西农学院当教师。中专毕业后能被分配到大学任教，这在只有博士才能被引进高校的今天来说，简直比登天还难！功夫不负有心人，有志者事竟成，经过三十多年的努力与拼搏，大哥学有所成，业有所获，现任广西大学农牧产业发展研究院院长、广西大学新农村发展研究院专职副院长，国家二级教授，广西肉牛肉羊产业首席专家。他在牛羊的繁殖学和遗传学方面独树一帜、硕果累累，被人们称为"从看牛娃到牛教授"的典范人物。

高中我所在班级是 58 班，是巴马一中当年的重点班。高中三年的学习与生活条件虽然比初中有所改善（每天都有青菜，每个月可加一次肉菜），但生活条件依旧十分艰苦。虽然从巴王站到巴马站的车票只要 6 角，但是父亲每次给我送米时他都舍不得坐车，而是坚持走二十多里山路，到学校时他已满头大汗，周身尘灰，除了眼睛有白色，身体他处都是黑色的，每次拿着他老人家舍不得坐车省下来的 6 角伙食费，我心里真不是滋味啊！

父亲是一名抗美援朝志愿军，1951年出国参战，立过三等功，并在部队入党。退伍时本来被上级组织安排到县公安局工作，但父亲宁愿回老家要一份农田，说这是响应"从哪里来回哪里去"的号召。父亲回乡不久就被推选为燕洞村支部书记，这一干就是三十多年。其间，经历了十年"文化大革命"，参加了"农业学大寨"改造农田工作，是一名典型的"读毛主席的书，听毛主席的话"的老共产党员。父亲虽然文化程度不高，也不懂得怎么教育孩子，但是非常支持孩子读书。为了供我们兄弟读书，父亲曾贷款150元作为我们的学费，直到大哥毕业参加工作后才还清贷款。为此，父亲跟母亲（继母）还为此争吵过几次。"万般皆下品，唯有读书高"是父亲的口头禅。记得父亲平时给我写信时说得最多的一句话是："听毛主席的话，好好学习，天天向上。"遗憾的是，辛劳了一辈子的父亲，没得安享晚福，于2002年10月22日因病去世，享年74岁。父亲"勤俭持家，艰苦奋斗"的精神至今还深深地影响着我。

高中三年，一晃而过。我的成绩在班里还算是中上水平，班主任黄占元、语文老师林茂恩、数学老师何泽柳等一直都看好我，我自己也认为考上本科应该不成问题。然而，1984年的预考却给了我当头一棒，我的预考成绩在全年级（共59个班）排第36名，按照往年的升学率，我这个成绩连大专都上不了。临近高考，大哥从柳州寄来一封信，里面夹有2元钱，并鼓励我奋战一个月，争取金榜题名。为了提升精气神，我利用周六、周日勤工俭学，把劳动所得的15元钱全部交到教师饭堂，补充一点营养。那一个月的白天加黑夜奋战备考，使我患上了高度近视。高考那三天，我沉着应考，认真答题，最终以378分的成绩考取广西中医学院的预科生（须先完成预科课程），这个分数当时在全县排名第7。虽然不是很理想，但是对我来说已是十分幸运了。记得元宏叔叔带我去县粮食局转户口时，曾激动地对我说："侄子啊，你是我们韦家第一个考上大学的，今天转户口就是'农转非'了！"那个年代，"农转非"就意味着吃上"皇粮"了。1984年的金秋时节，我带着沉甸甸的录取通知书踏进了广西民族学院（现广西民族大学）预科部，成为一名少数民族医学预科生。

六、金色桥梁——预科生

广西民族学院是一所历史悠久、环境优美的学校。民族预科班是国家照顾少数民族学子的一项特殊政策，是少数民族学生进入大学本科学习的金色桥梁。学校根据少数民族学生基础较差的特点，采取特殊措施，着重加强文化基础知识教育和基本技能训练，使学生在德、智、体、美、劳方面进一步发展与提高，为在高等院校本科进行专业学习打下良好基础。当时，广西区内少数民族高考考生大部分都集中在广西民族学院完成预科学业，之后回到本校完成本科学业。从预科升本科一般不成问题，但有一条规定：预科生本科毕业后原则上分配回原籍工作。这就意味着我将来有可能要回巴马工作，甚至回到燕洞乡（现为燕洞镇）卫生院工作。不管怎么样，回家乡工作也是端上"铁饭碗"了。

读预科的日子比较轻松、自由，生活条件也有了明显改善。那时我的饭盒特别大，每天都吃号称八坡著名的"三片"菜，身高也长到一米七，同学再也不敢欺负我个子小了。在课程上，我们除了学习语文、数学、英语、计算机、物理、化学、民族理论与民族政策等理论课程，还参加了不少课外实践活动。

令我印象最深的是，我读预科这一年，正好是我大哥完成学业被分配到广西农学院工作的时候。记得和大哥一起分配来的还有覃小荣老哥，他们俩一起被安排在广西农学院牧场工作，小荣哥也把我当成他的亲弟弟看待，平时有什么好吃的都分给我一口。当时牧场的工作和生活条件十分艰苦，大哥分到 10 平方米左右的宿舍，每月工资 40 多元。整个牧场只有一辆除了铃不响，其他部件都响的老式永久牌自行车。但正是这辆自行车成为大哥在广西农学院和广西民族学院之间接送我的唯一交通工具。当时广西农学院牧场距离广西民族学院预科部有 6.5 公里，没有公共交通工具，只能骑自行车或步行往来。每到周末，大哥就骑上这辆自行车接我到牧场"加菜"。牧场是养牛、养猪、养鱼的实验场，在食物十分紧缺的那个年代，牧场算是一个比较有"油水"的单位，当年几斤重的埃及塘角鱼吃起来不亚于今天的山珍海味。

转眼间一年过去了，我们进行了预科毕业考试。当时，我最担心的是数学这门课，期中考试也不太理想。于是，考试前我买了一本数学辅导书，不断地做题练习。真巧，当年预科毕业考试中有一道数学题就出自这本辅导书，全班只有我一个人答对。预科毕业考试后，我以优异的成绩升入本科。

七、医海启航——大学生

1985 年秋，那是一个收获的季节。我以中医学本科生的身份入读广西中医学院。广西中医学院建校于 1956 年，前身为 1934 年成立的广西省立南宁区医药研究所，1958 年更名为广西中医专科学校，1964 年升格为广西中医学院，1970 年南宁医学专科学校并入；2012 年 3 月，经教育部批准正式更名为广西中医药大学，是国家中西部基础能力建设高校及国家中医药管理局与广西壮族自治区共建高校。

我们八五级共两个班 96 位同学，我被分在 2 班。年级主任冼锦华老师是本校刚毕业的高才生，善于言谈，长于管理，是一位德才兼备的年级主任。我虽然读了一年预科，但是对中医学并不十分了解，入学前只是听父亲说中医就是汉医，即汉族医学。早年父亲也算是个乡村土中医，我小时候身体虚弱，患哮喘病，父亲就用灯心草施灸，效果很好。记得有一天晚上，大雨滂沱，坡伏屯有一个小孩发高烧，天黑加上大雨无法送去卫生院，小孩的父亲就向我父亲求救。父亲二话不说就带上灯心草上门医治。当父亲冒雨走到门口时，听到小孩母亲责怪孩子父亲说："小孩发烧，要你叫李村医来打针，怎么去叫老韦来医治呢？"父亲听到后并没有转头就走，而是硬着头皮进屋给小孩施灸，不到 15 分钟小孩就开始退烧了。小孩父母为了感谢父亲，煎了一个鸡蛋、煮了二两黄豆请父亲吃夜宵，父亲拒绝且不收分文医疗费。父亲高尚的医德深深地感动我，他也成了我日后立志学医的榜样。

通过一个学期的学习，我开始了解到中医的神奇与奥秘。中医学具有数千年的历史，是中华民族在长期的生产与生活实践中认识生命、维护健康、战胜疾病的经验总结和智慧结晶，在五千多年的历史长河中，中医药历经风雨沉浮，一代代中医人传承精华、守正创新，使中医药至今仍保有顽强的生命力，为中华民族的繁衍与健康再立新功。

中医古籍，浩如烟海，尤其是四大经典，是中医的奠基之作，其深奥的理论即使是今天的科学也不能完全解析。大学期间，我们的中医专业课分西医基础和中医基础两大部分；五年制教育，分为四年理论学习和一年临床实习。其中，基础医学课程有人体解剖学、生理学、生物化学、病理学、组织学与胚胎学、微生物与免疫学、诊断学、药理学等；中医基础课程有医古文、黄帝内经、伤寒论、金匮要略、温病条辨、中医诊断学、中药学、方剂学、中医各家学说等。临床医学课程，中医有中医内科学、中医外科学、中医妇科学、中医儿科学、针灸推拿学、中医骨伤科学，西医有内科学、外科学、传染病学等。当年的任教老师大都是经验丰富的老教授，如秦家泰教授，其对张仲景的《伤寒论》和《金匮要略》倒背如流。在学习中医的过程中，老师们都反复要求我们熟记熟背经典条文、方剂方歌，在"记"的基础上把基础理论打扎实，在"悟"的基础上对临床实践下功夫。总之一句话：熟记是基础，运用是关键。我在学习中医中领悟到，加强对四大经典的学习和领悟，这样学起中医才能像古人那样得心应手。我深刻领会到，学中医不仅要善于"问道"，还要善于"悟道"。古人所谓"上医为道，中医为学，下医为术"之理，我对此深有同感。在大学五年时光里，我不仅学好专业课，还有一些文学爱好，先后在广西中医学院院刊上发表《日历》《夏日的黄昏》等诗文，以表达我珍惜大学时光、努力读书的学子心情。

八、初试牛刀——开义诊

我读大二时，学习了人体解剖学、生理学和生物化学等基础课程，掌握了人体血型的化验方法，并熟记于心。至今我还清楚地记得，验血型时首先要取人体的外周血滴于两张载玻片上，然后分别把抗 A 抗体的血清和抗 B 抗体的血清滴于血滴上，观察血滴是否发生肉眼可见的凝集反应。如只与含抗 A 抗体的血清发生凝集反应，就是 A 型血；如只与含抗 B 抗体的血清发生凝集反应，就是 B 型血；如与两种抗体的血清都发生凝集反应，就是 AB 型血；如与两种抗体的血清都没有发生凝集反应，就是 O 型血。为了减轻家人的经济负担，我学以致用，利用寒暑假开展勤工助学活动。1987 年寒假，我组织八六级的农志新、农子彪等同学先后到广西民族学院、广西农学院等开展验血型活动，验 1 次血型收 5 角，一天有 20 ～ 30 元收入。大三时，我们开始学习临床知识并到医院临床见习，其间学会了药线点灸疗法、针灸疗法、穴位封闭疗法等技术。一技在手，终身受益，我决定利用假期回老家燕洞街上开展假期社会实践活动。

1988年暑假期间，我在燕洞街上一位老哥家里为乡亲们诊病。由于我诊断快、疗效好、成本低，很快我的名声就在老家传开。记得有一天恰逢街圩，一大早乡亲们就在门口排成长龙等待诊治。有一位姓陆的患者患有膝关节疼痛，曾在某医院诊治，但效果不佳。经人介绍，患者拄着拐杖专门来找我治疗。我经过摸结查灶，诊为退行性膝关节炎（民间叫风湿）。当时我给他运用泼尼松龙局部封闭，不到半小时患者就能丢拐杖行走了，在场的人都因此夸我是"神医"。那个假期，我旗开得胜，收获满满，医药费收入300多元。年级主任冼老师在班会上特别表扬我，说我是全班第一个通过勤工助学交学费的学生，展现了当代大学生艰苦奋斗的精神风貌。除了给学校交学费的100元，我还花156元购买了一套西服，这是我第一次穿上西服，喜悦之情难以言表。

九、能力锻炼——演讲赛

1988年在庆中秋、迎国庆之际，学校举办首届大学生演讲比赛，比赛从班级到年级再到校级层层比拼。我过五关斩六将，有幸代表年级参加学校决赛。我演讲的题目是《当代大学生的形象设计》，最终以9.38分获得冠军。赛后据评委老师说，我主要是普通话一项被扣分，其他表现都很优秀。这是我第一次参加演讲比赛并取得佳绩，凭的是我日积月累的文学功底和刻苦锻炼的演讲技能。整个演讲比赛过程对我来说真的是一种全新的体验，写稿子，改稿子，背稿子，要一遍遍地背和练习演讲技能，毕竟演讲不仅要会讲，还要会演。这次比赛，使我的能力得到了锻炼、思想得到了升华，也展现了当代大学生的风采。同时，这次比赛使我的形象在班级和学校迅速提升，原来默默无闻的我逐渐小有名气。不久，学校团委推荐我担任第二届学生记者团团长，接管第一任团长余献升的工作。

大学生记者团是由各年级学生组建的社团组织，也可以说是一些活跃学生的学术沙龙，共有46名学生记者。比如，现任广西壮族自治区中医药管理局局长的黎甲文是当年记者团编辑部主任，他不仅文章写得好，还会写一手好字，为记者团绘制黑板报立下了汗马功劳。此外，现任广西中医药大学制药厂厂长的何天富是当年记者团编辑部副主任，他的文笔独树一帜。我当团长不久，找到机会做了一次特殊的采访，即现场采访从澳大利亚考察回来的广西中医学院院长韦贵康，并以《广西中医药走出国门硕果累累》为题做了报道，得到学校领导的好评。

十、水到渠成——毕业季

光阴似箭，一转眼五年的大学生涯即将过去。六月的夏季，总是阳光灿烂。准备毕业的我何去何从，心中还没有底，好在我们这一届是国家包分配，不管到哪里工作都是

"铁饭碗"。毕业时我的第一个就业方案是分配去武警504医院，但当年自治区公安厅没有分配指标。第二个方案是留校，去学院总务或去瑞康医院工会。然而想到自己辛辛苦苦学了五年中医知识，去做后勤工作有点于心不甘。正在我举棋不定时，有一天晚上，班主任冼锦华给我电话说："广西民族医药研究所想招一名毕业生，但要满足三个条件，一是党员，二是壮族，三是文笔好。综合三个条件，你比较合适。"当时我对广西民族医药研究所还不是很了解，只知道该单位是隶属自治区卫生厅（现自治区卫生健康委员会）的事业单位。但机不可失，时不再来，我很快就答应先去面试。

第一次面试我忐忑不安。记得面试那一天，所长黄汉儒和副主任黄冬玲亲自面试。黄所长开门见山问我："你会讲壮话吗？"我回答："会，啃篓（喝酒）。"黄所长接着问："你能爬山路吗？"我回答："能，我家出门就是山。"黄所长最后问："你文章写得怎样？"我回答："曾经担任记者团团长，并发表过文章。"黄所长笑眯眯地点点头，最后，他给我出了一个题目——我对民族医药的认识，限我三天内交稿。我回瑞康医院图书馆翻遍民族医药书籍，最后找到由广西民族出版社出版的《广西民族医药验方集》，其前言载，"民族医药是中医药的重要组成部分，是壮瑶苗等各族先民长期与疾病作斗争的经验总结和智慧结晶，千百年来为本民族的繁衍和健康作出了重要的贡献……"我受此启发，结合父亲在老家当土医生的感人事迹写了一篇两千多字的文章。文章得到黄所长的高度认可。于是，我成功地被分配到广西民族医药研究所工作。

值得一提的是，当年预科生毕业原则上要回原籍工作，我最早的分配去向是回河池巴马工作。我能顺利地留在南宁工作，全靠当时学生分配办陈雪斌主任，她提前到河池人事局，对我的分配去向进行调剂，将我留在南宁。分配定终身，陈雪斌主任成了我这一生的大恩人。20世纪90年代中后期，"大锅饭"和"包分配"的制度正逐步被打破。从1994年开始，国家实行不包分配大专以上毕业生择业政策，曾经的"时代宠儿""天之骄子"面对汹涌澎湃的经济大潮和激烈的就业竞争，要找到一个满意的工作单位谈何容易。我作为预科生，能分配在直属于自治区行政机构的事业单位实属不易，感恩母校，感恩陈雪斌主任！

十一、上岗就业——研究所

广西民族医药研究所成立于1985年，是经国家科学技术委员会、自治区人民政府批准成立的事业单位，首任所长是黄汉儒主任医师。2009年，广西民族医药研究所更名为广西民族医药研究院，主要开展壮、瑶、苗等少数民族医药的挖掘、整理、研究与提高工作。2016年，广西民族医药研究院并入广西国际壮医医院。

1990年7月9日，当同学们正在打包行李托运到各地时，我两手拎包跨过马路就到单位报到了。当时接待我的是曾瑞英老师，她给我选了一张床，并语重心长地说："研究所的未来就靠你们这些年轻人了。"当时我认为曾老师是在讲客套话。参加工作后，面对底子薄、起步晚、人才缺的壮医药事业，我深深地感受到肩上的担子沉甸甸的……

最开始，我被安排在医史文献室工作，这个研究室是研究所的重点科室，所长黄汉儒兼任主任，黄冬玲担任副主任。我的任务是查阅文献资料、立卡存档、下乡调研、拜访名医、收集民间验方等。我们科室除副主任黄冬玲外，还有容小翔师兄、宋兴武师弟、杨冰和吴小红等6位同事。在所里，我除了完成本职工作，还协助所长黄汉儒做些内勤，如打扫卫生、打开水、收发信件等。由于工作勤快，我经常得到所长黄汉儒的夸奖。

十二、下海创业——珠海行

1991年，刚参加工作满一年的我就选择了"下海"。原因是当时的工资是每月93元，除去每月生活费所剩无几。穷则思变，我想走出去搏一搏。然而，当年的我年轻气盛，不知天高地厚，没经单位领导批准，就和老壮医黄尚勋到珠海创业。当时，珠海刚刚开放，又与香港、澳门口岸相连，发展的机会比较多。我们最初到珠海部队前山门诊部承包业务，我们的经理是黄小华女士，她是一个非常能干的老板，她和梁皓东成立了"珠海市民族医药研制有限公司"，开发"皮肤王"等民族药。但是，由于种种原因，公司经营不善。不久，我又转到茂名市人民医院，和黄敬伟教授一起开展壮医专科门诊和培训业务。在那里，我白天出门诊，晚上参与《经筋疗法》编写工作。当时我由于成功诊治一些疑难杂症，一下子在茂名市小有名气。记得有一个患者，是一位湖南建筑农民工，连续在井下打桩时间过久，引起双下肢不明原因瘫痪。当时，这位农民工被送到茂名市人民医院时由于没有钱做CT而找我就诊。我采用壮医经筋疗法摸结查灶后诊断为筋性假瘫。最后，经过手法和针刺解锁治疗后患者可下床活动。很快这个案例在茂名市内传开，并上了市电台新闻节目。当时的茂名市委书记和市长都来我们诊室视察调研壮医特色技法，并希望我留在茂名市人民医院工作。

1994年，时任广西民族医药研究所党委书记韦金育亲自到茂名市人民医院，与余院长协商我的去留问题。最终，我于1995年3月回到广西民族医药研究所培训部工作。我因违反纪律而受到行政处分，对此我虚心接受，并努力补过。1997年，我接任培训部主任，在开展培训的同时，积极开展壮医经筋推拿科门诊工作，在短短的两年内取得培训、门诊双丰收的成果。

十三、新官上任——副所长

1999年3月18日，自治区卫生厅任命我担任广西民族医药研究所副所长，并兼任广西民族医药研究所附属医院（以下简称"附属医院"）院长。我当时33岁，是当时卫生系统比较年轻的干部之一，但是我的责任并不轻，当时附属医院实行自负盈亏、自我发展的模式，上级没有公费支持，研究所又没有经费投入，整个附属医院最好的设备是乡镇卫生院才使用的 500 毫安的 X 光机和一台黑白 B 超机。这样的简陋设备要面对左边的三甲医院——广西民族医院，以及对面的广西中医学院仁爱分院专家楼的激烈竞争，其生存危机可想而知。我上任后，团结班子成员，对附属医院进行大刀阔斧的改革，提出"大专科，小综合"的差异化发展思路，并在深圳市宝安区妇幼保健院拓展壮医业务，短短一年半就偿还所有欠款，附属医院转亏为盈，开始步入可持续发展。直到 2003 年，附属医院改为广西壮医医院（现广西国际壮医医院），由庞声航担任院长，我协助分管医院业务。我平时以自己临床专业为主，致力壮医经筋疗法的挖掘、整理与研究，坚持以"会看病、看好病"作为自己的初心和使命。

十四、班门弄斧——进京医

2005 年 8 月 25 日，广西中信大锰矿业有限责任公司成立，自治区人民政府邀请中信集团董事长王军到南宁参加典礼。但王军董事长扭伤右脚踝关节，瘀肿很严重，只能坐轮椅上下飞机。当天下午，王军一到达荔园山庄，区人民政府工作人员马上通知我前往救治。我赶到荔园山庄 13 号楼时已是下午 5 点 27 分，6 点钟王军就要上主席台参加活动了。我迅速诊断后，马上施以经筋手法，配合自创火针消灶散瘀止痛。不到 15 分钟，王军就可以站立行走了，在场的领导和新闻记者们都感到十分震惊！据说，第二天，当自治区政府主席陆兵询问是谁这么快就把王军的脚医好时，王军说他到广西遇到了一个"神医"——韦英才。从此，我多次去北京给王军董事长看病，整个集团上下见我都叫我"神医"。有一次我到北京国安宾馆办理入住，报名韦英才，服务员说没登记有这个名字，但我一报"神医"，服务员马上说有。我这个壮医到北京变成"神医"，真是有点班门弄斧了。

十五、经筋利器——攻顽疾

1992 年，广西民族医药研究所附属医院壮医推拿科成立，我担任科主任。壮医推拿科现在是广西国际壮医医院的龙头学科，同时也是"十一五"国家中医药管理局民族医重点专科，并于 2013 年获批成为国家临床重点专科。2018 年 9 月，广西国际壮医医院（五象院区、总院）正式运营，壮医推拿科进一步壮大。我自 1999 年担任广西民族医药研究所副所长以来，始终没有离开过业务岗位。目前，我担任壮医推拿科学术带头人，科主任梁树勇主任医师担任学科负责人，将继续传承和发展壮医经筋疗法，使经筋疗法走出广西，面向全国，走向东南亚乃至世界。

多年来，壮医推拿科致力壮医经筋学的理论挖掘、整理和临床研究，集科研、临床、教学于一体，以筋病为主要学科研究方向，继承和创新了壮医经筋疗法独特的"摸结"诊病和"解结"治病方法，为壮医经筋学科的迅速发展打下了坚实的基础。壮医推拿科先后承担"十一五"国家科技支撑计划课题等省部级和厅局级科研课题 30 余项、国家适宜技术推广项目 2 项，出版专著、主持编写教材 8 部，发表论文 80 多篇，获国家发明专利 3 项，获广西科学技术进步奖二等奖 2 项，通过科技成果鉴定 3 项，培养专科人才 5000 多人。壮医推拿科现有一支学术方向和年龄结构合理的科研队伍，培养了梁树勇、王凤德、梁子茂、吕计宝等一批壮医经筋技术骨干，并成立了推拿教研室，扩大了门诊规模，建立了专科病房，购置了学科设备。壮医推拿科的建设发展加强了筋病学的相关科学研究及临床应用，形成了有壮医特色并在国内有一定影响力的学科。

壮医推拿科成立以来，治愈了不少疑难杂症。我印象最深的是桂林建筑设计院的院长覃建明。他患有严重的腰椎间盘突出症，生活不能自理，经人介绍坐轮椅来找我治疗。当时我仔细诊察病情后就告知覃院长，他不仅患有腰椎间盘突出症，还伴有坐骨神经盆腔出口狭窄综合征，这种病 CT 也诊断不出来，临床上容易误诊。我给他定好筋结病灶后，立即施以壮医经筋手法配合火针热敏神经技术，不到 10 分钟他就能下蹲系鞋带，后经王凤德医生调理几天后痊愈出院。后来覃建明成了我在桂林最好的兄弟。他后面介绍来看病的汤湘军总经理也成了我的至交。如今，我创建的"经筋之家"健康群人数已超过 5000 人，医患结缘，患难之交，情谊永恒。

十六、委以重任——任院长

2014 年 11 月 11 日，广西壮族自治区卫生和计划生育委员会下发通知，任我为广西民族医药研究院院长兼广西壮医医院院长（试用期一年）。至此，我担任副职 15 年后终于转为正职，但岁月不饶人，当年我已 47 岁，已是接近知天命之人了。

这一年我实现了"开门红"，由广西医师协会推荐、中国医师协会评审的第九届"中国医师奖"于 2014 年 10 月在人民大会堂颁奖，我为能到北京领取这个行业最高荣誉奖感到十分荣幸。记得当时我与"中国肝胆外科之父"、中国科学院院士吴孟超教授一起领奖，当时他已 92 岁高龄，能跟这样德高望重的医学大家同台领奖，我感到无比自豪。

三十年河东，三十年河西。2015 年自治区党委、人民政府决定组建广西国际壮医医院，作为自治区成立 60 周年的献礼项目。面对这个百年难遇的好机会，我和医院陈小刚书记高度重视，立即组织人员制定广西国际壮医医院的建设方案，并亲自向广西壮族自治区卫生和计划生育委员会（以下简称"自治区卫计委"）分管领导汇报，虽然自治区卫计委领导表示支持，但由于该项目工期短（3 年）、投资大（15.56 亿元），加上前期资金没有到位，建设过程可谓困难重重。我不甘心，想尽一切办法使项目顺利完成。后来，广西民族医药研究院和广西壮医医院整建制并入广西国际壮医医院。广西国际壮医医院的成立是壮瑶医药事业发展的一个重要里程碑，也是 21 世纪 50 年代以来广西政府投资最大的一个民族医药民生项目，标志着广西壮瑶医药事业进入新时代。

十七、区委党校——铸魂行

2015年5月，正是木棉花开的季节。自治区党委组织部安排我到区委党校学习3个月，这是我担任院长后第一次脱产学习。我所在的班级是26级少数民族班，全班46名学员，都是来自全区各行业的少数民族处级干部。记得选班干部时，辅导员卜静春作了一个简短的动员后强调：选班干部是一个严肃的政治任务，尤其是选班长，一定要选一个有政治头脑、有工作经验、有组织能力的同学来担任，最好选一个有党校管理经验或在党校担任过班干部两次以上的同学。我上台作了一个自我介绍，经过同学们第一轮投票，我得46票，全票通过。在班干部分工时，我主动提出因自己水平有限，没有党校工作经历，只想担任副班长一职。然而，谁也没想到，7个班干部中竟有5个投我的票，结果，班长这个担子压在我的肩上，我深感沉甸甸的。

3个月的党校学习，虽然时间短，但是收获大。首先，我的思想得到了升华，心灵受到了洗礼。虽然参加党校培训时我已入党20多年，但对党的理论认识还不够深刻，尤其是党的十八大以来，对以习近平同志为核心的党中央提出的"四个全面"战略布局，以及以刀刃向内、刮骨疗毒的自我革命和开展反腐败的意义还理解不透。通过在党校学习，我对腐败的危害和反腐败的意义体会更加深刻，并时刻警醒自己不敢腐、不能腐、不想腐。3个月的党校学习，除了理论课，还有外出拓展实训课，如先后到东兰韦拔群纪念馆、百色起义纪念馆、上海复旦大学等参观学习。作为班长，我要经常代表班集体即兴发言，压力不小。好在有压力更有动力，每次活动我都比较出色地完成任务，受到老师和同学的赞赏。此外，在党校期间，按照学生会分工，我还担任党校2015春季班学生会副主席兼宣传部部长，主编三期《新境界》，并在刊物上发表了多篇文章和学习体会。

十八、三尺讲台——执教鞭

2017年1月，我调到广西中医药大学壮医药学院工作，协助院长蓝毓营分管教学工作，角色开始由临床向教学转变。广西中医药大学壮医药学院成立于2005年10月，是我国培养壮医药高级专门人才的高等教育基地，同时也是壮医药理论挖掘整理、传承创新及壮医临床技能和壮药新药研究开发的科研基地。2011年经教育部审核批准，壮医药学院在中医学专业（壮医方向）基础上开设了壮医学专业，并于2011年正式招生，是我国甚至全球唯一培养壮医学高级人才的学府。

蓝毓营院长是广西都安人，既有大山人的实诚，又有大山人的胸怀，更有大深山的学问。他长期在行政工作岗位上锻炼，既有丰富的领导经验，又有深厚的学术功底，近年来主持"壮医预防医学理论的初步研究""壮医毒虚致病的特点及临床应用整理研究""壮医养生防病科普作品创作""壮医药旅游文化关键技术研发"等省级以上课题5

项，是壮医理论研究和教学的"领头羊"之一。

当时，壮医药学院的教职工中，硕士、博士占80%以上，我虽已被聘任为主任医师12年，但学历较低，又从临床转向教学，要教好学生，我心里还是虚的。自2017年以来，我先后带了14名硕士生，大部分硕士生都是从中医、中西医结合等专业考上壮医硕士的。因此，我要求硕士生们必修壮医课程，尤其是壮医经筋学。壮医经筋学是我的老本行，也是我的看家本领。30多年来，不管什么时候我都没有放弃对壮医经筋疗法的挖掘和研究。我在黄敬伟教授的古典十二经筋学理论基础上传承创新，首次提出了"肌肉解利生理观""横络盛加病因观""因结致痛病理观""摸结查灶诊断观""松筋解结治疗观""拉筋排毒养生观"等六个经筋学术观点，并创新壮医筋结分布图和壮医火针热敏疗法，获得了国家发明专利。该技术对痛症与瘫症的疗效十分显著。

2018年1月12日，我被评为第三批"广西名中医"。作为广西名中医，首先要会看病，看好病；其次，还要传帮带，后继有人。

五年多来，我坚持周一带学生出诊。每次出诊预先挂号25人，加上现场补号约25人，平均每次50人左右。我要求研究生轮流首诊，提出诊断和治疗方案，最后师生共同讨论协定。遇到特殊病种，我都会抽时间进行解释和辅导，研究生们进步很快，不仅会"学术"，而且会"悟道"。如今，第一批研究生中的梁子茂已到澳门攻读博士学位；第二批研究生中的莫雯智已成为桂林市中医医院的针灸推拿技术骨干，梁冬媚在南宁市第一人民医院社区医院发挥壮医优势；第三批研究生庞小林、吴有富、黄琪琛入职玉林市中医医院。研究生们都很争气，没有辜负导师的殷切期望。

除了带好研究生，我还开展壮医经筋疗法的培训推广服务。2017—2019年，自治区公共卫生项目财政专项"韦英才壮医特色培训班"，每班资助资金10万元，先后在百色、来宾、河池等举办6期培训班，共培训500多人次，受到学员高度评价和自治区中医药管理局的表扬。

十九、八桂名医——惠百姓

2020年以来，为促进高层次、高水平中医药人才及其团队下沉基层，满足人民群众对中医药服务的需求，让基层群众足不出县即能享受到高水平的中医药诊疗服务，自治区中医药管理局开展了"广西名中医八桂行"活动。为此，我先后与巴马瑶族自治县民族医院、罗城仫佬族自治县中医医院、都安瑶族自治县中医医院等联合开展该项活动。记得在罗城仫佬族自治县中医医院开展义诊时，正好前一天半夜遭遇一场大雨，水淹到医院大堂。然而，一大早义诊现场已热闹非凡，慕名而来的群众早早地就排起了长龙。我们一到医院就被这一场景感动，立即投入义诊活动当中，尽心尽责地为现场群众提供优质的中医药服务，传播健康理念，让一个个满怀期待而来的群众满意而归。我的一些老病号，听说我带传承团队来罗城义诊，也欣然带着家人赶几百公里路程来现场复诊，令我十分感动。

名医的品牌不是靠奖杯，而是靠口碑。每年春节，只要我回家，从初三开始，每天都有两三百人到我家排队看病。我从早上八点看到晚上八点，最多一天看了238人次，尽管精疲力尽，但也感到十分值得。能帮助父老乡亲们摆脱病痛，使他们过上幸福美满的生活，就是我最大的社会价值的体现。

2022年2月15日，自治区中医药管理局公布2022年度"桂派中医大师"培养项目入选名单，我代表广西国际壮医医院入选，成为全区十名"桂派中医大师"之一。这为我从广西名中医之路踏上桂派中医大师之道提供了平台和机会，我会倍加珍惜，不负众望。

二十、政协委员——新舞台

政协是一个广阔的政治舞台。自2003年我当选政协第九届广西壮族自治区委员会委员以来，我已先后担任政协第九至第十二届广西壮族自治区委员会委员。二十多年来，我先后参加科技、卫生等界别的工作。我始终记住一个政协委员的神圣使命，认真履行政协委员的职责，主动政治协商、民主监督、参政议政。我是民族医药政协委员代表，不管在科技界别还是卫生界别，我的提案都离不开民族医药，尤其是壮瑶医药的传承与发展，每一年我都亲自调研和撰写一份以上的提案，有的提案已得到政府有关部门的采纳，如《关于组建广西国际壮医医院的提案》成为自治区政协文化文史和学习委员会的常委提案。

学习永远在路上。我当选政协委员以来最大的感受是活到老学到老。如果说书籍是人类进步的阶梯，那么学习就是通往人类全面发展的唯一途径。古人云："吾生也有涯，而知也无涯。"当今时代，风云激变，新知识层出不穷，新问题一日三变，新技术几何级增长。学习是政协的基因，我作为新时代的政协委员，要深入理解习近平总书记关于加强和改进人民政协工作的重要思想，要加强思想政治引领，更好凝聚所联系群众的共识。要适应时代变化、增强履职本领、提高建言质量，就必须重视学习、崇尚学习、终身学习。在履职过程中，我始终把学习贯彻习近平新时代中国特色社会主义思想和最新重要讲话精神作为首要政治任务，认认真真、扎扎实实读原著、学原文、悟原理。2019年以来，我通过政协组织和"学习强国"平台等先后通读《习近平新时代中国特色社会主义思想学习纲要》《习近平谈治国理政》等著作，在《广西政协报》《民族医药报》《人民政协报》等报刊发表《别被病毒牵着鼻子走》《基于壮医毒论，看无症状感染者》等13篇文章，并先后撰写了导读、阅读笔记、思考和启示等多篇读后感。由于业绩突出，我于2018年、2020年两次被评为"广西壮族自治区政协履职提质增效先进个人"，给四届政协委员生涯交上了一份满意的答卷。

二十一、人生新章——新境界

人不能选择自己的命，但可以把握自己的运。人生的路就像一次长途旅行，一路艰辛，一路风景。人生的路就像一首难忘的老歌，一路风雨，一路坎坷。在人生这条路上，只要你坚持走，再远的路都能到达。在这个火红的年代，只要你心中之火不灭，你的人生就永远充满希望。作为一名医生，一名教师，一名政协委员，我肩上的担子很重，足下的路还很长。但不管遇到什么风雨，我都会坚持一步一步地走下去，一直走完人生的路……

中编 韦英才经验传承与创新

第一章　韦英才学术思想

编者长期潜心于中医药、壮医药防治疾病的理论研究和临床实践，悬壶济世，孜孜不倦，尤以痛证与瘫证见长。学医以来，编者通读《黄帝内经》《难经》《伤寒论》《金匮要略》《神农本草经》等中医古典医籍，并对金、元、明、清等历代医家有关骨伤、推拿、针灸等的医著反复学习，打下了坚实的中医理论基础；又在学术上得到著名壮医专家黄敬伟教授、壮医理论第一人黄汉儒教授、国医大师黄瑾明教授等名师的悉心指导，致力壮医经筋学的传承与创新，既博采众长，又结合个人临床实践，锲而不舍，终总结形成一套独具壮医特色的经筋学术思想和临证经验，成果颇丰。

第一节　对壮医药发展史的新认识

目前，关于壮医药发展的历史脉络还不是很清晰。基于地域和历史变迁，将壮医药的发展分为六个阶段：第一阶段是骆越医药（先秦时期），是壮医萌芽阶段，以壮族地区武鸣县马头乡（今武鸣区马头镇）西周末至春秋时期墓葬中出土的医用青铜浅刺针为标志；第二阶段是岭南医药（秦末至两晋时期），是壮医形成阶段，以东晋道教理论家、医学家葛洪进入岭南地区以后，所著有壮族方药特色的《肘后备急方》和《抱朴子》为标志；第三阶段是八桂医药（唐宋时期至1949年初期），是壮医与中医交流阶段，以形成具有鲜明特色的妇科、针灸、骨伤等八桂医学流派为标志；第四阶段是民间壮医（1949—1985年），是壮医学派及理论初步形成阶段，以陈吉生所著《试论中国民族学的八桂学派（二）》首次提出"壮医学派"概念，并以著名民间壮医专家覃保霖早期发表《僮医陶针考》《壮医源流综论》《壮医学术体系综论》等文章首次提到"僮医"为标志；第五阶段是壮医药学（1985—2015年），是壮医研究提高阶段，以黄汉儒教授为代表创建的广西民族医药研究所（院）和"壮医药理论"形成并提升为"壮医药学"为标志；第六阶段是国际壮医（2015年至今），是新时代壮医的发展阶段，以壮医重点学科建设并纳入本科教学和广西国际壮医医院建设为标志。

一、骆越医药——壮医萌芽阶段

据史料记载，在春秋战国时期，壮族祖先百越人生活在长江中下游以南一带。百越族包含西瓯、骆越氏族，目前关于西瓯氏族最早的记载出现在西汉时期的《淮南子·人间训》中；关于骆越氏族最早的记载出现在公元前48年至东汉初。据考证，西瓯、骆越是壮族、黎族、瑶族、畲族等民族的祖先，自古以来南宁周边及左江、右江流域一带都是古越人居住之地。在氏族部落时期，由于社会生产力极其低下，渔猎捕食成为瓯骆先民的主要谋生手段。瓯骆先民在采集野果、捕获猎物的过程中，被尖利的植物刺伤、被岩石擦伤及戳伤、被动物咬伤等常有发生。在受伤的过程中，有时一些原有的病痛得到缓解，甚至痊愈。经过反复实践和总结，人们开始有意识地选择某一工具在身体上刺、戳，逐渐意识到石尖、骨刺、青铜利器等可以治病，从而逐渐产生了对针刺疗法的认识。1985年11月至1986年3月，考古工作者在广西武鸣县马头乡西周末至春秋时期的元龙坡墓葬群中发掘出的两枚青铜浅刺针，被认为是壮族先民早期的针灸用具，或佐证了《素问·异法方宜论》"故九针者，亦从南方来"的文献记载。同时，壮族先民将"火"与"针"结合，发明了早期的"火针"，如《灵枢·经筋》记载"治在燔针劫刺，以知为数，以痛为输"。燔针即是火针，是古典经筋疗法的特色针法之一，至今仍广泛流传于壮族民间，长盛不衰。

二、岭南医药——壮医形成阶段

岭南，有广义和狭义之分，广义上包括现在的广东、广西、海南三地及越南北部，狭义上主要指广东。由于受大陆性气候和海洋性气候的双重影响，岭南天气炎热，降雨多，空气湿度大，有着与中原迥异的气候环境。据史料记载，岭南山林密布，瘴气弥漫，暑湿难耐，蛇虫霸道，巫术怪俗横行，人的生命健康随时受到威胁。传说在秦汉时期，岭南医药尚不发达，罕有本地医家，只有一些方士不远千里来到罗浮山一带采药炼丹，传播了一些中医药知识。如秦代方士安期生，相传他从山东专程到岭南采药，获得九节菖蒲，相信服之可以长生不老。特别是东晋著名道教学者、医学家葛洪隐居于罗浮山和北流的勾漏洞，在医学、养生、方药等方面作出了突出贡献。葛洪所著的《肘后备急方》中不乏瘴疠、蛊毒、脚气病等岭南疾患的记录总结与治疗方法，对后世岭南医学的传承影响深远。此外，葛洪对岭南养生方面也作出了不少贡献，如《抱朴子·内篇》就载述了10余种养生方法，如行气、导引、吐纳、房中、辟谷、服饵等，并且提供了很多具体可行的养生操作方法及方药，使养生之道得以在岭南代代相传。中原地区医药养生的流入与传播，从某种意义上促进了岭南本土医药养生的形成与发展，日积月累，逐步形成了以研究岭南多发疾病为主要对象的岭南医学。

三、八桂医药——壮医与中医交流阶段

广西又称"桂"，"八桂"历史由来已久，其中一种说法认为"八桂"之名是从《山海经》中"桂林八树，在贲禺东"一句演变而来。东晋文学家郭璞说："八树成林，言其大也。"东晋文学家孙绰所撰《游天台山赋》有"八桂森挺以凌霜"的诗句。南朝诗人范云也有"南中有八桂，繁华无四时"之书，以及唐代韩愈《送桂州严大夫同用南字》

中"苍苍森八桂，兹地在湘南"等，都提到"八桂"。从历史上来看，先秦时期，广西为百越之地。秦始皇三十三年（公元前214年）统一岭南，设置桂林、南海、象郡三个郡，其中桂林辖境约当今广西都阳山、大明山以东，九万大山、越城岭以南地区及广东肇庆市至茂名市一带。广西之所以称"八桂"，是因明代将广西承宣布政使司的行政区域在官书中正式定名为"八桂"而流传至今。在八桂特殊的气候环境和独特的民族文化影响下，随着中原文化的流入和中医学派的传播，中医与壮医的融合形成了既有岭南风格又有壮族特色的八桂医学。根据史料记载，八桂医学最具代表的有妇科、骨伤、针灸等三大流派。其中，八桂妇科以首届国医大师班秀文及全国名中医陈慧侬、陈慧珍等为代表；八桂骨伤以全国第二届国医大师韦贵康教授为代表；八桂针灸以近代杰出针灸专家罗哲初、罗兆琚、朱琏等为早期专家，以国医大师黄瑾明为主的壮医针灸学派为典型代表。值得一提的是，广西德保县已故的著名老壮医罗家安（1902—1991年），擅长用针挑术治病，著有《痧症针方图解》（手抄本），该书记载了380多种痧症和针挑部位（穴位）。1996年，由广西壮族自治区卫生厅立项，全面发掘整理罗家安针挑疗法，现该疗法已成为壮医最具特色的外治法之一。

四、民间壮医——壮医学派及理论初步形成阶段

1958年广西僮族自治区成立，1965年经周恩来总理建议改为"广西壮族自治区"。中华人民共和国成立初期，广西民间医药开始有了"民间壮医"流派。据考证，首次提出"壮医"一词的是陈吉生《试论中国民族学的八桂学派（二）》一文，发表于20世纪50年代中后期，"壮医"作为专有名词被使用。随后，著名民间壮医专家覃保霖所著的《陶针疗法》于1959年由人民卫生出版社出版，成为早期最重要的壮医针灸文献。覃保霖长期从事壮医、中医临床医疗及研究工作，用壮医诊疗技法为群众防病治病，并发表多篇壮医学术论文，在区内外有一定影响，其主要著作有《陶针疗法》《观甲诊病》《中华鲜花叶透穴疗法》《壮医源流综论》《壮医学术体系综论》《花山崖画与壮医气功》《壮医与壮药》等。覃保霖是我国最早研究壮医药的专家之一，也是我区民间壮医的优秀代表。值得一提的是，覃保霖在《壮医学术体系综论》一文中首次提出"壮医天、人、地三气同步"学说，强调人必须顺应天地，即"天人合一"理念，为壮医理论的形成奠定了基础。

五、壮医药学——壮医研究提高阶段

1984年9月1日至5日，卫生部和国家民族事务委员会在呼和浩特市召开了中华人民共和国成立以来第一次全国民族医药工作会议。这次会议明确了民族医药在整个国家卫生建设事业中的地位和作用，极大地促进了民族医药事业的发展。这个时期，广西壮

医药，相比于西藏、内蒙古、新疆等地的少数民族医药较落后，甚至还是一片空白。以黄汉儒教授为代表的壮医学者，克服重重困难，终于在1985年5月传来了广西壮族自治区人民政府和国家科学技术委员会（现科学技术部）批准成立广西民族医药研究所的消息，由黄汉儒教授任首任所长。30多年来，黄汉儒教授怀着对民族医药的深厚感情，将全部精力投入民族医药工作中，先后承担"壮医药线点灸疗法的发掘整理与疗效验证研究""壮医理论的发掘整理与临床实验研究""广西中医民族医药发展战略研究""壮族医史研究"等课题，发表《关于张景岳生平及著作的若干考证》《关于壮医药史的初步探讨》《壮药源流初探》《靖西县壮族民间医药情况考察报告》等论文，并著作有《广西民族医药验方汇编》《发掘整理中的壮医》《壮医药线点灸疗法》《中国传统医药概况·壮医药》《中国少数民族传统医药大系·壮医药》《壮族通史·壮医药》《壮族医学史》《中国壮医学》等著作，构建起了较为完善的"阴阳为本，三气同步，三道两路，脏腑筋骨，毒虚致病"壮医基本理论。通过30多年的努力，黄汉儒教授带领他的团队把研究所（院）办成了集医、教、研、办报、开发等功能于一体的，充满生机和活力的全国规模最大的省级民族医药研究机构，为广西国际壮医医院的建设打下了良好的基础。

这一时期，以庞宇舟教授为代表的岐黄学者，则致力壮医重点学科建设和壮医高级人才培养。2005年10月，庞宇舟教授推动广西中医学院壮医药学院成立，并任首任院长。十多年来，他主要从事壮医理论、临床及壮药基础与应用研究，率先阐述了壮医毒论核心理论和壮医毒论应用理论，充实和发展了"毒虚致百病"的壮医病因病机学说，总结形成了"毒论—毒病—解毒法—解毒药"的壮医学术思想体系，突出了壮医学的特色和优势，为壮医人才培养作出了卓越贡献。

六、国际壮医——新时代壮医的发展阶段

2016年3月2日，广西国际壮医医院成立，并将始建于1985年的广西民族医药研究院整建制并入。广西国际壮医医院是以"壮瑶医药为特色，中医药为基础，现代诊疗技术为保障"为定位，集"医疗、教学、科研、康复、保健、壮瑶医推广应用、制剂研发、民族医药文化传承和国际交流"于一体的全国较大、广西首个综合性现代化国际化三级甲等民族医医院，也是广西中医药大学附属医院。这是中华人民共和国成立以来政府对广西投资最大的三级甲等民族医医院。截至2021年6月30日，全院有各类人才1671人，其中博士研究生31人、硕士研究生416人；具有正高级职称49人、具有副高级职称178人、具有中级职称458人，人才队伍不断壮大；拥有享受国务院政府特殊津贴专家1人、国医大师1人、全国名中医2人、全国老中医药专家学术经验继承工作指导老师8人、全国第三批优秀中医临床人才1人、广西高层次人才1人，广西医学高层次骨干人才学科带头人2人、广西名中医等高层次人才和专家50余人。

以壮医临床第一人、第三届国医大师黄瑾明教授为代表的壮医专家，多年来致力

壮医药的临床研究。1985年，黄瑾明教授创办广西中医学院壮医门诊部，聘请壮医名家龙玉乾传授壮医药线点灸，并开展大规模临床验证，整理出版《壮医药线点灸疗法》和《壮医药线点灸疗法临床治验录》，把流传在民间的壮医浅刺法和壮医莲花针拔罐逐瘀法引入医学殿堂，开创了壮医药整理研究的先河。2012年，以黄瑾明为代表性传承人的"广西黄氏壮医针灸流派"被列入第一批全国中医学术流派；2019年，人民卫生出版社出版了《广西黄氏壮医针灸流派临床经验全图解》和《壮医针灸三部特定穴位挂图》。自此，壮医确立了其在我国民族医药中的地位，为民族医药事业作出贡献。

古老的千年壮医，从无到有、从小到大、从大到强，经历了六个不寻常的发展阶段，以顽强的生命力迎来了天时、地利、人和的新时代，并展示其广阔的发展前景。

第二节　对壮医理论体系的再认识

壮医理论体系是以黄汉儒主任医师为代表的壮医团队，历经十多年的挖掘整理和研究提高而形成的较为完善和系统的理论体系，填补了壮医历史上没有理论的空白。但由于壮医理论挖掘缺乏文字记载，只是通过民间访谈、田野调查总结而成，难免带有个人观点和不全面性。

医学三元论是应用"毒、虚、郁"三元理论来认识疾病、诊察疾病及辨证施治的一种新型临床思维方法，由著名中医专家武学文首创。医学三元论认为"疾病万千，不离三元"。所谓三元，毒、虚、郁也。毒者，百病器官之害也，各种器官的变性、变化、损害也；虚者，气血不足也；郁者，各种不舒、不通、不畅、不行、凝结不流、涩滞不动也。这一理论的创立使壮医学从"阴阳为本，毒虚致病"的二元论提升到"阴、阳、半阴半阳，以及毒、虚、郁"的三元论，较好地指导疾病的诊断和治疗。

一、三元论与阴阳为本、三气同步

"阴阳为本、三气同步"是壮医的核心理论，它起源于骆越先民对日月的早期观察和对生命的最初认识。如壮族称天为公、地为母，称太阳为公、月亮为母。壮医认为人与大自然是一个有机整体，自然可分公母，生命也分公母，"公"和"母"的壮语分别叫"卜"和"乜"，指生命的创造者。壮族创世祖布洛陀曾提出，万物有轻重，重的下沉，属母，为阴，在下方；轻的上浮，属公，为阳，在上方。这说明壮族先民很早就认识到公与母和阴与阳的内在联系，并将公母与阴阳二元论运用于认识疾病和防治疾病。所谓壮族民间"笃信阴阳"，就是源于壮族先民对"天"的崇拜和对"太阳"的信仰，也是壮医对天阴阳、地阴阳、人阴阳的最早认识。

世界由天、人、地组成，说明世界是一分为三的，正如《道德经》所云："道生一，一生二,二生三,三生万物。万物负阴而抱阳,冲气以为和。""道"是"无",三是万物,三元就是天、人、地三者坐标的符号。其中,天有阴阳,应风、寒、湿、燥、火五气;地有阴阳,应酸、甜、苦、辣、咸五味;人有阴阳,应皮、肉、筋、脉、骨五形。天、人、地三才合一,精、气、神三气同步,人体才能健康无疾而终。若阴阳失衡,三气不同步,则因毒、虚、郁而产生疾病。在临床上,壮医将病证分为阴盛阳衰证、阳盛阴衰证和阴盛阳盛证,其中阴盛阳盛证为壮医独有,这与壮族居住的热毒地理环境有关。因此,壮医认为单从阴证和阳证对疾病进行辨证是不全面的。而应在阴阳二元论基础上,扩展到一阴、一阳、半阴半阳,即"三元论",才能较全面地认识人体疾病的生理病理和变化规律。

二、三元论与三道两路、脏腑筋骨

三道两路是壮医的独特理论,它起源于骆越先民最早引种栽培水稻的经验与智慧。三道本身就包含三元论,水稻的生长首先依赖水液(阴),其次依赖阳光(阳),再次依赖肥料(半阴半阳),三者综合滋养。同样,人的生长也必须依赖"三道两路"与大自然有机交流。"三道"即水道(阴)、气道(阳)、谷道(半阴半阳)。壮医将气体新陈代谢的通道称为气道,将人体水液新陈代谢的通道称为水道,将人体饮食新陈代谢的通道称为谷道。壮族先民从人的出生观察到,婴儿要生存就必须具备"三道"功能,即婴儿出生的第一哭声打开气道,其本在肺,开窍于鼻;婴儿出生的第一口米打开谷道,其本在脾,开窍于口;婴儿出生的第一次尿打开水道,其本在肾,开窍于下阴。"三道"的特征是与大自然直接相通,是大自然与人体物质三态,即液态(阴)、气态(阳)、固态(半阴半阳)进出交换,实现新陈代谢的生命通道。"三道"体现了"三元论"的属性与特征。"三道"通则健康无疾,"三道"阻塞或调节失度,就会直接影响"三气"同步而致病。

"两路"分龙路、火路,是指相对封闭的循环系统和神经系统。"两路"源于壮族先民对"道路"的认识。所谓路,是指运输气血之通道。壮族传统文化认为龙是制水的,龙路在人体内即是血液、体液和精津的通路,其功能主要是为脏腑及筋骨肌肤输送水和营养物质。龙路相当于中医的"任脉",为阴脉之海,其中枢在"咪心头"(心脏)。壮医认为火路在人体内为传感之路,火为升发之物,其性迅速(火速之谓),亦称"火路"为"信息通路"。火路相当于中医的"督脉",为阳脉之海,其中枢在"巧坞"(脑),龙路、火路有主干线也有分支线,四通八达,使正常人体能在极短的时间内感受外界多种信息和刺激,并促进体内的代谢循环。龙路、火路要正常运行,必依靠其中枢"巧坞"(脑)的正确处理,使躯体迅速作出反应来主动适应外界的各种变化,维持生理常度。从医学三元论看,龙路为循环系统(阴),火路为信息系统(阳),大脑(巧坞)为控制系统(半阴半阳)。三者相互协调、相互制约才能保持人体物质、信息、能量的代谢平衡。反之则调控失衡,道路不通,不通则病。

三、三元论与毒虚致病、解毒补虚

毒虚致病是壮医致病机理，源于壮族先民对人体生理病理的认识，与岭南地区气候环境多"毒"相关。壮医认为，毒分为阳光毒、空气毒、食物毒、虫兽毒等，毒为万病之源；虚有气虚、血虚、阴虚、阳虚等，虚为万病之根。毒邪侵入人体致病与否，既取决于外邪"毒"的强弱，又取决于人体正气的盛虚。毒强正虚则病，毒弱正强则无病。所谓"正气存内，邪不可干"就是壮医从毒与虚"二元论"对疾病发生发展的认识。

但是，从现在疾病谱的改变来看，随着环境的改善和防毒抗邪技术的进步，单纯由外毒引起的疾病已越来越少。相反，随着生活的改善和交通工具的进步，人们食多而动少，造成病从口入、郁而不通的"慢性病"越来越多。所谓"郁"，就是身体的各种不流动、不通畅，即郁滞不通之意，包括气、血、痰、湿、食、水在体内造成的不畅或堵塞而形成毒垢，这些毒垢就像茶垢附着在茶壶上一样，牢牢地附着在人体五脏六腑和三道两路上。在临床表现上，气滞则胀；血瘀则青或疼痛；痰阻则难咯或出现神志病变；湿滞则沉重；食积则不消，或大便艰；水停则胀，如腹水；等等。因此，单从医学"二元论"看，"毒虚致病"不能概括所有病症的原因。必须从"三元论"即毒、虚、郁致病论，才能准确概括所有疾病的致病因素。同样，在临床治疗上，壮医除了强调"解毒补虚"，还强调"活血化瘀、行气解郁"，即调气、活血、祛瘀、化痰、除湿、消食、利水等解郁之法，统称"通"法。以通为用，只有毒有所排、虚有所补、郁有所解，才能更好地因病施治，提高疗效。

四、三元论与壮医三法联用

壮医外治法是壮医在临床上应用最广泛的医疗技法，在壮医学术体系中注重外治是其特点之一。目前，壮医外治法共分为十七种，有的是单一疗法，如手法；有的是二联疗法，如"针+灸"；有的是三联疗法，如壮医药物竹罐疗法，采用"竹罐（吸力）+沸水（热力）+药物（药力）"三力联合发挥综合效应；壮医药线点灸疗法采用"火力+线灸+药物"的三重作用；壮医经筋疗法采用"手法+火针+拔罐"三联疗法等。这些外治法都充分发挥传统单项疗法的综合协同作用。从壮医"三元论"看，生命是由形、气、神三位一体组成，治形以养气，治气以养神，治神以养虚。凡病皆由毒、虚、郁引起，故壮医外治多采用"治寒以热""治毒以解""治虚以补"之法，一法三治，一技三功。正如壮族民间所云"'针+灸+罐'，治病好一半"，道出三联疗法之功力，值得研究与推广。

总之，现代医学的发展正在朝着宏观医学与微观医学的有机结合方向推进。在这种形势下，传统医学的毒、虚、郁"三元论"正是中西医走向统一的核心理论，用"三元论"去理解壮医理论具有一定的启发性和临床指导作用。

第三节　对壮医经筋学的传承与创新

《壮医经筋学》和《实用壮医筋病学》分别由中国中医药出版社和广西科学技术出版社出版。其中，《壮医经筋学》被列为全国中医药行业高等教育"十三五"规划教材和全国高等中医药院校规划教材（第十版），"壮医经筋学"也作为广西中医药大学壮医药学院壮医本科生必修学科；《实用壮医筋病学》则作为壮医本科生的补充教材。

这两本专著在黄敬伟教授主编的《经筋疗法》的基础上进行了传承与创新。其中，最突出的亮点是韦英才首次提出"肌肉解利生理观""横络盛加病因观""因结致痛病理观""摸结查灶诊断观""松筋解结治疗观""拉筋排毒养生观"等经筋学术观点，并将古典十二经筋循行路线与人体周围神经进行对照分析，认为手三阳经筋功能与现代研究中桡神经（手阳明经筋）、正中神经（手少阳经筋）、尺神经（手太阳经筋）功能相似，足三阳经筋功能与现代的股神经（足阳明经筋）、股外侧皮神经及腓神经（足少阳经筋）、坐骨神经（足太阳经筋）功能相似，并根据经筋病的临床特点提出"痛在太阳，麻在少阳，瘫在阳明"的辨筋思维方式，首创"十二经筋图谱"和"火针"（壮医经筋火针），分别获批国家外观设计专利和发明专利。壮医经筋疗法先后纳入国家中医药管理局"十二五"重点专科和国家临床重点专科，2009 年被纳入自治区级和南宁市级非物质文化遗产名录。这些成果加速了壮医经筋疗法提升为壮医经筋学的理论创新和临床研究进程，对我国中医学、壮医学的全面振兴和创新发展起到更加有力的推动作用。

一、十二经筋源于《十一脉灸经》历史观

韦英才认为，古典十二经筋最早不是源于《黄帝内经》，而是源于《足臂十一脉灸经》和《阴阳十一脉灸经》（两书简称《十一脉灸经》）。《十一脉灸经》是 1973 年长沙马王堆汉墓出土的简帛医书。据考古学家的研究，其成书年代可能在春秋战国之交，距今约 2500 年，与成书于战国时期的《灵枢·经脉》极为相近，是现存最早的经络学著作。故《黄帝内经·灵枢》记载的十二经筋应该是在《十一脉灸经》的基础上逐步完善起来的，其主要依据：一是以书为证，在出土的简帛医书上依稀可以看到"经筋"二字；二是方向相同，书中以"足"表示下肢脉，共有六条，以"臂"表示上肢脉，共有五条，这十一条脉的排列顺序是先足后手，循行的基本规律则是从四肢末端到胸腹或头面部，循行方向与十二经筋的完全相同；三是病候相似，《足臂十一脉灸经》和《阴阳十一脉灸经》分别记载主治疾病 78 种和 147 种，大部分病候为痛症，与十二经筋病候相似；四是不入脏腑，经脉循行方向自下而上，各脉之间不相接续，而且与内脏不相联系，这也与十二经筋不入脏腑相同。

由此可见，《十一脉灸经》的这些特征反映了当时"经筋"的概念很原始、很简单，

还没有形成上下纵横联络成网的经络系统的概念。从认识论看，经筋"看得见摸得着"，比经脉"看不见，摸不着"要容易认识。因此，可以判断《十一脉灸经》记载的"十一脉"与《灵枢·经筋》中十二经筋的理论有密切的渊源关系，这种关系为进一步了解在《黄帝内经》成书以前的经筋形态学提供了非常宝贵的资料。有史为证，可知真假，《十一脉灸经》的出土对后人寻觅经络的发展源头、揭开经脉与经筋的神秘面纱具有重要的参考价值。

二、十二经筋"肌肉解利"生理观

经筋是十二经脉连属于筋肉的经络，是十二经脉的外周连属部分，其功能活动有赖于十二经脉气血的濡养，并受十二经脉的调节，因此也划分为十二个系统，称为十二经筋。

根据《灵枢·天年》记载："岐伯曰：五脏坚固，血脉和调。肌肉解利，皮肤致密。营卫之行，不失其常。呼吸微徐，气以度行。六腑化谷，津液布扬。各如其常，故能长久。"首先，肌肉解利是五脏坚固的首要条件，"坚固"即强健的意思，五脏坚固是指五脏的化生功能和贮藏精气强健。其次，肌肉解利是健康长寿的基本保障，解是指肌肉处在松解状态，利是肌肉处在通利、滑利状态。在肌肉解利前提下，人体有形可见的血管、淋巴管、神经等组织才会传导顺畅。因此，脉与筋的关系就像水与电的关系，停电则停水。所谓"电"，就像无形不可见的分肉之间的"气"（相当于现代的神经传导），肌肉解利则"气"运行通畅。反之，在外邪入侵机体、气血失调、营卫失和、肌肉劳损等影响下，出现肌肉"不解利"，则可导致三种情况发生：第一，邪气外侵或病由内生；第二，病邪由表达里，病情加重；第三，经筋循行所过或所主的器官出现病态反应，如疼痛、肿胀、伸屈不利、瘫痪不用等"筋脉同病"的症状。此外，肌肉解利有利于保护躯体和内脏组织。

经筋具有外连百骸、内安脏腑的作用。人的五脏强健，血脉通顺，肌腠通利而没有瘀滞，皮肤细密，营卫之气调和，呼吸舒缓不急不粗，气血运行有常不乱，六腑能消化饮食水谷，津液又能正常敷布濡养全身。总之，肌肉解利，人体的脏腑经络、四肢百骸等才能发挥其正常功能。

三、十二经筋"横络盛加"病因观

《灵枢·刺节真邪》中记载"一经上实下虚而不通者，此必有横络盛加于大经，令之不通，视而泻之。此所谓解结也"，即提出"横络"是经筋病的主要病因。经筋学认为，经筋与经脉同行，一条经脉上面充实而下面空虚，在二者之间，一定是有一条"横络"卡压在经脉之上，就像一座堤坝一样阻塞了气血的流通。其中，"横络"的大小决定阻塞的多少，这就是"横络盛加"的含义。因此，在临床上找到这条"横络"所在的位置，通过各种治疗手段，解除"横络"的卡压，让气血自由流通，就是"解结"。

壮医经筋学认为，"横络"的形成，首先是外感六淫所伤，常见的外感病邪有风、寒、湿等。如《素问·阴阳应象大论》曰："风伤筋。"《素问·气穴论》提到："积寒留舍，荣卫不居，卷肉缩筋，肋肘不得伸，内为骨痹，外为不仁，命曰不足。大寒留于豀谷也。"《素问·生气通天论》曰："湿热不攘，大筋缓短，小筋弛长，缓短为拘，弛长为痿。"《灵枢·百病始生》曰："是故虚邪之中人也，始于皮肤……或著于伏冲之脉，或著于膂筋，或著于肠胃之募原，上连于缓筋，邪气淫泆，不可胜论。"《灵枢·刺节真邪》曰："虚邪之中人也，洒淅动形，起毫毛而发腠理。其入深，内搏于骨，则为骨痹。搏于筋，则为筋挛。"可见，风寒湿是导致"横络盛加"的主要因素。

此外，"横络"的形成常见于肌筋劳损、饮食过嗜、七情所伤、五劳过极及外力损伤等。如《素问·宣明五气篇》和《灵枢·九针论》提到了五劳所伤，即"久视伤血，久卧伤气，久坐伤肉，久立伤骨，久行伤筋"。从生物力学看，如果牵拉力度超过人体的生理负荷范围或者是超过了正常的状态，或者牵拉时间过长，牵拉力就会超负荷作用于受力点，导致应力点损伤，形成病理性病灶点，病灶点就会产生疼痛，疼痛点会慢慢地影响其周边的组织，损伤的两个点就会形成一条线，形成从点到线、从线到面、面从一维向多维，最后形成一个经筋病症的系列反应。在饮食不节方面，《素问·阴阳应象大论》载："酸伤筋，辛胜酸。"《素问·五脏生成论》载："多食辛，则筋急而爪枯。"《灵枢·五味论》载："酸走筋，多食之，令人癃。"《素问·生气通天论》载："阳气者，大怒则形气绝，而血菀于上，使人薄厥。有伤于筋，纵，其若不容。汗出偏沮，使人偏枯。"《素问·气厥论》载："脾移寒于肝，痈肿筋挛。"《素问·痹论》载："筋痹不已，复感于邪，内舍于肝。"以上所举，都是"病从口入""横络盛加"的主要病因病机。

总之，"横络盛加"是壮医经筋病的主要病因，其病根是"横络"，是否发病在于是否"盛加"。这就提示，"横络"（筋结）形成不一定致病，临床上判断"横络"是否致病，要看是否"盛加"，即以压迫神经、血管为标准。其中，"横络"（筋结）大小成为经筋疾病轻重的标志，即筋结越大病越重，筋结越小病越轻。

四、十二经筋"因结致痛"病理观

《素问·举痛论》载"通则不痛，痛则不通"，表明因实所致十二经脉不通而疼痛者，谓"不通则痛"。因十二经筋不能运行气血，故不能用"通"论治。故经筋卡压导致疼痛者，谓"不荣则痛"，壮医也叫"因结致痛"。所谓"不荣"，因气血不足而痛。如《医宗金鉴》载"伤损之证，血虚作痛，不荣"，《素问·四气调神大论》载"菀槁不荣"，《素问·五常政大论》载"名木不荣"等。

"不荣则痛"在临床上多表现为十二经筋的痹证，以痛证为多见，故又称"筋急则痛"，如《黄帝内经》载"经筋之病，寒则反折筋急，热则筋弛纵不收，阴痿不用"。阳急则反折，阴急则俯不伸。十二经筋的起点均在四肢指、趾端，终于头身，呈向心性循行汇聚，在循行途中结、聚于四肢关节部和肌肉丰盛处，如踝、膝、髀、臀、腕、肘、肩、腋等关节处，与《素问·五脏生成篇》"诸筋者，皆属于节"的理论是相一致的。经筋主要包括肌肉、韧带、肌腱、筋膜、关节囊及部分神经、血管等结构。无论是筋伤劳损成痹，还是外邪侵筋成痹，最终将影响软组织的张力变化，包括筋膜表面张力增高和筋膜代偿性增生肥厚两个方面：第一，瘀血、寒凝、痰湿、炎性渗出、肌肉痉挛或筋膜挛缩，引起筋膜间室内压力增高；第二，对于软组织，长期反复的循环载荷和应力集中或超限载荷，都可导致筋膜和肌肉产生代偿性增生肥厚，从而使局部组织结构和功能发生改变，这是造成软组织张力变化的直接因素。筋膜室内压力对穿行其间的神经造成压迫，表面张力则对神经造成牵拉和卡压，这些都是造成局部经筋痛点的因素。临床上统称"不荣则痛"或"因结致痛"。

五、十二经筋"摸结查灶"诊断观

摸结查灶是壮医经筋疗法的关键诊断技术，也是在没有影像设备的情况下使用的一种独特的古典经筋病诊断方法。在古代，多采用"候痛所在""按其处，应在中而解""必先按而在久，应于手""以手摸之自息其情"等手触摸结诊断法。

摸结查灶法，坚持"以痛为输"为原则。经筋联缀百骸，维络周身，中无有空，各有定位，在致病因素状态下，产生"筋挛""筋结"，日久则形成致病的"横络"，触之有形而疼痛敏感。临床上常见的"筋结"有：肌筋膜的骨骼附力点，如肩胛骨喙突尖、肩胛骨内上角、肱骨内上髁、肱骨外上髁、腰椎棘突旁、横突；肌肉韧带筋膜部位，如项韧带、腰背筋膜；腱鞘处，如屈指肌腱鞘、肱二头肌长头鞘、内外踝；神经的筋膜出口处，如枕大神经、颈部皮神经、四边孔、臀上皮神经、臀下皮神经、臀中皮神经等的筋膜出口处；经常受到挤压的脂肪组织，如髌下脂肪垫、跗骨窦等。肩胛部疼痛，压痛点在冈下窝中央，由冈下肌筋膜痛引起；肩胛骨腋缘中段压痛，由小圆肌筋膜痛引起；肩胛骨腋缘下段压痛，由大圆肌筋膜痛引起。腰背肌筋膜炎患者疼痛部位的肌筋膜组织变紧、增厚失去弹性，引起疼痛，并且腰背压痛点所在部位常常是摸结查灶的定位基础，如肌肉的起止点、筋膜受应力牵拉比较集中处、感觉神经穿出筋膜的部位等。

摸结查灶为手触诊查，两手密切配合：左手着重协助固定诊察部位及提供诊察方便；右手根据所检查部位的生理形态、肌筋的厚薄及层次、正常组织的张力及结构形状等情况，通过正与异触觉的对比，结合患者对检查的反应，识别阳性病灶是否存在及其表现的特征，查出病灶所在及其与周围组织的关系。对诊断不明者，可配合现代影像设备检查等，以确定阳性病灶；对于一时难以辨认的病灶，需反复检查，或作会诊检查及特殊检查；对可疑菌性感染、恶性病变等异态病灶，要及时做相应检查，以鉴别诊断和明确诊断。将古典十二经筋图与肌肉神经解剖定位相结合，对十二经筋常见的阳性病灶进行研究并绘制成图，填补了古典十二经筋"有筋无穴"的历史空白。

六、十二经筋"松筋解结"治疗观

松筋解结是壮医经筋疗法的核心技术。该疗法是结合壮族民间理筋术和古代"燔针劫刺"针术而总结出来的一种新型非药物疗法，其特点是采用"手法＋针刺（火针）＋拔罐"三联松筋解结，尤其是经筋火针，针及病灶，靶向定位，热敏神经，止痛迅速。三法合用，具有较强的松筋、解结、消瘀、行滞、散肿、止痛的功效，并有增进局部营养、防止肌肉萎缩废用、促进损伤修复及瘢痕变软的作用。对于经脉、筋肉、骨骼、关节损伤疼痛及痹、痿、瘫、痛、麻等具有较好作用。

该疗法中的经筋手法为壮医原创手法。考《灵枢·经筋》，古典经筋疗法没有手法。壮医经筋手法是基于壮族民间"捉筋术"的原创手法，以手指、肘臂等部位为诊治工具，运用合力的手法，如功钳手、掌功手、肘臂法等，作用于机体上筋结病灶分布规律的部位以查灶诊病，然后按筋结病灶的分布规律进行消灶治病。手法还包括拉筋、抖筋、拍筋等技术。正如《灵枢》所述"坚紧者，破而散之，气下乃止"，壮医经筋手法针对筋结病灶，以痛为输，以"松"为用，这与传统手法以"通"为用有着本质区别。

该疗法中的"火针"对古典"燔针"进行改革创新。《灵枢·经筋》"治在燔针劫刺，以知为数，以痛为输"的治疗原则，说明古人治疗经筋病以"火针"为主。考燔针之意，一指火针，如《灵枢·官针》"焠刺者，刺燔针则取痹也"，《类经》卷十九张介宾注曰"谓烧针而刺也，即后世烧针之属，取寒痹者用之"，《针灸大成》卷六"火针，一名燔针"。二指烧针，如《素问·调经论》"病在筋，调之筋……燔针劫刺其下及与急者"，吴注"燔针者，内针之后，以火燔之耳"；《类经》张介宾释燔针"盖纳针之后，以火燔之使暖也"，又"燔针，烧针也"。关于火针进针法，《灵枢经校释》注曰："针刺即出，叫劫刺，即疾刺疾出的刺法。"而张介宾却说："劫刺，因火气而劫散寒邪也。"据此可认为，古人的"燔针"主要指火针，劫刺不是祛散寒邪，而是快刺之义。为此，韦英才经筋疗法团队在古代"燔针"的基础上进行改良创新，将 0.4 mm 以上的微毫针改造成火针，强化火针的热度、速度、角度、深度等技术，克服了传统火针粗、短、痛的缺点，开创了微火针治疗疼痛的新途径。

七、十二经筋"拉筋排毒"养生观

中医把人的皮、肉、筋、骨、脉称为"五体"，其中筋尤为重要。《黄帝内经》中提到：骨正筋柔、气血自流，筋长一寸、寿延十年。说的是拉筋能够使骨头复位，筋络柔韧，气血流畅，筋络每拉伸一寸，能够延长 10 年的寿命。

我国最早记载的功法为易筋经。易筋经源于我国古代中医导引术，产生于秦汉时期，于唐宋年间传入少林，成为僧人们打坐参禅之余的健身功法。该法以古典十二经筋为指导，具有活血化瘀、强健体魄、预防疾病的效果，在道家、佛家及民间习武人士之间广为流传。

拉筋排毒术具有较好的祛痛、排毒、抗衰老、改善慢性病、美容瘦身等功效。无论是中国传统的健身术式，如易筋经、五禽戏、八段锦、太极拳，还是现代的体操、健身操，甚至如今流行的瑜伽，都是拉筋的有效方法，值得大力推广应用。

第四节　对壮医养生学的挖掘整理与推广应用

《壮医养生学》于2021年由广西民族出版社出版，并纳入壮医学本科教材。该书分为上篇"壮医养生学基础知识"，中篇"壮医自然养生法"，下篇"壮医综合养生法"，集壮医养生理论、原则和方法于一体，既与中医养生学具有紧密的联系，又突出壮医自身的养生特色与方法，其出版为推进广西大健康事业和培养高层次的壮医养生人才作出了重要贡献。

一、弘扬壮医养生学的目的与意义

壮医养生学是中医养生学的重要组成部分，也是壮族人民长期从事生产、生活、保健、养生及同疾病作斗争的经验总结和智慧结晶，是壮族人民两千多年的文化瑰宝。壮医养生学具有鲜明的民族性、传统性、区域性和文化性。但是，由于壮族历史上没有形成规范通行的文字，壮医养生方法大多以口耳相授的方式在民间流传，没有形成完整的理论体系和专著，不少有效的民间养生方法随着时间的推移而失传。

养生又叫"摄生"。"养"即保养、调养、补养、护养之意，"生"即生命、生存、生长之意。人的生、长、壮、老、死是自然规律，但衰老之迟早、快慢、长短，并非人人相同。懂得养生的人，常顺其自然，平衡有度，采取一系列保健方法来增强体质，延缓衰老，延长寿命。养生是为了健康与长寿，千百年来，壮医养生学为壮族人民的保健事业和民族的繁衍昌盛作出了重要的贡献，在科学高度发展的今天仍是助力壮族人民健康长寿的法宝。

壮医养生学作为一门学科，具有自身的体系和相对完整的理论。壮医养生学是以壮医理论为指导，探索、研究生命运动规律和养生之道，以达到延年益寿的目的。壮医养生学是人们在实践中对人体与自然关系认识的总结，是效法自然的产物。伟大的医学家和生理学家巴甫洛夫指出：有了人类，就有了医疗活动。壮族在我国少数民族中人口众多，随着时间的沉淀和经验的积累，壮族渐渐地形成了自己独具特色的养生养老文化，不仅承载着一种远古的历史记忆，还是从古延续至今的壮族瑰宝。考古证实，壮族先民自古以来就生息繁衍在岭南一带，以广西地区为主。壮族人民在长期的养生实践活动中，不断地研究人体生命活动现象和规律，探索衰老的机理，研究致病和早衰的原因及条件，并在中医养生学和传统文化的影响下，逐渐总结形成了一系列具有壮医特色的养生原则和方法。遵循这些原则和方法，对养生方法的制订、运用及发展创新有重要的指导意义。

近年来，随着社会的进步和经济的发展，健康长寿已成为人们永恒的追求，人们的养生观念已从"以救疾为中心"转变为"以健康为中心"，没有健康就没有小康。壮医养生的主要目的是使人生得优、长得好、不得病、少得病、病可治、走得安，达到人类无疾而终的理想境界。

壮医养生既是一门古老传统的学问，又是一门新兴的热门学科。壮医学中丰富的养生理论和经验不仅是壮族宝贵的文化遗产，也是人类养生保健的重要内容，具有较大的发展潜力。虽然人类对健康的追求已从低层次的生理需求上升到生物、生理、社会、环境等更高层次、更多方面的追求，但是如何颐养天年达到人类的预期寿命，如何居家养生，如何才能少生病、不生病，仍然是目前人们共同关注的话题。壮医药养生之道既具有其独特魅力，又与中医养生具有异曲同工之效，它的神秘面纱正逐渐被人们揭开。弘扬壮医药养生之法，让更多的人了解壮医药，为热衷于养生的广大人群提供一个更好的养生文化环境，使其掌握有效的养生方法，对推动广西全民健康事业发展具有一定的意义。

二、总结壮医养生学的特点与优势

壮医养生学是壮医医疗保健的经验总结，其历史悠久、内容丰富、内涵深刻、特色鲜明、博大精深，既有民族性，又有涉及多领域、多学科的学术性。壮医养生学的特点主要体现在以下几个方面。

（一）以壮医理论为指导

壮医理论既来源于医疗实践，又可指导临床实践和保健养生。经过多年的发掘整理，"阴阳为本""三气同步""三道两路""脏腑气血骨肉""毒虚致病""调气解毒补虚"等壮医理论基本形成。

其中，"阴阳为本"养生观主要体现在人与外部环境的平衡养生和人与内部环境的平衡养生，是生命正常生长的基础。"三气同步"养生观主要体现在天、地、人三气的运动规律，即天气以降、地气以升、人气以和的同步养生观。"三道两路"养生观主要体现在道路通畅，气血自流养生观，即人体必须保持气道、谷道、水道和龙路、火路的通畅，才能保持正常的新陈代谢。"脏腑气血骨肉"养生观主要体现在生命健康的物质基础，也就是人体"形"的主体与"神"的主体构成人体物质与精神的和谐统一健康观；气和血的养生观，是壮医判断人体健康与疾病的主要依据。"毒虚致病"养生观是壮医病因、病机理论的核心所在，壮医认为，人体发病与否主要关键在于人体"正气"与"毒气"的抗争，毒强正虚则病，毒弱正强则无病，故壮医不论是治病还是养生，都以调气（郁）、解毒、补虚为原则。

（二）以自然适可为宗旨

壮医认为，日月变更、春夏秋冬、花开花落、生老病死是自然规律，自然规律是不可抗拒的，也是不可违背的，人只有与自然和谐共处，适可而止，才能健康长寿。所谓适者生存，物种之间及生物内部之间，物种与自然之间，能适应自然者才能生存下来，这是一种自然法则。顺其自然不是无限制的、消极的，而是有限度的、积极的。所谓"水能载舟，亦能覆舟""酒能益人，亦能损人"，就是这个道理。"顺从"到了适当的程度就停止下来，这就是"适可而止"的内涵。中医也认为，天人合一，人是自然界的一分子，必须遵循自然界所有规律，包括地域规律和季节规律。如一方水土养一方人，每到一个地方都需要顺应地域自然，在饮食与生活上入乡随俗。如中医强调春季要养肝，夏季对应的脏腑是心，春夏养阳防风。春夏之交，天气逐步炎热，人体的消耗开始加大，容易出汗。天气渐热，人们外出活动相应增加，心脏的负担也逐步增加。壮医针对春夏秋冬的季节特点，指出春夏之交的养生原则为重在养阳。著名壮医专家黄汉儒教授提出的"顺其自然，适可而止"的养生经验，高度概括了壮医养生的最高境界。

（三）以未病先防为核心

壮医认为，未病先防是医学的大智慧。所谓"未病先防"就是指疾病未发生之前就采取一定的措施，防止疾病的发生与发展。自古以来，防病胜于治病是壮医健康养生的一大理念。从自然规律来说，任何事物的发展都是从无到有、从弱到强的一个过程，疾病也不例外。任何疾病的发生都是从未病到已病、从未成形到已成形的过程。按照现代医学的说法，就是任何一个器质性的病变都是从非器质性的阶段发展而来，病情的发生必须有一个转化的过程。壮医认为，疾病的发生，关系到"毒""正"两个方面，毒气是导致疾病发生的重要条件，而正气不足是疾病发生的内在原因和根据。正气存内，邪不可干，外邪只有通过内因才能起作用。因此，壮医治未病以调养正气和祛邪外出为主要原则。

（四）以排毒补虚为原则

壮医认为，毒虚致百病，排毒一身松。壮族地区位于亚热带季风气候区，山林茂盛，气候湿热，动植物腐败产生瘴毒，野生有毒的动植物和其他毒物尤多，如毒草、毒树、毒虫、毒蛇、毒水、毒矿等。唐代陈藏器所著《本草拾遗》载："岭南多毒物，亦多解物，岂天资乎？"无数中毒致病甚至死亡的实例和教训，使壮族先民们对毒有着特别直接和深刻的感受，由此总结了丰富多样的解毒治病方法。

所谓毒，是以对人体是否构成伤害及伤害的致病程度为依据的。有的毒毒性猛烈，有的则是缓慢起毒性作用；有的为有形之毒，有的为无形之毒；有的损伤皮肉，有的则伤害脏腑和体内重要通道。毒之所以致病，一是因为毒性本身与人体正气势不两立，正气可以祛邪毒，邪毒也可损伤正气，两者争斗，若正不胜邪，则影响三气同步而致病；二是某些邪毒在人体内阻滞三道、两路，使三气不能同步而致病。因各种毒的性质不同、侵犯的主要部位有别、作用的机制各异，以及人体对毒的抵抗程度不同，故临床上表现出的各种不同典型症状和体征，成为壮医诊断和鉴别诊断的重要依据。

所谓虚，即正气虚，或气血虚。虚既是致病的原因，同时也是病态的反映。作为致病的因素之一，虚本身以软弱无力、神色疲劳、形体消瘦、声低息微甚至衰竭死亡等为临床症状。而且因为虚，体内的运化能力和防卫能力相应减弱，特别容易招致外界邪毒的侵袭，出现毒虚并存的复杂临床症状。虚的原因，壮医归结为两个方面：一是先天禀赋不足，父母羸弱，孕期营养不良或早产等；二是后天过度劳作，或因与邪毒抗争，气血消耗过度而得不到应有的补充，或因人体本身运化失常摄入不足而致虚。

总之，毒或虚可使人体失去常度而表现出病态。如果这种病态得到适当的治疗，或人体的自我防卫、自我修复能力能够战胜邪毒，则人体能逐步恢复而疾病趋于好转痊愈。反之，则疾病加重，甚至死亡。因此，壮医养生不管采用什么方法，都要以排毒补虚为原则。

（五）以心身养生为重点

壮医认为，病由心生，养生先养心。心身健康是人类生存极为重要的内容，它对人类的发展、社会的变革、文化的更新、生活方式的改变有着决定性的作用。随着人类疾病谱的改变和社会压力的不断增大，心理健康问题日益突出。世界卫生组织对健康有一个定义：健康不仅仅是没有疾病和不虚弱，而是身体上、心理上和社会适应的完好状态。即人的健康包括身体健康、精神健康和社会适应能力等三个方面，即身体、心理及对社会适应的良好状态。因此，养生的重点在养心，养心的重点在养神，其关键是必须保持情绪稳定与心情愉快。现代科学研究证明，人体的生命活动是在心脑的严格控制之下有节制地进行相对的平衡运转，如果顺从它、遵循它，它就会使你容颜焕发，活力显现；如果不顺从它、违背它，它就会使你形槁颜枯，生命暗淡甚至死亡。

壮医称心脏为"咪心头"，称大脑为"巧坞"，意为技巧、神灵珍藏的地方。若神灵不定则出现"坞乱"而导致神志错乱状态。因此，壮医养生之道也十分倡导"道法自然"，只有遵循自然规律，才能保持身心健康。为此，要求人们在饮食、起居、学习、工作及各种生活方式方面要形成一种定时、定量的规律性，并保持情绪稳定和心情愉快，这样才能充分发挥身体生理功能和心理功能的最佳效应，确保健康长寿。

（六）以综合养生为模式

壮医认为，影响健康的因素是多样的，社会、环境、遗传、生活习惯、医疗水平等均可影响健康和寿命。因此，壮医养生也强调综合调摄，在强调排毒、补虚、解郁、调神四大养生大法基础上，还采用壮医丰富多彩的外治、药物、食疗、松筋、拍筋等方法。这些方法具有简、便、验、廉的特色与优势，是壮医"花小钱，防大病"的最有效方法。但是，任何养生方法都不是一蹴而就，也不是一法而终的。任何方法都要因时、因地、因人施法，而且贵在坚持，要在不断总结适合自身的养生方法的基础上施法调摄，努力做到动静调养、内外调养、心身调养、整体调养、局部调养、综合调养，方能取得养生保健的最佳效果。

（七）以食疗养生为特色

壮医认为，民以食为天，食以养为先。饮食既是生理健康的需要，也是文化发展的需要。食疗养生最大的特点是"有病治病，无病强身"，对人体基本上无毒副作用。壮族是最早栽培和种植水稻的民族之一，稻作文化十分发达，稻米也自然成为壮族人民的主食。所谓一方水土养一方人，八桂的美景、美食誉满天下。几千年来，壮医食疗养生以其自身的天然优势，在本民族的保健养生方面发挥着独特的作用。尤其是壮族地区具有丰富的食药两用的动植物资源，并以动物资源为优势。

壮医认为动物为血肉有情之品，与人体同气相求，故壮医食疗以动物药膳和植物药膳为特色，两者有机搭配，达到养命、防病、治病的目的。随着当今社会的进步与经济的高速发展，人们所承受的压力日益增大，生活节奏不断加快，食品添加剂问题突出，空气污染严重，水资源卫生安全隐患等严重威胁人们的身体健康，在一定程度上让机体进入了亚健康状态。在这种环境下，可以依托壮族的药食资源与优美环境，打造集养生、养老、康疗、旅居于一体的养生胜地，打造养生养老康疗旅居产业，以保护壮族医药文化的完整性。

三、探讨壮医养生观的形成与发展

（一）"阴阳为本"生命观

生命观是人类对自然界生命物体的一种态度，是世界观的一种表现，包括对人类自身生命的态度。壮族先民最初是通过观察日升日落、花开花落、生老病死等自然现象和社会现象，认识到生命的独特性和唯一性的，他们认为人类生命是地球上唯一存在的个体，因此人们应该热爱生命和敬畏生命。同时，天体在于运动，生命也在于运动，生命运动的最高境界为阴阳平衡。壮族先民最早从对日与月、水与火、男与女的认识提升到对阴阳概念的认识。如日为阳、月为阴，火为阳、水为阴，男为阳、女为阴等都是壮族先民对阴阳的原始分类。随着与中原汉族文化的交流日益加深并受其影响，阴阳概念在壮族的生产、生活、医疗、养生、文化等方面广泛应用。壮族民间"笃信阴阳"，认为大自然的各种现象都可以用阴阳理论解释，特别是在生命观方面，生老病死整个过程及变化规律都可用阴阳来表述。在阴阳的关系中，壮医特别强调阳气的主导作用，认为人具有生命的特征，是阳气存在和作用的体现。人体阳气经常耗散，因此临床上阳虚的征象比较常见，重阳、调阳、壮阳成为壮医防治疾病的重要理念。同时壮医认为，阴阳必须经常处于相对协调平衡的状态，维持在一定的常度上，否则无论是大自然还是人类，都是会出现灾变或病态。

壮医的"阴阳为本"，从阴阳对立、阴阳互生、阴阳消长、阴阳共存等观点出发，研究人体脏腑筋骨、气血津液、三道两路、三气同步之间的相互协调关系，以维持人体"阴阳平衡"的正常生理状态。

壮医养生以"阴阳平衡"为准则，阴阳平衡则人体健康，阴阳失衡则产生疾病。健康人也叫"平人"，所谓"平人"，"阴阳均平，以充其形，九候若一，命曰平人"。具体而言，壮医把阴阳分为天阴阳、地阴阳、人阴阳，天阴阳应五气，地阴阳应五形，人阴阳应五脏。五气为风、寒、湿、燥、火，五形为皮、肉、筋、脉、骨。五脏为心、肝、脾、肺、肾。天、人、地阴阳相互协调是生命整体运动的核心。

（二）"三气同步"养生观

养生观是决定人体健康行为规范的主要思想根源，是人类养护、维护生命的思想观念。壮医"三气同步"养生观是指天、人、地三气及人与天、人与地、人与人之气相通并同步运行，保持人体健康长寿的养生观念。壮医称气为"嘘"，气充斥于天地和人体之中，表现为阳、动力、动能，人体的生、长、壮、老、死生命周期，赖天地之气涵养和制约。人气与天地之气息息相通，同步运行。人作为万物之灵，对天地气的变化有一定的主动适应能力。人体也是一个小天地，人体内的天地人三部之气也必须同步运行，制约化生，才能维持健康状态。"三气同步"的意义在于"同步"，即协调运动、互相制约，从而维持阴阳的动态平衡。

壮医认为，人类和万物一样，都是气的产物，气是生命的本源。正如《难经·八难》云："气者，人之根本也。"并且人之一生，不仅由乎气，还始终依赖于气，只有气能持续不断地循环流动，人才能保持健康。但如气之不充或不调，就会发生疾病甚至死亡。因此，人的生、长、壮、老、死及健康与疾病，皆本于气。故《医权初编》曰："人之生死，全赖乎气。气聚则生，气壮则康，气衰则弱，气散则死。"养生之道，实乃养气之道也。

壮族先民通过观察日月星辰之自然规律与变化，总结形成壮医三气同步理论，进而得出三气同步的平衡养生观。天地二界必须保持同步平衡，大自然才不会发生灾害；而天地人三界之间保持同步平衡，人才不会发生疾病。何为同步平衡，如地球绕太阳公转1周历时约365天，即1年；地球自转1周历时约24小时，即1天；月球绕地球公转1周历时约28天，即1个月。而人体经脉共12条，每条运行2个小时（1个时辰），12条经脉依次绕人体运行1周历时约24小时，刚好与地球自转1周约24小时同步；人体有365个常用穴位，每日调理1个穴位，一年共调理365个穴位，刚好与地球绕太阳公转1周历时约365天同步；妇人约28天行经1次，刚好与月球绕地球公转1周历时约28天同步。这种人体经脉运行与日月星辰同步的规律，就是壮医"三气同步"的具体表现。

壮医认为，"三气同步"在人体生命的表现规律也叫人体生物钟，与人体的健康时时相关。所谓"人体生物钟"，是指生物体生命活动的内在节律性，是由生物体内的时间结构序列所决定，也是生物体内气运动的内在规律性。如日作夜息是顺应生物钟规律，而日息夜作则是违反生物钟规律。总之，对生物钟规律，顺之则同步，对人体健康有利；逆之则不同步，对人体健康不利。

壮族先民通过练功、舞蹈等运动方式，调节人体三气同步。如早在新石器时代，壮族先民就创编了原始的气功舞蹈图。广西左江花山岩画上就描绘有人们集体练功场面。岩画绘制的正面人像多为头顶太阳，打开百会，与天气相接，两手上举，肘部弯曲成90°～110°；或打开劳宫，与人气相接，两膝关节弯成90°～110°；或半蹲状，打开涌泉，与地气相接。侧身的人像则多排列成行，两腿向前弯曲，两手向上伸张。不管是正面人像还是侧面人像，都似是一种练功导引动作形象。这些练功导引动作形象所展示的方法可以调节天、地、人三气同步，振作阳气、健身防病，是源远流长的原始保健方法之一。

（三）"三道供养"健康观

健康观是人类追求健康与快乐，以达到无疾而终目的思想观念。何为健康？世界卫生组织定义，健康不仅是身体健康，还包括心理和社会适应性的健康。壮医认为，"三道供养"对人体健康至关重要。"三道"阻塞或调节失度，就会直接影响"三气"同步而致病。

壮族人民在"三道供养"中十分重视食疗。壮族人民喜食糯米，由糯米做出的食品形式多种多样，有红枣桂花糖糯米饭、南瓜糯米腊肉饭、竹筒糯米饭、粽子、糍粑、甜酒等。糯米味甘、性温，为温补强壮食品，具有补中益气、健脾养胃、止虚汗之功效，能够补养人体正气。壮族栽种的糯米有白、黑、红三色，白糯米补脾气益肺气，而黑糯米以黑补黑（肾）和红糯米以红补红（心）的补益功效更佳。每年"三月三"歌圩（清明节前后），壮族地区都有食用五色糯米饭的风俗，黄色入脾，白色入肺，黑色入肾，青色入肝，红色入心，具有五色补五脏之意。这种分别用枫叶、红兰、乌桕树叶、黄姜、密蒙花或紫番藤等植物的根茎或花叶取汁制成的五色饭，不但色鲜味香，而且具有清热利湿、行气健胃等保健作用。

（四）"两路通畅"形神观

形神观体现人体结构与功能的有机统一，体现人体生物属性与精神属性的和谐共存，是壮医重要的养生观念之一。

壮医认为，人体之形以脏腑筋骨为主体，其供养中枢在心（咪心头），与龙路相通；人体之神以喜怒哀乐为主体，其调神中枢在脑（巧坞），与火路相通。龙路在人体内主要是指血液循环的通道，又叫龙脉，相当于中医的经脉。火路主要指人体内神经信息传感通道，相当于中医的经筋。龙路与火路相互依存，共为体系。壮族传统文化认为龙是制水的，龙路在人体内即是血液、体液和精津的通路，其功能主要是为脏腑及筋骨肌肤输送水和营养物质。龙路有干线，有网络，遍布体内，循环往来，其枢纽在心脏。火为升发之物，其性迅速（火速之谓）。壮医认为火路在人体内为传感之路，用现代语言来说也可称为"信息通路"，相当于现代医学的神经系统。火路同龙路一样，有干线及网络，四通八达，使正常人体能在极短的时间内感受外界多种信息和刺激，并经其中枢"巧坞"的处理，迅速做出反应，以此来主动适应外界的各种变化，维持生理常度，实现"三气同步"的最佳状态。

壮医的"三道"和"两路"关系密切，虽然两者具体作用不同，但是两者相辅相成，共同维持人体正常协调的生理功能。"三道两路"的核心是一个"通"字。人体的许多疾病，就其病理来说，都是由道路阻滞甚至阻断造成。通调"三道两路"，可以防治多种常见病、多发病甚至疑难急重病症。

（五）"松筋调节"运动观

运动观是指用活动身体的方式维护健康、增强体质、延长寿命的养生观念。壮医认为，生命在于运动，运动在于松筋，松筋在于调节。随着年龄的增长，肝肾亏虚、筋骨老化是人体生理的变化规律。身体因老化而筋缩可导致各种毛病，故除平时的散步、游泳、登山等常规运动外，还要借助拉筋、拍筋、整骨、调节等方法防治筋缩症，通过"拉筋调节，气血自流"达到健康长寿的目的。

壮医把"筋"称"吟"，把"骨"称"夺"，把"肉"称"诺"，认为筋、骨、肉是构成人体的框架，通过筋的传导产生肢体运动。而气血通过"三道两路"供养躯体和脏腑，达到三气同步，维持人体的生理健康。而人体的运动功能，需要人脑（巧坞）通过经筋（火路）传递信息来完成，因此"筋"在人体运动中起主导作用。

壮医"松筋调节"养生观的理论基础在于维护人体经筋结构的动态平衡，保持肌肉量和肌肉力量。通过手法、拉筋、拍筋、抖筋等调理，将不均整、不平衡的结构调节平衡，使得体内代谢顺畅，气血通行，肌酸、乳酸自动清除，机体的各项功能自然恢复正常，酸、麻、胀、痛现象自然消失。从生物力学来看，经筋、骨骼结构的平衡出现紊乱后，势必影响经脉和五脏六腑的正常结构与功能，临床早期表现出各种不适的亚健康症状，继而引发组织器官功能衰退，严重者出现功能障碍性疾病，甚至诱发筋性内脏病。通过全身松筋、疗筋、理筋、养筋，使经筋结构恢复整体平衡，一旦经筋结构恢复平衡，机体结构才能真正达到上下平衡、左右平衡、内外平衡、五行平衡，从而使五脏六腑的机能代谢达到最佳状态。

（六）"祛瘀除垢"排毒观

万病皆毒起，排毒一身轻。壮医对"毒"的认识源远流长。早在先秦时期骆越先民就有了"沐""浴""饮"，也就是洗头、洗澡、鼻饮等良好的排毒卫生习惯，如今盛行的温泉沐浴，实质上就是在清洁皮肤的基础上，通过发汗来排毒，促进皮肤血液循环。据考证，壮医最早对"毒"的认识主要指食物毒、药物毒、虫兽毒和引起传染病的"瘴毒"。由于南方气候炎热，热气与毒气相结合，壮医称之为"热毒"，即"火热之盛谓之毒"，尤以"三道两路"不畅、热毒郁结而日久化火，或嗜食辛辣厚味、积少成多而火毒内生最常见。因此有热毒、胎毒、火毒，进而发展为湿毒、血毒、邪毒、痰毒等。总体来看，壮医所谓人体的毒，其实质是人体不能排泄掉的、多余的且对人体有害的物质。在两千多年的发展过程中，壮医积累了丰富的排毒保健经验，如保持大便、小便、汗腺通畅，采用"三道通法""饮食排毒法""泻火通便法""利尿祛湿排毒法"，甚至"以毒攻毒"法等，保健经验值得继承、发扬和推广。

其中，壮医刺血排毒（血垢）是养生常用方法之一。刺络放血疗法的壮医理论基础主要是毒虚致百病学说和三道两路理论。壮医认为，龙路具有由里及表、通达内外、联络肢节的作用，是气血运行的通道，内属于脏腑，外络于肢节。根据历代针灸文献记载，针刺疗法包括针刺不出血和针刺出血两种。针刺不出血就是用毫针针刺穴位以治病；针刺出血就是用三棱针或注射针头刺破皮下表浅静脉以泻其瘀血来治病。《黄帝内经》中把刺血疗法分为络刺、赞刺、豹文刺三种：络刺是用三棱针刺入络脉，使其自然出血；赞刺是用针在患处直入直出，多次浅刺，使患处出血，进针和出针都比较快，是消散痈肿的一种针法；豹文刺是一种多针出血法，即在十指尖或患处的前后、左右多处刺入血络，排出瘀阻血液，是古代治疗心脑病的一种方法。刺络放血疗法的放血量，主要根据患者的具体情况而定。一般而言，新病、实证、热证、体质较强的患者，放血量较大，反之则较少。同样，针刺放血的时机，也根据患者的病情及其体质强弱酌情而定。总之，壮医认为，治毒先治血，毒去一身松。

（七）"节欲保精"房事观

"节欲保精"是养生健体的一个重要观点。所谓"节欲"，包括节制两性之欲、胃口之欲、名利之欲。性是人类的天性，它与吃饭、睡觉、呼吸、排泄一样，是人的自然生理活动。正常的房事是人类天性和生理之需，合乎天道。

壮医认为，人有三宝"精气神"，过度房劳伤精，过度饮食伤气，过度名利伤神。

壮族地区提倡晚婚少育、房事有节、适龄独宿等，民间就有"女子出嫁三年不落夫家"和"中年异被、老年异床"的风俗。明代医家张景岳认为："欲不可纵，纵则精竭，精不可竭，竭则真散。盖精能生气，气能生神，营卫一身，莫大乎此。故善养生者，必宝其精，精盈则气盛，气盛则神全，神全则身健，身健则病少，神气坚强，老而益壮，皆本乎精也。"即节欲保精才能固气全神，使人神气旺盛而体壮身健，老而益壮。

因此，人类养生之本在于补肾养肾，同时要注意节欲保精，固摄阴精，保证肾脏及身体的健康。人由于贪色纵欲，造成精气外泄、肾气不足，导致精神不振、腰酸腿软、体虚乏力、头昏耳鸣、口渴盗汗、睡眠质量不高、抵抗力减弱，从而百病滋生、寿命减短。因此，人应该节欲，固本培元，使自己精力旺盛，抵抗力增强，从而百病不侵，寿命绵长。

（八）"筋柔骨正"长寿观

健康与长寿是人类永恒的追求。有一副好筋骨是健康长寿的标志。古人云：筋长一寸，寿延十年。为何筋长骨正能长寿？壮医认为，筋缩短和骨增生是人体衰退的生理表现，也是筋骨病的主要原因，筋柔软才是健康。实践证明，拉筋具有行气祛痛、通经排毒、强腰健肾、延缓筋骨衰老等功能，其原理有三点。

第一，十二经筋的走向与十二经脉的循行分布相同，故筋缩处经脉也不通，不通则痛。拉筋过程中，胯部、大腿内侧、腘窝等处会有疼痛感，说明这些部位筋缩，则相应的经络不通畅。拉筋使筋变柔，令脊椎上的错位得以复位，腰膝、四肢及全身各处的痛、麻、胀等病症因此消除或减缓。

第二，拉筋可打通背部的督脉和膀胱经。督脉是诸阳之会、元气的通道，督脉通则肾功能加强，而肾乃先天之本、精气源泉，人的精力、性能力旺盛都仰赖于肾功能的强大。督脉就在脊柱上，而脊髓直通脑髓，故脊柱与脑部疾病有十分密切的联系。任督二脉在人体上是个封闭的循环圈，打通任督二脉就能打通肾与脑髓的联系。膀胱经是人体最大的排毒系统，也是抵御风寒的重要屏障，膀胱经通畅，则风寒难以入侵，内毒随时排出，肥胖、便秘、粉刺、色斑等症状自然消除或减缓。膀胱经又是脏腑的俞穴所在，疏通膀胱经自然对人体内所有脏腑有利。现代医学认为，手足十二经筋内蕴藏神经、血管、淋巴等三大系统，连接大脑和脏腑的主要神经、血管都依附在脊柱及其两边的骨头上。疏通脊柱上下筋结，自然就打通经筋上的筋结障碍。

第三，拉筋、拍筋可改善大腿内侧的肝、脾、肾三条经脉的功能，达到调肝、健脾、补肾之功效。因此，壮医通过拉筋、拍筋、抖筋、整骨等技术可通调三道两路，激活五脏六腑，使人体筋柔骨顺、气血津液自流、健康延年长寿。

第五节　对壮医外科学的理论挖掘与临床推广

《中国壮医外科学》已由北京大学出版社出版。该书属于国家中医药管理局公共卫生资金项目"民族医药文献整理项目"广西部分，广西部分共出版15种图书，包括《实用壮医学》《实用壮药学》《壮医药学概论（中英文版）》《壮医针刺学》《中国壮药材》《壮医方剂学》《中国壮医外科学》《壮医基础理论研究》等。

一、对壮医外科史的认识

壮族医学源远流长。在原始时代，壮族先民能取火，进而烧制陶器、食用熟食，后由采集植物发展到能识别百药。考古遗址中发现的一些石器、陶片、骨针，则或为壮医使用针砭、角疗、骨刮的起源。例如，从广西柳江人遗址（柳州）、贝丘遗址（南宁）、甑皮岩遗址（桂林）中所发现的燧石器、小型器、兽骨、角针及陶片等物品，即是壮医后来常用的砭针、陶针、角疗、骨刮弓等医疗工具的原型，为壮医外治法提供了物质基础。1985年，从武鸣县战国墓中出土的两枚铜针，说明壮医很早就探索和创造了"针术"和"角疗"的治疗方法。《黄帝内经》记载："南方者，天地所长养……故其民皆致理而赤色，其病……治宜微针。故九针者，亦从南方来。"这里的"南方"应当包括壮族地区，说明壮族先民可能较早就会使用金属针开展外治疗法。

为了更好地传承与创新壮外科学，使之更好地为人民群众的健康服务，《中国壮医外科学》本着实事求是的原则，在大量收集壮医文献的基础上，结合壮医前辈的临床经验，经过系统地整理、总结和提炼汇编而成。本书系统、全面地介绍了壮医外科学的发展概况、疾病命名分类、辨病辨证及治疗方法，主要包括以下内容：壮医外科学发展概况、壮医外科学范围和疾病命名及分类、壮医外科疾病的病因病机、壮医外科诊法及辨病辨证、壮医外科治疗方法，以及疮疡、皮肤病、性病、蛇虫畜外伤、腹部外科疾病、周围血管疾病、肛门直肠疾病、筋病、伤科疾病等。本书以其独特的民族性、实用性、有效性和安全性，为壮医临床、教学、科研、开发、保健等提供了有价值的参考。

壮医外科学是在壮医理论指导下，对壮医外科和外治的历史沿革与发展方向、防治疾病的基本理论和方法，及其作用原理和规律进行研究总结的一门学科。壮医外科学既参考中医外科学的理论成果和临床应用经验，又体现了壮医特有的药物或非药物外治法。其中，壮医外治法是在壮医理论指导下，应用药物或非药物方法从体外进行治疗，直接作用于人体龙路、火路在体表形成的网结，鼓舞人体正气，疏通龙路、火路之瘀滞，祛毒外出，调整气血平衡，恢复天、地、人三气同步运行，从而达到防治疾病目的的一类治疗方法。常用的壮医外治法有壮医药线点灸疗法、壮医经筋针刺疗法、壮医针挑疗法、壮医药物竹罐疗法、壮医点穴疗法、壮医敷贴疗法、壮医药熨疗法、壮医莲花针拔罐逐瘀疗法、壮医壮火灸条疗法、壮医刺血疗法、壮医针刀筋结松解疗法、壮医刮痧疗法、小儿经筋推拿疗法、壮医浅刺刺痧疗法、壮医火针疗法、壮医香灸疗法、壮医佩药疗法、壮医神龙灸疗法、壮医经筋疗法、壮医药槌疗法、壮医脐环穴针刺疗法、壮医理筋消灶疗法等。

二、壮医外科研究成果

《中国壮医外科学》主要创新成果包括以下几个方面。

第一，在肖廷刚教授主编的《壮医外科学》原有基础上，通过文献研究、史料收集、专家调查、实地调研等方式，挖掘了大批壮医特色外治方法和壮族民间外科病治疗经验，整理了大量壮医外治验方，梳理了壮医外治的历史源流、民间流传历程、发展过程、卫生习俗，并归纳总结了壮医外治的基本内涵、治疗机理、应用原则、适应证、分类等基本内容并进行集成创新。

第二，提出了以"扶正排毒为核心，内外联动的立体治疗方法"为手段的壮医外科治疗新原则，形成了"内病外治""外病外治"的壮医外治新模式，突出了壮医理论与临床特色和优势。

第三，应用壮医独特的外治多联立体方法，选择皮肤科、骨伤科（筋病科）、外科、内科、妇科等壮医优势病种及壮医外治方法开展临床规范化研究，并取得了较好的临床疗效。

第四，制定了壮医经筋疗法治疗肌筋膜炎、壮医经筋火针疗法治疗骨性关节炎等一批技术规范方案，促进了壮医外科和特色外治方法技术规范的开展，解决了壮医外科外治临床应用问题。

第五，基于壮医外治防治以痛症为主的优势病种，开展特色壮药外治制剂"壮医筋痛贴"及其特色研究模式构建，并在全区 34 家中医医院临床推广应用，为壮医外科的形成和发展作出了新的贡献。

第六节　对壮医药膳学的挖掘整理与推广应用

壮医药膳历史悠久，源远流长。从广西汉墓中出土的稻、粟、桃、李等谷物与果类，表明壮族先民很早就知道"五谷为养，五果为助，五畜为益，五菜为充"的膳食文化和方法。

据考证，西瓯人和骆越人是壮族的祖先，是在秦汉以前就生活在岭南一带的古代氏族部落。壮医药膳的形成和发展继承了西瓯人和骆越人的饮食文化。从岭南各地古遗址出土的众多鱼类和各类动物的牙齿、骨骼证实，西瓯人和骆越人有喜食水产、山珍的习俗，且早就知道选用含高蛋白质含量高的动物食品，"喜食虫，如蚯蚓、蜈蚣、蚂蚁、蝴蝶之类，见即啖之"。今天壮族人民不仅保持着这种饮食习惯，还将这些食物烹调、加工制成强身的药膳食用。如"龙虎斗"（蛇、猫）、"龙凤会"（蛇、鸡）、三蛇酒（眼镜蛇、金环蛇、灰鼠蛇）、蛤蚧酒、鱼生、狗扣、粉蒸肉、油炸蚕蛹、蜂蛹、蝎子、蚂蚁、清补凉炖老鼠等是壮族的传统药膳。壮族是培植和栽种南国各类瓜果的民族之一，在壮族的传统药膳中，常用瓜果作原料，制作出各种富含民族特色的瓜果类药膳，如流行于右江一带的"果粑"（牛奶果、糯米制成）、"花团"（糯米、南瓜花、花生、芝麻、猪排骨制成）、菠萝盅（菠萝、香菇、粉条、瘦猪肉、虾米制成）、山楂糕、木瓜炖猪蹄、地稔酒、牛奶番、石榴汁、香蕉酱等。此外，西瓯人和骆越人以米饭为主食，而壮族对米饭的做法也多种多样。自古以来壮族的竹筒饭、生菜包饭、五色糯米饭饮誉区内外。今天，壮族以枫树等植物枝叶和糯米制成的具有消积、祛寒气、助消化的五色糯米饭，已成为壮族饮食文化中的代表性食品。

"寓药于食，食药同源"是壮医药膳的一大特色与优势。壮族先民在长期的生活生产和与疾病作斗争的过程中积累了丰富的食药两用经验。壮族药膳既将药物作为食物，又将食物赋以药用，既可以防病治病、强身健体，又具有较高的营养价值和食疗功效。千百年来，壮医药膳为本民族的健康与繁衍作出了重要贡献。在全面建成小康社会的今天，壮医药膳仍以其色、香、味、形、效的特色和优势，在广西乃至全国的药膳学宝库中独树一帜，成为"食在广西"美食文化的优秀代表之一。

广西拥有丰富的中草药资源，目前已拥有中药、壮瑶药、海洋药等7008种，居全国第一。如肉桂（含桂枝）、罗汉果、八角、广西莪术（含桂郁金）、龙眼肉（桂圆）、山豆根、鸡血藤、鸡骨草、两面针、广地龙等均为广西特色药材，被称为"桂十味"。现在人们在饮食上越来越注重健康和养生，因此，普及药膳文化，推广药膳方法势在必行，意义重大。习近平总书记在全国卫生与健康大会上发表重要讲话时强调，没有全民健康，就没有全面小康，要努力实现中医药健康养生文化的创造性转化、创新性发展。国务院办公厅印发的《中医药健康服务发展规划（2015—2020年）》，明确了"开展药膳食疗"为重点任务。《壮医药膳学》的编写，就是为了贯彻落实党和政府"大健康产业"的具体要求，乘着中医药、壮瑶医药事业发展的大好东风和全面建成小康社会的形势需要，把壮医药膳事业进一步做大做强，做成广西品牌，做出世界影响力，更好地满足人民群众的需求。

《壮医药膳学》首次构建了壮医食药同源的理论体系，并详细介绍了壮族民间常用的药膳配制方法，具有理论新、方法独、效果好的特色与优势。该书对壮医药膳特点概括如下。

一、"天人合一"膳食观

"天、地、人三气同步"是壮医基本理论之一，也是壮医膳食的基本原则。所谓"天地人合一"就是天、地、人之间密切联系构成的整体观。壮医认为，所谓"三气"，是指天气、地气、人气三种气及其运动变化。天气，位居上部，故又称为上部之气，上部属天，故称天气；地气，位居下部，故又称为下部之气，下部属地，故称地气；人气，位居中部，故又称为中部之气，中部属人，故称人气。自然界天、地、人三部之气与人体内天、地、人三部之气的相互关系及其运动变化规律，是壮医用以解释人体生理病理现象的一种说理工具，是古代壮医朴素的天人自然观，属中国古代唯物论和辩证法范畴。三气同步理论认为，天气主降，地气主升，人气主和，天、地、人三部之气是息息相通、同步运行和制约化生的，通过食疗等调节人体气机，使天、地、人三气同步，人体气血才会调畅平衡，功能才会正常，人才能处于健康状态。

二、"寓药于食"保健观

"寓药于食，食药同源"是壮医药膳的一大特色与优势。壮医药膳是在壮医理论指导下，在全面分析患者的症状、病因、体质的基础上，结合环境、季节，合理运用药膳进行食疗。食补的原则为春升、夏清淡、秋平、冬滋阴。壮医药膳的烹调特别讲究保持食物和药材的原汁原味，使食物与药材的性味紧密结合，更好地发挥其治疗、保健作用。烹调方法有蒸、煮、炖、炒等，制作药膳时，还加入一定的调料，加强药膳的色、香、味，以增加食欲。壮族民间认为，凡药七分毒，药治不如食疗，一些壮族民间医生在给患者治病吃药前，让患者先喝米汤，认为喝进米汤才有胃气，有胃气才有生气，甚至把药和米一起煮，以米养命，以药治病，有命则病自能治愈，这也体现壮医"生命至上，健康第一"的健康观。

三、"壮族特色"食疗观

壮医认为，毒虚致百病，故日常十分注意防毒气和扶养正气，这与壮族先民所处的特定自然环境和社会环境密切相关。古代壮族地区自然环境恶劣，草木水泉皆禀恶气，故多邪毒，毒邪致病成为壮族地区多发病的首因，因此，壮族人平时三餐都少不了能解百毒的姜、葱、蒜。每年"三月三"，家家户户做五色糯米饭；"五月五"端午，男女老少皆饮雄黄酒。据考证，壮族自古有端午饮雄黄酒的习俗，用研磨成粉末的雄黄泡制白酒或黄酒，这在骆越时期的右江流域地区极为盛行。雄黄可以用作解毒剂、杀虫药。古人认为雄黄可以克制蛇、蝎等百虫，"善能杀百毒、辟百邪、制蛊毒，人佩之，入山林而虎狼伏，入川水而百毒避"。此外，壮族人民居住分散，尤其是在古代，由于交通闭塞，加上在长期的羁縻制度下受"鸡犬之声相闻，老死不相往来"的陋习影响，相互交往相对较少、生活较简朴、思想较单纯，因而内伤杂病，尤其是情志方面的病变相对较少，故临床上以"病从口入"为主，这也是形成壮医重视以口服为主食疗特点的原因之一。

四、"同气相求"配伍观

壮族人民在长期的医疗实践中，在对本地丰富的动物药的运用方面积累了丰富的经验，在食疗方面善用血肉有情之品补虚。壮医用药配伍遵循"公、母、帮、带"原则，壮医补虚除使用人参、黄芪等补养之品外，多配血肉有情之品。如花肠虚冷无子者，予山羊肉、鲜嫩益母草、黑豆，互相配合作饮食治疗；对颈肤节胀痛，历年不愈，每遇气交之变而加剧者，壮医主张多吃各种蛇肉汤；对阴伤干咳者，喜用猪肉或老母鸭、鹧鸪肉煲莲藕吃；对心脏病者，药方中加入猪心；对糖尿病者，药方中加入猪胰腺等。壮医不仅对虚证如此，对夹瘀之证，除用扶正祛瘀之品外，有时亦配血肉之品，如常与淮山牛肉粥同服，以增强扶正之功。壮医认为人与动物同气相求，吃什么补什么，这是壮医善用血肉有情之品配药膳的一大特色。

五、"未病先防"药膳观

壮医与中医一样重视预防疾病，其"治未病"的预防医学思想源远流长，且经验和知识丰富，尤其是在食疗方面，更加体现壮医治未病的思想。经过千百年的临床实践，壮医药积累了大量的单方、复方、秘方、验方。这些壮医方药，一部分是专病专方，一部分是根据壮医的基础理论指导而灵活组方。

壮医药的治疗原则是调气解毒补虚，治法大体可分为外治法和内治法两类。其中，不少内治方是药膳的基础方。壮医药膳的特点是食中有医，医中有食，在享受美食时，使身体得到滋补，疾病得到预防和治疗。壮医药膳不是食物与药物的简单相加，而是在壮医辨病与辨证配膳理论的指导下，由药物（基础方）、食物和调料三者精制而成的一种既有食物营养价值又有药物功效的食品，美味可口，老少皆宜。目前，壮医药膳运用广泛，包括减肥药膳、美容药膳、增智药膳、增力药膳、明目药膳、聪耳药膳、益寿药膳、防病药膳、抗衰老药膳等。食药两用的药膳将是人们赖以防治疾病的重要手段和方法。

第二章 韦英才学术及临床经验研究

第一节 韦英才相关科研项目

韦英才相关科研项目见表1。

表1 韦英才相关科研项目表

序号	起止时间	项目名称（编号）	来源	项目经费	承担角色
1	2022—2024 年	"壮医防治腰腿痛关键技术研究与应用"（桂科AB21196035）	广西壮族自治区科学技术厅	200 万元	第一负责人
2	2015—2017 年	壮医火针"排毒"疗法治疗腰椎间盘突出症的针、罐研发与应用示范（2015BC12460）	广西壮族自治区科学技术厅应用示范项目	35 万元	第一负责人
3	2015—2017 年	壮医经筋疗法结合康复训练治疗中风后痉挛性瘫痪的临床研究（GZLC16-43）	广西壮族自治区中医药管理局重点课题	6 万元	第二负责人
4	2013—2016 年	壮药排石胶囊的制剂开发与临床研究（桂科攻1355004-16）	广西壮族自治区科学技术厅	20 万元	第一负责人
5	2012—2015 年	壮医经筋疗治疗腰椎间盘突出症的关键技术及应用研究（2012BAI27B04）	"十二五"国家科技支撑计划项目	19 万元	第一负责人
6	2012—2014 年	壮医经筋手法配合火针治疗腰椎间盘突出症临床研究（YCSZ2012092）	广西壮族自治区教育厅研究生创新计划项目	1.5 万元	第二负责人
7	2011—2014 年	壮医经筋疗法治疗腰背肌筋膜炎的规范化研究	广西壮族自治区卫生厅重点课题	3 万元	第一负责人
8	2011—2013 年	壮医经筋疗法治疗腰椎间盘突出症的诊断标准和疗效评价体系研究（重2010116）	广西壮族自治区卫生厅重点课题	3 万元	第一负责人

第二节　韦英才学术经验研究论文

试论时间医学在中药内服法上的具体应用

　　时间医学是一门古老而新兴的学科，随着时间生物学的兴起和迅速发展，已越来越受到人们的重视，并被应用于临床。如子午流注针法，已被临床证实，该法较其他针灸具有更好的疗效；消炎痛在晚上 7 点服用，维持血药浓度峰值时间最长，疗效最好。总之，根据人体的生物节律，选择最佳的治疗时间进行针灸或服药，将会提高疗效。时间治疗学将使历史沿用的那种长期、多次、大量的给药法，被一种定期、定时、小量、少次的疗法所代替。笔者在此基础上，对中药内服的最佳时间选择及具体应用提出一些意见。

1　服药时间遵循昼夜脏腑气血精气盛衰规律

　　为了适应自然环境的周期性变化，人体脏腑功能的盛衰，常随相应季节、昼夜的变化而变化，形成随昼夜时间改变而变化的人体昼夜节律性。如心通于夏，旺于午；肺通于秋，旺于日晡；肾通于冬，旺于夜半；肝通于春，旺于早晨；脾通于长夏，旺于午后等。"营在脉中，卫在脉外，营周不休，五十而复大会，阴阳相贯，如环无端，卫气行于阴二十五度，行于阳二十五度，分为昼夜，故气至阳而起，至阴而止，故曰：日中而阳陇为重阳，夜半而阴陇为重阴。"而且，脏腑功能盛衰与气血精气循行密切相关。一日之中，子丑气血流注于肝胆，寅卯流注于肺大肠，辰巳流注于脾胃，午未流注于心小肠，申酉流注于肾膀胱，戌亥流注于心包三焦。由此可知，各脏腑在一定时间上生理功能有盛衰，当气流注于某脏腑时，其功能旺盛。临床用药若能抓住这一时机，于正气与邪气相纷争之时，充分利用正气的优势，发挥药力，则可祛邪除病。气血离去之时，脏腑功能低下，此时通过药力扶其正气，亦可祛邪外出。具体而言，如脾胃虚弱型胃脘痛，脾胃旺于辰巳，衰在戌亥，故健脾胃药宜选择戌时半小时前服用。余病以此类推。

2　服药时间遵循昼夜脏腑相克规律

　　五行学说认为，脏腑之间存在着生克乘侮规律，临床上根据脏腑相克节律，选择最佳治疗时机，通过药力改变"克我"脏腑之功能，并相应地扶助"我克"脏腑之功能，则可提高疗效。如肝气犯胃型胃脘痛，肝旺于丑时，衰在未时，故疏肝和胃药宜在丑时前半小时服用；胃旺在辰时，衰在戌时，故上述药可在戌时半小时前服用。故《素问·脏气法时论》云："脾病者，愈在庚辛，庚辛不愈，加于甲乙，甲乙不死，持于丙丁，起于戊己。"

3 服药时间遵循阴阳消长规律

人体阴阳变化随自然界四季、昼夜节律的变化而变化，如《伏阴论》云："阳气生于春，浮于夏，降于秋，沉于冬。"《素问·生气通天论》亦云："一日而主外，平旦人气生，日中而阳气隆，日西而阳气已虚，气门乃闭。"张仲景《伤寒论》中也提出了六经病邪气可能得解的时间，如"太阳病，欲解时，从巳至未上"，即太阳病在巳、午、未三个时辰，阳气最旺，有病邪得解的可能等。因此，根据阴阳消长规律，选择最佳服药时间是有其理论根据的，如旦时阳气初生，气血趋向于外，散布肌表，此时用药，药力可借此血趋外之势，作用于体表病灶，故此服药法对外感及病位在四末之病最适宜。日中阳气盛，此时对阳衰、阴盛、寒证等疾病用药可扶助阳气，以达扶正祛邪之功。相反，夜晚阳气内藏，阴气隆盛，气血趋于里，输布于内脏，此时用药，药物乘势入里，对病位在里，阴虚、阳亢及热证等疾病最适宜。

总之，中医时间治疗学已具有两千多年的发展历史，有完整的传统时间医学体系为基础，其理论符合系统原则，蕴藏着巨大的发展的潜力。若将这一理论进行系统且深入的临床实践和科学研究，使之系统化、规范化、现代化，并在这一理论指导下制定针灸及用药的各种最佳治疗时间方案，对于突出中医特色，提高临床疗效，将具有较大的发展优势和开发意义。

韦英才（1992 年发表于《黑龙江中医药》）

从经筋论治坐骨神经痛

坐骨神经痛是指在坐骨神经通路及其分布区内发生疼痛，为常见的周围神经疾病，分原发性和继发性两类。原发性坐骨神经痛的发病多与受寒、潮湿、损伤及感染有关，继发性坐骨神经痛多由神经通路的邻近组织病变机械性压迫或粘连所引起。坐骨神经痛主要症状是臀部、大腿后侧、小腿后外侧及足部发生放射性、烧灼样或针刺样疼痛，行动时加重，病情反复难愈。目前对该病的治疗方法众多，但疗效不甚理想。笔者根据人体构形动态学与古典十二经筋图形形成原理对照研究发现，坐骨神经痛除具上述病因外，还存在广泛的"筋性"致因，尤与足少阳经筋病变关系密切。采用"经筋查灶"及"手法—针刺—拔罐—系列解锁"综合消灶法治疗坐骨神经痛，效果显著，现简述如下。

1 经筋学说对坐骨神经痛的认识

经筋学说与经脉学说同脉共渊，早在《黄帝内经》的"经脉学说"中就指出"经与脉并为系"，即十二经筋是十二经脉之气结聚于筋肉关节的体系，是十二经脉的外周连属部分。经筋和经脉关系密切，不可分割。但由于古典医籍对经筋疗法只简单提及诊疗法则，缺少具体诊疗法叙述，加上既往漫长的各个历史阶段的人们只注重于经脉针刺疗法的研究，而对经筋疗法缺乏系统、深入的研讨，使经筋疗法这一宝贵的医学遗产得不到应有的重视和发展。

自20世纪90年代以来，笔者在著名经筋疗法专家黄敬伟教授的指导下，对经筋疗法进行了探索和实践。通过临床研究，我们发现机体动态活动过程除受外界因素影响与制约外，经筋"超阈限"的牵拉应力线还作用于应力点，可以发生经筋损伤的"筋结点"，然后由点到线，由线到面，再由面的一维向多维化演进，最终导致经筋病候的形成。这些经筋病候多表现为该经筋循行所过之处的筋肉或与动作有关的疾患，以运动障碍和疼痛为主。以坐骨神经痛为例，从症状表现而言，坐骨神经痛主要表现为臀部、大腿后侧、小腿后外侧及足部发生疼痛，与中医的"足太阳经筋病候"基本一致。如《灵枢·经筋》记载足太阳经筋起于足小趾，向上结于外踝，斜上结于膝，下方沿足外侧，结于脚跟，上沿跟腱结于腘，其分支结于腿肚（腓）外上沿腘内侧，与腘中一支并行，结于臀，向上夹脊旁上项。同时记载"其主筋病者，有项、背、腰、尻、腘、腓脚皆痛，小趾不用"等，故临床上常以足太阳经筋论治，但相当一部分患者，单以足太阳经筋"一维"病变论治，效果却不太理想。究其原因，是机体还存在一个"四维相代"问题。即当躯体某一局部处于病态情况下，如下肢某一局部疼痛时，因走动的需要，机体则尽可能地使健康的肢体起增强支撑的代偿作用，以减少疼痛刺激，现代医学称这种生理现象为"保持性反射"，中医则以"四维相代"论述。当生理性"四维相代"超阈限代偿时，生理活动会因物理作用转化为病理性病变，形成继发性"劳伤"及多经筋并病，即所谓的"多维"病变。根据这个原理，虽上述足太阳经筋有"尻、髀及下肢后侧"的突出症状，貌似单经"一维"病变，但在临床上，本病病变常因"四维相代"作用，使足少阳经筋之支筋自髀横结于尻部而引起。患者因足少阳经筋分支起于腓骨部，上行股骨外侧，前面结于伏兔上部（股四头肌处），后面结于骶（尻），故常表现为"前引髀，后引尻"的症状，说明本病既有后腿部的症状表现，也有髀前（下肢股前侧上段）的病症表现，论述了腿前侧、腿后侧的"二维"象病症特点，在临床上对坐骨神经痛患者进行"二维"（足太阳经筋与足少阳经筋）查"灶"，阳性体征全具。这表明坐骨神经痛也是由点（筋结点）到线（坐骨神经）到面（坐骨神经分布区），再由面的一维（足太阳经筋）向多维化（足少阳、足阳明经筋）演进。其中"病标"在足太阳（腿后侧症状），"病本"在足少阳经筋。但在临床上由于"病本"的症太隐蔽，被"病标"所掩盖，故一般医者只将视线投入治标，痛减而病根未除致疗效不佳。

2 经筋综合消灶疗法对坐骨神经痛的具体应用

根据坐骨神经痛的发病机理，我们采用"手触查灶法"和"手法—针刺—拔罐—系列解锁"综合消灶法治疗，效果满意，一般施治 1 次见效，平均 8 次治愈，具体方法如下。

手触查灶法：利用手的技巧，探查"经结点"（出现压痛）及"肌肉硬块"或"条索状物"。查灶时要求耐心细致，其顺序一般按足太阳经筋、足少阳经筋、足阳明经筋循行路线。重点查 L_3、L_4、L_5 及骶椎两旁、梨状肌、股四头肌、腰三角、腹股沟股动脉外侧部等部位。

手法治疗：针对查出的"病灶"进行手法治疗，一般分两步。第一步采用松筋解结法，重点对筋结点、肌痉挛、肌结块、条索状物施行松筋理筋，手法包括按揉法、推拿法、弹拨法、捋顺法等。第二步采用经穴手法，即分指点、肘点法，重点部位为 L_3、L_4、L_5 夹脊穴、秩边、环跳、殷门、委中、阳陵泉、承山、绝骨、昆仑、阿是穴等，手法由轻到重，以患者能忍受为度。

针刺疗法：经筋针刺法一般不留针，但要求针达病灶，对筋结点一般采用"一孔多针法"（即进针后往不同的方向行针 3～4 次），对条索状物采用"分刺法"（刺分肉之间）"关刺法"（直刺左右尽筋上），同时可以配合经脉穴位，其穴位可参照手法治疗的穴位。

拔罐疗法：分病灶点拔罐和循经拔罐两种。循经拔罐以足少阳经筋路线为主，因少阳为半表半里之经，在足三阳经筋中起到枢转平衡作用，故少阳经在治疗坐骨神经痛方面具有独特疗效。

以上"手法—针刺—拔罐"疗法，我们称之为"三联疗法"，三者缺一不可。一般 2 天施治 1 次，6 次为 1 个疗程。在治疗期间忌食酸笋、空心菜、鲤鱼等食物。

3 典型病例

患者，女，24 岁。自诉左侧腰腿窜痛 6 月余。患者因在一次篮球赛中扭伤腰腿部，后出现腰腿放射性窜痛，行走困难，夜间疼痛加剧，不能入眠，曾在当地医院服药及理疗等，效果不佳。1992 年 10 月，在笔者下乡行医时前来就诊。检查：直腿抬高右 12 cm、左 75 cm。手触查灶：梨状肌、股四头肌、腰三角等处明显压痛，梨状肌表面有条索状物。拟诊为坐骨神经痛（梨状肌损伤继发）。用上法施治 1 次痛减，连治 4 次痊愈，至今未见复发。

韦英才，朱红梅（1993 年发表于《甘肃中医》）

少阳经枢转方法调治神经衰弱 56 例

少阳经枢转方法是一种中医民间独特方法。该法以揉抹点穴式少阳经理筋法为主，以多种针刺方法和拔火罐法为辅。在手触摸查清"病灶"的基础上，根据病症、病情，运用枢转手法进行全身性调理及局部分筋理筋、点穴、转扳等手法治疗。笔者自1993年以来对神经衰弱进行临床研究，发现不少神经衰弱患者在头部、颈部、胸部、背腰等都存在器质病变，即"痛性小结"，因而采用少阳经枢转方法调治神经衰弱56例，取得满意的效果。现报告如下。

1 临床资料

本组56例患者中，男20例，女36例；年龄最小16岁，最大53岁；病程最短半年，最长18年。

56例患者在头部、颈肩、胸廓及背腰等均可查到伤筋性阳性体征，其表现为肌紧张度增高以致呈硬结、块状，触压疼痛，可触及粗糙状、索样、团块、结节或痛性小结等，其中以头部的颞三区、眶膈区、耳筋区、枕筋区、颅后区及软肋骨与硬肋骨衔接处，肋弓的胸腹交界，颈、腰椎横突点，颈肩部的冈上肌、肩胛提肌、冈下肌、菱形肌、背阔肌等为常见。伤筋的症状表现为酸胀、疲乏，以及不同程度的疼痛及功能障碍。部分伤筋病灶还出现牵涉反应症状，如肩颈部伤筋常牵涉至同侧头部疼痛，冈下肌伤筋出现同侧肢端发麻感，肋弓及胸肌伤筋者，常出现"四自感"，即胃气上逆感、胸闷气促感、阵发心悸感及咽部异物感。本组56例神经衰弱合并伤筋症状的出现率为100%。

2 治疗方法

施治顺序及方法。由眶膈部起始→眉间→额部→太阳→耳根→颞部→耳尖→头侧→枕外→风池→颈侧→肩部→肩胛→脊→腰→骶→下肢侧部→阳陵→悬钟→膀侧→足底反射。在施治中，按不同的部位使用不同的施治手法，采用揉抹法为主结合运用切按、揉搓、捏治、点穴、钳掐、推拿等导引经脉，重点对痛性小结进行"消灶"。本法一般取坐位或俯位，医者以双手同时操作，用力适中，以患者局部出现酸、胀、麻感觉为宜，全程施治约需20～30 min。一般隔天施治1次，7次为1个疗程。对病情严重者，可配合多种针刺法（含固灶行针，局部多针等）及拔火罐等。在治疗的同时，指导患者自我穴位按摩、擦疗、练习静功等。治疗期间，停用一切针药。

3 疗效统计

治愈46例，治愈率82.1%；显效6例，显效率10.7%；有效2例，有效率3.6%；无效2例。总有效率96.4%。

本疗法一般首次施治立即起效，3～5次病情显著缓解并逐步趋向痊愈。本组病例，最短施治4～5次，最长施治3个疗程。

4 体会和讨论

神经衰弱主要针对一组功能疾病而言，临床上一般查不到器质性疾病的证据，但神经衰弱症状可以合并在许多器质性疾病中出现，如肺结核、慢性肝炎等可以继发神经衰弱，治愈了原发器质性疾病，神经衰弱症状随之消失，这已为人们所共知。在临床上，神经衰弱主要由精神紧张所致，而精神紧张可导致肌肉紧张，肌肉紧张长期得不到松弛，就会引起伤筋。伤筋病灶形成后，又可压迫经脉造成经脉不通。不通则痛，经脉不通又可加重神经衰弱。本组资料说明，神经衰弱合并伤筋者较为普遍，故偏重于实质脏器阳性体征而忽视伤筋体征的检查，不利于神经衰弱的诊断和治疗。因此，清除伤筋病灶，疏通经脉，克服"皮层—内脏"的病态恶性循环，达到消除肌紧张和精神紧张的目的，是治疗神经衰弱的一个新途径。

少阳经包括少阳经脉和少阳经筋。在躯体，以上下关系节段划分，处于中焦部位；以前、中、后位作划分，处于身躯的侧面；以阳经体系分布的位置划分，处于太阳阳明之间。按照我国传统经脉的循环传递交接规律及病变的传递规律，由表向里传递者，始自太阳经—少阳经—阳明经；反之，由里向表传变者，则由阴经向阳经传递，至阳经阶段时，即呈阳明经—少阳经—太阳经反方向传递。因此，少阳经是经脉运转的功能枢纽，起着动态平衡枢转机体功能的重要作用。同时，按照三焦的划分法，本经脉应分为三个节段进行枢转调治：上焦的枢转，主要在头侧位；中焦的枢转，主要部位在胁部；下焦的枢转部位，主要部位在股髀。本组 56 例中，在上述三个部位都可以查到明显伤筋病症。这说明，少阳经枢转部位的伤筋病灶可能是导致少阳经枢转失衡的主要原因之一。

临床上，少阳经的中焦枢转失衡，可以导致很多病症，如偏头痛、胸腹胀痛、失眠等。就失眠而言，中医认为，失眠是阳不入阴、神不守舍的病理表现。其中阳不入阴，少阳经枢转起关键作用。笔者认为，要治疗神经衰弱，解决睡眠问题是关键。因为长期失眠可以导致神经衰弱，而神经衰弱又可导致严重失眠，这两者互为恶性循环。在本组 56 例神经衰弱患者中，采用少阳经枢转方法调治，首次施治普遍反映都能提高睡眠质量。睡眠质量提高，才能有效地消除头晕头痛、精神疲乏、记忆力下降等症状，从而使病症获得治愈而稳定。

韦英才（1996 年发表于《广西中医学院学报》）

经筋手法加针灸治疗梨状肌综合征 37 例

梨状肌综合征是临床常见病、多发病，是髋部剧烈活动，扭闪或因风寒湿邪外袭留滞经脉，使梨状肌发生充血、水肿、肥厚、压迫坐骨神经所产生的综合征。近年来笔者采用壮医经筋手法、针灸治疗，取得较满意效果，现报告如下。

1　临床资料

1.1　一般资料

37 例均为门诊患者。男 23 例，女 14 例；年龄最小 29 岁，最大 62 岁，平均年龄 41 岁；病程最短 12 天，最长 3 年。表现为双侧 3 例，余均为单侧。

1.2　诊断标准[1]

有外伤或受凉史；臀部疼痛伴下肢放射痛，向小腿外侧腓总神经分布区放射，重者患侧臀部呈持续性"刀割样"痛；急性患者患侧臀部可触及梨状肌呈局限性束状隆起，钝痛、压痛明显，慢性梨状肌损伤的束状隆起变硬、坚韧、弹性减低，无明显压痛。

1.3　鉴别诊断

本征与腰椎间盘突出症的鉴别：后者有腰部棘突旁放射性压痛，棘突偏歪，棘间隙改变及棘上韧带剥离等腰部体征。

2　治疗方法

经筋手法加针灸治疗均隔日 1 次，10 次为 1 个疗程，每个疗程结束后休息 3 ～ 5 天，再行下一个疗程，其治疗顺序如下。

经筋手法按摩：先让患者平卧在治疗床上，医者用肘部按经筋线路图从足底到腰部行按摩，尽量把每一块肌肉都放松。重点在患部梨状肌和股四头肌，在患者能耐受的情况下用力要到位，但要防止在腰肋部用力过猛。按摩完足太阳经筋线路后用同样方法按摩足阳明经筋和足少阳经筋线路，在按摩过程中要使每一个"筋结点"都有胀感或有放射感才达到效果。先用肘部松解梨状肌，后用大拇指在梨状肌垂直方向上拨动，多用理筋法，少用分筋法。

针刺治疗：选用单针，"固灶"行针强刺激，快进快出的针法，按"以灶为腧"和"循经取穴"的原则，取臀点、腘点、腓点、踝点，以及环跳、秩边、承扶、委中、阳陵泉、昆仑等患侧穴位。最后在患侧的梨状肌点和脚后部肌群上加拔火罐，时间 10 ～ 15 min。

3　疗效观察

3.1　疗效标准[1]

痊愈：症状完全消失，恢复正常工作，随访 1 年以上未复发。显效：症状基本消失，功能基本恢复正常。好转：疼痛有所减轻，但不稳定，随访 6 个月后有反复。无效：治疗前后无变化。

3.2　治疗结果

经过 1 个疗程的治疗，痊愈 9 例，显效 16 例，好转 10 例，无效 2 例，有效率 94.6%；经过第 2 个疗程的治疗，共痊愈 23 例，显效 9 例，好转 4 例，无效 1 例，总有效率为 97.3%。

4 典型病例

患者，男，53岁。初诊日期是1997年7月15日。患者2年前不慎扭伤髋部，左侧臀部"刀割样"痛，并向股后、小腿外侧放射，在两大医院都诊为梨状肌综合征，经封闭后疼痛减轻，但反复发作。就诊前2天因受凉疼痛复发，并渐加重，患侧臀部呈持续性"刀割样"剧痛。剧痛用拇指可触及梨状肌呈局限性束状隆起，压痛明显，患侧腘窝、小腿外侧、外踝部压痛亦较明显，诊断为梨状肌综合征。按上述方法治疗1个疗程后痊愈，随访2年无复发。

5 讨论与体会

（1）梨状肌综合征在祖国医学属"痹证""伤筋"范畴。临床上出现的体征易与腰椎间盘突出症、坐骨神经痛混淆，应注意鉴别。

（2）本病病因主要是梨状肌急剧不协调地收缩，使肌膜破裂而产生局部性肌束隆起，此时梨状肌处于保护性收缩状态，如持续时间较长或反复受风寒侵袭，就会影响到从梨状肌上下孔通过的坐骨神经、臀上皮神经，臀部动、静脉受压，导致临床症状的出现。

（3）经筋手法按摩可使紧张的梨状肌放松，减轻压迫，松解粘连；针刺能抑制梨状肌局部血管通透性的升高，使充血、水肿、痉挛减轻，改善局部微血管和淋巴循环，控制炎症，加速功能恢复；拔罐又能活血祛瘀，促进新陈代谢，所以该法起到标本兼治的作用。

参考文献

［1］吴文豹.颈肩腰腿痛推拿疗法［M］.上海：同济大学出版社，1993：21.

王凤德，韦英才（2000年发表于《广西中医药》）

经筋疗法治疗腰椎骨质增生症临床研究

【摘要】目的：观察经筋疗法对腰椎骨质增生症的治疗效果。方法：腰椎骨质增生症128例，其中64例（治疗组）采用经筋疗法（"经筋手法＋经筋针刺＋拔罐"）治疗，隔天治疗1次，10次为1个疗程，并与传统针灸方法64例（对照组）作疗效比较。结果：治疗组治愈率37.50%，显效率40.62%，有效率15.62%，总有效率93.75%；对照组治愈率17.19%，显效率29.69%，有效率28.12%，总有效率75.00%。两组总有效率比较

有显著性差异 $P < 0.05$。**结论：**经筋疗法"骨病治筋"的治疗方法比传统单纯的"通经活络""通则不痛"的针灸方法更能有效地治疗骨质增生症。

【关键词】腰椎骨质增生；经筋疗法

近年来，笔者在承担经筋疗法的课题研究过程中，发现"筋骨同病"在骨质增生症中相当普遍，而采用"骨病治筋"的方法治疗腰椎骨质增生症患者，疗效十分显著。现将临床观察的 128 例病例总结分析如下。

1　临床资料

1.1　病例选择

选择经 X 线检查确诊的腰椎骨质增生症 128 例，采用分层随机抽样法把患者分为经筋疗法治疗组 64 例与针灸疗法对照组 64 例。按主要影响因素（性别、年龄、病情、病程）分层，经均衡性检查结果不均衡指数（Σdi）较小，说明两组有可比性（见表 1）。

表 1　分层随机分组情况

	性别		年龄			病情			病程	
	男	女	30～40 岁	41～50 岁	>50 岁	轻	中	重	≤1 年	>1 年
经筋疗法组（n=64）	36	28	9	34	21	31	19	14	9	55
针灸疗法组（n=64）	36	28	9	35	20	32	19	13	11	53
组差（di）	0	0	0	1	1	1	0	1	2	2
Σdi=8										

1.2　临床表现

以上病例均依据《中西医结合治疗风湿类疾病·增生性关节炎》[1]和《临床疾病诊断标准与国家体检标准》[2]进行确诊并排除脊椎的其他病变，如腰椎间盘突出、椎弓滑脱、腰椎关节紊乱、强直性脊柱炎等。

2　方法与结果

2.1　治疗组

采用经筋疗法治疗。该法由经筋手法、经筋针刺、拔罐疗法三部分组成，贯彻"以灶（痛）为腧"的诊疗法则，对腰椎骨质增生患者结合 X 线检查和临床症状进行"查灶"取穴（或治疗部位），"经筋病灶"一般多在 L_1、L_2、L_3、L_4、L_5 棘突旁，L_3 横突点及脊、腰、臀、腿等部位出现肌筋拘紧压痛，或形成索样变筋结状态，触压异常疼痛，或向下肢放射即定为筋结病灶点。经筋查灶定位后，先采用点、按、推、揉等理筋手法，对筋结病灶点进行重点松筋解结，并对足太阳经筋、足少阳经筋及足阳明经筋循行的腰腿段进行全线松筋理筋。在肌筋充分松解后，采用 28 号 2～3 寸毫针进行固灶行针，即用左手拇指尖切压固定病灶点，右手持针行刺，要求针达病灶，使病灶点出现酸、胀、麻、痛或向周围放射后即可出针。加拔火罐 10 min 左右即可。隔天施治 1 次。

2.2 对照组

采用传统针灸疗法治疗：选用腰部华佗夹脊穴、肾俞（双）、大肠俞（双）、环跳（单）、委中（单）、阳陵泉（单）、承山（单）、昆仑（单）、阿是穴等穴位。用 28 号 2～3 寸毫针快速进针，待产生麻、胀、痛感并向四周或上下扩散时停止进针，加艾灸 20～30 min，隔天施治 1 次。

以上治疗，两组均以 10 次为 1 个疗程，根据病情可连续施治 1～3 个疗程。治疗期间，停一切药物，忌食生冷、辛辣、酸腐食物，避免重体力劳动，防止淋雨、着凉。

3 治疗结果

3.1 疗效标准

参照《中西医结合治疗风湿类疾病》[1]制定。治愈：临床症状、体征消失，功能恢复正常，两年内无反复。显效：临床症状、体征明显减轻，功能基本恢复。有效：临床症状、体征减轻。无效：连续治疗 1～3 个疗程以上，症状、体征无好转。

3.2 治疗结果

由上表可见，经筋疗法治疗腰椎骨质增生具有较好的疗效，经卡方检验 $x^2=[n(ad-bc)-n/2^2n]/[(a+b)(c+d)(a+c)(b+d)]$，两组总有效率比较，治疗组与对照组间 $x^2=6.50$，$P<0.05$，有显著性的差异。

表 2　两组疗效比较

组别	例数	治愈	显效	有效	无效	总有效率
治疗组	64	24（37.50%）	26（40.62%）	10（15.62%）	4（6.25%）	60（93.75%）
对照组	64	11（17.19%）	19（29.69%）	18（28.12%）	16（25.00%）	48（75.00%）

4 典型病例

患者，男，53 岁。1998 年 11 月 5 日就诊。诉 8 年前有轻度腰疼痛，渐致右下肢及足底麻痛，每因久行或着凉等加重。曾在当地医院服药、理疗等效果不佳。近月来腰痛加重，右下肢后侧痹痛，时有抽掣样痛，左下肢时有麻痛，腰部活动受限。X 线检查提示：腰 2～5 椎体前缘唇样骨质增生。诊断为腰椎骨质增生症。经筋查灶：L_3、L_4、L_5 棘突及两侧肌肉压痛，臀部的梨状肌出现硬结伴压痛，足太阳经筋及足少阳经筋循行沿线肌筋紧张或压痛，直腿抬高试验阳性，余正常。采用经筋疗法治疗 2 次后，自觉疼痛明显减轻。共施治 10 次后，症状、体征消失，腰及下肢活动自如。随访至今，未见复发。

5　讨论与体会

骨质增生是由于肾衰不能主骨生髓，使椎体软骨萎缩，椎间隙变窄、脊柱曲度增大，椎间盘上、下端的软骨部分及边缘长期受到挤压磨损，加之受到风寒湿邪的影响，使软骨面边缘出现增长，慢慢地骨化形成骨刺。在临床上，如果骨质增生不压迫脊髓、神经根、血管等，是不会产生症状的。但是，由于 X 线、CT、MRI 等的普及应用，腰椎骨质增生几乎成了腰腿病的代名词，而增生合并筋结引起的临床症状往往被忽视，可能是由于目前尚没有"筋性病变"检查仪器所致。笔者在从事经筋疗法的临床研究中，发现"筋骨同病"在骨质增生症中相当普遍，而采用"骨病治筋"方法，同样可以治疗骨质增生症。考《素问·脉要精微论》云："腰者肾之府，转摇不能，肾将惫矣。膝者筋之府，屈伸不能，行则偻附，筋将惫矣。骨者髓之府，不能久立，行则振掉，骨将惫矣。"《素问·长刺节论》云："病在骨，骨重不可举，骨髓酸痛，寒气至，名曰骨痹。"《灵枢·刺节真邪》云："腰脊者，身之大关节也。肢胫者，人之管以趋翔也。"《素问·五脏生成》云："诸筋者皆属于节。"都说明了"腰与肾""肾与骨""骨与筋"的关系十分密切。中医认为，肾主骨、肝主筋，肝肾同源，肾衰则骨惫，肝虚则筋惫，因此，骨质增生常与筋结病变同现。有学者对 164 例临床有骨质增生又有腰病的患者作了详细的统计[3]，发现有增生无压痛点（筋结点）者有 36 例，有增生有压痛点二者位置不吻合者 116 例，有增生有压痛点二者位置相吻合者 12 例。这说明在骨质增生的发生过程中，不仅骨骼本身在变化，而且其周围软组织（即肌筋）也同时进行代偿性改变，这种"筋性病变"压迫血管神经同样可以引起类似骨质增生的症状，甚至加重"骨性病变"，而通过"松筋解结"来缩短筋的代偿过程，这样即使骨质增生仍在发展的情况下，亦可能获得临床症状的治愈。考《灵枢·经筋》，足太阳经筋的病候"足小趾掣强，脚跟肿痛，骨节挛急，骨强反折"，足少阳经筋的病候"足第四趾掣强，引膝外转筋，膝不可屈伸，腘筋急，前引髀，后引尻"等，都与腰椎骨质增生症候相似。因此，根据《灵枢·经筋》提出的"治在燔针劫刺，以知为数，以痛为输"的治疗方法，采用经筋疗法对"筋结点"进行"松筋解结"和"固灶行针"及拔罐等综合治疗，共达"结解则松，松则不痛"和"筋松骨顺，顺则能动，动则不痛"的"松—顺—动"理想功效。该法理论新颖，方法简单，效果显著，无痛苦或副作用，是一种值得推广的治疗新方法。

参考文献

[1] 王兆铭.中西医结合治疗风湿类疾病［M］.天津：天津科学技术出版社，1989.

[2] 于德春，郑启云.临床疾病诊断标准与国家体检标准［M］.沈阳：辽宁科学技术出版社，1991：11.

[3] 吴文豹.颈肩腰腿痛推拿疗法［M］.上海：同济大学出版社，1991.

韦英才（2001 年发表于《四川中医》）

壮医英才之医道·医学·医术

壮医经筋疗法研究进展

壮医经筋疗法是在中医古典十二经筋理论基础上，结合壮族民间"理筋术"而总结出来的一种新型的非药物疗法。该法既来源于针灸，又不同于针灸，既继承了中医古典十二经筋理论的精华，又保持了壮族理筋医术的特色和风格。现将历代医家对该疗法的研究状况及进展作以下综述。

1　壮医经筋疗法的文献资料

"经筋"最早的记载，出现在两千多年前的中医经典《灵枢·经筋》中。《灵枢·经筋》叙述了"十二经筋"在机体循环的部位与途径，描述了其生理病理变化的症候特征，提出"以痛为输"的诊疗原则及"燔针劫刺"的治疗方法。此外，《灵枢·经别》及《素问·皮部论》等，亦阐述了经筋学的结构内容，成为我国经筋学科的医术鼻祖。同样，壮族先民在长期的生产活动和医疗实践中，也积累了丰富的理筋医术。据文物考古及普查资料证明，早在两千多年前，壮族先民就已知道用针灸、药物、导引、按跷等方法来防病治病，尤其是以手法为主的理筋、捏筋、拍打肌筋方法及刮痧、绞痧、点穴、搓揉、拔罐等非药物疗法更具特色。如武鸣县西周末至春秋时期墓葬中出土两枚医用青铜浅刺针及"花山"溶洞发现"陶针"等，说明早在两千多年前，壮族先民就知道制作工艺水平很高的金属微针，作为调气治疗的主要医疗工具[1]。但由于历史及文化等因素，壮医的"捏、打、针、拔"治疗部位虽然在人体经筋上，但却常以"以脉代筋"及"口传手教"等形式流传于民间，对经筋认识不足，也没有文字总结。近百年来，各代医者对经筋的研究也做了不少工作，并出版了一些专著，如清代医作《易筋经图说》《金图易筋经》，今人李佩弦之《易筋经》、葛长海之《捏筋拍打疗法》、胡兴立之《中国传统实用医疗手法》、吴文豹之《颈肩腰腿痛推拿疗法》，以及国外日本的"腹诊"、美国的"拉颈疗法"、巴西的"良导络疗法"等，都不同程度地涉及经筋内容或类似经筋疗法，但这些内容及方法大都以法论法，缺乏对经筋理论的系统研究。如吴文豹的《颈肩腰腿痛推拿疗法》一书中，提到了中医经络学说"经筋篇"与软组织的关系，认为十二经筋的理论与软组织的关系比较接近，同时认为十二经筋的分布与其所表现的病候描写与临床软组织损伤等疾病出现的症状有许多共同之处[2]。但该书对经筋的生理性"筋结"及病理性"筋结点"即经筋腧穴缺乏系统性研究，也未提及经筋的治疗方法，只简单提到32个压痛点。直到黄敬伟的《经筋疗法》一书，才对经筋的生理、病理及经筋腧穴的产生规律及分布规律作了进一步的探讨，并提出了"手法—针刺—拔罐—多维系列解锁"等综合治疗方法。但该书对经筋腧穴仍缺乏实验依据，对经筋疗法的起源及作用机理没有给予进一步发掘研究和提高。壮医经筋疗法洞察这方面不足，结合壮族民间独特的"理筋术"，将中医十二经筋进行系统化、科学化研究，加速了经筋疗法的研究进程。

2 壮医经筋疗法的理论发掘研究

中医经络学认为，经筋是十二经脉的连属部分，是针灸经络学的主要内容之一，《灵枢·大惑论》云"筋与脉并为系"，《黄帝内经》提出"各经皆有筋"，古人以十二经筋总括为人体全身之筋肉，提出经筋"联缀百骸""维络周身"的基础立论，《灵枢·经筋》对十二经筋的阴阳分布、循行起止、生理病理及治疗方法等进行了描述，并以"筋会于节""各有定位"为论述，来描述每一条经筋的生理性"筋结"。但由于十二经筋不像十二经脉那样标有治疗腧穴，只简单提到"以痛为输"，在治疗方法中只简单提到"治在燔针劫刺，以知为数，以痛为输"，没有提到具体的治疗方法。在临床上，虽十二经筋病候占了较大比例，如在《灵枢·经筋》里，十二经筋每篇都有病候记载，但和《灵枢·经脉》记载的十二经脉病候相对照，十二经筋病大多包括在十二经脉病候之中，造成"筋病""脉病"不分的现状。根据以上原因，壮医经筋疗法采用"以痛为输"的微型查灶方法，总结了"筋结"的形成规律和临床特征，先后查明人体208经筋腧穴和120种经筋证候。同时，对已查明病理性"筋结点"进行实验研究，并总结它的好发规律，如肌筋的起止点、成角点、交叉点、摩擦点、受力点、小骨粗隆、骨游离端、关节周围、皮节点等，为指导临床"查灶"诊断和"消灶"治疗打下了理论基础。在治疗上，采用壮医经筋手法—经筋针刺法—拔罐疗法等三联疗法，对经筋病症进行"松筋解结"，达到"结解则松""筋松则顺""筋顺则通""通则不痛"的理想功效。

3 壮医经筋疗法临床疗效观察

壮医经筋疗法对常见痛症或多种原因不明的奇难痛症效果十分显著。如黄敬伟采用该法治疗伤筋合并神经衰弱154例并进行疗效观察，治愈率87.00%，总有效率98.70%[3]，其疗效与中药、西药、中西医结合、针刺加手法等四组疗效相比，显示出较大优势。王凤德等采用壮医经筋疗法治疗肩周炎25例，痊愈18例，好转6例，无效1例，有效率96.00%。另外，他们采用该法治疗梨状肌综合征37例，总有效率为97.30%[4]。梁树勇等采用该法治疗偏头痛48例，总有效率达95.83%[5]。笔者近年来对经筋疗法进行了临床验证，先后对200例经筋痛症进行对比验证，分别与西药、中药、针灸治疗三个组别进行临床疗效对照观察，结果表明经筋疗法不仅对一些常见的痛症效果好，而且对临床上一些原因不明的痛症也具有较好的疗效。如笔者采用该法治疗坐骨神经痛、肩周炎、偏头痛等上千例痛症，均取得理想的疗效[6]。此外，笔者还采用该法诊治"颈三角"相关疾病，首次将经筋理论结合"颈三角"生理病理，对颈椎病等进行"查灶"和"消灶"治疗，效果十分显著。近年笔者采用该法配合壮药外敷治疗神经根型颈椎病128例，痊愈82例，无效13例，总有效率89.84%，与对照组55例相比 $P<0.05$，比传统针灸具有明显的优势。

总之，结合壮医独特的"理筋医术"，对古典十二经筋理论进行系统性研究，把握十二经筋的病候特点，尤其是"筋结点"的好发规律和临床阳性体征，熟悉经筋疗法的临床操作方法，对于进一步提高针灸临床疗效、扩大针灸临床新领域将具有较高的推广价值和开发前景。

参考文献

[1] 黄汉儒.壮医理论体系概述 [J].中国中医基础医学杂志，1996，2（6）：3-7.

[2] 吴文豹.颈肩腰腿痛推拿疗法 [M].同济大学出版社，1991：47.

[3] 黄敬伟.综合理筋法治疗伤筋合并"N症群"154例 [J].医学研究通讯，1992，21（11）：30-32.

[4] 王凤德，韦英才.经筋手法加针灸治疗梨状肌综合征37例 [J].广西中医药，2000，23（1）：6，54.

[5] 梁树勇，韦英才.手法配合针刺拔火罐治疗偏头痛48例 [J].广西中医药，2000，23（2）：5，10.

[6] 韦英才，朱红梅.从经筋论治坐骨神经痛 [J].甘肃中医，1993，6（6）：6-7.

韦英才（2001年发表于《全国民族医药专科专病学术研讨会论文选编》）

经筋疗法治疗偏头痛 34 例

【摘要】目的：探索治疗偏头痛的新疗法、新途径的临床效果。方法：采用经筋疗法（经筋手法＋经筋针刺＋拔罐）治疗偏头痛34例，并与传统针灸方法34例（对照组）作疗效比较。结果：治疗组总有效率94.12%，对照组总有效率79.41%，两组总有效率比较有显著性差异（$P<0.05$）。结论：提示经筋疗法，"以痛为输""松筋解结"的治疗方法比传统单纯的"辨证取穴""通经活络"的针灸方法更能有效地治疗偏头痛。

【关键词】偏头痛；针灸疗法；头痛；拔罐疗法；经筋；太阳

1 临床资料

本组 68 例均为门诊患者，男 18 例，女 50 例；年龄最小 16 岁，最大 65 岁；病程最短 5 个月，最长 30 年。采用分层随机抽样法把患者分为经筋疗法治疗组 34 例，与针灸疗法对照组 34 例。按主要影响因素（性别、年龄、病情、病程）分层，经均衡性检查结果不均衡指数（$\sum \mathrm{d}i=8$）较小，说明两组有可比性。

2 临床表现

所有病例均符合《神经病学》[1]偏头痛诊断标准，均经颅脑 CT 等检查排除脑肿瘤、脑出血、脑梗死，高血压等器质性病变及感染性疾病，并排除外伤、心脏病、五官疾病所引起的头痛。

3 治疗方法

3.1 治疗组

采用经筋疗法治疗，该法由经筋手法、经筋针刺、拔罐疗法三部分组成，贯彻"以灶（痛）为输""松筋解结"的诊疗原则。对偏头痛患者按"四区""三线"进行"查灶"。四区即颞筋区、额筋区、枕筋区、耳前筋区，三线即颞上线（以鬓角为圆心，以圆心到眉毛中点为半径，画弧为上线）、颞中线（以鬓角为圆心，以圆心到眉毛外端为半径、画弧为中线）、颞下线（以眉毛外端到枕骨粗的连线）。在"四区""三线"内可查出粗糙、小颗粒状结节，触压疼痛异常，即定为"阳性筋结点"或"病灶点"。一般偏头痛可查到 3 ～ 5 个病灶点。先采用拇指指尖切、按、刮、点、揉法对"筋结点"进行松筋解结，重点对颞筋区进行充分的松筋理筋。手法松筋后，采用 28 号 1 ～ 2 寸毫针进行"固灶行针"，即用左手拇指指尖切压固定病灶点，右手持针行刺，要求针达病灶，使病灶点出现酸、胀、麻、痛或向周围放射后即可出针。在太阳穴部位加拔火罐 10 min 左右即可。隔日施治 1 次。

3.2 对照组

采用传统针灸疗法治疗，选用患侧的太阳、攒竹、鱼腰、头维、风池、外关、阳陵泉等穴位。用 28 号 2 ～ 3 寸毫针快速进针，待产生麻、胀、痛感时停止进针，加艾灸 10 ～ 15 min，隔日施治 1 次。

以上治疗，两组均 10 次为 1 个疗程，根据病情可连续施治 1 ～ 3 个疗程。治疗期间停止一切药物，患者注意休息和保持心情愉快。

4 疗效标准

根据《临床疾病诊断依据治愈好转标准》[2]进行评定。痊愈：头痛发作消失，随访 1 年未复发。显效：疼痛明显减轻，发作次数减少。好转：头痛程度减轻，发作次数略有减少。无效：治疗前后无改变。

5 治疗结果

两组疗效比较见表 1。

表 1　两组疗效比较

组别	例数	痊愈	显效	好转	无效	总有效率
治疗组	34	18	9	5	2	94.12%
对照组	34	11	8	8	7	79.41%

注：经卡方检验 x^2 两组总有效率比较，治疗组与对照组 $x^2=6.5$，$P<0.05$，有显著性差异。

6　典型病例

患者，女，36 岁。1999 年 8 月 23 日初诊。自诉右侧头部反复疼痛 3 年多，加重 2 天。患者 3 年前因一次出差旅途疲劳而出现右侧头部呈牵扯样疼痛，伴头晕、眼花等，后经休息后症状缓解。3 年来，头痛症状反复发作，逐渐加重，由右颞、眼眶及前额部扩展到右侧头部，呈搏动性钝痛，伴右眼胀困，视物模糊等，曾到当地医院服用止痛药及中草药等治疗，效果欠佳。2 天前，上述症状加重，伴恶心呕吐、心烦失眠等，到我科诊治。查：痛苦表情，少言懒语，在"四区""三线"内可查到 5 个大小不一的阳性经筋病灶，右侧颞肌筋紧张，颞浅动脉饱胀，触压病灶疼痛明显。脑血流图提示：血管紧张度增高，血流量左右不对称。诊为偏头痛。用经筋疗法施治 1 次，患者自觉症状明显减轻，经过 5 次治疗后，临床症状完全消失，随访两年未见复发。

7　讨论

偏头痛属中医学的"头风"范畴，中医经络学又称其为"少阳经头痛"，多由气血瘀阻、经脉不通所致。经筋学认为，十二经筋是十二经脉之气聚散于筋肉关节的体系。《灵枢·大惑论》提出"筋与脉并为系"，说明经筋与经脉紧密相连，筋肉不荣则经脉失养，筋肉受损则经脉不通。偏头痛其病位多在少阳经循行部位上，从《灵枢·经筋》所知，头颞部为手足少阳经筋结聚之所，如外伤、劳累或感受外邪等均会导致头颞部肌筋紧张痉挛，从而导致少阳经之气机枢转失衡，气滞血瘀，经脉闭阻，日久成结，导致"因结不通，不通则痛"的临床表现。

根据经筋"其病各有定位"及"以知为数，以痛为输"的治疗原则，临床上采用"查灶"和"消灶"诊治。"查灶"即查找阳性筋结点，由于经筋为筋肉所组成，故其筋结点常好发于"左右尽筋上"、成角点、交叉点、摩擦点、受力点、小骨粗隆、骨游离端、关节周围及皮节点等，多呈粗糙样、小颗粒状结节或"痛性小结"。循筋仔细查找，亦不难发现。"消灶"即"松筋解结"，《素问·调经论》曰："病在肉，调之分肉；病在筋，调之筋。"《灵枢·刺节真邪》提出："坚紧者，破而散之，气下乃止，此所谓以解结者也。"由于筋结之处即为气血阻滞之所，我们以"松筋解结，结解则通，通则不痛"为治疗原则，对少阳经筋之筋结点，重点是依次施治分布在头颞部的筋结点，先用理筋手法之点、切、按、剥等进行松解筋结，继以"固灶行针""一孔多刺"的针刺方法对病灶进行针刺治疗，使针达病灶，肌筋松解，筋结消散，气血得通；再借火罐温热之吸力，活血化瘀，通脉止痛。三法合用，标本兼治，法简效宏，值得推广。

参考文献

［1］侯熙德.神经病学：第二版［M］.北京：人民卫生出版社，1996.

［2］中国人民解放军总后勤部卫生部.临床疾病诊断依据治愈好转标准［M］.北京：人民军医出版社，1987：798.

韦英才（2002 年发表于《陕西中医》）

火针疗法治疗腰背肌筋膜炎 50 例疗效观察

【摘要】目的：观察火针疗法治疗腰背肌筋膜炎的临床疗效。方法：将 78 例患者随机分为两组。治疗组 50 例，采用火针疗法治疗；对照组 28 例，采用针灸疗法治疗。结果：总有效率治疗组为 94.0%，对照组为 64.3%，两组比较，差异有显著性意义（$P<0.05$）。结论：火针疗法治疗腰背肌筋膜炎效果显著。

【关键词】筋膜炎；腰肌；针灸疗法；火针疗法

腰背肌筋膜炎又称腰背肌筋膜纤维炎，是一种常见又易误诊的难治病症。笔者采用火针疗法治疗本病 50 例，取得较好的疗效。结果报告如下。

1 临床资料

观察病例共 78 例，均符合《中医病证诊断疗效标准》[1] 中腰背肌筋膜炎的诊断标准，随机分为两组。治疗组 50 例，男 18 例，女 32 例；年龄最小 25 岁，最大 65 岁，平均年龄 42 岁；病程最短 2 个月，最长 8 年，平均病程 2.4 年；单侧腰痛 12 例，双侧腰痛 38 例，伴下肢牵扯痛、脚麻者 6 例，伴腰椎骨质增生 8 例。对照组 28 例，男 8 例，女 20 例；年龄最小 24 岁，最大 73 岁，平均年龄 45 岁；病程最短 3 个月，最长 5 年，平均病程 2.2 年；单侧腰痛 7 例，双侧腰痛 21 例，伴下肢牵扯痛、肢麻者 3 例。两组的一般资料经统计学处理，差异均无显著性意义（$P>0.05$），具有可比性。

2 治疗方法

2.1 治疗组

采用火针加闪火拔罐治疗。根据临床症状在患部进行"查灶"取穴：术者用拇指

壮医英才之医道·医学·医术

按揉法，循足太阳经筋、足少阳经筋、足阳明经筋进行全线查灶，重点查第三腰椎横突点、腰方肌、髂肋肌、棘肌、臀大肌、臀中肌、梨状肌、髂胫束等，若触及条索样、小颗粒状结节，按压疼痛异常敏感即可定为筋结病灶点。确定筋结病灶点后，医者以左手拇指尖按压固定上述病灶点，右手持5号注射针头置于酒精灯上烧红，快速刺入病灶点，当出现酸、麻、胀、痛或向四周放射后即可出针，对病灶较大者可采用"一孔多针"针法。然后用不同型号的玻璃罐，在病灶火针针孔施闪火拔罐术，留罐10 min。隔天施治1次，10次为1个疗程。

2.2 对照组

采用传统针灸疗法治疗。取穴：腰部阿是穴、华佗夹脊穴、肾俞、大肠俞、环跳、委中、足三里、承山、昆仑等。穴位局部消毒后，以28号1～3寸毫针，快速进针，待产生麻、胀、痛感或向四周、上下传导即停止运针，加艾条一段（长约2 cm）插在针柄上，点燃施灸。隔天施治1次，10次为1个疗程。

两组治疗期间，患者均停用其他药物，忌食生冷发物，避免重体力劳动，防止淋雨、着凉。

3 疗效标准与治疗结果

3.1 疗效标准

参照《中医病证诊断疗效标准》[1]中腰背肌筋膜炎的疗效标准制定。治愈：腰背疼痛消失，功能恢复正常，能参加正常工作和生活。好转：腰背疼痛基本消失，功能恢复正常，活动时稍感不适。无效：治疗前后症状体征无改变。

3.2 治疗结果

两组疗效比较见表1。总有效率治疗组为94.0%，对照组为64.3%，两组比较，差异有显著性意义（$P<0.05$）。

表1 两组疗效比较

组别	例数	痊愈	好转	无效	总有效率
治疗组	50	33（66.0%）	14（28.0%）	3（6.0%）	94.0%
对照组	28	8（28.6%）	10（35.7%）	10（35.7%）	64.3%

4 讨论

腰背肌筋膜炎是由于慢性劳损、寒冷刺激而导致肌筋膜、肌组织发生水肿、渗出及纤维变性，进而发生粘连、挛缩、结疤，日久则致气血不通，从而引起一系列临床症状。本病属中医学肌筋痹范畴。《灵枢·阴阳二十五人》曰："结而不通者，此于身皆为痛痹。"《灵枢·贼风》曰："夫子言贼风邪气之伤人也，令人病焉……此皆尝有所伤于湿气，藏于血脉之中，分肉之间，久留而不去……其开而遇风寒，则血气凝结，与故邪相袭，则为寒痹。"由于本病多为寒痹，采用火针疗法治疗符合"寒者热之"的原则。根据《素问·调经论》"病在肉，调之分肉；病在筋，调之筋"和《灵枢·经筋》"治在燔针劫刺，以知为数，以痛为输"的治疗方法，燔针即火针，劫刺即劫散寒邪。火针与拔罐共用，共奏解凝散结、祛寒止痛之功。研究表明，火针疗法通过加热的针头，将火热直接导入病灶点，能迅速消除或改善局部组织水肿、充血、渗出、粘连、钙化、挛缩、缺血等病理变化，从而加快体内循环，促进代谢，使受损的组织和神经重新修复。同时，火针携高温直达病灶，针体周围微小范围内病变组织被灼至炭化，粘连板滞的组织或脂肪瘤（即所谓的"筋结"）得到疏通松解，局部血液循环状态随之改善。通过火针治疗，机体对灼伤组织充分吸收，"筋结"逐渐缩小直至消失，病根得除而不易复发。本法操作简单，效果显著，无副作用，值得进一步研究和推广应用。

参考文献

［1］国家中医药管理局.中医病证诊断疗效标准［S］.南京：南京大学出版社，1994.

韦英才（2005 年发表于《新中医》）

浅释经筋与经脉的异同及其临床意义

【摘要】 通过比较分析中医经筋与经脉的循行方向、脏腑隶属、取穴方法、病候特点等四个方面的异同，阐述了经筋在针灸、推拿临床中顺筋推拿、经筋消灶、以痛为输、燔针劫刺的实际意义，扩大了针灸推拿的治疗领域，提高针灸、推拿的临床疗效。

【关键词】 经筋；经脉；经络研究

经筋与经脉同源共渊，互并为系，构成经络系统的主干线。其中，经筋是指十二经筋，具有联缀百骸、维络周身、主司关节运动的作用；经脉包括十二经脉和奇经八脉，具有运行气血、营养周身、协调阴阳的作用。十二经筋与十二经脉相伴循行，十二经筋为十二经脉"着床"提供载体，十二经脉为十二经筋的"活动"提供气血，两者在生理上相互依存，在病理上相互影响。了解和掌握经筋与经脉在结构上、生理上、病理上和诊疗方面的关系与异同，对于提高临床诊疗水平，开辟针灸、推拿疗法新领域，以及推动非药物疗法的应用等将具有实际和深远的意义。

1 经筋与经脉循行方向异同及临床意义

十二经筋与十二经脉相伴循行，但手足的经筋和经脉循行方向相反，即手三阴经筋从手走胸，而手三阴经脉从胸走手；足三阳经筋从足走头，而足三阳经脉从头走足。十二经筋的这种"向心性"循行方向决定十二经筋不可能有十二经脉那样的阴阳表里及交接流注程序；纵观经筋标本图，除足少阴之筋和足太阳之筋外，其余经筋之间皆无表里相合关系。由于经筋不能像经脉那样运行气血，循环无端，故人们对经筋的走向及表里关系对临床的影响研究较少。

笔者结合现代人体解剖和临床实践经验，认为经筋虽然"中无有空"，不能直接运输气血，但经筋的走向却有其特殊的临床意义。就足三阳经筋而言，皆起于足趾，终于头面，与足三阳经脉循行方向正好相反，所以，在临床针灸、推拿中从足推头为顺筋推拿（而经脉则逆经推拿）。结合人体解剖生理结构，经筋的这种循行方向正好与人体神经反射方向和静脉、淋巴回流方向相同，所以"顺筋推拿"既符合人体神经反射原理，又有利于静脉、淋巴的排毒，对于下肢远端肌肉的松解和促进血液循环，增加肌筋组织供血供氧非常有利。有研究表明，循经推拿可使血液循环增加 6 倍，可使淋巴循环增加 7 倍，这是由于通过循经手法，能有效地解除经筋的痉挛、疼痛、紧张及陈旧性损伤出现的粘连、僵硬，加快血液循环，促进组织充血和提高温度，达到活血化瘀、缓解疼痛、松筋舒节的作用[1]。笔者根据这一机理，对腰腿痛的治疗采用从足到头方向推拿，临床证实"顺筋推拿"效果显著。如采用"顺筋推拿"方法治疗"小腿抽筋症"效果就十分理想。

典型病例：患者，女，55 岁。主诉右侧小腿反复抽筋 3 年多，以夜晚加重，严重时每晚发作 3 至 5 次，曾服用钙片，但效果不佳。诊治方法：患者取俯卧位，术者采用前臂的尺侧面按压患者的足后跟肌腱处，待出现酸胀疼痛后再循经向上推、按、揉，重点对小腿腓肠肌、比目鱼肌等进行松筋解结，使小腿肌筋充分松解后再用掌根从足跟向上连推 3 遍即可。一般施法后一次见效。此乃因从足向头顺筋推拿后与下肢静脉回流方向一致，加大了下肢静脉回流，从而增加了下肢的供血供氧量，尤其是改善了腓肠肌的"缺氧"状态，抑制了因"缺氧"而产生的乳酸、肌酸等物质，解除了"乳酸排钙"现象，重建"钾钙平衡"而达到止痉除挛功效。这与《灵枢·经脉》指出的"脉弗荣，则筋急"同出一理。

2　经筋与经脉隶属异同及临床意义

十二经筋虽然与十二经脉相伴而行，但十二经筋不入脏腑，故在名称上也未冠以脏腑之名。如《黄帝内经太素》云："十二经筋内行胸腹郭中，不入五藏六腑。"由于十二经筋不隶属脏腑，故在临床上对于脏腑疾病从筋论治者较少。其实，所谓固外才能安内，人体五脏六腑居安于内，有赖于筋肉联缀百骸、系结肢节、定形实体。正如《灵枢·五变》所云："人之有常病也，亦因其骨节皮肤腠理之不坚固者，邪之所舍也，故常为病也。"由于经脉"着床"于经筋之中，以其运输之血气渗灌濡养五脏六腑和经筋、肢节，经筋以其"攀络系结"之特性，维络脏腑与经脉，两者相互依存，互为君使，经筋受邪可累及经脉，引起所属脏腑疾患；十二经筋还可以通过其所含的十二经别，自四肢深入内脏，络属脏腑，具有间接调节脏腑的功能。

所以，在临床上利用十二经别的"六合"特点，掌握六腑之"气街"（六条阳经气行往来的径路枢纽），将脏腑与经筋病症解除于"门户"，具有一定的临床意义。如在临床上当腹"气街"失控时，产生类似胃脘痛的"背心相控而痛"，而在腹部与胃重叠的部位和背部相当于胃俞、脾俞穴位处可查到多个"筋结"病灶点，触压疼痛异常敏感，采用经筋消灶法将上述病灶解除，胃脘痛应手而愈。正如《灵枢·卫气》所云："知六腑之气街者，能知解结契绍于门户。"临床上采用"解其结聚"（即筋结病灶）的办法，可以疏通六腑往来之气街而达到治疗脏腑病的目的。

现代一些学者，如日本枝川直义从应激学说提出了内脏体壁相关论，创立以肌肉为中心的内脏治疗方法，通过枝川疗法治疗肌肉的"硬结点"可以使脏腑功能恢复正常。也有学者提出，可能"皮肤—内脏"存在一种病理互相感应的通道，当脏器生病时，可使皮肤某些部位出现"过敏区——贺得区"，而治疗"贺得区"可以治疗脏器病[2]。这些观点和经筋与脏腑的相互关系极为相似，值得进一步研究。

3 经筋与经脉的取穴方法异同及临床意义

腧穴是针灸、推拿临床诊疗的基础。但《黄帝内经·灵枢》对十二经筋的记载只有经筋线而无经筋穴，不像十二经脉有固定的腧穴，这可能是至今临床上应用经筋疗法较少的一个主要原因。事实上，经筋与经脉都是人体结构的重要组成部分，两者相伴同行，互并为系。因此，经筋腧穴和经脉腧穴都具有同等的地位和作用，甚至在某一方面经筋腧穴更能显示它的特殊作用。因经筋取穴是"以痛为输"，即在病理状态下产生的有形可查的阳性体征，也称"经筋病灶"。有时小小的"病灶"可以引起大范围的疼痛，而把这一小"病灶"解除就可以治愈大范围疼痛，即起到"以点治面"的作用。而经脉取穴多以"辨经取穴"为主，如同经取穴、他经取穴等，所取的穴位不一定是该病真正的"病灶"，所以临床上对常见的痛症采用经筋"病灶"进行针灸或手法，要比辨经取穴治疗更能直达病所，得气显著。如笔者采用经筋手触"查灶法"和综合"消灶法"诊治肩周炎取得较为满意的效果。方法：采用手触查灶法对肩周部位进行查灶，一般肩周炎的病灶好发点为肱二头肌腱的长头点、短头点、肱骨大小结节点、喙突点等，对这些病灶点施以手法、针刺、拔罐等治疗，一般1～3次即可治愈，比"肩三针"取穴（肩髃、肩髎、肩贞）治疗肩周炎效果显著。

4 经筋与经脉的病候特点异同及临床意义

首先，经筋病候多是指经筋循行所过之处的筋肉、关节等疾患，以疼痛和运动障碍为主，如经筋的牵掣、拘挛、疼痛、转筋、强直、弛纵，以及关节活动不利、肢体偏废不用等，考《灵枢·经筋》明确言痛者占83.33%。其次是转筋症，如《灵枢·经筋》云："经筋之病，寒则反折筋急，热则筋弛纵不收，阴痿不用。阳急则反折，阴急则俯不伸。"《素问·生气通天论》云："湿热不攘,大筋缪短,小筋弛长,缪短为拘,弛长为痿也。"经筋病候的这种临床表现与现代神经系统和运动系统疾病极为相似,而经脉病候一般包括十二经脉疾病和奇经八脉疾病,两者在病因、病机、病候、辨证、治法上都有较大的区别。在临床上,经筋病多由风寒湿邪和劳损所致,其病理为"因结致病",其病性多表现为寒证和热证,而经脉病多由气滞血瘀痰湿所致,其病理为"不通则痛",其病性多表现为实证和虚证,故在治法上经筋病多以"燔针劫刺"为特殊治法。燔针即火针,有较强祛寒除邪作用,适用于经筋寒证,其针法是固灶行针,快进快出,以痛为输,以知为数。而经脉病针法多强调"补泻"作用,即虚证用补法,实证用泻法。两种针法均体现了中医"虚则补之,盛则泻之,寒则留之,热则疾之"的治疗思想。故临床上对各种痛症必须辨明是经筋病还是经脉病,或是筋脉同病;再辨寒热或虚实,根据不同证型施以不同的针法,才能做到对症施法,法到病除。如笔者采用"燔针劫刺"法治疗肱骨外上髁炎 84 例,治愈率达 94% 以上,显示了较好的效果[3]。

参考文献

［1］姚和顺.浅谈循经按摩治疗经筋病的原理［J］.按摩与导引,1977（2）:4.

［2］黄敬伟.经筋疗法［M］.北京:中国中医药出版社,1996:55.

［3］韦英才.经筋疗法治疗肱骨外上髁炎 84 例［J］.辽宁中医杂志,2002（10）:610.

韦英才（2007 年发表于《广州中医药大学学报》）

骆越养生文化与"治未病"理念形成的探讨

【摘要】祖国医学认为,人体的健康是人与自然社会协调以及自身阴阳动态平衡的结果,一贯强调预防为主,即治未病理念。壮族先民骆越人是珠江流域文明的开创者,具有悠久的历史和灿烂的文化。本文结合发掘整理壮族医药文献,就骆越养生文化与"治未病"理念形成进行探讨。

【关键词】骆越;文化;治未病;探讨

"治未病"是祖国传统医学的一大特色,体现了"以人为本"的医学思想。祖国医学认为,人体的健康是人与自然、社会协调以及自身阴阳动态平衡的结果,即天人地三气合一。如《素问·调经论》"阴阳匀平,以充其形,九候若一,命曰平人";《素问·平人气象论》"平人者,不病也"。如果阴阳失衡即可产生亚健康状态乃至疾病。祖国医学一贯强调预防为主,即"治未病"理念,如《素问·四气调神大论》之"圣人不治已病治未病，不治已乱治未乱"，《千金要方》载"上医医国，中医医人，下医医病……又曰上医医未病之病，中医医欲病之病，下医医已病之病"。所谓治未病，指对还没有发生明确疾病时的先期征兆的治疗，包含"未病先防"和"已病防变"两种含义，是千百年来中医防治疾病的重要医药养生文化之一。

壮族先民骆越人是珠江流域文明的开创者，据考古研究表明，早在约2800年前，壮族先民骆越人就在大明山一带建立骆越古国。骆越民族具有悠久的历史和灿烂的文化，骆越文化中的稻作文化、青铜文化、干栏文化、岩画文化、龙母文化、医药文化等，既对中华文明和世界文明产生过深刻的影响，也对本民族的医疗、保健、养生文化的创建和发展有着十分密切的关系。本文就骆越养生文化与"治未病"理念形成进行初步的探讨。

1 稻作文化与治未病理念

从河姆渡文化的发掘中，得知在六千年前，百越民族的祖先已有种植水稻的历史。到骆越时代，古代壮族先民不仅会种水稻，而且大量种植棉花和纺纱织布，把稻作文明推向更高的程度。谷以养命，布以御寒，谷从土生，故壮族人也称为"土人"。土人称水田为"那"，意为山岭谷地间的一片田，"那"字蕴藏壮族先民稻作文化的丰富内涵，即据"那"而作，凭"那"而居，赖"那"而食，靠"那"而穿，依"那"而乐，壮族先民的"衣、食、住、行、乐"都以"那"为本。而由"那"文化产生的陶器文化和大石铲文化，对烧煮食物、饮食卫生起到了促进的作用，尤其是壮族先民使用陶器后渔猎熟食的进步，更有利于人体各组织器官特别是大脑的发育生长，以预防和减少肠胃病的发生，也体现了壮族先民治未病观念的初步形成。值得一提的是壮族先民奇特的"防治未病"的卫生民俗——鼻饮。据《汉书》贾捐之传记载，"骆越之人，父子同川而浴，相习以鼻饮"。《魏书·僚传》记载，"僚[①]者，盖南蛮之别种……其口中嚼食并鼻饮"。南宋范成大《桂海虞衡志》记载，"南人习鼻饮，有陶器如杯碗，旁植一小管若瓶嘴，以鼻就管，吸酒浆。暑月以饮水，云水自鼻入，咽快不可言，邕州人已如此"。南宋周去非《岭外代答》记载，"鼻饮之法，以瓢盛少水，置盐及山姜汁数滴于水中，瓢则有窍，施小管如瓶嘴，插诸鼻中，导水升脑，循脑而下入喉，富者以银为之，次以锡，次陶器，次瓢。饮时，必口噍鱼鲊一片，然后水安流入鼻，不与气相激，既饮必噫气，以为凉脑快膈，莫若此也"。鼻饮，具有"凉脑快膈"的功效，这是壮族先民为了抵御南方湿热地气和动植物腐臭之气混合而成的瘴毒和防暑降温而创造的一种保健习俗。至今壮医使用的洗鼻雾化疗法，对鼻病、喉病、呼吸系统病症都有一定的防治效果。

---

①"僚"原文为"獠"。因"獠"为民族歧视性称谓，反映出当时的文化偏见与历史局限性，为与目前的政策形式相适应，我们以历史唯物主义的态度来辩证对待，用偏中性且字形相近的"僚"来替代。

2 干栏文化与治未病理念

壮族先民凭"那"而居的干栏文化是骆越文化特色之一。《魏书·僚传》记载壮族先民"依树积木，以居其上，名曰干阑。干阑大小，随其家口之数"。壮族称房屋为"栏"，干栏建筑是用木或竹柱做成离地面相当高的底架，再在底架上建造住宅，楼上住人，楼下养畜和贮存生产用器。这种建筑形式是为了适应南方山区潮湿多雨、地势不平、虫兽众多的环境，具有防潮防湿、防兽防虫、通风采光的特点，对人体预防疾病十分有利。

3 龙母文化与治未病理念

骆越文化的另一个特征是龙母文化。龙母文化最早视蛇为神，后来发展到对龙的崇拜，即由对自然神性的关注转移到对人神性的关注，而古骆越时期的巫师正是龙母文化最早关于人神性的体验者。据《史记》载，秦统一岭南前骆越已盛行巫术，对生命的重大事件，如疾病、死亡、出生等都举行祀祷、占卜、鸡卜、驱鬼攘灾等仪式，并用一些自画符或自制药物来给患者服用，故亦称巫医。一些正史和著作对壮族地区的风土民情作了记载，"病不服药，惟事祭赛"，或"信巫鬼，重淫祀，从古然也"。虽然有些片面，但是亦从侧面反映了巫医在壮族民间的盛行。壮族巫医不仅在历史上出现过，就是现代壮族民间亦依然存在。巫医治病既有虚构的、迷信的一面，也有合理的、科学的一面，他们除施行巫术、咒语外，也利用当地的药物治疗或推拿、整骨等，又巫又医，体现了心理治疗与药物治疗的有机结合，为本民族医药知识和治未病保健养生方法的积累与传承作出贡献。此外，民间传说大明山上龙母泉很神奇，饮用泉水或泡浴可以防治疾病。

4 青铜文化与治未病理念

青铜文化促进了古骆越针具的发展。据考证，古籍记载的"微针"出自南方骆越人之手，是先于九针的一种细型浅刺针具。"微针"一词首载于《黄帝内经》，如《黄帝内经·素问·异法方宜论》曰："南方者，天地所长养，阳之所盛处也。其地下，水土弱，雾露之所聚也。其民嗜酸而食胕，故其民皆致理而赤色，其病挛痹。其治宜微针，故九针者，亦从南方来。"历代医家对《黄帝内经》倡导的南方湿气多痹证，治宜微针，故九针亦从南方来之观点，予以肯定与推崇。历代发挥论者不乏其人，其中以张志聪描绘最详，他说"南方之气，浮长于外，故宜微针以刺皮，……微针者，其锋微细，浅刺之针也"。张志聪的说法与1985年广西武鸣县马头乡西周末至春秋时期墓葬中出土的青铜针和1976年广西贵县（今贵港市）出土的西汉初期银针进行考察对照，当属浅刺工具之"微针"。壮族先民擅长用针刺治疗，据葛洪《肘后备急方·疗沙虱毒方》载"岭南人初有此者，即以芋叶细细刮去，……已深者，针挑取虫子"。沙虱虫形体小，针挑不但需要高超的技术，而且需要精细的针具，根据"微针"针锋锐利、针体扁长、易于操作的特点，表明壮族先民在东晋以前就掌握了这种挑治技术，用于治疗本地的一些常见病种或放血排毒"治未病"的养生保健方法。至今"挑草子"仍广泛流传于壮族民间。

5 岩画文化与治未病理念

在壮族医药的起源阶段和早期医疗活动中，气功、舞蹈是壮族先民防病治病的又一法宝。大明山石雕、宁明花山岩画、龙州棉江岩画等都生动地展示了古人气功导引及舞蹈形象，成为具有地方民族特色的骆越养生文化之一。

据考察，左江流域的扶绥、崇左、龙州、宁明，沿河两岸悬崖峭壁上分布着多幅笔触粗犷、风格浑朴的巨型岩画，尤其以宁明县明江边花山上构图宏伟、人物众多、内容丰富的岩画最为壮观。对于岩画的真正含义，各有各的说法，但其描绘的舞蹈气功却有一定道理。由于壮族地区特殊的地理环境，加上壮族是土耕民族，风湿、劳损疾病多发，严重影响人们的生产和生活，故这些岩画倡导壮族先民学习通经活络、疏利关节、强身健体的舞蹈动作或气功导引。它们既是一幅原始时代生活气息浓厚的壮阔画卷，也是壮族先民气功导引防病治病的生动体现。

6 医药文化与治未病理念

壮族先民在长期同疾病作斗争的过程中积累了丰富的医药经验。其中在防治疾病方面，壮医也主张迟治不如早治，未病先防。壮医防病的方法众多，或刮或挑，或洗或熏，或服或敷，或佩或垫，等等。如遇瘴气雾露，外出赶路，要口含生姜以散寒辟秽；野外耕作，被暴风雨淋湿，则取姜葱汤沐浴，促进毒随汗解；山洪暴发，水源混浊，常用白矾沉淀过滤，以防寄生虫侵犯肠胃；当疫病流行之时，走村串寨，隔离更衣，以祛除涵秽，消沙虱毒，预防传染；年老体弱者，常用舒筋活络、辟秽解毒之品垫床而睡，以防衰老；妇人产后，用祛风解毒、活血化癖之品洗澡，以防产后风；正在发育的儿童，于胸腹佩戴芳香化湿健脾之品，以防疮积；通过目诊预测疾病发生，或推测疾病预后等。以上均是壮族先民治未病的一些传统经验和方法。

总之，骆越文化创立了骆越民族最原始的保健养生文明，也对中医"治未病"思想的形成产生了深远的影响。深入骆越养生文化的研究，进一步挖掘壮族民间防病治病的独特方法，对振奋民族精神、保障民族健康具有现实意义。

韦英才（2007年发表于《中国民族医药杂志》）

火针配合拔火罐治疗肩周炎疗效观察

【摘要】肩周炎属祖国医学痹证范畴，多因老年体弱、肝肾亏损、气血虚衰、筋肉肌腱失于濡养，合并操劳损伤、风寒湿邪侵袭等所致。常规治疗时间长，治疗过程痛苦。笔者采用火针配合拔火罐治疗观察，本法操作简单、疗效确切，值得推广应用。

【关键词】火针；火罐；肩周炎；观察

肩周炎又称肩凝症、冻结肩，是临床常见病症。女性和老年人多见，多因肩关节周围的肌肉、滑囊、韧带等软组织退行性改变所引起的慢性无菌性炎症，临床特征是肩部疼痛和肩关节活动受限。在治疗上多以针灸推拿、中药外敷、局部封闭为主，治疗病程长，治疗过程痛苦，笔者采用火针配合拔火罐治疗该病，取得较好疗效，现报告如下。

1 临床资料

1.1 一般资料

68 例患者均选自我科门诊，按就诊顺序随机分为治疗组 36 例和对照组 32 例。治疗组 36 例中，男 14 例，女 22 例；年龄最小 40 岁，最大 70 岁；病程最短 3 天，最长 10 年。对照组 32 例中，男 13 例，女 19 例；年龄最小 38 岁，最大 72 岁；病程最短 10 天，最长 8 年。以上数据经统计学处理，无显著性差异（$P > 0.05$），具有可比性。

1.2 诊断依据

符合国家中医药管理局 1994 年颁布的《中医病证诊断疗效标准》[1] 中 "肩周围关节炎" 诊断标准：①慢性劳损，外伤筋骨，气血不足复感风寒湿邪所致；②好发年龄在50 岁左右，女性发病率高于男性，右肩多于左肩，多见于体力劳动者，多为慢性发病；③肩周疼痛，以夜间为甚，常因天气变化及劳累而诱发，肩关节活动功能障碍；④肩部肌肉萎缩，肩前、后、外侧均有压痛，外展功能受限明显，出现典型的 "扛肩" 现象；⑤X 线检查多为阴性，病程久者可见骨质疏松。

2 治疗方法

2.1 治疗组

采取火针配合拔火罐的方法。①火针取穴：主穴取阿是穴、肩髃、肩贞、肩髎；配穴取天宗、肩井、曲池。②操作方法：对所选穴位进行常规消毒后，采用0.3 mm × 40 mm 毫针，将针尖在酒精灯上烧红至发白，迅速刺入选定的穴位，速进疾出，不留针，深度 1～3 分，施术要稳、快、准，垂直刺入，避免针具弯折灼伤皮肤。针刺结束后，用玻璃罐在针刺部位上施闪火拔罐法。常在针口处拔出少许黄色液体或血液。隔日 1 次，7 次为 1 个疗程。

2.2 对照组

选用同样穴位，局部常规消毒，用0.3 mm×40 mm毫针刺穴位，留针20～30 min，拔罐方法同治疗组。隔日1次，7次为1个疗程。

3 疗效观察

3.1 疗效评定标准

参照国家中医药管理局1994年颁布的《中医病证诊断疗效标准》[1]。治愈：肩部疼痛消失，肩关节功能完全恢复或基本恢复。好转：肩部疼痛减轻，活动功能改善。未愈：症状无改善。

3.2 治疗结果

治疗结果见表1。表1显示，两组患者临床疗效差异有显著性意义（P＜0.05），提示治疗组临床疗效优于对照组。

表1　两组肩周炎患者疗效比较

组别	例数	痊愈	好转	无效	总有效率
治疗组	36	18	16	2	94.4%
对照组	32	10	18	4	87.5%

4 典型病例

患者，女，51岁，初诊日期为2007年10月12日。主诉：右肩疼痛，活动障碍7天。7天前因夜间受凉后出现右肩疼痛，活动明显受限，局部外搽正骨水，无效，现夜间疼痛明显，甚至半夜痛醒，不能做穿衣、梳头、扎腰带等动作。查体：肩周广泛有压痛点，尤以肱骨大结节、结节间沟、肩峰下压痛明显，肩关节上举、内旋、外旋受限，外展出现"抗肩"现象。颈椎、肩关节X线摄片未见异常。诊断：肩周炎。门诊给予火针配合拔火罐治疗，治疗1次后，肩部疼痛症状即减轻，肩关节活动范围较治疗前增大，当晚即能入睡；隔日治疗5次后，肩部疼痛症状消失，肩关节活动自如。随访6个月未见复发。

5 讨论

肩周炎属中医痹证范畴，多因老年体弱，肝肾亏损、气血虚衰、筋肉肌腱失于濡养，合并操劳损伤、风寒湿邪侵袭等，导致血不荣筋、寒阻经络[2]。现代医学认为，肩周炎主要是指发生在肩肘关节周围组织的病变，引起肩关节周围疼痛、肩关节活动受限等多种临床综合征[3]。临床上常用的毫针刺法虽可疏通经络，但缺乏温热之功，火针即"焠刺"法，《灵枢·官针》中记载"焠刺者，刺燔针则取痹也"。火针与拔火罐结合，具有温经散寒、通经活络的作用。有研究表明，将高热的针头直接刺入疼痛点，能迅速消除或改善局部组织水肿、充血、渗出、粘连、钙化、挛缩、缺血等病理变化，从而加快人体局部血液循环，促进代谢功能，使组织和神经修复。

火针治疗肩周炎时，应视患者病程长短而采取不同的方法。对于急性发作期，疼痛明显的患者，火针宜用点刺，手法浅而轻，选穴少。对于恢复期，或有肌肉萎缩的患者，宜用深刺法，适当留针 1～3 秒，增加选穴数量，以增强通络化瘀作用。

从本次观察对比得出，火针治疗肩周炎的总有效率高于常规针刺组，本法操作简单，疗效确切，值得推广应用。

参考文献

［1］国家中医药管理局.中医病证诊断疗效标准［S］.南京；南京大学出版社，1994.

［2］陶有略.四肢筋伤［M］.南宁：广西科学技术出版社，1998：119.

［3］李仲廉，安建雄，倪家骧，等.临床疼痛治疗学：第三版［M］.天津：天津科学技术出版社，1997：432.

韦英才（2008 年发表于《中国民族医药杂志》）

从经筋论治腰椎间盘突出症

【摘要】目的：根据壮医民间"骨病治筋"经验，从经筋理论探讨腰椎间盘突出症的发病机理。结果：腰椎间盘突出症在中医学属腰痛范畴，其病本在筋，病标在骨，病位在脊柱，病体在坐骨神经，其循行分布与足三阳经筋、足三阴经筋、经筋的病因及经筋病候关系密切。从壮医经筋理论着手，通过"松筋解结"，减缓髓核及纤维环的退变，延缓本病的发病年龄，做到未病先防。结论：中医、壮医治疗筋病的特色疗法应用于临床，将为腰椎间盘突出症的临床治疗提供新的广阔前景。

【关键词】经筋；论治；腰椎间盘突出症

腰椎间盘突出症是目前发病率较高的一类疾病，也是引起腰腿痛的主要原因，严重影响了人们的正常工作、学习和生活。本病在中医理论体系属痹证、腰痛、痹病等范畴，其在中医方面的描述，多以经络论治，以经筋论治较少。本文根据壮医民间"骨病治筋"经验，从经筋理论探讨腰椎间盘突出症的发病机理。

1　足三阳经筋与腰椎间盘突出症的关系

腰椎间盘突出症又称腰椎间盘纤维环破裂症，或腰椎间盘髓核突出症。它是由于腰椎间盘退行性变，或外力作用引起腰椎间盘内、外力平衡失调，纤维环突然破裂，髓核突出压迫神经根造成腰腿痛的一系列症状。腰椎间盘突出症在现代医学中属骨伤科范围，但却与"筋"有关。"筋"字从竹（节）从月（肉）从力，在《说文解字》中解释"筋者，肉之力也"，意指能够使人体关节产生力量的肌肉。古人以十二正经为纲，沿经脉分布对诸筋进行描述和概括，称之为经筋。经筋是经脉的连属成分，是经脉的内涵之一。它附属于经脉系统，形式上类似于经脉，但其生理功能及病理改变方面却与经脉有很大的不同，故《黄帝内经》提出"宗筋主束骨而利关节也"。另外，《类经》提出经筋是"联缀百骸""维络周身""筋会于节""中无有空""各有定位"的组织。《灵枢·天年》《灵枢·刺节真邪》等篇章，指出"肌肉解利"是经筋的生理常态。从上述可知，经筋是机体"联缀百骸"，是与骨构成人体身形、缠绕关节、主司运动的组织。这部分组织的功能与现代医学解剖中骨骼肌及神经的功能相似，因此可认为经筋是包括肌膜、肌腱、筋膜、韧带、神经、软骨等的组织。腰椎间盘突出症在中医学属腰痛范畴，病位在脊柱，病体在坐骨神经，其循行分布与足三阳经筋关系密切。考《灵枢·经筋》所描述的足太阳经筋、足少阳经筋、足阳明经筋与现代的坐骨神经、腓神经、股神经的循行走向和生理功能十分相似。如"足太阳之筋，起于足小指，上结于踝，邪上结于膝，其下循足外踝，结于踵，上循跟，结于腘，其别者，结于踹外，上腘中内廉，与腘中并上结于臀，上挟脊"，与坐骨神经走向相似；又如"足少阳之筋，起于小指次指，上结外踝，上循胫外廉，结于膝外廉；其支者，别起外辅骨，上走髀，前者结于伏兔之上，后者结于尻；其直者，上乘䏚季胁，上走腋前廉，系于膺乳，结于缺盆；直者，上出腋，贯缺盆，出太阳之前，循耳后，上额角，交巅上，下走颔，上结于烦；支者，结于目眦，为外维"，与腓神经走向相似；再如"足阳明之筋，起于中三指，结于跗上，邪外上加于辅骨。上结于膝外廉，直上结于髀枢，上循胁，属脊；其直者，上循骭，结于膝"，与股神经走向相似。在生理上，坐骨神经与股神经和腓神经关系密切，故从足三阳经筋的生理功能和循行走向论治腰椎间盘突出症具有一定的理论依据。

2 足三阴经筋与腰椎间盘突出症的关系

足三阴经脉与足三阴经筋均分布于下肢内侧，从足趾末端起，向胸腹循行，其中足三阴经脉隶属肝、脾、肾三脏，肝主筋，脾主肌肉，肾主骨，筋骨的生理功能有赖于肝、脾、肾的供养。而足三阴经筋虽然不隶属脏腑，但却是气血运行和筋骨活动的重要载体。尤其是足少阴经筋与腰椎间盘突出关系密切。《灵枢·经筋》篇记载："足少阴之筋，起于小指之下……循脊内挟膂，上至项，结于枕骨，与足太阳之筋合。"可见，足少阴经筋在循行中，有一段是从外阴起，沿脊柱内、挟脊旁肌肉向上到项部，结聚于枕骨，然后与足太阳经筋汇合，其分布区域包括整个脊柱及脊柱两旁维持脊柱功能的一部分肌肉及韧带。具体地说，肾经经筋范畴包括棘上韧带、棘间韧带、黄韧带、前纵韧带、后纵韧带等组织。以椎间盘及后面两个关节突关节组成的"关节三联体"为支撑，依靠附于其上的韧带、关节囊及肌肉等组织的约束，以维持脊柱在行使正常功能活动时的稳定性。而这些软组织一旦发生退变，就会导致椎间盘及椎体小关节的关节面发生磨损、增生及位置结构发生改变，引起纤维环破裂导致腰部相关疾病。此外，肾"主骨生髓"与髓核的关系也十分密切。肾脏的生理功能除对其所属经筋的濡养作用外，还表现在肾中精气的盈亏与构成脊柱的椎体、软骨终板、纤维环及髓核等的供养有密切关系。目前的研究表明，腰椎间盘突出主要与髓核及纤维环供养不足而引起的退变有关。髓核为腰椎间盘内一密闭组织，具有吸收振荡、平衡应力的作用，很容易因供养不足而发生退行性改变。中医学认为，肾"主骨"，人体骨骼系统的生长、发育及退变等与肾中精气的充盈有密切关系，腰椎间盘突出症的发病，多从纤维软骨环内层开始，多为肾中精气不足、不能濡养骨髓而发病。可见，肾中精气的盈亏变化与腰椎间盘突出症的发生有密切联系。有关调查表明，目前腰椎间盘突出症的发病人群中，20～40岁的患者占总数的64%，40岁以上者占34%，平均年龄为48岁，这与中医古籍中记载的肾中精气的充盈及衰败的时间规律极其相符。《素问·上古天真论》中记载"丈夫……四八，筋骨隆盛，肌肉满壮。五八，肾气衰，发堕齿槁……女子四七，筋骨坚，发长极，身体盛壮。五七，阳明脉衰，面始焦，发始堕"，这充分说明了腰椎间盘突出症的发生，与肾中精气因盈亏规变化而导致的足少阴肾经和足少阴经筋的生理功能减退有关。

3 经筋病因与腰椎间盘突出症的关系

经筋病的病因可分为外因和内因两个方面。外因主要为六淫邪气中的风寒湿三邪，侵袭肌肤经络，着于筋骨关节，导致气血涩滞，筋脉肌肤失养，引起腰部痹阻疼痛，如《素问·痹论》"风寒湿三气杂至合而为痹也"，以及外力撞击、人体的跌扑闪挫和静力的劳损。内因主要归结为气血失和，气血具有滋养全身脏腑组织器官的作用。若水谷精微化生不足或脏腑功能失调使水谷精微失于输布，则导致气血亏虚或气滞血瘀，经筋组织得不到充分的濡养，便会引起椎间盘的退行性改变，即纤维环的变性、增厚、弹性减小，进一步发展为椎间盘蛋白多糖的减少，髓核趋向胶原化，失去其弹力及膨胀性能。椎间盘的退行性改变常以髓核的退行性改变进展最快，软骨板也逐渐变薄和不完整，并产生软骨囊样变性及软骨细胞坏死，纤维环的附着点亦松弛，加之腰椎间盘纤维环后外侧较为薄弱，因而造成自然结构方面的弱点。椎间盘没有血液循环，修复能力较弱。腰椎是人体负重、活动的枢纽。在受外力撞击时，腰椎间盘受到来自不同方位的应力，最易发生萎缩、弹性减弱等退行性病变。另外，肌筋劳损、筋结形成也是引起腰椎间盘突出的重要原因。腰椎呈生理性前凸、椎间盘后薄前厚，人们在弯腰时，髓核向后方移动而产生反抗性弹力，其弹力的大小与负重压力的大小成正比。如果负重压力过大，因纤维环的退变及本身已有的缺陷，髓核就有可能冲破纤维环的固定而脱出、突出或分离。有关实验已证明，经筋病均伴有软组织肌筋的张力变化，即筋膜表面张力增高和筋膜的代偿性肥厚，导致分布在其表面的神经纤维末梢被动受拉，产生各种疼痛及感觉异常和运动障碍。故经筋的病因与腰椎间盘突出症关系密切。

4　经筋病候与腰椎间盘突出症的关系

经筋病候具有悠久的历史，早在公元前十三世纪的甲骨文卜辞中，便有"手病、臂病、关节病"等论述。《周礼·天宫》提出"以酸养骨、以辛养筋、以咸养脉、以苦养气、以甘养肉"等论述。腰椎间盘突出症是腰椎内在的生物力学平衡破坏后引起椎间盘发生退行性改变，而椎管内的"压应力"有赖于椎管外的"张应力"的平衡。从经筋与腰椎的生理病理关系看，腰部的肌肉是腰椎活动的动力结构，为保证肌肉充分发挥作用，腰背部有较强大的筋膜作为肌肉的起点和保护装置，是协助肌肉产生动力的结构，这与中医"筋者，肉之力也"是吻合的。考《素问·刺腰痛》云"足少阴令人腰痛，痛引脊内廉"，说明足少阴经筋病变与脊内椎间盘退变有关；《素问·脉要精微论》云"腰者肾之府，转摇不能，肾将惫矣。膝者筋之府，屈伸不能，行则偻附，筋将惫矣"，说明肾虚易导致腰脊痛。又如《灵枢·经筋》足太阳经筋的病候"足小趾掣强，脚跟肿痛，骨节挛急，骨强反折"，足少阳经筋的病候"其病小指次指支转筋，引膝外转筋，膝不能屈伸，腘筋急，前引髀，后引尻"，足阳明经筋的病候"其病足中指支，胫转筋，脚跳坚，伏兔转筋，髀前肿，㿉疝，腹筋急"等，足三阳经筋的病候记载与腰椎间盘突出症的临床症状也极为相似。从脊柱的生物力学看，脊柱力平衡失调，包括外源性平衡力失调、曲线平衡力失调和内源性平衡力失调，都与脊柱的动力肌有关。故肌筋的失衡导致脊柱内外压失衡，是腰椎间盘突出症的主要病因，已成为公认的事实。所谓筋柔则骨顺，骨病则治筋，腰椎间盘突出症的病本在筋、病标在骨，故在临床上根据足三阳经筋的走向及交接来指导推拿或针灸治疗效果十分显著，值得进一步研究和验证。

总之，随着科学技术的进步和对本病的研究不断深入，将会促进对本病防治技术的发展，尤其是从壮医经筋理论着手，通过"松筋解结"，减缓髓核及纤维环的退变，延缓本病的发病年龄，做到未病先防。同时，把中医、壮医治疗筋病的特色疗法应用于临床，将为腰椎间盘突出症的临床治疗提供新的广阔前景。

韦英才，梁启成（2008年发表于《第四届中国整脊学学术交流大会论文集》）

腰背肌筋膜炎的中医外治概况

【摘要】综述近10年中医外治法治疗腰背肌筋膜炎的临床进展，表明中医外治法对其有明确的疗效。常用的方法有中药外用、针灸、推拿、拔罐、小针刀等，其中以针灸为主的综合外治法是治疗本病最主要、最有效的方法。

【关键词】腰背肌筋膜炎；中医外治；综述

腰背肌筋膜炎是临床常见病、难治病，属中医"痹病"范畴[1]。本病最常见的病因是各种损伤，尤其是慢性劳损，因治疗不够彻底，遗留局部粘连，进而形成激痛点。常见的诱因是风寒湿和肌肉痉挛。人体受到风寒湿的影响，温度突降，体表血管收缩，深部血管扩张，导致液体渗出，积存在体内，引起疼痛；当肌肉痉挛，极度缺血时，会产生大量有害的代谢产物，刺激神经感受器而引起疼痛[2]。中医认为外感风寒湿邪或外伤、劳损等致使经络痹阻不通、气血凝滞不畅，不通则痛，日久则肌筋挛缩，僵硬成结。中医外治背肌筋膜炎的理论和方法技术十分丰富，本文将中医治疗本病的常用疗法综述如下。

1 中药外用

各医家依据中医基本理论，提出了相应的治疗法则。一般认为，治疗腰背肌筋膜炎关键在于振奋和固卫阳气，故温阳通络为其治疗大法[3]。常用治疗方法有温经通络法、行气通络法、活血通络法、搜风通络法、益气通络法等。刘广合认为背属阳，督脉贯脊行于中，太阳经循行背部；又肾阳不足、卫外不固、屏障失调，风寒湿邪乘虚而入，使气血运行不畅，经脉瘀滞不通，筋喜温，热则流通，寒则凝滞，故治疗腰背肌筋膜炎应分别以温阳益气活血祛风、解肌祛风、濡养经脉为原则[4]。中药外治可采用局部外敷、药物熏蒸、药浴等方式，药力可以直达病所，可改善颈背部软组织血运，促进炎症吸收和炎性介质的稀释和转移，从而降低末梢神经的兴奋性，起到镇痛、消炎的目的，避免口服或静脉给药可能引起的毒副作用。赵道洲等外用通络方治疗腰背肌筋膜炎 287 例，取得满意疗效[5]。笔者自拟通络方，方用红花、当归、制川乌、赤芍、防风、牛膝、杜仲、羌活、桂枝、五加皮、川椒、威灵仙、透骨草等药物，加热后热敷于患部。结果总有效率 99.3%。刘秀清等应用中药熏洗的方法治疗本病 57 例，治愈 32 例，好转 22 例，有效率 94.74%，且经半年随访无复发患者[6]。方药：川乌 15 g，草乌 15 g，细辛 15 g，花椒 15 g，伸筋草 15 g，透骨草 15 g，路路通 15 g，海桐皮 15 g，威灵仙 15 g，丹参 15 g，鸡血藤 15 g，防风 20 g，独活 20 g，川芎 20 g，红花 10 g，牛膝 10 g，全蝎 7 g。傅瑞阳等将 36 例腰背肌筋膜炎患者分为 3 型，即寒湿痹阻型、痰瘀互结型、肝肾亏虚型，并分别拟方熏洗治疗，结果显示 36 例患者均有明显疗效。其认为中药熏洗对寒湿痹阻型患者更加有效[7]。宫静等利用中药离子透入法治疗腰背肌筋膜炎 148 例，治愈 111 例，显效 26 例，有效 9 例，总有效率为 98.6%。作者认为，中药离子透入能使局部毛细血管扩张，促进局部血液循环，消除炎性物质对神经末梢的刺激，解除局部疼痛及肌肉痉挛，从而达到通则不痛的目的[8]。左晓峰将中药生川乌 30 g、生草乌 30 g、川椒 20 g、细辛 20 g、樟脑 20 g、乳香 20 g、红花 20 g、川芎 20 g、骨碎补 20 g、松节 20 g、威灵仙 20 g、木瓜 20 g、伸筋草 20 g、透骨草 20 g、独活 20 g、防风 20 g、豨莶草 20 g、千年健 20 g、桂枝 20 g、路路通 20 g，加入 60% 的乙醇 2500 mL 内浸泡，密封半个月后制成中药酊剂，外涂患部治疗腰背肌筋膜炎共 61

例，疗效满意。作者认为中药酊剂更容易被人体吸收[9]。王树人等根据其导师李贵教授多年临床经验研制的肩背去痛膏治疗肌筋膜炎 98 例，治疗组有效率 94.3%，疗效明显优于对照组[10]。

2 针灸治疗

以针灸为主治疗本病在临床上的应用越来越多，逐渐成为主要的治疗方法，常用的针灸方法有针刺法、电针法、温针法、火针法等。另外，单纯应用针灸的方法较少，而针刺和其他疗法相结合的方法较多见。针灸的治疗重点是局部疼痛点和局部穴位。奚玉凤等用多针浅刺为主，治疗腰背肌筋膜炎计 88 例，总有效率 93.18%，其认为该病病位在经筋、皮部，浅刺皮络，可达振奋阳气、理虚养脉、通络祛邪、消散硬结之功[11]。刘晓琴认为本病以寒气所致者较多见，故用火针治疗背肌筋膜炎 108 例，总有效率 92.9%，疗效满意[12]。韦英才采用火针针法，治疗腰背肌筋膜炎 50 例，设对照组 28 例，采用针灸治疗，治疗组总有效率 94.0%，对照组总有效率 64.3%，两组比较，差异有显著性意义（$P < 0.05$）[13]。火针本身具有开门祛邪、疏通经脉、散寒除湿、消肿止痛、温经壮阳之作用。谢文霞用温针治疗腰背肌筋膜炎 30 例，取阿是穴、肾俞、腰阳关、委中为主穴，华佗夹脊、昆仑等穴位为配穴，总有效率 97.8%[14]。

唐文中应用电针阿是穴、委中为主穴治疗腰背肌筋膜炎 40 例。常用配穴：颈肩背痛取风池、肩井、肩中俞、肩外俞、天宗、膈俞；腰背痛取肾俞、大肠俞、志室、腰眼。治疗后有效率 100%，作者认为电针疗效比常规针刺效果好[15]。张纯娟报告了应用三针齐刺法治疗腰背肌筋膜炎，即取结节状条索状物之压痛最甚点为进针部位，45°斜刺，并在其上下 2 寸处各刺一针。治疗患者 43 例全部有效。作者认为三针齐刺能增强舒筋通络止痛之功效[16]。程绍鲁等采用平刺滞针弹拨法治疗颈肩背部肌筋膜炎 88 例，观察组和对照组痊愈率分别为 65.9% 和 9.1%，一次治疗有效率分别为 80.7% 和 13.6%，两组之间差异有统计学意义（$P < 0.01$），说明平刺滞针弹拨法明显优于直刺手法[17]。王慧萍等以曲垣穴为主治疗肩背肌筋膜炎 246 例，总有效率 98%[18]。笔者认为病变部位属十二皮部的太阳经，经脉的分支为络脉，皮部为络脉分区，脉病变反映到皮部，引起皮部气血运行不畅而致。曲垣穴属手太阳经，针刺并电针该穴可使所属分部及经脉通畅，气血运行加速，达到通则不痛的目的。李智等应用逆经平刺法治疗腰背肌筋膜炎 28 例，取得满意疗效[19]。作者应用"迎而夺之是为泻"的理论，采用逆经平刺以泻除瘀滞，达到疏通经络的目的。

3 推拿手法

临床医生和学者采用推拿手法治疗腰背肌筋膜炎取得较好的效果，并认为推拿手法可使痉挛的肌肉及筋膜松解，改善局部血液循环，理顺颈背部肌纤维，从而改善背肌的营养，达到活血消肿、舒筋祛瘀、解痉止痛的目的。目前临床上多用推拿手法跟其他疗法配合应用。齐晓田以拿、捏、推、点、拍、揉、按法治疗腰背肌筋膜炎30例，全部有效[20]。笔者认为应用手法可使肌肉整复，增加血液循环，提高局部温度，通经活络、止痛、恢复功能。奚胜应用推拿手法治疗腰背肌筋膜炎90例，取得满意效果[21]。其方法是以督脉、膀胱经为主，以条索状物为重点采用点、按、滚等手法。

陈琳等应用推拿手法治疗腰背肌筋膜炎109例，有效率99.1%[22]。笔者认为推拿手法治疗可以加强局部血液循环，促使损伤组织修复，促进局部瘀血及渗出液的吸收，另外对有软组织粘连者，可起到松解粘连的作用，从而达到疏通痹阻、活血化瘀、祛瘀生新的目的。

章义龙应用手法为主治疗腰背肌筋膜炎200例，疗效满意[23]。治疗后经随访，无明显复发者。

王野等采用手法按揉肾俞、大肠俞、气海俞、夹脊等穴，对痛点敏感者在局部点按，对有条索状筋结及局部钝厚异常处用弹拨法松筋理顺。治疗39例，有效率100%[24]。笔者认为手法是治疗腰背肌筋膜炎的有效方法，值得推广。

4 拔罐刮痧

拔罐疗法和刮痧疗法均能启发阳气、驱邪外出，达到温经补气、祛湿除寒之功；则经络可通，通则不痛，病情得瘥。临床医生和学者应用该疗法治疗本病效果突出。

钱文中等应用走罐法治疗腰背肌筋膜炎25例，有效率100%[25]。笔者认为传统的走罐疗法具有祛风通络、除湿散寒、舒筋活血之功，疗法简单，容易被患者接受。

陈玉玲等比较了走罐对腰背肌筋膜炎疗效的影响。针罐组采用走罐、电针、穴位注射、电磁波照射四联疗法，对照组除不用走罐外，余同针罐组，共治疗30例。针罐组总有效率88.89%，对照组总有效率73.68%，差异有统计学意义，说明走罐治疗本病疗效确切[26]。

王锦对腰背肌筋膜炎患者的腰背部足太阳膀胱经及其腧穴、夹脊穴及阿是穴行走罐治疗，30例患者中28例有效[27]。作者认为拔罐可使人体局部皮温和脉搏波幅均增高，提示拔罐可改善局部及同侧肢体循环机能，有助疼痛缓解。

王乐琴比较了刮痧疗法和常规针刺法治疗腰背肌筋膜炎的疗效，结果刮痧疗法治疗组总有效率比常规针刺组高10%[28]。作者认为，刮痧疗法直接作用于患处，可使局部的血液、淋巴液循环增强，局部组织得到充分的营养，从而降低疼痛、压痛，缩小条索状物。

5 其他疗法

临床上还有一些其他疗法，如穴位注射、小针刀等，对治疗本病也有较好效果。尤其是小针刀疗法，对本病治疗效果显著，是目前研究的热点。

程爱萍等[29]应用穴位注射疗法治疗本病，取阿是穴、肺俞、大杼等，药物采用当归注射液。笔者比较本方法跟常规针刺的疗效，结果表明，采用局部穴位注射疗法治疗背肌筋膜炎的疗效优于常规针灸治疗方法，值得推广。杨敏等应用小针刀治疗腰背肌筋膜炎患者 62 例，有效率 96.7%[30]。小针刀疗法对顽固性或其他疗法无效的腰背肌筋膜炎有比较明确的疗效。陈录平等运用小针刀治疗肩胛背部肌筋膜炎 61 例，多数患者治疗 1 次即有明显效果[31]。但也有少数患者在小针刀治疗后会有局部重新粘连的现象，可应用艾灸、推拿等方法防治。

6 综合治疗

综合各种中医外治法治疗本病，可以提高疗效，缩短疗程。目前临床大多数医生学者均采用综合外治法。

王奎采用推拿按摩疗法、中频电疗、电磁波等疗法治疗腰背肌筋膜炎 46 例，并和同期 32 例常规口服消炎痛及外贴伤湿止痛膏进行对比观察，效果满意[32]。赵占志等应用小针刀疗法、穴位注射、推拿手法等综合治疗腰背肌筋膜炎 89 例，总有效率 97.7%[33]。笔者认为综合疗法比单一疗法效果更加确切，疗程更短。石晓兵等综合刮痧、穴位注射、中药外敷等疗法，治疗腰背部肌筋膜炎患者 124 例，有效率 100%[34]。综合治疗能够达到活血消肿、舒筋祛瘀、解痉止痛的目的，从而提高腰背肌筋膜炎治愈率。

综上所述，临床医生及学者对运用中药外用、针灸、推拿、拔罐、小针刀等不同疗法治疗腰背肌筋膜炎做了大量的临床观察研究。目前临床上以针灸为主，其他手段为辅的外治法逐渐成为主流，近年日益兴起的小针刀技术，在研究中也备受重视，并取得了一定的成果，被认为是所有疗法中最好的方法[35]。而中医外治法综合运用能提高疗效，缩短疗程。但研究中仍存在一些明显不足，主要表现：①重临床疗效的观察，对理论的研究很少，尤其是关于腰背肌筋膜炎的动物实验及其造模缺乏相应的研究；②大部分临床研究为案例式，缺乏对照组，降低了研究成果的可信度；③多数研究者认为综合疗法较单一疗法疗效优越，但有些组合缺乏理论依据，主次不分，仅是各种治疗手段的罗列。以上几点正是今后工作努力的方向，要在继承前人宝贵经验的同时扬长避短、发展创新，力争理论上有所突破，并积极引进和结合新的先进治疗方法，探索出简便验廉的有效治疗途径。

参考文献

[1] 朱文锋. 国家标准应用·中医内科疾病诊疗常规 [M]. 长沙：湖南科学技术出版社，1992：2.

[2] 赵家胜. 腰背肌筋膜与腰背肌筋膜炎诊治的机理研究 [J]. 针灸临床杂志，2004，20（3）：21-22.

[3] 刘亦选，陈镜合. 中医内科学 [M]. 北京：人民卫生出版社，1998.

[4] 刘广合. 自拟黄芪附子汤治疗背肌筋膜炎 [J]. 安徽中医临床杂志，1995，7（2）：7.

[5] 赵道洲，柳直. 外用通络方治疗肌筋膜炎 [J]. 甘肃科技，2003，19（2）：30.

［6］刘秀清，黄志明，陈世安.中药熏蒸治疗背肌筋膜炎57例［J］.山东中医杂志，2001，20（2）：90.

［7］傅瑞阳，王娅玲，沈丽芳，等.中药熏洗防治腰背肌筋膜炎［J］.浙江中医学院学报，2006，30（1）：43.

［8］宫静，高铭利.中药离子透入配合按摩治疗背肌筋膜炎148例［J］.中国民间疗法，2005，13（10）：29.

［9］左晓峰.中药酊剂外治腰背肌筋膜炎61例［J］.颈腰痛杂志，1999，20（4）：326.

［10］王树人，王淑梅，陈明军，等.肩背去痛膏治疗肩背肌筋膜炎的临床研究［J］.中医药学报，1995（5）：28.

［11］奚玉凤，路暾.多针浅刺为主治疗项背肌筋膜炎88例［J］.江苏中医，1999，20（9）：31-32.

［12］刘晓琴.火针治疗背肌筋膜炎108例［J］.中国针灸，2004，24（1）：16.

［13］韦英才.火针疗法治疗腰背肌筋膜炎50例疗效观察［J］.新中医，2005，37（5）：57.

［14］谢文霞.温针配合刺络放血治疗腰背肌筋膜炎30例［J］.针灸临床杂志，2002，18（1）：46.

［15］唐文中.电针加刺络拔罐治疗颈肩腰背肌筋膜综合症40例［J］.广西中医学院学报，2000，17（4）：35.

［16］张纯娟.齐刺加灸治疗背肌筋膜炎43例［J］.中国针灸，2005，25（9）：624.

［17］程绍鲁，刘蕙娟.平刺滞针弹拨法治疗颈肩背部肌筋膜炎的疗效观察［J］.中国针灸，1999（6）：347

［18］王慧萍，徐福.曲垣穴为主治疗肩背肌筋膜炎疗效观察［J］.现代中西医结合杂志，2007，16（25）：3709.

［19］李智，孙忠人.逆经平刺配合温和灸治疗脊肌筋膜综合征28例［J］.中医药学报，2002，30（5）：30.

［20］齐晓田.手法治疗筋膜炎30例［J］.湖北中医杂志，1999，21（7）：305.

［21］吴胜.推拿结合特定电磁波治疗腰背肌筋膜炎［J］.中国临床康复，2002，6（2）：249.

［22］陈琳，黄芳.推拿手法结合走罐治疗背部肌筋膜炎106例［J］.河北中医，2000，22（9）：691.

［23］章义龙.手法配合中药治疗背肌筋膜炎［J］.中医正骨，2002，14（2）：19.

［24］王野，金连峰.药物按摩并用治疗腰背肌筋膜炎39例［J］.中医药学刊，2003，21（4）：633.

［25］钱文中，蒋元模.走罐配合多点多向穴位注射治疗脊肌筋膜综合征25例［J］.中国针灸，2001，21（12）：790.

［26］陈玉玲，罗素珍.针罐四联疗法治疗颈肩部肌筋膜炎临床观察［J］.针灸临床杂志，1999，15（6）：17.

［27］王锦.走罐配合艾灸治疗腰背肌筋膜炎30例疗效观察［J］.现代临床医学，2005，31（4）：233.

［28］王乐琴.刮痧与温针灸治疗背肌筋膜炎疗效观察［J］.中国针灸，2006，26（7）：478.

［29］程爱萍，张波，陈日新.穴位注射治疗背肌筋膜炎35例临床疗效观察［J］.针灸临床杂志，2005，21（4）：16.

[30] 杨敏，任彬，徐国峰.小针刀治疗腰背肌筋膜炎临床观察62例[J].针灸临床杂志，2001，17（3）：24.

[31] 陈录平，罗菊桃.针刀疗法治疗腰背肌筋膜炎61例[J].医学文选，2001，20（1）：65.

[32] 王奎.背肌筋膜炎综合治疗效果观察[J].颈腰痛杂志，2002，23（2）：158.

[33] 赵占志，包晓岩，李晓英.综合疗法治疗腰背肌筋膜炎89例[J].现代康复，2001（16）：123.

[34] 石晓兵，邹季.综合疗法治疗肩背部肌筋膜炎124例[J].湖北中医杂志，2000，22（7）：47.

[35] 程爱萍.中医治疗背肌筋膜炎研究述评[J].辽宁中医杂志，2006，33（8）：945.

韦英才（2008年发表于《辽宁中医药大学学报》）

壮医经筋推拿治疗臀上皮神经损伤疗效观察

【摘要】目的：观察壮医经筋推拿治疗臀上皮神经损伤的疗效。**方法**：将120例患者随机分为治疗组和对照组各60例，治疗组采用壮医经筋推拿治疗，对照组采用针刺治疗，均隔日1次，10次为1个疗程，治疗1个疗程后观察疗效。**结果**：治疗组总有效率93.3%，对照组总有效率88.3%，两组疗效比较有显著性差异（$P < 0.05$）。**结论**：壮医经筋推拿治疗臀上皮神经损伤效果显著。

【关键词】臀上皮神经损伤；壮医；经筋推拿

臀上皮神经损伤是临床常见病证，多表现为一侧腰臀部疼痛，易与腰椎间盘突出症初期的腰臀痛相混淆而误诊。2007年3月至2008年3月，笔者应用壮医经筋推拿法治疗该病60例，并与常规针刺疗法进行对照，疗效满意，现报告如下。

1 临床资料

1.1 一般资料

观察患者共120例，均来自本院门诊病例，按就诊顺序随机分为两组，治疗组采用壮医经筋推拿治疗，对照组采用针刺治疗。治疗组60例，男35例，女25例；年龄最小16岁，最大60岁；病程最短10天，最长6年。对照组60例，男32例，女28例；年龄最小18岁，最大62岁；病程最短7天，最长7年。两组数据经统计学处理，差异无显著性意义（$P > 0.05$），具有可比性。

1.2 诊断标准

参照国家中医药管理局1994年发布的《中医病证诊断疗效标准》[1]进行诊断：①有腰臀部闪挫伤史或慢性劳损史；②多发于中年以上患者；③一侧腰臀部刺痛或酸痛，急

壮医英才之医道·医学·医术

性扭伤疼痛较剧，可有下肢牵扯样痛，但多不过膝，弯腰明显受限，在髂嵴最高点内侧2～3 cm处（即臀部外上缘中点）压痛明显，局部可触到条索样硬结。

1.3 纳入标准

①符合前述臀上皮神经损伤的诊断标准。②患者年龄15～65岁。③患者自愿受试。

1.4 排除标准

①合并腰椎、骨盆、髋关节疾病和风湿、类风湿疾病患者；②1周内接受过与此病相关的中西药诊疗者；③合并有心脑血管、肝、肾和造血系统等原发性疾病以及精神病患者，妊娠妇女。

2 诊疗方法

2.1 治疗组

遵循壮医经筋"以灶为腧"的取穴原则和壮医经筋"解结消灶"的治疗原则，分两步手法进行。

（1）壮医经筋查灶术。医者以双手拇指指腹或肘尖部，重点对患者患侧的足太阳经筋进行按、压、切、弹等查灶，重点查第三腰椎横突点、髂前上棘下缘、髂棘中点下方2～3 cm处、臀中肌中点、髂后上棘、坐骨结节等处，多呈条索样、颗粒状硬结，触压疼痛异常敏感。

（2）壮医经筋推拿手法。患者取俯卧位，医者立于患者患侧，用右手肘部沿足太阳经筋的腰腿分布段全线进行推、揉、点、按、弹拨等手法，方向从足至腰背，力度适中，刚柔相济，重点在第三腰椎横突点、髂前上棘下缘、髂棘中点下方2～3 cm处、臀中肌中点、髂后上棘、坐骨结节等处病灶进行消灶解结推拿，每个筋结点施术1～2 min，使局部出现酸胀麻痛为宜，隔日治疗1次，10次为1个疗程。

2.2 对照组

选阿是穴及患侧的肾俞、大肠俞、环跳、委中等穴，局部皮肤常规消毒，用直径0.25 mm的60 mm毫针刺入，施平补平泻手法，得气后留针20～30 min，隔日治疗1次。10次为1个疗程。治疗期间禁止服用一切药物，避风寒。两组均治疗1个疗程后进行疗效评定。

3 疗效观察

3.1 疗效标准[1]

治愈：腰臀痛消失，功能恢复，无反复发作。好转：腰臀痛减轻，劳累或弯腰臀部仍有牵拉痛。无效：腰臀部疼痛无明显缓解。

3.2 治疗结果

结果见表1。经Ridit分析，$u=2.2716$，$P<0.05$，说明经筋推拿组疗效优于针刺治疗组。

表1　两组疗效比较

组别	例数	治愈	好转	无效	总有效率
治疗组	60	34	22	4	93.3%
对照组	60	20	33	7	88.3%

4　讨论

臀上皮神经损伤，中医谓之"筋出槽"。该神经由 $L_{1\sim3}$ 神经后支的外侧发出，在髂嵴上方穿过背肌而布于臀部皮肤，劳作时，易使此神经髂嵴下方一段在行走中损伤，从而发生微细解剖位置改变，导致神经本身及周围组织充血水肿，造成局部无菌性炎症，久而久之，可使神经变粗肥大，周围组织增生，臀部出现条索样结节[2]。该病属壮医"腰痛"范畴。壮医经筋理论认为，腰肌劳损，肌筋失衡，筋结形成，压迫火路是该病的主因。考《灵枢·经筋》，该病当属经筋病证，与足三阳经筋关系密切。《灵枢·经筋》中记载，"足太阳之筋，起于足小指，上结于踝，邪上结于膝，其下循足外踝，结于踵，上循跟，结于腘，其别者，结于踹外，上腘中内廉，与腘中并上结于臀，上挟脊，上项"；其病"腘挛，脊反折"；"足少阳之筋……其支者别起外辅骨，上走髀，前者结于伏兔之上，后者结于尻"；其病"腘筋急，前引髀，后引尻"；"足阳明经筋……其直者，上循伏兔，上结于髀，聚于阴器，上腹而布"，其病"急转筋，髀前肿"。可以看出，足三阳经筋在腰臀部的走向和其所主病症，都与臀上皮神经分布范围和损伤的症状相一致。还有学者通过解剖、定位、症状、临床及五行理论的对比分析，论证了《黄帝内经》经筋的实质是神经[3]。由神经所主的肌肉、肌腱、韧带、筋膜、血管、淋巴系统组成经筋系统。一旦该系统因受外邪而失衡，其相应部位则出现筋肉的转筋、挛急、疼痛、不用以及循行区域硬结等临床症状，易在肌肉的起止点、成角处、交叉点形成筋结点，亦称反应点、病灶点，松解筋结点有利于神经系统功能的恢复。

本法从经筋理论入手，先用手法放松相关经筋系统，促进经筋系统的气血循环，再重点按压、弹拨形成"筋结"的患处，使"筋结"逐渐缩小甚至消炎，从而调整经筋系统的动态平衡状态，达到"结解则松，松则不痛"的理想功效，值得进一步推广应用。

参考文献

[1] 国家中医药管理局.中医病证诊断疗效标准［S］.南京：南京大学出版社，1994.

[2] 韦以宗.现代中医骨科学［M］.北京：中国中医药出版社，2004：910-911.

[3] 秦玉革.《内经》经筋的实质是神经［J］.中国针灸，2006，26（2）：147-150.

韦英才，梁树勇，王凤德（2008年发表于《广西中医药》）

经筋疗法治疗腰椎间盘突出症疗效观察

【**关键词**】腰椎间盘突出症；经筋疗法；针灸疗法；拔罐

本院 2007 年承担广西壮族自治区科学技术厅"经筋疗法治疗腰椎间盘突出症"的临床研究课题。我们在经筋理论的指导下，应用经筋疗法治疗腰椎间盘突出症患者 64 例，并与常规针灸推拿组（64 例）进行对照观察，获得满意的疗效，现将结果总结报告如下。

1 临床资料

1.1 一般资料

128 例患者为 2006 年 12 月至 2008 年 12 月本院门诊病例，随机分为经筋疗法组（治疗组）和常规针灸推拿组（对照组）。治疗组 64 例，其中男 30 例，女 34 例；年龄最小 28 岁，最大 65 岁，平均年龄 40 岁；病程最短 1 天，最长 2 年，平均病程 6 个月。对照组 64 例，男 28 例，女 36 例；年龄最小 30 岁，最大 64 岁，平均年龄 41 岁；病程最短 2 天，最长 3 年，平均病程 5 个月。两组患者性别、年龄、病程经统计学处理，差异无统计学意义（$P > 0.05$），具有可比性。

1.2 诊断与纳入标准

①符合《中医病证诊断疗效标准》[1]中腰椎间盘突出症的诊断标准；②患者年龄 18 ~ 65 岁；③经 X 线、CT 或 MRI 检查确诊；④有家人或家庭护理条件者；⑤签署知情同意书者。

1.3 排除标准

①巨大椎间盘突出或伴有马尾神经压迫症状或出现肌力明显下降等具有手术指征者。②严重骨质疏松及合并有严重心脑血管或肝肾等疾病危及生命以及意识不清者。③合并严重感染者。④妊娠妇女。⑤腰椎结核、肿瘤患者。⑥合并腰椎滑脱或椎体压缩性骨折及伴严重椎管狭窄或有较大的骨赘等患者。⑦有椎间盘突出但临床症状不明显者。

2 治疗方法

2.1 治疗组

以经筋手法为主，配合经筋针刺、拔罐等三联疗法。

2.1.1 经筋手法

手法原则：松筋解结、疏通气血、降低内压、拉宽间隙、解除粘连、回纳髓核。第一步，足太阳经筋手法：患者取俯卧位，医者采用肘关节之尖（鹰嘴）、钝（肱骨内髁）、硬（前臂尺骨面）、软（前臂内侧面）4 个部位从患者的足底涌泉穴起按，顺着足太阳经筋线从足到头方向进行全线按、揉、点、推、弹拨等松筋理筋，重点推按足跟筋结、踹外筋结（腓肠肌）、腘内筋结（腘绳肌）、大腿后筋结（股二头肌）、臀部筋结（臀大肌）、髂后筋结（髂肋肌）、华佗夹脊筋结（骶棘肌，L_3横突点，L_4、L_5或L_5/S_1的棘突旁）等筋结病灶点，使足太阳经筋全线松解为佳。第二步，足少阳经筋手法：患者取侧卧位，双膝间垫一小枕，医者用肘部尖、钝、硬、软4个部位顺着足少阳经筋从足到头方向进行全线松筋理筋，重点松解足次趾筋结（踇长伸肌）、腓侧筋结（腓骨长肌、腓神经）、膝外筋结（股四头外侧肌）、伏兔筋结（二半膜肌、缝匠肌）、髂上筋结（髂筋束、阔筋膜张肌）、尻筋结（梨状肌）等筋结病灶点；配合侧板复位法，左右各1次。第三步，足阳明经筋手法：患者取仰卧位，医者用肘部及拇指指腹顺着足阳明经筋从足到头方向全线松筋理筋，重点松解足背筋结（中三趾）、髂内筋结（股四头内侧肌）、气冲筋结（腹股沟股神经、股动脉点）、腹后筋结（腰大肌）等病灶点，点按股动脉时以有热气向下肢冲击为佳。最后以直腿抬高加强手法和"4"字征强化手法结束。隔日治疗1次，10次为1个疗程。

2.1.2　经筋针刺与拔罐

在经筋手法的基础上，采用经筋针刺法。针刺原则：以灶为腧，固灶行针，快进快出，减压消肿，行气止痛。具体针法：采用2.5～3.0寸毫针，选取突出部位的棘突旁压痛点、尻点、伏兔点、腘点、腓点、踇点等筋结病灶进针，快进快出，以有针感传电到足底为佳。针后加拔火罐即可。隔日治疗1次，10次为1个疗程。

2.2　对照组

2.2.1　传统手法

操作步骤：①患者俯卧位或侧卧位，医者站其旁，双手掌或单手掌反复揉腰骶部和两臀部数遍。②双拇指或肘尖按揉腰骶部5条线（督脉和足太阳经一、二侧线，督脉以按压椎间隙为主）3～5遍；点按肾俞、志室、腰阳关、大肠俞、腰眼、八髎、阿是穴。③拇指或肘尖按揉理顺臀上皮神经路线和梨状肌投影处的酸痛点，反复施术3～5遍；点按环跳、秩边穴。④拿揉下肢后侧3～5遍。⑤肘尖按揉理顺大腿后侧足太阳经路线；重点按揉承扶、殷门、委中、承山、昆仑、涌泉。隔日治疗1次，10次为1个疗程。

2.2.2　传统针法

取穴：肾俞、大肠俞、八髎、华佗夹脊等。下肢放射痛偏于正中、膀胱经者，取秩边、殷门、承山、昆仑、足临泣等；下肢放射痛偏于后外侧胆经者，取环跳、风市、阳陵泉、足三里、悬钟、昆仑、太冲等。采用补泻兼施手法，留针30 min，每日治疗1次，10次为1个疗程。

3　疗效观察

3.1　疗效标准

参照《中医病证诊断疗效标准》[1]。治愈：腰腿痛消失，直腿抬高70°以上，能恢复原工作。好转：腰腿痛减轻，腰部功能活动改善。无效：症状、体征无改善。

3.2 结果

结果见表1。

表1　两组腰椎间盘突出症患者临床疗效比较

组别	例数	治愈	好转	无效	总有效率
治疗组	64	21（32.8%）	37（57.8%）	6（9.4%）	58（90.6%）*
对照组	64	10（15.6%）	40（62.5%）	14（21.9%）	50（78.1%）

注：与对照组比较，$^*P<0.05$（$x^2=7.2$）。

4　讨论

腰椎间盘突出症属中医"腰痛"范畴，病位在脊柱，病体在坐骨神经，其循行分布与足三阳经筋关系密切，当属"经筋"病症。《黄帝内经》提出："宗筋主束骨而利关节也。"《类经》也提出经筋是"联缀百骸""维络周身""筋会于节"的组织。考《灵枢·经筋》所描述的足太阳经筋、足少阳经筋、足阳明经筋与现代的坐骨神经、腓神经、股神经的循行走向和生理功能十分相似。如"足太阳之筋，起于足小指，上结于踝，邪上结于膝，其下循足外踝，结于踵，上循跟，结于腘，其别者，结于踹外，上腘中内廉，与腘中并上结于臀，上挟脊"，与坐骨神经走向相似；又如"足少阴之筋，起于小指之下，并足太阴之筋，邪走内踝之下，结于踵，并太阴之筋合，而上结于内辅之下……循脊内挟膂"，与腓神经走向相似；再如"足阳明之筋，起于中三指，结于跗上，邪外上加于辅骨。上结于膝外廉，直上结于髀枢，上循胁，属脊；其直者……上循伏兔，上结于髀，聚于阴器，上腹而布……"与股神经走向相似。在生理上，坐骨神经与股神经和腓神经关系密切，故从足三阳经筋的生理功能和循行走向论治腰椎间盘突出症具有一定的理论依据。十二经筋的病候多表现为该经筋循行所处的筋肉或与动作有关的疾患，以运动障碍和疼痛为主[2]。据《灵枢·经筋》足太阳经筋的病候"足小趾掣强，脚跟肿痛，骨节挛急，骨强反折"及足少阳经筋的病候"足第四趾掣强，引膝外转筋，膝不能屈伸，腘筋急，前引髀，后引尻"以及足阳明经筋的病候"其病足中指支，胫转筋，脚跳坚，伏兔转筋，髀前肿，㿉疝，腹筋急……"等足三阳经筋病候记载，与腰椎间盘突出症的临床症状极为相似。从脊柱的生物力学看，脊柱力平衡失调，包括外源性平衡失调、曲线平衡力失调和内源性平衡力失调都与脊柱周的动力肌有关。故肌筋的失衡导致脊内外压失衡是腰椎间盘突出症的主要病因已成为公认的事实。所谓筋柔则骨顺，骨病则治筋，腰椎间盘突出症的病本在筋，病标在骨，故根据足三阳经筋的走向及交接来指导推拿或针灸治疗效果十分显著。

参考文献

[1] 国家中医药管理局. 中医病证诊断疗效标准 [S]. 南京：南京大学出版社，1994.

[2] 王雨. 十二经筋概述及其实质初探 [J]. 中医杂志，1982，23（12）：43.

韦英才，梁树勇，王凤德（2009 年发表于《中国中医药信息杂志》）

壮医经筋手法理论探讨及临床应用

【摘要】目的：壮医经筋手法是指在古典十二经筋理论的指导下，结合壮族民间"捉筋"方法，以"松筋解结"为原则的一种防病治病方法。该法是壮医的特色疗法之一，具有理论新、方法特、疗法佳、费用低等优势。方法：本文就壮医经筋手法的十二经筋理论进行探讨，提出"松筋解结"手法的理论依据和操作方法，为手法治疗筋病痛症开辟一种新途径。结果：运用壮医经筋手法为主治疗各种疑难筋病痛症，屡获神效。值得深入研究和推广应用。

【关键词】壮医经筋手法；理论探讨；临床应用

经筋与经脉同源共渊，始载于《灵枢·经筋》，但经筋与经脉却有着本质的区别。隋·杨上善所著的《黄帝内经太素》已把经筋与经脉分立卷宗，并指出经筋与经脉各有其解剖实体与规律，它们有着质的区别。而明·张介宾更直接指出："十二经脉之外而复有经筋者，何也？盖经脉营行表里，故出入脏腑，以次相传；经筋联缀百骸，故维络周身，各有定位。"《灵枢·经筋》记载了"十二经筋"的循行部位与走向，描述了十二经筋的生理病理变化的症候特征，提出"以痛为腧，以知为数"的诊疗原则。本文拟结合壮医"捉筋术"探讨经筋推拿的理论指导及临床应用。

1 经脉与经筋循行方向的不同与临床推拿意义

十二经脉的走向是以脏腑阴阳相合规律定向。始于肺，终于肝，逐经相传，如环无端，周而复始。即手三阴经脉从胸走手，手三阳经脉从手走头，足三阳经脉从头走足，足三阴经脉从足走腹。而十二经筋的走向，则遵循起于四肢末端，走向头身的原则。十二经筋均呈向心性循行，即手三阳经筋从手走头，手三阴经筋从手走胸，足三阳经筋从足走头，足三阴经筋从足走胸腹。其中，有六条经筋走向与经脉方向相反（如图1）。十二经筋的"向心性"走向，与神经反射从四肢末梢到大脑中枢的方向一致，印证了古人"筋者，肉之力也"，即筋是指能使人体肌肉关节产生力的神经组织，也符合神经反射弧即"手足反射到头脑,头脑反馈回手足"的反射原理,在理论上对于指导经筋推拿方向具有临床意义。

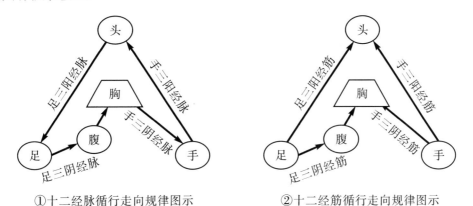

①十二经脉循行走向规律图示　　　　②十二经筋循行走向规律图示

图1　十二经脉与十二经筋循行走向规律图示

2　经脉与经筋循行交接的不同与临床推拿意义

　　十二经脉的流注是按脏腑表里相合关系排序,如手太阴肺经流入手阳明大肠经、足少阳胆经流入足厥阴肝经等,十二经脉交接方式以"通"为用。经筋是十二经脉散布经气于全身筋肉关节的系统。经筋循行虽以经脉为纲纪,但其分布远不受经脉拘制,且更为复杂。经筋在循行过程中,不断与邻近部位相"结"。这种"边行边结"的交接方式,使十二经脉之气不断散布于经筋所过之处的筋肉组织、关节骨骼等。故十二经筋的交接方式以"结"为用。在生理上,经脉之"通"与经筋之"结"有着本质的区别。经筋之"结"不仅是经筋的聚拢之处,亦是经筋密布或散布之处。其中纲为肌腱,柔为肌束。如足少阳经筋"起于小指次指,上结于踝",此处之"结"是肌腱所在处。但其"……上走髀,前者结于伏兔之上",则是指股四头肌束。从功能上,"结"为经筋将十二经脉经气集中布散之处,多为关节、肌腱、肌束(群)所在,亦可是胸中、缺盆、贲等部位。如足太阳经筋"结于踝,邪上结于膝,其下循足外踝,结于踵,上循跟,结于腘,其别者,结于踹外,上腘中内廉,与腘中并上结于臀"等,多是肌筋的受力点。此外,十二经筋之间也在人体特定部位结、聚而发生联系,以加强彼此间的协同作用,如足三阳、手阳明经筋皆结于"鼻旁",足三阴经筋结于"阴器",手三阴经筋结于"贲"(胸部)等。十二经筋这种"尽筋头"以"结"的交接方式,为经筋临床手触"摸结诊病"与手法"解结治病"提供了"筋结"形成规律和理论依据。

3　生理筋结与病理筋结的区别和临床意义

　　《灵枢·经筋》在论述经筋病的治疗时,多次指出其取穴原则为"以痛为输",即以疼痛部位或以压痛之处为腧。如《类经》曰:"以痛为腧,即其痛处是穴也。"《黄帝内经灵枢集注》曰："以痛为俞者，随其痛处而即为所取之腧穴也。"张隐庵注云："以痛为腧者，随其痛处而即为所取之腧穴也。"马蔚有谓："其所取之腧穴，即痛处是也，俗云天应穴者是也。"笔者认为，《灵枢·经筋》中的"以痛为输"与经脉的"压痛点或阿是穴"有着本质的区别。十二经筋不能循环，其本身不存在"通"的问题，但十二经筋与十二经脉同行，当肌筋劳损，复感风寒，可使经筋生理性"筋结"发生变性，成为病理性"筋结"，亦称"横络"，一旦"横络"盛加，压迫于经脉，使经脉不通而产生病痛。故在临床上，要解决横络盛加使经脉不通者，解除"筋结"是治疗关键。如《灵枢·刺节真邪》指出："一经上实下虚而不通者，此必有横络盛加于大经，令之不通，视而泻之。此所谓解结也。"此"横络"系指肌内组织劳损后修复和再生过程产生的条索状物，触压疼痛异常，常称"横结"，即筋结。杨上善在《黄帝内经太素》中对"以痛为输"也作了类似的解释："输，谓孔穴也。言筋但以筋之所痛之处，即为孔穴，不必要须根据诸输也。以筋为阴阳气之所资，中无有空，不得通于阴阳之气上下往来，然邪入膝袭筋为病，不能移输，遂以病居痛处为输。"痛处即筋结也。盖经筋不能运行气血，所需之气血营养由经脉、络脉所渗灌，因此经筋病的一个重要病机特点是邪结于筋，筋结阻脉，气血壅滞，因结致痛。在临床推拿时，先要区分生理性"筋结"（不痛）与病理性"筋结"（疼痛），然后针对病理性"筋结"的部位、形状、特征等进行"松筋解结"手法，对于"解结"手法具有指导意义。

4　壮医经筋手法的临床应用

　　壮医经筋手法是在上述十二经筋走向、交接、生理、病理、筋结、症候等理论指导下，根据长期散落在壮族民间的"捉筋术"，包括松筋、绞筋、抓筋、捏筋、拍筋等方法，独创的"以肘为主，以手为补"的推拿方法。由于古典经筋无手法记载，该手法属壮医原创手法。壮医认为，天人地三气同步，人气与天气、地气息息相通，而三气同步，要通过人体谷道、水道、气道和龙路、火路的相互协调来实现。经筋维络周身，外应天序，内安脏腑，与经脉为系，共同维护人体气血的平衡与运行。当风、寒、湿等邪毒乘虚侵犯人体肌筋或长期劳作伤筋等因素，可导致人体肌筋失衡变性，产生病理性"筋结"，筋结形成后，横络盛加，可导致龙路、火路不通，不通则痛，产生筋病证候群。故在病因上，壮医认为，筋病是经筋劳损，复感风寒、横络盛加所致。在病机上，壮医提出"因结致痛"；在病理上，壮医认为"筋结则紧、筋结则缩、筋结则凝、筋结则痛"；在手法上，壮医提出"松筋解结，结解则松，筋松则荣，筋荣则顺，筋顺则动，筋动则通"，共达"松—顺—荣—动—通"治疗效果。壮医经筋手法还根据"筋结"的性质，分"松结，解结，破结"三法，原则上轻以松结，中以解结，重以破结。手法原则：你硬我软，你软我硬，你深我尖，你浅我钝，柔中有刚，刚中有柔，刚柔相济。手法要求：顺筋推拿，松解结合，松筋为主，解结为要。手法后可根据病候性质配合火针（寒证）加拔罐等，充分发挥单项疗法的群体协调作用，扩大了传统手法"通经活络""通则不痛"的内涵。笔者在多年的研究和临床中，运用壮医经筋手法为主治疗各种疑难筋病痛症，屡获神效，值得深入研究和推广应用。

韦英才（2012 年发表于《辽宁中医药大学学报》）

壮医经筋疗法诊治坐骨神经盆腔出口综合征 46 例

【摘要】目的：观察壮医经筋疗法治疗坐骨神经盆腔出口综合征的临床疗效。方法：临床采用壮医经筋疗法（即经筋推拿手法＋壮医火针＋拔火罐）治疗 46 例坐骨神经盆腔出口综合征患者，并观察其疗效。结果：治愈者 28 例，显效者 10 例，有效者 5 例，无效者 3 例，有效率 93.5%。结论：壮医经筋疗法治疗坐骨神经盆腔出口综合征疗效好，安全性高。

【关键词】坐骨神经盆腔出口综合征；壮医经筋疗法；诊治

坐骨神经盆腔出口综合征是指坐骨神经经过盆腔出口时受到刺激或压迫所产生的综合征，20 世纪 80 年代被命名。本病临床比较常见，但经常被误诊为腰椎间盘突出症或梨状肌综合征，临床治疗效果欠佳。本病属中医"腰腿痛"范畴，笔者应用壮医经筋疗法诊治坐骨神经盆腔出口综合征 46 例，疗效满意，现报告如下。

1 资料与方法

1.1 一般资料

46 例坐骨神经盆腔出口综合征患者均于 2011 年 9 月至 2013 年 3 月在我院壮医推拿科门诊就诊，其中男性 20 例，女性 26 例；年龄最小 28 岁，最大 56 岁，平均年龄 40 岁；病程最短 2 周，最长 3 年；发病部位左侧 26 例，右侧 19 例，双侧 1 例；急性扭伤者 8 例，慢性劳损者 28 例，受风寒湿侵袭 10 例；来院前误诊为腰椎间盘突出症者 12 例，误诊为梨状肌综合征者 14 例，急性腰扭伤者 5 例。

1.2 诊断要点

患者多有臀部外伤、不正确的手法推拿或感受风寒湿毒邪史。病程长时可呈反复发作。常发于一侧下肢，临床症状与腰椎间盘突出症不同在于，多表现为干性坐骨神经痛症状。开始表现为臀部钝痛、酸胀、沉重或烧灼感，有时也可表现为剧烈刺痛或辣痛。疼痛向大腿后侧、小腿后外侧放射，有些可达到足部。部分患者行走时疼痛加剧，甚至出现间歇性跛行。体格检查可发现在臀部坐骨神经出口处，即坐骨结节与大粗隆连线的中、内 1/3 上方 2.5～4.0 cm 处（相当于中医环跳穴），局部扪及痛性结节或痉挛的肌筋有明显压痛，且疼痛向坐骨神经干行反向放射。腰椎棘突旁多无压痛。下肢旋转试验阳性。直腿抬高试验、屈颈试验一般不典型。壮医经筋摸结，可在坐骨神经盆腔出口处触及椭圆形筋结或条索状硬结，压痛明显，并向下肢放射。

1.3 治疗方法

壮医经筋疗法以手法松筋解结，火针减压止痛，拔罐排毒为治则。操作方法：第一步，壮医经筋推拿手法：医者先用滚、点、按、揉、推、弹拨、捏拿等分筋理筋手法从患者足部到腰部进行全面松筋，使腰腿部肌筋充分放松发热，重点在患侧坐骨神经盆腔出口、臀大肌、臀中肌、腰三角肌筋、腰侧位深筋、梨状肌等采用肘关节之尖（鹰嘴）、钝（肱骨内髁）、硬（前臂尺骨面）、软（前臂内侧面）四个部位顺着病变部位进行弹拨松筋解结。最后再沿垂直于坐骨神经盆腔出口压痛点方向平推 1 min，然后在痛点弹拨分筋，手法由轻到重，以放射到下肢足背为佳。第二步，壮医火针法：采取火针配合拔火罐治疗。对所选穴位进行常规消毒后，采用 3～4 寸毫针，将针尖在酒精灯上烧红至发白，迅速刺入选定的坐骨神经盆腔出口筋结处，速进疾出，不留针，施术要稳、快、准、垂直刺入，避免针具弯折灼伤皮肤。一般根据筋结大小针刺 1～3 针。每针间隔约 1 cm。第三步，拔火罐法：用玻璃罐在针刺部位上施拔火罐法，留罐约 10 min。隔日治疗 1 次，5 次为 1 个疗程，共治疗 2 个疗程。

1.4 疗效标准[1]

治愈：经治疗后临床症状与体征完全消失，恢复正常工作。显效：经治疗后临床症状与体征基本消失，但劳累及阴雨天有疼痛或不适感。有效：疼痛症状有所改善，但有坐骨神经干疼痛性症状。无效：经治疗后症状和体征无明显改善者。

2 结果

经两个疗程治疗后，46 例坐骨神经盆腔出口综合征患者中，治愈者 28 例，显效者 10 例，有效者 5 例，无效者 3 例，有效率 93.5%。

3 讨论

坐骨神经盆腔出口综合征临床也称为坐骨神经盆腔出口狭窄综合征，常因其特殊的解剖关系被误诊为腰椎间盘突出症或梨状肌综合征。坐骨神经在骨盆后壁穿过而进入臀部的一个骨——纤维性管道，其最关键的部位是出口段的坐骨大孔，被伸展性很小的骨与韧带围成，孔内分为血管神经层和肌层，梨状肌即是其中的肌层，而血管层的形态变化较大，尤其静脉血管比较丰富，与周围结缔组织粘连在一起[2]。坐骨神经盆腔出口综合征与其他神经嵌压症一样，系坐骨神经在肌纤维管道走行中受外力压迫所致，主要表现为出口局部的纤维粘连，臀肌的变性，病变血管包括静脉怒张，动脉壁增厚弯曲等。局部的外伤、劳损、寒冷刺激及长时期持续压迫等引起的臀深部组织纤维炎是主要病因[3]。中医将腰腿痛的病因分为外感、内伤、闪挫 3 种[4]。各种致病因素长期影响腰腿，使腰腿脉络瘀阻，不通则痛。壮医筋病学认为，外伤或肌筋长期劳损，复感风寒湿等邪毒可导致臀部肌筋失衡，筋结形成，横络盛加，阻塞龙路、火路，导致本病的发生。

壮医经筋疗法在诊治坐骨神经盆腔出口综合征的过程中，通过"摸结诊病"和"解结治病"为本病的治疗提供了新思路。该疗法是根据古典叙述的经筋"各有定位""病各有所处"及壮医"顺筋摸结""松筋解结"的经验，从中医古典"十二经筋图形"标记"筋结点"进行考究，结合人体生物动态力学观点，当经筋的线力群的牵拉力"超阈限"地作用于应力点时，便可导致应力点产生病理性"筋结"。本病在临床上摸结，以足三阳经筋为主，通过"循筋摸结"的方法，查找到病理性"筋结"，以坐骨神经盆腔出口、臀大肌、臀中肌、腰三角肌、腰侧位深筋、梨状肌可摸及椭圆形筋结或条索状硬结。"经筋解结"是根据经筋症候的"肌筋失稳，筋结致痛"机理以及"松筋解结""结解则松""筋松则顺""筋顺则动""筋动则通"的治疗原则，采用壮族民间捏筋、拍筋、拨筋、绞筋等原创手法，独创"经筋推拿手法＋壮医火针＋拔罐"等综合疗法，以达到筋柔骨顺、疏通两路的治疗目的。经筋推拿手法与传统推拿手法相比，不但可以达到活血化瘀、舒筋活络、理顺筋脉、松解粘连、疏通气血、祛风散寒的目的[5]，而且可以解开人体长期肌筋劳损形成的病理性筋结。壮医火针可以直达病灶，具有温经祛寒、散结通络、消肿止痛的作用。有研究表明火针能温通经脉。针体烧红时温度可达 800 ℃，刺入软组织时使软组织的蛋白质发生炭化，针孔便会形成一个小的开放窦道，使局部的炎性渗出物得以消散，瘀阻的血脉得以通畅；针孔在恢复过程中又可激发机体的修复功能，从而使局部组织得以重新修复而达到治愈的目的[6]。拔火罐起到祛寒排毒、活血化瘀的作用。三法联用，筋柔骨顺、疏通两路，达到"松—顺—动—通"的理想功效。本疗法操作简单，疗效确切，费用低，值得深入研究总结及推广。

参考文献

[1] 刘英民，纪建军，孔祥民.手术治疗坐骨神经出口狭窄18例［J］.中国基层医药，2000，7（5）：385-386.

[2] 张文光，陈跃，吴炳煌，等.针刀治疗坐骨神经盆壁通道狭窄症的手术入路研究［J］.中国骨伤，2006，19（9）：550-551.

[3] 范洲.封闭配合手法治疗盆腔出口综合征24例［J］.医学理论与实践，2005，18（5）：563-564.

[4] 张晓阳，李颖.腰腿痛的中医治疗［J］.中国全科医学杂志，2000，3（2）：92.

[5] 张安桢，武春发.中医骨伤科学［M］.北京：人民卫生出版社，1988：61-62.

[6] 谷新远.火针治疗肱骨外上髁炎30例［J］.云南中医中药杂志，2010，31（3）：47.

梁子茂，韦英才（2013 年发表于《针灸临床杂志》）

壮医经筋疗法治疗肌筋膜炎疗效观察

【摘要】目的：观察壮医经筋疗法治疗肌筋膜炎的临床疗效。**方法**：对 1550 例肌筋膜炎患者，采用壮医经筋疗法（"经筋推拿手法 + 壮医火针 + 拔火罐"三法合成的三联疗法）治疗，并观察疗效。**结果**：治愈 888 例，好转 620 例，无效 42 例，有效率 97.29%。**结论**：壮医经筋疗法治疗肌筋膜炎的临床疗效好，操作简便，安全性高，适宜推广应用。

【关键词】肌筋膜炎；壮医经筋疗法；疗效观察

肌筋膜炎是指外伤、劳损或外感风寒等引起人体白色纤维组织（如筋膜、肌膜、肌腱、韧带）一种非特异性炎症变化，又称肌纤维组织炎[1]。本病是临床常见病、难治症。笔者负责的国家中医药管理局项目"壮医经筋疗法诊治肌筋膜炎"的技术推广工作，通过对基层工作人员培训考核合格后，由每位合格专技人员按照本项目诊疗方案诊治肌筋膜炎患者，共收集 1550 例病例，取得满意疗效，现报告如下。

1 临床资料

选择 2010 年 8 月至 2013 年 2 月，基层医疗单位接受治疗的肌筋膜炎患者 1550 例，其中男 792 例，女 758 例；年龄最小 20 岁，年龄最大 73 岁，平均年龄 46 岁；颈肩部肌筋膜炎患者 625 例，腰背肌筋膜患者 463 例，腰骶部肌筋膜炎患者 366 例，足底肌筋膜炎患者 96 例。所有入选的患者均符合国家中医药管理局发布的《中医病证诊断疗效标准》：①外伤治疗不当、劳损或外感风寒等病史者；②多发于中老年人，体力劳动者多见；③背部酸痛，肌肉僵硬发板，有沉重感，疼痛常与天气变化有关，阴雨天或劳累后症状加重者；④背部有固定压痛点或压痛较为广泛，背部肌肉僵硬，沿骶棘肌走行方向常可触及索条状改变，腰背功能大多正常，X 线无阳性改变者。

2 治疗方法

2.1 经筋摸结方法

贯彻"以痛为腧"的原则。医者在病变区域两手密切配合，左手着重协助固定诊察部位，右手根据所检查部位肌筋的生理形态、厚薄及层次、正常组织的张力、结构形状等情况，分别运用拇指的指尖、指腹及拇指与其他四指的指合力，对经筋线上的肌筋膜作浅、中、深层次，由浅至深，由轻至重，以切、循、按、摸、弹拨、推按、拔刮、拑掐、揉捏等手法行检。重点检查肌筋的起点、止点、交叉点、拐弯点。肌筋形成的筋结分点、线、面等形状，以触压疼痛异常敏感为特征。同时伴有病变区皮肤毛孔增粗、肌筋膜增厚等。

2.2 经筋解结方法

贯彻"松筋解结"原则，分三步。第一步，壮医经筋手法：医者先用法在病变部位来回滚动 3 ~ 5 遍，使局部充分放松发热。然后采用肘关节之尖（鹰嘴）、钝（肱骨内髁）、硬（前臂尺骨面）、软（前臂内侧面）四个部位配合拇指及四小指顺着病变部位的经筋线进行全线按、揉、点、推、弹拨、捏拿等分筋理筋手法，要求手法要"中结"，即以手拇指沿筋结肌纤维方向进行弹拨约 2 min。力量从轻到重，刚中有柔，柔中有刚，刚柔相济。第二步，壮医火针法：贯彻"固结行针"原则。采用"燔针劫刺"，即壮医火针法，在选定的筋结病灶部位上常规消毒，然后右手持 2 寸或 3 寸毫针，将针尖在酒精灯上烧红，迅速刺入治疗部位，得气后迅速出针。针刺的深度主要根据患者病情、体质、年龄、针刺部位肌肉的厚薄及神经、血管的分布而定。第三步，经筋拔罐法：采用闪火拔罐法，在针刺筋结部位或经筋线上拔罐 8 ~ 10 min 即可。以拔出黄色液或暗红色瘀血为佳。隔日治疗 1 次，10 次为 1 个疗程。

3 疗效标准[2]

治愈：疼痛及沉重感、紧束感消失，活动自如，恢复正常工作，患处检查肌痉挛及条索状物明显减轻或消失，6 个月内未复发。好转：疼痛及沉重感、紧束感明显减轻，不影响日常生活和工作，遇劳累或受凉后仍有不适。无效：症状无改善。

4 治疗结果

颈肩部肌筋膜炎患者 625 例，其中治愈 362 例，好转 245 例，无效 18 例，有效率 97.12%；腰背肌筋膜炎患者 463 例，其中治愈 248 例，好转 201 例，无效 14 例，有效率 96.98%；腰骶部肌筋膜炎患者 366 例，其中治愈 226 例，好转 132 例，无效 8 例，有效率 97.81%；足底肌筋膜炎患者 96 例，其中治愈 52 例，好转 42 例，无效 2 例，有效率 97.92%；总病例 1550 例，其中治愈 888 例，好转 620 例，无效 42 例，总有效率 97.29%。

5 讨论

肌筋膜炎是临床常见病、难治症。壮医称为"诺很尹"，属中医"痹病"范畴[3]。在临床上肌筋膜炎多见于中年以上人群，长期缺少肌肉锻炼和经常遭受潮湿寒冷影响者，颈、腰、臀均可被侵犯，有固定压痛点，也称之为激痛点，多位于肌筋膜骨附着处或肌肉肌腱交界处[4]。现代医学认为，人体受到风寒湿的影响，温度突降，体表血管收缩，深部血管扩张，导致液体渗出，积存在体内，引起疼痛。当肌肉痉挛、极度缺血时，会产生大量有害的代谢产物，刺激神经感受器而引起疼痛[5]。祖国医学认为风寒湿邪侵袭，留滞肌肉筋膜，引起肌筋拘挛，经络阻闭，气血运行不畅而致本病[6]。《灵枢·阴阳二十五人》曰："结而不通者，此于身皆为痛痹。"《灵枢·贼风》曰："贼风邪气之伤人也，令人病焉……此皆尝有所伤于湿气，藏于血脉之中，分肉之间，久留而不去……其开而遇风寒，则血气凝结，与故邪相袭，则为寒痹。"壮医认为本病为肌筋劳损，复感风寒湿毒邪，肌筋筋结形成，阻塞两路而致病。从中医古典"十二经筋图形"标记"筋结"进行考究，结合人体生物动态力学观点，当经筋线力群的牵拉力"超阈限"地作用于应力点时，便可导致应力点产生病理性"筋结"。

其中，颈肩部肌筋膜炎主要累及颈肩部筋膜、肩胛提肌、颈斜角肌、胸锁乳突肌、冈上肌、冈下肌、菱形肌等，腰背部肌筋膜炎主要累及腰背筋膜、背阔肌、竖脊肌等，腰骶部肌筋膜炎主要累及腰骶部筋膜、竖脊肌、骶棘肌、髂腰肌、臀大肌、臀中肌等；足底肌筋膜炎主要累及足底肌筋。筋结形成多位于肌筋的起点、止点、交叉点、拐弯点，分点、线、面等形状，以触压疼痛异常敏感为特征。同时伴有病变区皮肤毛孔增粗、肌筋膜增厚等。其临床症状以疼痛为主，疼痛性质多为钝痛、酸痛、胀痛等，表现为静止痛，如睡觉痛醒，稍加活动后疼痛有所减轻；可伴有肌肉僵硬发板，有沉重感。反复发作，时轻时重，其严重程度常随气候的变化而改变。广西气候潮湿，早晚温差较大，加上农耕劳作等因素，引发肌筋膜炎，故而该病也成为地方性多发病。

壮医经筋疗法是在古典经筋理论指导下，结合壮族民间理筋术而总结出来的以"经筋摸结"诊病术和"经筋解结"治病术的一种新型非药物疗法。包括经筋推拿手法＋壮医火针＋拔火罐，三法合成的三联疗法。经筋推拿手法具有活血化瘀、舒筋活络、理顺筋脉、松解粘连、疏通气血、祛风散寒的作用。壮医火针可以直达病灶，具有温经祛寒、散结通络、消肿止痛的作用。有研究表明火针能温通经脉。在针体烧红时温度可达800℃，刺入软组织时使软组织的蛋白质发生炭化，针孔便会形成一个小的开放窦道，使局部的炎性渗出物得以消散，瘀阻的血脉得以通畅；针孔在恢复过程中又可激发机体的修复功能，从而使局部组织得以重新修复而达到治愈的目的[7]。拔火罐起到祛寒排毒、活血化瘀的作用。三法联用，筋柔骨顺，疏通两路，达到"松—顺—动—通"的理想功效。该疗法对急性期或慢性期肌筋膜炎均具有较强的松筋、解结、消瘀、排毒、祛寒、止痛的功效，并有增进局部营养，防止肌肉萎缩，促进损伤修复及"脂肪疝"变软等作用，对人体筋膜、骨膜、肌腱、韧带、神经等白色组织炎症疼痛具有较好止痛作用。

综上所述，壮医经筋疗法治疗肌筋膜炎的临床疗效好。本疗法的技术关键环节是"摸结"与"解结"两个环节。具有易学易懂、操作简便、安全性高等优点。通过适宜技术的推广，对规范壮医经筋疗法诊治肌筋膜炎的技术，完善壮医经筋疗法的理论体系，提升民族医药基层的临床服务能力，培养留得住、用得上、养得起的基层适宜技术人才，满足民族地区日益增长的民族医药需求，解决民族地区群众"看病难、看病贵"问题，以及促进民族医药事业的可持续发展等都具有重要的现实意义。

参考文献

[1] 柳更新.中西医结合临床疼痛治疗学［M］.沈阳：辽宁科学技术出版社，2003：209-210.

[2] 杜元灏，石学敏.中华针灸临床诊疗规范［M］.南京：江苏科学技术出版社，2007：57-59.

壮医英才之医道·医学·医术

［3］王衍全，杨豪.中医筋伤学［M］.北京：人民军医出版社，2006：194-195.

［4］胥少汀，葛宝丰，徐印坎.实用骨科学：2版.［M］.北京：人民军医出版社，2004.

［5］赵家胜.腰背肌筋膜与腰背肌筋膜炎诊治的机理研究［J］.针灸临床杂志，2004，20（3）：21-22.

［6］孙树椿，孙之镐.中医筋伤学［M］.北京：人民卫生出版社，1990：219.

［7］谷新远.火针治疗肱骨外上髁炎30例［J］.云南中医中药杂志，2010，31（3）：47.

韦英才，梁子茂（2013年发表于《辽宁中医药大学学报》）

腰椎间盘突出症壮医摸结定穴与解剖定位的相关研究

【摘要】壮医经筋疗法治疗腰椎间盘突出症的关键技术是壮医摸结诊病术和壮医解结治病术，壮医经筋摸结定穴及解剖定位的相关研究，配合现代医学解剖病理，总结腰椎间盘突出症筋结的形成规律及定位方法，对腰椎间盘突出症的治疗具有指导意义。

【关键词】腰椎间盘突出症；壮医摸结定穴；解剖定位；筋结；足三阳经筋

壮医摸结定穴是壮医经筋疗法的一种独特诊病术，其来源于壮族民间"顺藤摸瓜，顺筋摸结"经验，广泛应用于筋病痛证的临床治疗。自2012年以来，我们承担"十二五"国家科技支撑计划项目"壮医经筋疗法诊治腰椎间盘突出症的关键技术及应用研究"，把壮医摸结定穴术结合人体肌肉解剖定位对腰椎间盘突出症的手法和针刺部位进行相关研究，并取得了一定的进展。

1 腰椎间盘突出症与足三阳经筋的关系

腰椎间盘突出症是由于腰椎间盘退变，引起髓核突出压迫神经根，从而产生腰部或臀部坐骨神经处疼痛，并向一侧下肢或双下肢放射的一种病证[1]。壮医认为本病受累主要为火路，火路为全身神经信息传导系统，主要受累的神经为股神经、坐骨神经、腓总神经，其循行分布与足三阳经筋关系密切。如足太阳之筋，起于足小趾，向上结于外踝，斜上结于膝部，在下者沿外踝结于足跟，向上沿跟腱结于腘部，其分支结于腨外，向上与腘部另支合并上行结于臀部，向上挟脊到达项部……足太阳经筋行于下肢后侧与坐骨神经走向相似；又如足少阳之筋，起于第四趾，向上结于外踝，上行沿胫外侧缘，结于膝外侧；其分支起于腓骨部，上走大腿外侧，前边结于伏兔……足少阳经筋行于下肢的外侧其中在小腿外侧与腓总神经走向相似；再如足阳明之筋，起于第二、三、四趾，结于足背，斜向外上盖于腓骨，上结于膝外侧，直上结于髀枢，向上沿胁肋，连属脊椎，直行者，上沿胫骨，结于膝部，直行者，沿伏兔向上，结于股骨前，聚集于阴部，向上分布于腹部……足阳明经筋行于下肢内侧，其中在腰大肌与大腿内侧起行与股神经走向相似。故壮医从足三阳经筋的生理功能和循行走向及与火路的关系论治腰椎间盘突出症具有一定的理论依据[2]。

2 腰椎间盘突出症与筋结的关系

腰椎间盘突出症与足三阳经筋关系密切。足三阳经筋呈向心性循行，从足走头，足三阳经脉从头走足。经筋在其循行过程，遇关节及筋肉丰盛之处则结聚，在十二经筋的循行分布中，不断与邻近部位相"结"。这种"边行边结"的方式，使十二经脉之气不断散布于经筋所过之处的筋肉组织、关节骨骼。对"结"字含义有不同的解释。一是认为"结"为"结合"，指经筋的聚拢处，为肌腱所在。二是认为"结"不仅是经筋的聚拢之处，亦是经筋密布或散布之处。可以是肌腱所在，亦可是肌束所在。如足太阳经筋"上结于踝，邪上结于膝，其下循足外踝，结于踵……其别者，结于踹外，上腘中内廉，与腘中并上结于臀"。足少阳经筋"起于小指次指，上结于踝"，此处之"结"是肌腱所在处。但其"……上走髀，前者结于伏兔之上"，则是指股四头肌束。三是认为"结"乃十二经筋将十二经脉经气集中布散之处，多为关节、肌腱、肌束（群）所在，亦可是胸中、缺盆、贲等部位。壮医认为筋病的形成，主要是肌筋劳损，复感风寒，筋结形成，横络盛加，阻塞龙路、火路引起，筋结就是肌腱、筋膜、形成的硬结。西医则认为结为肌筋组织在受到内外致病因素的作用下出现局部肌筋缺血缺氧、挤压、团块挛缩、瘢痕粘连等一系列病理改变，使肌筋束骨而利关节的功能不能充分实现。因此，全面理解《灵枢·经筋》中"结"的含义，对腰椎间盘突出症的治疗具有指导意义。

3 腰椎间盘突出症的足三阳经筋分型及摸结方法

足太阳经筋型：行于下肢后侧，与坐骨神经走行相似；可涉及的肌筋有腓肠肌、比目鱼肌、腘肌、腘绳肌、腘窝筋区、股二头肌、半腱肌、半膜肌。向上移行有臀大肌、臀中肌、骶棘肌、髂肋肌、竖脊肌、华佗夹脊筋区、臀上皮神经都属足太阳经筋范畴。

足少阳经筋型：行于下肢外侧，与腓神经走行相似；可涉及的肌筋有踇长伸肌、腓骨长肌、腓骨短肌、腓浅神经、腓深神经。向上移行有股四头外侧肌、缝匠肌、髂筋束、阔筋膜张肌、梨状肌、股外侧皮神经、臀上神经都属足少阳经筋范畴。

足阳明经筋型：行于下肢内侧，与股神经走行相似；可涉及的肌筋有足背筋区、趾长伸肌、胫骨前肌、股内侧肌、股动脉点、腰大肌。

壮医经筋摸结贯彻"以痛为腧"的原则。首先检查足太阳经筋线上坐骨神经的分布区域，其次是足少阳经筋线上髂胫束和腓神经分布区域，最后是足阳明经筋线上冲脉和股神经分布区域。医者用左手着重协助固定诊察部位，右手根据所检查部位肌筋的生理形态、厚薄及层次，正常组织的张力、结构形状等情况，对经筋线上的肌筋膜作浅、中、深三层次，由浅至深，由轻至重的检查，以切、循、按、摸、弹拨、推按、拔刮、拊掐、揉捏等手法行检。重点检查肌筋的起点、止点、交叉点、拐弯点、腰椎间隙和椎旁神经出口处、坐骨神经出口、腓总神经处。肌筋形成的筋结分点、线、面等形状，以触压疼痛异常敏感为特征。

4 腰椎间盘突出症常见的筋结与解剖定位

腰椎间盘突出症筋结形成在肌筋的起点、止点、交叉点、拐弯点、腰椎间隙和椎旁神经出口处、坐骨神经出口、腓总神经处。筋结形成大多与分布的神经支配相对应。根据足三阳经筋的生理功能和循行走向及其与神经关系，壮医一般按照足三阳经筋分型摸结诊病。

（1）足太阳经筋型。

以坐骨神经线放射痛为主，其中常见的筋结为腓肠肌筋结、腘绳肌筋结、坐骨结节筋结、臀中肌筋结、臀上皮筋结、夹脊筋结、第3腰椎横突筋结。筋结定位解剖如下。①腓肠肌筋结：位于小腿后侧，有内、外两个起头，内侧头起自股骨内侧髁腘面的上方，外侧头在腘肌腱及膝关节腓侧副韧带附着点上方的股骨外侧髁。在两个起头汇合向下移行为肌腱，该肌腱与比目鱼肌腱愈着，构成一粗大的跟腱，抵止在跟骨结节。腓肠肌是重要的足跖屈肌。筋结常分布于腓肠肌起点滑囊、腓总神经入肌点、腓肠肌肌腹、腓肠肌止点滑囊。②腘绳肌筋结：包括半腱肌、半膜肌、大收肌坐骨部。腘绳肌有伸髋屈膝的功能。筋结常分布于半腱肌、半膜肌的起点和止点。③臀中肌筋结：位于臀大肌深层，起点于髂骨翼外面，止点于股骨大转子。其为髋关节的外展肌，单足持重时，对固定骨盆起重要作用。另外，在髋关节伸和旋前动作中起作用。受臀上神经支配。筋结常分布于臀中肌缘、臀中肌肌腹、臀中肌止点。④坐骨结节筋结：在臀后侧，臀横纹中点内上方，坐骨结节处。局部解剖：皮肤—皮下组织—皮下脂肪垫—臀大肌及滑囊—半膜肌—肌长头、股方肌—坐骨滑液囊—坐骨结节。布有臀下皮神经。筋结点在坐骨结节腱抵止点处。⑤夹脊筋结：位于背腰部，处于第1胸椎至第5腰椎棘突下两侧，夹脊穴处。局部解剖：皮肤—皮下组织—胸腰筋膜—竖脊肌，布有相应脊神经皮支、肌支。筋结点在竖脊肌层。⑥第3腰椎横突筋结：在腰部，正当第3腰椎体横突顶端。局部解剖：皮肤—皮下组织—胸腰筋膜—竖脊肌、腰方肌—第3腰椎体横突—腰大肌—腹腔。布有腰神经后支，筋结点在第3腰椎横突处。⑦臀上皮神经筋结：位于第1～3腰神经后支之外侧支，在股骨大转子与第3腰椎间连线交于髂嵴处平行穿出深筋膜，分布于臀部皮肤。筋结常分布于臀上皮神经出口处、臀上皮神经经过第3腰椎横突处、臀上皮神经髂嵴处。

（2）足少阳经筋型。

以腓神经麻痛为主，其中常见的筋结有趾长伸肌筋结、腓骨短肌筋结、腓骨长肌筋结、梨状肌筋结、髂胫束筋结。筋结定位解剖如下。①趾长伸肌筋结：位于小腿前肌，起于胫骨前外侧面、腓骨前面及其间的骨间膜，向下肌腹渐细，移行为肌腱，通过伸肌支持带深面到足部，趾长伸肌肌腱分为4束，分别以趾背腱膜止于第2～5趾的中间和远侧节。趾长伸肌有足背屈、外翻和外展作用。受腓深神经支配。筋结常分布于趾长伸肌起点、趾长伸肌肌腹、趾长伸肌止点。②腓骨短肌筋结：位于腓骨长肌的深面，起自腓骨下2/3的外侧面及腓骨前、后肌间隔，经外踝的后面转向前，止于第5跖骨粗隆，长肌腱绕至足底。腓骨短肌有使足外翻、跖屈和外展的作用，受腓浅神经支配。筋结常分布于腓骨短肌起点、腓骨短肌与腓骨长肌交叉处、腓骨短肌止点。③腓骨长肌筋结：位于小腿外侧，起自腓骨的外侧面上2/3、小腿深筋膜的深面及小腿肌间隔。腓骨长肌起点较高，并覆盖腓骨短肌。该肌腱经外踝的后面转向前，在跟骨外侧绕至足底，斜行至足的内侧缘，止于内侧楔骨和第1跖骨底。腓骨长肌有调节足内翻和外翻运动的作用。腓神经支配。筋结常分布于腓骨长肌起点、腓骨长肌与腓骨短肌交叉处、腓骨长肌止点。④梨状肌筋结：位于臀部深部，起于第2、3、4骶椎前面，分布于小骨盆的内面，经坐骨大孔入臀部，止于股骨大粗隆。梨状肌有外旋髋关节的功能。受第2至第4骶神经的肌支支配。筋结常分布于梨状肌起点、梨状肌上孔、梨状肌下孔、梨状肌止点。⑤髂胫束筋结：位于大腿外侧，起自髂嵴前分的外侧缘，其上分为两层，包裹阔筋膜张肌，下部的纵行纤维明显增厚呈扁带状，后缘于臀大肌肌腱相延续。髂胫束下端附着于胫骨外侧髁、腓骨头和膝关节囊。髂胫束有外旋和外展大腿的作用。受臀上神经支配。筋结常分布于髂胫束起点、髂胫束中段、髂胫束止点。

（3）足阳明经筋型。

以下肢酸冷无力为主，其中常见的筋结有腹股沟筋结、腰大肌筋结。其定位及解剖如下。①腹股沟筋结：在腹股沟部，当腹股沟韧带中点，股动脉外侧缘处。局部解剖：皮肤—皮下组织—腹筋膜—腹股沟韧带—腰大肌、股神经、股动脉、股静脉—髂骨。布有髂腹股沟神经。筋结点在腹股沟肌腔隙中。②腰大肌筋结：位于腰椎前侧，起于腰椎体侧面和腰椎横突，止于股骨小转子。主要功能是前屈和外旋大腿。下肢固定时，可使躯干和骨盆前屈。筋结常分布于腰大肌起点、腰大肌肌腹、腰大肌止点。根据筋结的定位及解剖不但可以为壮医经筋疗法治疗腰椎间盘突出症取穴创立一种新方法，而且也为壮医经筋疗法（"壮医经筋推拿手法＋壮医火针＋拔火罐法"形成的综合疗法），手法的力度、深度、方向、部位，针法的深度及操作方法提供指导，以便提高壮医经筋疗法治疗腰椎间盘突出症的临床疗效。

5 壮医经筋疗法治疗腰椎间盘突出症的机理

壮医经筋疗法治疗腰椎间盘突出症的关键技术是壮医摸结诊病术和壮医解结治病术，壮医经筋摸结定穴及解剖定位的相关研究，配合现代医学解剖病理，总结腰椎间盘突出症筋结的形成规律及定位方法，然后通过壮医经筋疗法，包括手法松筋解结、针刺消结、拔罐减压等综合治疗。松解手法是在腰臀腿部全线肌筋松解的基础上，在病变部位的筋结、神经出口点、神经受压处予垂直点压、沿肌筋或神经走行进行顺牵拉、横弹拨等法分筋理筋，手法以松筋解结为原则。壮医经筋手法是在古代十二经筋理论指导下，结合壮族民间的"捉筋术"，包括绞筋、抓筋、捏筋、拍筋等方法。独创"以肘为主，以手为补"的推拿方法[3]。运用手法可缓解腰臀部肌肉痉挛，松解神经根粘连，促进局部炎症的消退，有助于突出椎间盘组织的回纳[4]。针刺原则是以结为输，固结行针。针刺操作的深度主要根据病情、体质、年龄、操作部位肌筋筋结的厚薄及神经、血管的分布而定。避免损伤皮肤、大血管和神经。一般疼痛多采用火针。火针火力猛，治疗便捷迅速，效果来得也快，800 ℃以上的温度，刺入肌肤，其热量迅速向周围扩散，达到温筋祛寒、减压排毒的作用[5]。下肢麻木者用电针，下肢酸冷无力者采用手法松解腰大肌。拔火罐有温里祛寒、活血化瘀、辅助针刺排毒减压的作用。三法联用，筋柔骨顺，解除粘连，疏通两路，共同起到松筋解结，解除神经根压迫，消除神经根炎症、粘连，纠正腰椎小关节紊乱，调节椎旁肌肉张力增加脊柱稳定性，促进突出的椎间盘回纳的作用。

参考文献

[1] 鲁雯，孙其伟，李虎，等.腰椎牵引的力学机理与生理效应的探讨 [J].中国矫形外科杂志，2005, 13（15）：1159-1161.

[2] 韦英才，梁启成.从经筋论治腰椎间盘突出症 [J].世界中医骨科杂志，2008, 10（1）：64-65.

[3] 韦英才.壮医经筋手法理论探讨及临床应用 [J].辽宁中医药大学学报，2012, 14（6）：16-17.

[4] 马亚利.推拿手法对腰椎间盘突出症突出物的作用 [J].中华现代中西医杂志，2007, 5（5）：372-373.

[5] 谷新远.火针治疗肱骨外上髁炎30例 [J].云南中医中药杂志，2010, 31（3）：47.

梁树勇，韦英才，梁子茂，王凤德（2015 年发表于《按摩与康复医学杂志》）

壮医三经筋分型论治腰椎间盘突出症的临床研究

【摘要】目的：观察壮医经筋疗法采用三经筋分型治疗腰椎间盘突出症的临床疗效。**方法：**将 105 例患者采用壮医三经筋分型，分为足太阳经筋型、足少阳经筋型、足阳明经筋型，然后采用壮医经筋疗法（"经筋推拿 + 经筋针刺 + 拔火罐"形成的三联疗法），并观察各经筋分型的临床疗效。**结果：**足太阳经筋组总有效率为 92.73%，足少阳经筋组总有效率为 88.89%，足阳明经筋组总有效率为 64.29%。**结论：**壮医经筋疗法采用三经筋分型治疗腰椎间盘突出症临床疗效好。

【关键词】椎间盘突出症；壮医经筋疗法；推拿；火针疗法

腰椎间盘突出症是腰椎间盘髓核突出压迫神经根，从而产生腰部或臀部坐骨神经处疼痛，并向一侧下肢或双下肢放射的一种病证[1]。本病是临床常见病、多发病，约占腰腿痛的四分之一，好发于 25～45 周岁的中青年[2]。本课题组负责国家"十二五"科技支撑计划中"民族医特色疗法疗效评价及平台技术研究"子课题，"壮医经筋疗法治疗腰椎间盘突出症的关键技术及应用研究"，2012 年 1 月至 2014 年 8 月采用壮医经筋疗法三经筋分型治疗腰椎间盘突出症，取得满意疗效。现报告如下。

1 临床资料

1.1 诊断标准[3]

①腰痛合并坐骨神经痛，放射至小腿或足部，直腿抬高试验阳性。②在 L_4、L_5 或 L_5/S_1 棘间韧带侧方有明显的压痛点，同时有至小腿或足部的放射性痛。③小腿前外或后外侧皮肤感觉减退，趾肌力减退，患侧跟腱反射减退或消失。④影像学检查包括 X 线、CT、MRI 或特殊造影等异常征象与临床表现一致。

1.2 经筋分型标准

①足太阳经筋型：以坐骨神经线放射痛为主，涉及的肌筋有腓肠肌、比目鱼肌、腘肌、腘绳肌、腘窝筋区、股二头肌、半腱肌、半膜肌、臀大肌、臀中肌、骶棘肌、髂肋肌、竖脊肌、华佗夹脊筋区、臀上皮神经。②足少阳经筋型：以腓总神经麻痛为主，涉及的肌筋有踇长伸肌、腓骨长肌、腓骨短肌、腓浅神经、腓总神经、股四头外侧肌、缝匠肌、髂胫束、阔筋膜张肌、梨状肌、股外侧皮神经、臀上神经。③足阳明经筋型：以下肢酸冷无力为主，涉及的肌筋有足背筋区、趾长伸肌、胫骨前肌、股直肌、股中间肌、股内侧肌、腹股沟神经、股动脉点、腰大肌。

1.3 一般资料

105 例患者为 2012 年 1 月至 2014 年 8 月广西民族医药研究院广西壮医医院壮医推拿科门诊及病房病例。其中男 62 例，女 43 例；年龄最小 22 岁，最大 58 岁，平均年龄 36 岁；病程最短 2 天，最长 6 年，平均病程半年。其中 $L_{3/4}$ 椎间盘突出者 4 例，$L_{4/5}$ 椎间盘突出者 41 例，L_5/S_1 椎间盘突出者 52 例，多个椎间盘突出者 8 例；左侧突出者 42 例，右侧突出者 46 例，中央型突出者 17 例。按照经筋分型标准，根据临床症状及摸结结果进行壮医经筋分型：足太阳经筋型 55 例，以坐骨神经线放射痛为主，其中常见的筋结有腓肠肌筋结、腘绳肌筋结、坐骨结节筋结、臀中肌筋结、臀上皮筋结、夹脊筋结、腰三横突筋结；足少阳经筋型 36 例，以腓总神经麻痛为主，其中常见的筋结有趾长伸肌筋结、腓骨短肌筋结、腓骨长肌筋结、梨状肌筋结、髂胫束筋结；足阳明经筋型 14 例，以下肢酸冷无力为主，其中常见的筋结有腹股沟筋结、腰大肌筋结。

2 研究方法

2.1 治疗方法

2.1.1 经筋摸结分型操作方法

采用足三阳经筋分型法，贯彻"以痛为输"的原则。首先检查足太阳经筋线上坐骨神经的分布区域，其次是足少阳经筋线上髂胫束和腓神经分布区域，最后是足阳明经筋线上冲脉和股神经分布区域。医者用左手着重协助固定诊察部位，右手根据所检查部位肌筋的生理形态、厚薄及层次，正常组织的张力、结构形状等情况，对经筋线上的肌筋膜作浅、中、深层次，由浅至深，由轻至重，以切、循、按、摸、弹拨、推按、拔刮、拑掐、揉捏等手法行检。重点检查肌筋的起点、止点、交叉点、拐弯点、腰椎间隙和椎旁神经出口处、坐骨神经出口、腓总神经处。肌筋形成的筋结分点、线、面等形状，以触压疼痛异常敏感为特征，并对触摸到的筋结进行标记。

2.1.2 经筋解结方法

（1）壮医经筋手法。

手法的原则：足三阳经筋三线松解手法，以松筋为主，解结为要。根据筋结大小、硬软及位置采取轻以松结，中以解结，重以破结的方法。足太阳经筋型者，主要松解足太阳经筋；足少阳经筋型者，主要松解足少阳经筋；足阳明经筋型者，主要松解足阳明经筋。第一步：患者取俯卧位，根据足太阳经筋走行，先从足跟开始，医者取肘尖部从患者的足底部点按，使足部发热伴有热感向上传导后用肘法（点、揉、按、摩、分筋、理筋等复式手法综合应用）沿足太阳经筋线的走向从足到腰进行全线松筋解结，重点推按足跟筋结、腓肠肌筋结、腘绳肌筋结、股二头肌筋结、臀大肌筋结、臀中肌筋结、髂肋肌、华佗夹脊筋结（骶棘肌、腰三横突点、腰4、5或腰5骶1之间的棘突旁）等，要求手法刚柔相济，气到病所。第二步：患者取侧卧位，根据足少阳经筋走行，术者用拇指指腹配合肘部点按推揉足少阳经筋线，重点松解蹞长伸肌筋结（腓骨长肌筋结、腓神经、股四头外侧肌筋结）、伏兔筋结（二半膜肌、缝匠肌）、髂胫束、阔筋膜张肌、梨状肌筋结等，使这些肌筋充分松解软化。第三步：患者取仰卧位，医者用拇指和四指全力及前臂从脚背沿足阳明经筋方向全线松解，重点足背筋结（中三趾）、股四头内侧肌筋结、气冲筋结（腹股沟神经、股动脉点）、腰大肌筋结等。第四步：腰部斜扳复位法，患者侧卧，在上面的下肢屈曲，在下面的患肢伸直。一般可单人操作，也可两人相互配合施法，由助手予以固定，术者立于背后，一手向后扳拉肩部，另一手向前推骶髂关节部位，两手同时作相反方向斜扳，可有"咯嗒"声。

（2）经筋针刺。

足太阳经筋型者主要采用壮医火针，针刺原则：以结为输，固结行针，快进快出。具体针法：在选定的筋结、腰椎间隙和椎旁神经出口处、坐骨神经出口部位上常规消毒，然后右手持2寸或3寸壮医火针，将针尖在酒精灯上烧红，迅速刺入治疗部位，得气后迅速出针；针刺的深度主要根据患者病情、体质、年龄、针刺部位肌肉的厚薄及神经、血管的分布而定，避免损伤大血管和神经。足少阳经筋者主要采用电针，其中按照临床摸结及神经分布采用电针刺激两组筋结，以有酸麻传导到下肢为佳。足阳明经筋型者主要采用手法点按腰大肌及股动脉。

（3）拔火罐。

用火罐在针刺处拔罐 8 ～ 10 min，以拔出深黄色液体或暗红色瘀血为佳。

上述治疗措施隔日治疗 1 次，7 次为 1 个疗程。休息 1 日，继续下 1 个疗程，两个疗程后判定临床疗效。

2.2 疗效标准[4]

参照 JOA 下腰痛评分系统，平林洌法改善率评定标准拟定，改善率 = [（治疗后评分—治疗前评分）/（满分 29- 治疗前评分）] × 100%。临床控制：腰腿痛及相关症状消失，直腿抬高试验阴性，恢复正常工作，改善率 ≥ 75%。显效：腰腿痛及相关症状基本消失，直腿抬高试验阴性，基本恢复正常工作，50% ≤改善率<75%。有效：腰腿痛及相关症状减轻，直腿抬高试验可疑阳性，部分恢复工作，但停药后有复发，25% ≤改善率<50%。无效：腰腿痛及相关症状体征无改善，直腿抬高试验阳性，或者加重，改善率<25%。

2.3 统计学方法

采用 SPSS13.0 统计软件进行统计学分析，两组间疗效比较采用卡方检验。

3 结果

3.1 3 组治疗前后 JOA 评分比较

治疗后 3 组 JOA 评分均较治疗前升高，差异有统计学意义（P<0.05），表明壮医经筋疗法治疗本病有显著疗效。治疗后 JOA 评分足太阳经筋型组较足少阳经筋型组及足阳明经筋组高（P<0.05），表明壮医经筋疗法治疗足太阳经筋型腰椎间盘突出症疗效优于足少阳经筋型及足阳明经筋型（见表 1）。

3.2 3 组临床疗效比较

壮医经筋疗法治疗本病足太阳经筋型有效率为 92.73%，足少阳经筋型有效率为 88.89%，足阳明经筋型有效率为 64.29%，表明壮医经筋疗法治疗腰椎间盘突出症足太阳经筋型疗效优于足少阳经筋型及足阳明经筋型（见表 2）。

表 1 壮医经筋三经筋分型组治疗前后 JOA 评分比较（$\bar{x}\pm s$，分）

组别	例数	治疗前	治疗后
足太阳经筋型	55	15.1±6.3	23.3±5.7[a]
足少阳经筋型	36	10.2±4.2	22.3±6.5[ab]
足阳明经筋型	14	11.3±5.6	18.5±6.5[ab]

注：与组内治疗前比较，[a]P<0.05；与足太阳经筋型组比较，[b]P<0.05。

表2　分型论治与对照组疗效的关系（例）

组别	例数	临床控制	显效	有效	无效	总有效率
足太阳经筋型	55	25	16	10	4	92.73%
足少阳经筋型	36	14	11	7	4	88.89%
足阳明经筋型	14	4	3	2	5	64.29%

4　讨论

　　腰椎间盘突出症属中医学"腰腿痛"范畴[5]。壮医称本病为"核嘎尹"，壮医认为腰部负重劳损，复感风寒湿毒邪，经筋失衡，筋结形成，横络盛加，阻塞龙路、火路导致本病。因此从足三阳经筋的生理功能和循行走向及与火路的关系论治腰椎间盘突出症具有一定的理论依据[6]。

　　腰椎间盘突出症最先出现的症状是腰痛伴坐骨神经放射痛，坐骨神经主要支配的肌筋有腓肠肌、比目鱼肌、腘肌、腘绳肌、半腱肌、半膜肌，坐骨神经在近膝关节处分为胫神经和腓总神经，腓总神经分为腓浅神经和腓深神经，当腓神经受累时会影响到蹰长伸肌、腓骨长肌、腓骨短肌等，随着病程的延长，还可波及阔筋膜张肌、髂胫束、股四头肌等，出现局部的压痛。在发病后 1 ～ 3 个月可出现肌肉的损伤，其病理变化主要是肌肉、韧带的挛缩、牵拉移位及粘连，腰臀腿部肌肉的不能协调平衡，如上关节突副突韧带损伤增厚或骨化卡压后内侧支神经而致顽固性腰腿痛等。这也就是慢性腰突症难以治愈的主要原因。同时，髓核突出后破裂长期压迫会与神经根袖粘连于椎间孔，也出现神经根的长期牵扯刺激症状[7]。

　　壮医经筋疗法采用三经分型治疗腰椎间盘突出症，针对患者的临床症状分型，采用相对的治疗方法，该疗法是在古典十二经筋理论指导下，结合壮族民间理筋术而总结出来的以"经筋推拿 + 经筋针刺 + 拔火罐"形成综合疗法。经筋推拿要求三线松解，但针对不同经筋分型，手法有侧重，以足太阳经筋型为主，主要松解足太阳经筋；以足少阳经筋为主，主要松解足少阳经筋；以足阳明经筋为主，主要松解足阳明经筋。手法原则是以松筋为主，解结为要。经筋推拿与传统推拿一样，可以达到活血化瘀、舒筋活络、理顺筋脉、疏通气血的目的[8-9]。运用手法更能缓解腰臀部肌肉痉挛，松解神经根粘连，促进局部炎症的消退，有助于突出椎间盘组织的回纳[10]。足太阳经筋型者主要采用壮医火针，主要选穴在腰腿部的痛性筋结、腰椎间隙和椎旁神经出口处、坐骨神经出口部位。《灵枢·经筋》载："治在燔针劫刺，以知为数，以痛为输。"以知为数是说根据临床摸到筋结的数量决定治疗的穴位的多少，以痛为输即压痛点、筋结点、腰椎间隙和椎旁神经出口处、坐骨神经出口部位，筋结所反映于体表的痛点就是火针治疗所要选取的部位。火针火力猛，800 ℃以上的温度，刺入肌肤，其热量迅速向周围扩散，具有祛寒止痛、减压排毒的作用[11]。足少阳经筋者主要采用电针，其中按照临床摸结及神经分布采用电针刺激两组筋结，以有酸麻传导到下肢为佳；足阳明经筋型者主要采用手法点按腰大肌及股动脉。配合拔火罐有温里祛寒、活血化瘀、辅助火针排毒减压作用。三法联用，筋柔骨顺，解除粘连，疏通两路，共同起到松筋解结、解除神经根压迫，消除神经根炎症、肿胀、粘连，纠正腰椎小关节紊乱，调节椎旁肌肉张力增加脊柱稳定性，促进突出的椎间盘回纳，活血化瘀止痛、改善微循环等作用。

壮医经筋疗法采用三经筋分型治疗腰椎间盘突出症的临床疗效好，值得进一步深入研究及推广应用。

参考文献

[1] 鲁雯，孙其伟，李虎，等.腰椎牵引的力学机理与生理效应的探讨[J].中国矫形外科杂志，2005，13（15）：1159-1161.

[2] 谢松林，廖小艳，刘绍梅.温针灸治疗腰椎间盘突出症疗效观察[J].针灸临床杂志，2010,26(1)：34-35.

[3] 中华医学会.临床诊疗指南：骨科分册[S].北京：人民卫生出版社，2009：97-98.

[4] 国家中医药管理局医政司.24个专业105个病种中医诊疗方案（合订本 试行版）[M].北京：人民卫生出版社，2011：150-151.

[5] 施杞，王和鸣.骨伤科学[M].北京：人民卫生出版社，2001：1148.

[6] 韦英才，梁启成.从经筋论治腰椎间盘突出症[J].世界中医骨科杂志，2008，10（1）：64-65.

[7] 韩健，于洋，龙梅.针刀松解联合骶管滴注治疗腰椎间盘突出症174例疗效观察[J].世界中西医结合杂志，2011，6（10）：876-879.

[8] 张安桢，武春发.中医骨伤科学[M].北京：人民卫生出版社，1988：61-62.

[9] LEI L M. Clinical progress of tuina treatment for lumbar intervertebral disc herniation in recent 10 years [J]. Journal of Acupuncture and Tuina Science, 2012, 10（2）：128-132.

[10] 马亚利.推拿手法对腰椎间盘突出症突出物的作用[J].中华现代中西医杂志，2007，5（5）：372-373.

[11] 谷新远.火针治疗肱骨外上髁炎30例[J].云南中医中药杂志，2010，31（3）：47.

梁子茂，韦英才，梁树勇，王凤德（2015年发表于《中医药导报》）

壮医经筋疗法治疗腰椎间盘突出症的临床研究

【摘要】目的：观察壮医经筋疗法治疗腰椎间盘突出症的临床疗效，为建立临床技术操作规范提供可靠的实验数据与科学依据。方法：将210例辨证为腰椎间盘突出症患

壮医英才之医道·医学·医术

者随机分为治疗组和对照组各 105 例，对照组采用传统常规治疗，治疗组采用壮医经筋疗法治疗。治疗 1 个疗程后进行疗效比较。**结果：**治疗组实际完成 98 例，对照组实际完成 96 例，经统计，治疗组总有效率 95.9%，对照组总有效率为 85.4%，两组比较，差异有显著性意义（$P < 0.05$）。通过观察治疗前后患者的 JOA 评分和视觉模拟评分及痛强度评分的变化情况，两组患者经治疗后比较，具有统计学意义（$P < 0.01$）。**结论：**壮医经筋疗法治疗腰椎间盘突出症疗效显著，值得临床推广。

【关键词】壮医经筋疗法；腰椎间盘突出症；火针；推拿

1 临床资料

1.1 诊断标准

1.1.1 西医诊断标准

参照《临床诊疗指南：骨科分册》。①腰痛合并坐骨神经痛，放射至小腿或足部，直腿抬高试验阳性。②在 L_4、L_5 或 L_5/S_1 棘间韧带侧方有明显的压痛点，同时有至小腿或足部的放射性痛。③小腿前外或后外侧皮肤感觉减退，跚肌力减退，患侧跟腱反射减退或消失。④影像学检查：包括 X 线片、CT、MRI 或特殊造影等异常征象与临床表现一致。

1.1.2 中医诊断标准

（1）中医诊断标准。

参照《中医病证诊断疗效标准》进行诊断。①有腰部外伤、慢性劳损或受寒湿史。大部分患者在发病前有慢性腰痛史。②常发生于青壮年。③腰痛向臀部及下肢放射，腹压增加（如咳嗽、喷嚏）时疼痛加重。④脊柱侧弯，腰生理弧度消失，病变部位椎旁有压痛，并向下肢放射，腰活动受限。⑤下肢受累神经支配区有感觉过敏或迟钝，病程长者可出现肌肉萎缩。直腿抬高或加强试验阳性，膝、跟腱反射减弱或消失，踇趾背伸力减弱。⑥X 线检查：脊柱侧弯，腰生理前凸消失，病变椎间盘可能变窄，相邻边缘有骨赘增生。⑦CT 检查可显示椎间盘突出的部位及程度。

（2）证候分类。

①血瘀证：腰腿疼痛如针刺，痛有定处，日轻夜重，腰部板硬，俯仰旋转受限，痛处拒按。舌质暗紫，或有瘀斑，脉弦紧或涩。

②寒湿证：腰腿冷痛重着，转侧不利，静卧痛不减，受寒及阴雨加重，肢体发凉。舌质淡，苔白或腻，脉沉紧或濡缓。

③湿热证：腰部疼痛，腿软无力，痛处伴有热感，遇热或雨天痛增，活动后痛减，恶热口渴，小便短赤。苔黄腻，脉濡数或弦数。

④肝肾亏虚证：腰酸痛，腿膝乏力，劳累更甚，卧则减轻。偏阳虚者面色㿠白，手足不温，少气懒言，腰腿发凉，或有阳痿、早泄，妇女带下清稀，舌质淡，脉沉细。偏

阴虚者，咽干口渴，面色潮红，倦怠乏力，心烦失眠，多梦或有遗精，妇女带下色黄味臭，舌红少苔，脉弦细数。

1.2　纳入标准

①符合上述腰椎间盘突出症诊断。②年龄在 18 ～ 70 岁之间。③患者志愿受试并签署知情同意书。

1.3　排除标准

①不符合上述诊断标准和纳入标准者。②患有腰椎骨折、结核、占位性病变、其他原因致椎管狭窄及心肌梗死、脑血管意外、严重创伤或做过重大手术者。③孕妇及哺乳期妇女。④合并有其他严重器质性病变，医生认为不适合者。⑤过敏体质及精神病患者。

1.4　病例的脱落与处理

1.4.1　病例脱落标准

①已进入试验而发现为不符合纳入标准或符合排除标准者。②未按规定接受治疗无法判断疗效者。③治疗未超过半个疗程者，包括中止试验病例和自然脱落失访的病例。

1.4.2　中止试验标准

①试验期间发生严重不良反应或特殊生理变化、其他意外事件，不宜继续接受试验者。②试验期间病情不断恶化，有可能发生危险而必须采取紧急措施者。③试验期间患者不愿继续接受试验者。

1.4.3　脱落病例的替补

脱落病例数超过计划观察数的 20%，应替补同额病例数。

1.5　一般资料

本研究的 210 例入选患者均为 2013 年 1 月至 2014 年 6 月在广西壮医医院、广西中医药大学第一附属医院、广西武鸣县中医医院确诊为腰椎间盘突出症的患者。年龄最小 18 岁，最大 70 岁；病程最短 1 天，最长 12 年。平均病程 4.2 ± 0.4 年，按照就诊顺序编号，随机分为治疗组和对照组各 105 例。治疗组 105 例，男 63 例，女 42 例；平均年龄 45.1 ± 2.2 岁；病程最短 1 天，最长 12 年，平均病程 4.1 ± 0.3 年。对照组 105 例，男 61 例，女 44 例；平均年龄 44.2 ± 1.6 岁；病程最短 3 天，最长 11 年，平均病程 4.3 ± 0.1 年。两组患者性别、年龄、病程经统计学分析无显著性差异（$P > 0.05$），具有可比性。

2　研究方法

2.1　治疗组

采用壮医经筋法。

2.1.1　壮医经筋摸结

本法根据壮族民间"顺藤摸瓜、顺筋摸结"的摸结经验，医者两手密切配合，左手着重协助固定诊察部位，右手根据所检查部位的生理形态、肌筋的厚薄及层次、正常组织的张力、结构形状等情况，分别运用拇指的指尖、指腹及拇指与四小指的指合力或用肘尖，对经筋线作浅、中、深层次，由浅至深，由轻至重，以切、循、按、摸、弹拨、推按、拔刮、拑掐、揉捏等手法行检。筋结分点、线、面等形状，以触压疼痛异常敏感为特征。

腰椎间盘突出症足三阳的经筋摸结。

①足太阳经筋手触摸结，可查到患侧骶棘肌痉挛，突出病变部位棘突旁（棘点）压痛，放射痛，股二头肌（股点）、腘绳肌（腘点）、腓肠肌（腓点）、跟腱（跟点）等筋结点，压痛明显。

②足少阳经筋手触摸结，可查到髂肋肌（髂点）、臀大肌（臀点）、梨状肌（梨点）、阔筋膜张肌（阔点）、股四头肌外侧肌（股外点）、腓骨长肌（腓骨点）、蹈长伸肌（蹈长点）等筋结，压痛或放射痛。

③足阳明经筋手触摸结，可查到腰大肌（腰点）、腹股沟（沟点）、股四头肌内侧肌（股内点）等筋结，压痛明显。

2.1.2 壮医经筋解结方法

（1）经筋手法解结。

第一步，足太阳经筋手法：患者取俯卧位，医者采用肘关节之尖（鹰嘴）、钝（肱骨内髁）、硬（前臂尺骨面）、软（前臂内侧面）四个部位从患者的足底涌泉穴起按，顺着足太阳经筋线从足到头方向进行全线按、揉、点、推、弹拨等松筋理筋，重点推按足跟筋结、踹外筋结（腓肠肌）、腘内筋结（腘绳肌）、大腿后筋结（股二头肌）、臀部筋结（臀大肌）、髀后筋结（髂肋肌）、华佗夹脊筋结（骶棘肌、L_3横突点、L_4、L_5或L_5/S_1之间的棘突旁）等筋结点，使足太阳经筋全线松解为佳。

第二步，足少阳经筋手法：患者取侧卧位，双膝间垫一小枕，医者用肘部尖、钝、硬、软四个部位顺着足少阳经筋从足到头方向进行全线松筋理筋，重点松解足次趾筋结（蹈长伸肌）、腓侧筋结（腓骨长肌、腓神经）、膝外筋结（股四头外侧肌）、伏兔筋结（二半膜肌、缝匠肌）、髀上筋结（髂筋束、阔筋膜张肌）、尻筋结（梨状肌）等筋结点，配合侧板复位法。左右各1次。

第三步，足阳明经筋手法：患者取仰卧位，医者用肘部及拇指指腹从顺着足阳明经筋从足到头方向全线松筋理筋。重点松解足背筋结（中三趾）、髀内筋结（股四头内侧肌）、气冲筋结（腹股沟股神经、股动脉点）、腹后筋结（腰大肌）等筋结点，点按股动脉时以有热气向下肢冲击为佳。最后以直腿抬高加强手法和"4"字征强化手法结束。

（2）经筋火针消结。

对于血瘀、寒湿、肝肾亏虚型和急性期、巨大型、中央型腰突症及腰突症引起的"脚冷、脚软、便频"的患者，在经筋手法的基础上，采用火针解结，具体针法：在查找的筋结点常规消毒，将毫针针尖在酒精灯上烧红，迅速刺入治疗部位，针刺的深度要求直达筋结点，得气后迅速出针，针后在针刺部位拔火罐，留罐10 min，可见到拔出黄色澄清液体。疗程：隔天治疗 1 次，7 次为 1 个疗程。

2.2 对照组

采用传统常规治疗。

2.2.1 传统手法

患者俯卧位或侧卧位，医者站其旁，操作步骤：①双手掌或单手掌反复揉腰骶部和两臀部数遍。②双拇指或肘尖，按揉腰骶部五条线（督脉和足太阳经一、二侧线督脉以按压椎间隙为主）3～5 遍。点按肾俞、志室、腰阳关、大肠俞、腰眼、八髎、阿是穴。③拇指或肘尖按揉理顺臀上皮神经路线和梨状肌投影处的酸痛点，反复施术 3～5 遍。点按环跳、秩边穴。④拿揉下肢后侧 3～5 遍。⑤肘尖按揉理顺大腿后侧足太阳经路线；重点按揉承扶、殷门、委中、承山、昆仑、涌泉穴。

2.2.2 传统针法

在手法基础上，采用毫针针法。取穴：腰部取肾俞、大肠俞、八髎、华佗夹脊等；下肢放射痛偏于正中、膀胱经者，取秩边、殷门、承山、昆仑、足临泣等；下肢放射痛偏于后外侧胆经者，取环跳、风市、阳陵泉、足三里、悬钟、昆仑、太冲穴等。采用补泻兼施手法，留针 30 min。疗程：隔天治疗 1 次，7 次为 1 个疗程。

2.3 观察指标及疗效标准

2.3.1 安全性观测

观察患者的生命体征（体温、脉搏、呼吸和血压）、三大常规检查（尿、大便和血常规）、心电图、可能出现的不良反应。①为了手法安全，腰椎 X 线检查及 CT 或 MRI 检查干预前后各记录一次。②干预措施可能引起的不良反应观测可随时记录。

2.3.2 疗效标准

参照《中医病证诊断疗效标准》中关于腰椎间盘突出症的疗效评价标准以及日本整形外科学会"腰椎疾患症状分级量化表（JOA）"而制定。

①中医参照《中医病证诊断疗效标准》。治愈：腰腿痛消失，直腿抬高 70° 以上，能恢复原工作。好转：腰腿痛减轻，腰部活动功能改善。未愈：症状、体征无改善。②参照日本整形外科学会"腰椎疾患症状分级量化表（JOA）"而制定。

A.腰部疼痛程度：采用视觉模拟评分及痛强度评定（VAS 法）。

无痛：0 分；偶尔轻度疼痛：1～3 分；经常轻度或偶尔严重的疼痛 4～6 分；经常或者持续严重的疼痛 7～10 分。

B.JOA 下腰痛评分。

改善率 =〔(治疗后评分 – 治疗前评分) / (29 – 治疗前评分)〕× 100%。

临床控制：症状体征消失或基本消失，改善率 ≥ 75%。

临床显效：症状体征明显好转，50% ≤ 改善率 < 75%。

临床有效：症状体征有所好转，25% ≤ 改善率 < 50%。

临床无效：症状体征无明显改善，改善率 < 25%。

2.4 统计学方法

数据采用 SPSS13.0 统计分析软件处理，进行 t 检验和 x^2 检验。

3 结果

3.1 两组临床疗效

结果见表 1。

表 1 两组临床疗效比较

组别	例数	治愈	显效	有效	无效	总有效率
治疗组	98	36（36.7%）	42（42.9%）	16（16.3%）	4（4.1%）	95.9%△
对照组	96	29（30.2%）	20（20.8%）	33（34.4%）	14（14.6%）	85.4%

注：△ x^2=6.51，$P<0.05$，差异有统计学意义。

3.2 两组治疗前后 JOA 评分结果和视觉模拟评分及痛强度评定比较

结果见表 2。

表 2 两组治疗前后 JOA 评分结果和 VAS 评分结果比较（$\bar{x}\pm s$）

总例数		JOA		VAS	
		治疗前	治疗后	治疗前	治疗后
治疗组	98	11.48±2.33▼	19.24±5.04▽	7.54±1.32▲	3.22±1.19△
对照组	96	12.01±3.05	15.06±6.14	7.48±2.01	5.26±2.31

注：▼ t=1.36，$P>0.05$，差异无统计学意义；▽ t=5.1875，$P<0.01$，差异有统计学意义；▲ t=0.24，$P>0.05$，差异无统计学意义；△ t=7.7551，$P<0.01$，差异有统计学意义。

4 讨论

腰椎间盘突出症是指腰椎间盘突出引起的脊柱不稳、周围组织损伤影响腰部脊髓、神经根的功能而出现的腰腿痛等一系列症状。20～50 岁的成年人常发。腰椎间盘突出是纤维环破裂所致，故称"腰椎间盘破裂症"。该病是临床上最常见的疾病之一，也是骨伤科的疑难病症，严重影响人们的工作和生活。腰椎间盘突出症以 $L_{4\sim5}$、L_5/S_1 发病率最高，约占 95%。

腰椎间盘突出本身可能不引起症状，即使引起症状也多是压迫神经根，但压迫神经根应产生麻木而非疼痛。因此，临床上所见的主要症状多是腰椎间盘突出后继发的腰椎下移—椎间隙变窄，后关节半脱位等使腰椎周围肌肉、韧带损伤，如多裂肌、横突间肌、横突肌韧带损伤等诱发。这些不协调力的变化影响了神经根的血供，出现神经根水肿，因神经根内血流减慢，可使神经根组织内废物集聚，产生神经根的功能改变。腰臀部肌肉的急、慢性损伤，也使腰臀肌肉痉挛，影响局部血运、代谢产物不能及时排出，废物或致痛物质沉积而诱发疼痛等。这也是手法治疗能迅速改善或消除症状的内在原因。有腰腿痛症状的腰椎间盘突出症，100%有梨状肌和其他臀肌的损伤，症状明显者，梨状肌综合征也必严重。随着病程的延长，还可波及阔筋膜张肌、阔筋膜、髂胫束、股二头肌、小腿三头肌、腓骨长肌等，出现局部的压痛。腰臀腿部的肌肉损伤在腰椎间盘突出症发病后1~3个月，其病理变化主要是肌肉、韧带的挛缩、结疤及粘连，腰臀腿部肌肉的动态平衡失调，如上关节突副突韧带损伤增厚或骨化卡压后内侧支神经而致顽固性腰腿痛等，这也就是慢性腰突症难以治愈的主要原因。同时，髓核突出后破裂，与神经根袖粘连于椎间孔，也出现神经根的长期牵扯刺激症状。本病病位在下腰部。主要症状是下腰部的慢性疼痛，可以局限在腰部，也可以放射至两侧臀部或大腿部。有时没有疼痛，仅有腰部活动时的不适感。另外，本病腰痛症状大多数是继发性疼痛。

经筋病候[1]具有悠久的历史，早在公元前十三世纪的甲骨文卜辞中，便有"手病、臂病、关节病"等论述。公元前十一世纪的《周礼·天宫》提出"以酸养骨，以辛养筋，以咸养脉，以苦养气，以甘养肉"等论述。腰椎间盘突出症是腰椎内在的生物力学平衡破坏后引起椎间盘发生退行性变，而椎管内的"压应力"有赖于椎管外的"张应力"的平衡。从经筋与腰椎的生理病理关系来看，腰部的肌肉是腰椎活动的动力结构，为保证肌肉充分发挥作用，腰背部有较强大的筋膜，作为肌肉的起点和保护装置，是协助肌肉产生动力的结构，这与中医"筋者，肉之力也"是吻合的。考《素问·刺腰痛》云"足少阴令人腰痛，痛引脊内廉"，说明足少阴经筋病变与脊内椎间盘退变有关；《素问·脉要精微论》云"腰者肾之府，转摇不能，肾将惫矣。膝者，筋之府，屈伸不能，行则偻附，筋将惫矣"，说明肾虚易导致腰脊痛。又如《灵枢·经筋》足太阳经筋的病候"足小趾掣强，脚跟肿痛，骨节挛急，骨强反折"，足少阳经筋的病候"足第四趾掣强，引膝外转筋，膝不能屈伸，腘筋急，前引髀，后引尻"，足阳明经筋的病候"其病足中指支，胫转筋，脚跳坚，伏兔转筋，髀前肿，㿉疝，腹筋急……"等足三阳经筋的病候记载，与腰椎间盘突出症的临床症状也极为相似。壮医是祖国传统医药的重要组成部分，是壮族先民长期同疾病作斗争的智慧结晶和经验总结。壮医疗法丰富多彩，特色鲜明，其中"壮医理筋术"方法独特，综合了理筋、分筋、揉筋、捏筋、绞筋、拔筋、顺筋、拍筋等多种松筋法，被广大筋性痛症患者接受。经过临床研究，从壮医经筋理论着手，采用壮医经筋疗法治疗腰椎间盘突出症，总有效率为96.0%，成效显著，值得临床推广，将为腰椎间盘突出症的临床治疗提供新的广阔前景。

参考文献

[1]韦英才，梁启成.从经筋论治腰椎间盘突出症[J].世界中医骨科杂志，2008，10（1）：64-65.

王凤德，韦英才，梁树勇，吕计宝，梁子茂（2015年发表于《四川中医》）

壮药排石汤治疗石淋的临床观察 40 例

【摘要】**目的**：通过观察壮药排石汤治疗石淋患者的临床疗效，优化排石汤的配方，为制作壮药排石胶囊做前期的临床疗效验证，为推广壮药排石胶囊提供临床实证依据。**方法**：将 80 例辨证为下焦湿热型石淋患者随机分为治疗组和对照组各 40 例，对照组采用复方金钱草颗粒治疗，治疗组采用壮药排石汤治疗。治疗 3 个疗程后进行疗效比较。**结果**：治疗组总有效率为 92.5%，对照组总有效率为 80%，治疗组效果高于对照组，差异有统计学意义（$P < 0.05$）。**结论**：壮药排石汤排石率高，费用低廉，疗效肯定，值得临床推广应用。

【关键词】石淋；壮药排石汤；下焦湿热型；尿路结石

尿路结石是临床常见病，包括肾结石、输尿管结石和膀胱结石。近年来，我国尿路结石的发病率逐年升高，特别是广东、广西，尿路结石发病率高达 1%，是世界上三大主要尿路结石流行区之一。本病以腰痛、血尿、尿出砂石为主要临床表现，给患者带来了巨大的痛苦，我们使用壮药排石汤治疗尿路结石，临床效果显著，现报告如下。

1　临床资料

1.1　诊断标准

1.1.1　中医诊断标准

参照《中药新药临床研究指导原则》[1] 中尿路结石的诊断标准。①具有典型肾绞痛、腹痛及血尿史（包括尿常规或镜下血尿或肉眼血尿），可伴有尿频、尿急和尿痛等症状及肾区叩击痛。②B 超检查提示尿路各部位结石或伴有肾盂积水。③腹部 X 线检查显示结石阴影。具备①项并有②或③中任何一项即可诊断。

1.1.2　中医证型诊断

参照《中医病证诊断疗效标准》[2] 中石淋辨证分型属下焦湿热型。下焦湿热型，腰腹绞痛，小便涩痛，尿中带血，或排尿中断，解时刺痛难忍，大便干结。舌苔黄腻，脉弦或数。

1.2　纳入标准

①符合中医诊断标准及中医辨证属下焦湿热型。②肝功能、肾功能正常。③检查前 7 天未服用激素类药物、钙剂、维生素 D 或中药排石制剂。④不伴有其他疾病的自愿受试者。

1.3　排除标准

①结石直径 > 1.2 cm。②有明显肝功能、肾功能损害及合并重度肝、肾、内分泌、造血系统等原发性疾病、精神病患者。③输尿管梗阻、肾及输尿管先天畸形、梗阻性肾

病、肾结核以及急腹症等患者。④未按规定用药，无法判定疗效或资料不全等影响疗效
判定者。

1.4 一般资料

本研究的 80 例入选患者均为 2013 年 1 月至 2016 年 4 月在广西壮医医院门诊及住
院，并确诊为下焦湿热型石淋患者，年龄最小 15 岁，最大 60 岁，平均年龄为 35.2 岁；
病程最短 10 天，最长 5 年。按照就诊顺序编号，随机分为治疗组和对照组各 40 例。治
疗组 40 例，男 26 例，女 14 例；平均年龄为 35.6 岁；病程最短 10 天，最长 5 年。对照
组 40 例，男 25 例，女 15 例；平均年龄为 36.1 岁；病程最短 11 天，最长 5 年。两组患
者性别、年龄、病程经统计学分析，无显著性差异（$P > 0.05$），具有可比性。

2 研究方法

2.1 治疗组

予壮药排石汤治疗，药物组成：猫须草 15 g，广金钱草 10 g，海金沙草 12 g，土牛
膝 10 g，鸡内金 6 g，茅莓 10 g，延胡索 6 g，穿破石 12 g，威灵仙 8 g。用法：每日 1 剂，
分早中晚 3 次内服，每次 250 mL，10 天为 1 个疗程，连续治疗 3 个疗程。

2.2 对照组

予复方金钱草颗粒（批准文号；国药准字 Z45021680，广西万通制药有限公司生产），
开水冲服，一次 1 袋，一天 3 次，10 天为 1 个疗程，连续治疗 3 个疗程。每日针对两组
中出现感染、疼痛等症状，分别给予抗感染、解痉、止痛等治疗。

2.3 观察指标

①主要症状（血尿、尿频、尿急、尿痛、排尿异常等）、体征（肾区、输尿管部压
痛、叩击痛等）、舌象、脉象，治疗前与治疗后每周观察 1 次。②新鲜晨尿 pH 值，尿中
肌酐、比重、酸碱度、微蛋白等，于治疗前与治疗后 1 天、3 天、7 天各检查记录 1 次。
③血常规、肝肾功能于治疗前与治疗后 1 天、3 天、7 天各检查记录 1 次。④腹部平片、
B 超检查于治疗前与治疗后 7 ～ 12 天各检查记录 1 次。上述各项指标的检测，均由那坡
县中医院完成。

2.4 疗效标准

参照 2002 年中华人民共和国卫生部制定颁布的《中药新药临床研究指导原则》中
《中药新药治疗尿路结石的临床研究》而制定。

治愈：①结石排出，并收集到结石标本；②复查腹部平片，结石阴影消失；③虽未
收集到结石标本，却在某次排尿过程中有明显的尿石排出感，复查平片结石阴影消失；
④虽无明显结石排出感，但长期无自觉症状，多次复查平片，结石阴影消失，超声检
查，亦显示梗阻解除、积水减轻或消失。符合上述条件之一者，即为治愈。

有效：①肾结石通过第一狭窄，降入输尿管上段；②多发结石部分排出；③结石虽
无移动，但经治疗后患侧肾积水明显减轻或消失；④连续平片观察、结石在变小（排除

因结石旋转、投照角度改变等所致平片所见结石大小的改变）；⑤出现明显的结石碎裂溶解现象；⑥并发之尿路感染得以控制或明显减轻。符合上述条件之一者，即为有效。

无效：①结石无移动；②继发之积水、梗阻，并发之尿路感染不见减轻，甚至日趋严重；③肾功能进一步受损；④自觉症状无改善。符合上述条件之一者，即为无效。

2.5 统计学方法

数据采用SPSS13.0统计分析软件处理，采用x^2检验。

2.6 结果

2.6.1 两组临床疗效比较

结果见表1。

表1 两组临床疗效比较

组别	例数	治愈	有效	无效	总有效率	组间比较
治疗组	40	23	14	3	92.5%	x^2=6.79
对照组	40	12	20	8	80.0%	P=0.02

2.6.2 两组不良反应

两组治疗期间均无严重不良反应。

3 讨论

尿路结石的治疗，有药物内服、体外冲击波碎石（ESWL）及外科手术治疗。研究表明，药物保守治疗尿路结石（直径≤4 mm），患者自行排石率可达到90%，结石直径≥7 mm的患者则自行排石率较低[3]。临床上，直径≥7 mm的结石，体外冲击波碎石（ESWL）和外科手术仍然是主要的治疗方法，但体外冲击波碎石和外科手术无法根治肾结石，术后复发率高。在国外的一项研究报告中[4]，尿路结石病的复发率达50%以上，结石发病率及复发率与多种因素（如结石类型组成，患者年龄、性别、职业、饮食习惯、遗传等因素）相关[5-6]。直径≤4 mm的结石，药物内服则起着重要的辅助治疗作用，西药因为对肝肾损害的毒副作用，逐渐引起了临床医生的重视。在药物的选择上，有着很大的局限性，临床如何防治尿路结石，是世界各国临床医师关注的重点课题。中医药民族医药在治疗尿路结石方面，理论完善，效果显著，有着"简、验、便、廉"的优势。

祖国传统医学将尿路结石归于"石淋"范畴。中医认为本病多与肾和膀胱气化功能失职及平素嗜酒多食肥甘辛辣之食物或因情志抑郁、工作劳累有关，易引起气滞血瘀，湿热蕴结下焦，灼伤津液，日积月累，尿中浊质逐渐结成砂石。壮医称为肉扭，是由于热毒、湿毒、火毒侵袭，邪毒滞留于水道和咪腰（肾）和咪小肚（膀胱），或过食辛辣，内生湿毒、热毒、火毒，邪毒熏灼水道，日积月累，尿中杂质结成砂、成石，沉积于水道，停滞于水道及其枢纽脏腑咪腰（肾）、咪小肚（膀胱），阻滞水道，使水道中的两路网络受损伤，以致水道不通畅，人体内的天地人三气不能同步而发生肉扭（淋证），临床表现以尿频、尿痛、尿血为主。治疗原则：清热毒，除湿毒，通水道。

广西地区尿路结石以草酸和磷酸钙混合结石及单纯草酸钙结石为主的上尿路结石以及以尿酸盐结石及草酸和磷酸钙混合结石为主的下尿路结石[7]，资料显示，草酸钙及含草酸钙的尿路结石约占70%[8]。壮药排石汤具有清热排毒、凉血止血、化石排石、利尿通淋的作用。本方取猫须草、广金钱草、海金沙草、鸡内金为公药，壮族民间称"三金一草"，具有较好的利尿、通淋、化石、排沙、护肾等功效。本方取茅莓、穿破石等为母药，具有较好的清热解毒、活血凉血、利尿通淋等功效。本方取威灵仙、延胡索等为帮药，具有软坚散结、通络止痛等功效。本方取土牛膝为带药，具有引药下行、补肾强腰等功效。本方在壮医"三道两路""毒虚致病"理论和壮药公母帮带配伍原则指导下，在壮族民间"三金一草"经验方基础上，加部分中药、壮药配伍而成，全方共达清热解毒、凉血通淋、补肾强腰之功效。据研究，猫须草提取物能明显降低肾结石小鼠尿液及肾组织中草酸和钙含量，从而抑制草酸钙结石的形成[9]。王涌泉等选用广金钱草注射液对草酸钙肾石模型大鼠进行研究，发现广金钱草在体内能保护肾组织细胞，对草酸钙晶体形成有明显的抑制作用[10]。海金沙可降低肾组织草酸含量，保护肾组织上皮细胞，减少尿Ca、P、UA分泌，增加尿Mg水平，增加排尿量，从而抑制结石形成[11]。《南宁市药物志》记载穿破石："血通经，治淋浊，去远年瘀积、结石。"

本研究采用壮药排石汤治疗尿路结石，经临床观察，治疗组总有效率为92.5%，对照组总有效率为80%，两组对比有统计学意义（$P < 0.05$）。经临床观察，壮药排石汤治疗尿路结石，时间短，疗效可靠，费用低廉，值得临床推广。

参考文献

[1] 郑筱萸. 中药新药临床研究指导原则（试行）[M]. 北京：中国医药科技出版社，2002.

[2] 国家中医药管理局. 中医病证诊断疗效标准[S]. 南京：南京中医药大学出版社，1994.

[3] BADER M J, EISNER B, PORPIGLIA F, et al. Contemporary management of ureteral stones [J]. Eur Urol, 2012, 61（4）：764-772.

[4] DEIDE L, BATEREIAR, SAMUET S, et al. predicting urinary stone composition using X-ray coherent scatter: a novel technique with potential clinical applications [J]. J Urol, 2002, 168：260-265.

[5] PERES L A B, MOLINA A S, GALLES M H L. Metabolic investigation of patients with urolithiasis in a specific regio [J]. Int Braz J Urol, 2003, 29（3）：217.

[6] STAMATELOU K K, FRANCIS M E, JONES C A, et al. Time trends in reported prevalence of kidney stones in the United States: 1976-1994 [J]. Kidney International, 2003, 63（5）：1817-1823.

[7] 米华，邓耀良. 中国尿石症的流行病学特征[J]. 中华泌尿外科杂志，2003，10（24）：715-716.

[8] 王剑松，杨德林. 含钙尿石的预防[J]. 云南医药，1995，16（6）：487.

[9] 蔡华芳，罗砚曦，蒋幼芳，等. 肾茶提取物抑制小鼠草酸钙结石作用研究[J]. 中国实用医药，2008，3（7）：1-2.

［10］王涌泉，朱宝军，安瑞华，等．金钱草注射液抑制鼠草酸钙结石形成作用的研究［J］．中华泌尿外科杂志，1999，20（11）：689-691.

［11］胡露红，卞荆晶，吴晓娟．海金沙提取物对实验性大鼠肾草酸钙结石形成的影响［J］．安徽大学学报，2006，30（1）：80-84.

吕计宝，韦英才，王凤德，梁树勇，吴飞，梁子茂（2016 年发表于《中国民族医药杂志》）

壮医经筋学说理论浅探

【摘要】经筋病与生物力学、现代生理解剖相结合是目前研究的主要方向，但经筋的生理、病因、病机、诊断、治疗等学术体系构建各家说法不一。笔者基于壮医理论和生物力学原理，对经筋病的病因、病机及治疗机理进行探讨，为壮医经筋学说的临床应用提供理论依据。

【关键词】经筋学说；壮医；燔针劫刺；推拿

经筋理论源于《黄帝内经·灵枢》，是中医经络学的重要组成部分，具有独立的学术地位[1]。《黄帝内经·灵枢》对经筋病治则总括为"治以燔针劫刺，以知为数，以痛为输"。然而，为何经筋病治以燔针？为何以痛为输？又为何以知为数？《黄帝内经·灵枢》及历代医家均没有详述。笔者经过多年的临床探索，结合壮医理论和生物力学原理，提出六个经筋学术观点，即肌肉解利生理观、横络盛加病因观、因结致痛病理观、摸结查灶诊断观、松筋解结治疗观、拉筋排毒养生观，对经筋病的病因、病机及治疗机理进行较为全面的阐述，为经筋临床研究提供理论依据。

1 肌肉解利生理观

人因骨而立，人因筋而行，人因节而动。筋连接骨骼，司主关节。故《说文解字》云："筋者，肉之力也。"筋系指肌腱、肌肉、神经、血管、韧带、骨膜等一切软组织的统称[2]。其中，骨骼肌是人体最大的运动器官[3]，人体骨骼肌共有 600 多块，约占体重的 40%，在神经系统的支配下，躯体关节的功能活动既需要筋膜组织结聚固定，也需要肌肉的收缩动力牵引关节运动[4]。《黄帝内经》云："五藏坚固，血脉和调，肌肉解利，皮肤致密，营卫之行，不失其常，呼吸微徐，气以度行，六腑化谷，津液布扬，各如其常，故能长久。"所谓解利，解就是松解，利就是滑利。《说文解字》认为筋为"肉力"，表明筋有一定力量。《灵枢·经脉》曰"人始生，先成精，精成而脑髓生；骨为干，脉为营，筋为刚"，明确提出了筋具有刚强的生理特性。《素问·五脏生成论》云"诸筋者皆属于节"，说明骨间形成的关节之联结，主要依赖筋性组织加以包裹约束。《素问·痿论》言"宗筋主束骨而利机关也"，说明经筋系统联缀四肢百骸，为刚为墙，承载经脉，支持内脏，主束骨而利机关[5]。经筋通过对骨骼的约束，附在骨上收缩与弛张，产生屈伸和旋转运动；同时经筋还有固护肌表、防御外邪的作用[6]。另外，筋属肝，其在人体内呈纵横交错状分布，须得肝气之疏泄和肝血濡养方可维持正常的生理功能。《灵枢·五色》认为"肝合筋"，说明筋禀肝气而为用。《素问·宣明五气》认为"肝主筋"，进一步论述了肝与筋的关系。故"疏肝利胆"可以达到肌肉解利之生理功能。相反肝不养筋则肌肉硬化、萎缩、失去弹性。因此，从经筋学来说，肌肉解利是经筋的生理常态。

2 横络盛加病因观

经筋是维系人体各关节活动与稳定的动力装置。从生物力学来看，当牵拉力越阈限作用于某一条或多条经筋时，其筋头的作用力点就会产生病理性损伤，形成所谓的筋结点。而后可由点到线，由线到面，再由面到多维筋结形成，导致经筋病的产生。一般筋结点较小时卡压不到经脉者不会为病，有病者也较轻，稍调理即可自愈。若筋结点日久不愈，复感风寒，筋结不断增大，即所谓的横络盛加，卡压经脉者则成疾患。现代医学认为，"筋结"卡压血管和神经组织，可导致软组织张力增高[7]，血管通透性增强，致痛物质大量分泌而产生肌筋疼痛。所谓"筋结"又称"横络"，是经筋长期劳损的病理产物。如《素问·经脉别论》指出："生病起于过用，此为常也。"《黄帝内经》指出："五劳所伤：久视伤血，久卧伤气，久坐伤肉，久立伤骨，久行伤筋，是谓五劳所伤。"筋的横络犹如骨之增生，都是筋骨退变的生理现象，故骨质增生不等于骨质增生病，同样筋结形成不一定产生筋病。关键是筋结是否"盛加"，即卡压经脉，故横络盛加是经筋病的主要病因。

3 因结致痛病理观

经络不通，不通则痛，是经络致病的总病机，但这是针对十二经脉以通为用而言。《灵枢·经脉》曰："经脉者，所以能决死生，处百病，调虚实，不可不通。"十二经脉贯通上下，沟通内外，是经络系统中纵行的主干。十二经筋是十二经脉之气结聚散络于筋肉关节的附属体系，只是十二经脉的载体，不存在通与不通的问题。经筋病症，系指由于外界环境及体内致病因素的作用，导致人体筋肉系统发生病变，表现出筋肉急慢性损伤症状、病理体征、功能异常以及对机体整体不同程度影响的临床综合征[8]。筋病病理研究主要集中在筋肉系统，主要体现在两大方面：一是疼痛，即筋急；二是无力，即筋纵[9]。所谓筋急者，主要是指人体筋肉组织发生拘急、扭转、痉挛、肿胀、强直、引掣等病理改变，临床多表现为十二经筋的痹证，以肌筋拘急疼痛、关节运动障碍为主要特征。包括现代的机械压迫性疼痛和无菌性炎症。所谓筋纵者，主要指人体筋肉组织发生松弛纵缓的病理改变，临床多表现为眼睑下垂、口角㖞斜、阳痿等一类以肌筋弛纵不收、乏力不用为主要特征的病症。正如《灵枢·经筋》载："经筋之病，寒则反折筋急，热则筋弛纵不放，阴痿不用。阳急则反折，阴急则俯不伸。"这里指出经筋病的特性，寒则凝，凝则结，结则痛；热则弛，弛则纵，纵则痿。故经筋痛症与痿症均是"筋结"引起，因结致痛（病）是经筋特有的病理表现。

4 摸结查灶诊断观

摸结诊病历史悠久，早在《黄帝内经》就有记载。《灵枢·四时气》提出"得气穴为定"的定位检查法；《灵枢·卫气失常》提出"候痛所在"；《灵枢·背腧》也谈及"应在中而解"的检查经验；《灵枢·卫气》则指出"必先按而在久应于手"的通过手的触诊进行检查的方法，这是最早对摸结定位法的具体描述。

在针灸取穴中，经脉病临床取穴多以辨经取穴为主，经验取穴为辅。而经筋病临床取穴则以"以痛为输"为原则，采用摸结定位为主。手触摸结定位方法是壮医经筋学科所特有的疾病检查诊断和定位方法，即通过手触查找出经筋病筋结所在部位。它的临床阳性体征是有形而痛敏。具体操作方法通过医者双手直接触摸患者患处的经筋组织，以查明经筋筋结所在部位、形态特征，及其连锁反应的点—线—面筋结规律，为手法解结和火针消结提供临床依据。

筋结既是诊断部位，也是治疗部位，是诊断治疗的靶点。靶点越清晰，治疗越准确。在"看得见、摸得着"的情况下，对靶点的判断也就不再困难，其疗效突出也是必然。临床实践表明，摸结定位方法具有灵敏度高、识别力强、定位准确、操作方便、实用、安全可靠等优点，是高端设备诊断的有效补充。有较强的实践性和可操作性，更易于掌握和推广应用，是目前解决一些疑难病和经筋病便捷而有效的定位诊断方法。

5 松筋解结治疗观

解结法是历代医家普遍遵循和熟知的方法。正如《灵枢·刺节真邪》指出："一经上实下虚而不通者，此必有横络盛加于大经，令之不通，视而泻之。此所谓解结也。"《灵枢·九针十二原》曰："结虽久，犹可解也。"筋结形成可导致筋紧、筋凝、筋缩、筋痿等。故治疗上必须通过"解结"方法才能具有松筋的作用。临床上许多久治不愈的疾病，并非不可治愈，而是治疗方法不当，其中未及时解结是"结筋瘤痹""深邪远痹"的重要原因。因此，治疗宜先用松筋解结法，务必使经脉通畅，气血流通，然后再补虚泻实，调整经气，方可奏效。笔者临床常用解结法，采用"松筋解结手法＋经筋火针法＋拔罐疗法"等三联疗法。其中，松筋解结手法是推拿手法的一种，推拿在筋病的治疗中起到举足轻重的作用[10]。手法以壮医原创手法为主，具有松筋、剥筋、绞筋、弹筋、拉筋、拍筋等方法，可以达到活血化瘀、舒筋活络、理顺筋脉、疏通气血、祛风散寒的目的[11]。燔针，《灵枢·官针》云："焠刺者，刺燔针则取痹也。"有部分医家认为不是火针，是温针，笔者认为是火针。比如杨继洲《针灸大成》曰："火针，一名燔针。"劫刺，《灵枢经校释》认为"针刺即出，叫劫刺，即疾刺疾出的刺法"[12]。壮医火针贯彻"固结行针"为原则，操作方法：在选定的筋结常规消毒，然后右手持2～3寸壮医微火针，将针尖在酒精灯上烧红，迅速刺入治疗部位，得气后迅速出针。针刺的深度主要根据病情、体质、年龄、针刺部位肌肉的厚薄及神经、血管的分布而定，针刺时宜避免损伤大血管和神经[13]。一般认为，火针可达800℃以上的温度，刺入肌肤，其热量迅速向周围扩散，达到祛寒止痛、减压排毒的目的[14]。"治在燔针劫刺，以知为数，以痛为输"，胥荣东认为此言火针以极快的速度刺入并立即出针，针刺的强度以患者出现针感为标准，以患者疼痛之处作为针刺的腧穴[15]。笔者则认为，"以知为数"，是指以查明多少个筋结点为数；"以痛为输"即压痛点、筋结点，通过手法摸结查到体表的压痛点作为选取的穴位。拔罐疗法不仅可温筋散寒、扶正祛邪，而且通过负压作用，使炎症渗出物排出体外，拔出致痛物质，迅速减轻局部疼痛症状[16]。三法联用，共达松筋解结、结解则松、筋松则舒、筋舒则顺、筋顺则动、筋动则荣、荣则不痛之效。该疗法既弘扬了古典经筋"燔针劫刺"的传统方法，又开创了手法加火针加拔罐等多联疗法治疗经筋病的新途径。

6 拉筋排毒养生观

《黄帝内经》指出"筋长一寸，寿延十年"，说明筋与健康息息相关。生命在于运动，运动在于松筋。古人言：筋为纲，肉为墙，筋强者壮，筋舒者长，筋劲者刚，筋和者康。实践证明，拍筋拉筋等理筋方法具有较好的祛痛、排毒、保健、延年益寿的功效。

一方面十二筋经的走向与十二经络相同，故筋缩处经络也不通，不通则痛。拉筋过程中，胯部、大腿内侧、腘窝等处会有疼痛感，说明这些部位筋缩，则相应的经络不畅。拉筋使筋变柔，令脊椎上的错位得以复位，使得"骨正筋柔，气血自流"，腰膝、四肢及全身各处的痛、麻、胀等病症因此消除、减缓。从而改善躯体微循环，降低人体自由基含量，达到抗衰老作用。

另一方面拉筋拍筋可打通背部的督脉和膀胱经，这对健康具有重大意义。因为督脉是诸阳之会，元气的通道，此脉通则肾功加强，而肾乃先天之本，精气源泉，人的精力、性能力旺盛都仰赖于肾功能的强大。督脉就在脊椎上，而脊髓直通脑髓，故脊椎与脑部疾病有着十分密切的联系。督脉相当于壮医的"火路"，与"巧坞"（大脑）相连，是传导信息的主要通道。现代的神经反射是通过"火路"来完成，故拍打、拉筋等都具有较好的保健养生作用。

古医籍的经筋理论言简意赅，寓意深奥。《黄帝内经·灵枢》对十二经筋的结构、走向及病候等作了一一论述，但对经筋的生理、病因、病机、诊断、治疗等却没有详述，尤其是经筋学说"有经无穴"等原因，给后人的传承与发展带来一定的困难，这也是为什么经筋学比经脉学发展相对滞后的原因。笔者经多年临床探索，将壮医经筋理论应用于临床，在治疗腰椎间盘突出症、肌筋膜炎、膝关节骨性关节炎、颈椎病、肩周炎及多种疑难杂病均取得良好的疗效[17-24]，值得深入研究总结，推广应用。

参考文献

[1] 薛立功，张海荣.经筋理论与临床疼痛诊疗学［M］.北京：中国中医药出版社，2002：2-3.

[2] 薛少驰，张德林，王辉，等.浅述"筋骨并重"［J］.河南中医，2014，34（10）：1944-1945.

[3] 刘明菊，陈家琦.骨骼肌纤维类型研究的新进展［J］.天津体育学院学报，1998，13（4）：13-17.

[4] 魏子耿，高佳丽，李晓红，等.《内经》篇中十二经筋主筋、支筋探析［J］.河北中医，2015，37（12）：1880-1885.

[5] 程永.脑的经脉联系与中风病痉挛性运动障碍针灸治疗思路探讨［J］.中国中医急症，2012，21（4）：592-594.

[6] 闫明，张贝贝，贾红玲.十二经筋临床应用浅析［J］.中医学报，2015，30（207）：1150-1152.

[7] 赵勇，董福慧，张宽.经筋痹痛的软组织力学变化分析与治疗思路［J］.北京中医药，2008，27（9）：705-707.

[8] 黄敬伟.经筋疗法［M］.北京：中国中医药出版社，1996.

[9] 程永，王竹行，唐成林，等.经筋病中医病理机制理论探讨［J］.辽宁中医药大学学报，2014，16（6）：103-105.

[10] 沈国权，龚利，房敏，等.经筋-经络的初始形式——从马王堆帛书探讨经络学说的形成［J］.上海针灸杂志，2014，33（1）：72-74.

[11] 张安桢，武春发.中医骨伤科学［M］.北京：人民卫生出版社，1988：61-62.

[12] 河北医学院.灵枢经校释［M］.北京：人民卫生出版社，2009：243.

[13] 梁子茂，刘柏杉，韦英才，等.壮医经筋手法配合火针治疗腰椎间盘突出症临床观察［J］.上海针灸杂志，2014，33（10）：926-928.

[14] 谷新远.火针治疗肱骨外上髁炎30例［J］.云南中医中药杂志，2010，31（3）：47.

[15] 胥荣东.《灵枢·经筋》治则简析［J］.针灸临床杂志，2010，26（10）：64-67.

[16] 梁树勇.壮医经筋疗法治疗腰背肌筋膜炎浅析［J］.甘肃中医，2012，33（8）：1103-1004.

[17] 韦英才，梁子茂.壮医经筋疗法诊治坐骨神经盆腔出口综合征46例［J］.针灸临床杂志，2013，29（12）：4-5.

[18] 韦英才，梁子茂.壮医经筋疗法治疗肌筋膜炎疗效观察［J］.辽宁中医药大学学报，2013，15（12）：21-22.

[19] 梁树勇，梁子茂.壮医经筋疗法治疗腰背肌筋膜炎临床疗效观察［J］.浙江中医药大学学报，2014，38（10）：1183-1185.

[20] 王凤德，韦英才，梁树勇，等.壮医经筋疗法治疗腰椎间盘突出症临床研究［J］.四川中医，2015，33（12）：168-170.

[21] 梁子茂，韦英才，梁树勇，等.壮医三经筋分型论治腰椎间盘突出症的临床研究［J］.中医药导

报，2015，21（15）：19-22.

［22］梁树勇，韦英才.经筋疗法治疗周围性面瘫50例临床观察［J］.四川中医，2008，26（3）：
118-119.

［23］梁树勇，韦英才.经筋疗法治疗膝关节骨性关节炎80例疗效观察［J］.云南中医药杂志，2008，
29（3）：9-10.

［24］梁树勇，韦英才.经筋疗法治疗神经根型颈椎病128例疗效观察［J］.世界中医骨科杂志，
2006，8（1）：169.

韦英才，梁子茂（2017 年发表于《新中医》）

壮医火路放血治疗肝阳上亢型高血压病 30 例临床疗效观察

【摘要】目的：观察壮医火路放血治疗肝阳上亢型高血压病的即时降压效果及 6 h、24 h 后的降压效果。**方法**：将我院门诊确诊为原发性高血压病且中医证候辨证为肝阳上亢型的 60 例患者纳入本研究，随机分为治疗组和对照组各 30 例，治疗组采用壮医火路放血治疗，对照组采用舌下含服硝苯地平片 10 mg，观察两组治疗前后血压值的变化。**结果**：两组治疗前和治疗后 10 min、30 min、60 min 的血压值比较有统计学意义，两组之间比较差异无统计学意义，放血 6 h、24 h 后血压值比较，治疗组治疗前后比较有统计学意义，对照组无统计学意义，两组之间比较有统计学意义。经临床观察，治疗组总有效率为 96.7%，对照组总有效率为 90.0%，两组对比无统计学意义（$P > 0.05$）。**结论**：壮医火路放血能有效调节肝阳上亢型原发性高血压病患者的血压值，其即时效果等同于西药组，且较西药组副作用少，疗效稳定。

【关键词】原发性高血压；放血疗法；壮医火路放血；肝阳上亢

2016 年 3 月至 2016 年 12 月，笔者跟师韦英才教授期间，韦英才教授采用壮医火路放血疗法治疗肝阳上亢型高血压病，取得较好疗效，结果报告如下。

1 临床资料

选择我院推拿科门诊确诊为肝阳上亢型原发性高血压患者 60 例，年龄最小 35 岁，最大 72 岁；病程最短 1 个月，最长 25 年。患者均以头痛、眩晕、腰膝酸软为主要临床症状。西医诊断符合 2011 年发布的《中国高血压防治指南》中高血压血压水平的定义与分类标准的诊断标准[1]；中医诊断参照中国医药科技出版社的《中药新药临床研究指导原则》[2]制定的中医诊断标准。排除头部皮肤破溃影响本治疗的患者，排除心脑血管

疾病、严重的肝肾功能损害、血液系统疾病、精神病患者、妊娠和哺乳期妇女及身体极度虚弱有晕针病史患者。两组一般资料比较差异无统计学意义（$P > 0.05$），具有可比性。两组患者一般资料比较见表1。

表1 两组患者一般资料

组别	例数	男	女	首次诊断高血压年龄	高血压病史	1级高血压	2级高血压
治疗组	30	18	12	13	17	18	12
对照组	30	16	14	14	16	17	13

2 治疗方法

2.1 对照组

口服硝苯地平片（广州市香雪制药股份有限公司，批号：国药准字 H44020511；规格：10 mg×100 片/盒），10 mg，舌下含服。

2.2 治疗组

壮医火路放血疗法：选择头顶区域，即相当于百会穴至神庭穴，双侧承灵穴至双侧头临泣穴组成的区域内寻找压痛、压硬、压高点以及软性结节点，即为放血点。用记号笔标注，然后用碘伏消毒放血区域头皮，选择 5 号一次性注射针头，快速点刺标注点，深度约 2 mm，取消毒纸垫于患者额头，嘱患者稍低头，血压高者，可见有血从针孔冒出，使其自然出血，直至瘀血出尽，用干棉签蘸 75% 的酒精消毒针眼，点刺放血时随时与患者沟通，如有晕针者，按晕针处理。

3 疗效观察

3.1 疗效评定标准

根据《中药新药临床研究指导原则》[2]制定。显效：①舒张压下降 10 mmHg 以上，并达到正常范围；②舒张压未降至正常，但已下降 20 mmHg 或以上。有效：①舒张压下降不及 10 mmHg，但已降至正常范围；②舒张压较治疗前下降 10～19 mmHg，但未达到正常范围；③收缩压较前下降 30 mmHg 以上。须具备其中一项。无效：未达到以上标准者。

3.2 统计学方法

数据采用 SPSS21.0 统计分析软件处理，进行 t 检验和 x^2 检验。

3.2.1 两组治疗前后临床疗效情况比较

结果见表2。

表2 两组治疗前后临床疗效比较

组别	例数	显效	有效	无效	总有效率
治疗组	30	16（53.3%）	13（43.3%）	1（3.3%）	96.7%
对照组	30	8（26.7%）	19（63.3%）	3（10.0%）	90.0%

注：$x^2=4.79$，$P>0.05$，差异无统计学意义。

3.2.2 两组治疗前和治疗后1 h内的血压比较

结果见表3。

表3 患者治疗前和治疗后1 h内的血压比较（$\bar{x}\pm s$，mmHg）

组别		治疗前	治疗后10 min	治疗后30 min	治疗后60 min
治疗组	收缩压	165.1±12.3	136.5±10.5△	130.2±11.3△	126.6±12.1△
	舒张压	93.2±10.2	84.2±8.8△	81.3±8.5△	78.5±8.1△
对照组	收缩压	164.3±12.6	156.6±12.5△	147.4±11.8△	138.7±8.5△
	舒张压	92.5±10.1	89.1±7.9△	86.6±8.2△	83.5±7.3△

注：与治疗前比较，△表示$P<0.01$。

3.2.3 两组治疗前和治疗后24 h内的血压比较

结果见表4。

表4 患者治疗前和治疗后24 h内的血压比较（$\bar{x}\pm s$，mmHg）

组别		治疗前	治疗后6 h	治疗后24 h
治疗组	收缩压	165.1±12.3	126.1±9.5▽△	131.1±10.4▽△
	舒张压	93.2±10.2	77.1±6.2▽△	82.2±9.3▽△
对照组	收缩压	164.3±12.6	151.2±10.3▲	156.3±11.2
	舒张压	92.5±10.1	87.2±11.2	89.3±10.3

注：与治疗前比较，▽表示$P<0.05$；两组治疗后比较，△表示$P<0.05$。

4 讨论

原发性高血压病是临床多发病、常见病，是以体循环动脉压增高为主要表现的临床综合征，是引起心、脑、肾等脏器的器质性病变和功能损害的重要危险因素。发达国家高血压病的发病率已经达到20%[3]。我国高血压人群中，绝大多数是轻度、中度高血压，占所有高血压患者的90%[1]。如果能有效地控制轻中度高血压，则能极大程度地减少心、脑、肾等脏器的损害，预防脑卒中，该方向已经成为临床医生研究的重点课题。

韦英才教授善于采用壮医火路放血治疗原发性高血压。韦教授指出，选择在壮医火路放血治疗肝阳上亢型原发性高血压，是因为壮医认为火路的功能主要为感知天地之变化，火路在人体内即为传感之通路。用现代语言来说就是"信息通道"，其中枢在"巧坞"（大脑），火路形成网络，遍布全身，使正常人体功能在极短的时间内感知天地各种变化的信息，并通过中枢巧坞的处理，迅速做出反应，并采取行动来适应外界天地的各种变化，从而保证天地人三气同步的实现，如火路不通，则人体失去对外界变化的适应能力，可导致疾病的发生。壮医三道两路的核心，是一个通字，火路不通，可引发很多内科疾病，故通过火路放血，以通调火路，以保证三道两路畅通无阻，恢复人体正常机能运行。

高血压病在中医古文献中并无记载，根据高血压病的发病症状，可将之归属中医学"眩晕""头痛"等范畴，以头胀痛、眩晕、腰膝酸软为主要临床症状，并有心悸失眠，视物模糊等。高血压的分型以肝阳上亢型最为多见，《素问·至真要大论》云"诸风掉眩，皆属于肝"，明确提出，眩晕病当求之于肝。《类证治裁·眩晕》云"良由肝胆乃风木之脏，相火内寄，其性主动主升……高年肾液已衰，水不涵木……以致目昏耳鸣，震眩不定"，明确提出肾水亏虚，水不涵木，肝阳亢于上，则头晕目眩。治疗眩晕、头痛应重点从肝论治。

头顶与肝胆经、督脉密切相关。足厥阴肝经起于大指丛毛之际……与督脉会于巅。巅即指百会穴，故肝经循行到头顶。而肝胆相表里，胆经循行过头顶，巅顶为至高之处，阳升极而降，如果头顶瘀血阻滞，影响阴阳升降，经脉气血循环，也会引起头痛、眩晕。本研究选择头顶百会穴至神庭穴，双侧承灵穴至双侧头临泣穴组成的区域内寻找压痛、压硬、压高点以及软性结节点放血，既能通调肝胆，让上亢的肝阳随血而泻，又能疏通局部瘀堵，升阳气，降阴气，起到通调任督二脉、活血通经的作用。放血疗法操作简便，见效迅捷，早在《黄帝内经·灵枢》中就有记载。

本研究选用壮医火路穴位放血，治疗肝阳上亢型原发性高血压病，即时疗效显著，值得临床进一步研究。

参考文献

［1］中国高血压防治指南修订委员会.中国高血压防治指南2010［J］.中华心血管病杂志，2011，39（7）：585.

［2］郑筱萸.中药新药临床研究指导原则（试行）［M］.北京：中国医药科技出版社，2002.

［3］史大卓，袁敬柏.中医药治疗高血压病的临床研究进展［J］.中国临床医生，1999，27（12）：8-10.

吕计宝，韦英才，王凤德（2017年发表于《中国民族医药杂志》）

头顶放血治疗肝阳上亢型高血压病 30 例

【摘要】目的：观察头顶放血治疗肝阳上亢型高血压病的降压效果。**方法**：将我院门诊确诊为原发性高血压病且中医证候辨证为肝阳上亢型的 60 例患者纳入本研究，随机把患者分为治疗组和对照组各 30 例。对照组服用硝苯地平缓释片Ⅱ，20 mg，1 天 2 次；治疗组在对照组的基础上予以头顶放血治疗。观察两组患者治疗前后主要症状和血压值的变化。**结果**：两组均能改善肝阳上亢型高血压患者的主要症状，治疗组改善较对照组明显。治疗组总有效率 100%，对照组总有效率为 63.3%，两组对比有统计学意义（$P < 0.01$）。两组均能降低血压，但治疗组降压效果优于对照组。治疗组总有效率为 93.3%，对照组为 86.7%，两组对比有统计学意义（$P < 0.01$）。**结论**：头顶放血能有效改善肝阳上亢型原发性高血压病患者的主要症状，临床疗效显著。

【关键词】原发性高血压；放血疗法；头顶放血；肝阳上亢；硝苯地平缓释片Ⅱ

原发性高血压病是临床多发病、常见病，是以体循环动脉压增高为主要表现的临床综合征，是引起心、脑、肾等脏器的器质性病变和功能损害的重要危险因素。发达国家高血压病的发病率已经达到 20%[1]。我国高血压人群中，绝大多数是轻度、中度高血压，占所有高血压患者的 90%[2]。如果能有效地控制轻、中度高血压，则能极大程度地减少心、脑、肾等脏器的损害，预防脑卒中，该方向已经成为临床医生研究的重点课题。2016 年 4 月至 2017 年 1 月，笔者跟师韦英才教授期间，治疗肝阳上亢型高血压患者 60 例，现报告如下。

1 临床资料

选择我院推拿科门诊确诊为肝阳上亢型原发性高血压患者 60 例，年龄最小 50 岁，最大 70 岁；病程最短 1 个月，最长 20 年。患者均以头痛、眩晕、腰膝酸软为主要临床症状。西医诊断符合 2011 年发布的《中国高血压防治指南》中高血压的定义与分类标准的诊断标准[2]；中医诊断参照中国医药科技出版社的《中药新药临床研究指导原则》[3]制定的中医诊断标准。排除头部皮肤破溃影响本治疗的患者，排除患心脑血管疾病、严重的肝肾功能损害、血液系统疾病、精神病，以及患者、妊娠和哺乳期妇女及身体极度虚弱有晕针病史患者。治疗组 30 例，男 17 例，女 13 例，年龄最小 50 岁，最大 70 岁；病程最短 1 个月，最长 20 年；首次诊断高血压病有 12 例，有高血压病史共 18 人；1 级高血压有 17 人，2 级高血压有 13 人。对照组 30 例，男 18 例，女 12 例；年龄最小 50 岁，最大 70 岁；病程最短 1 个月，最长 20 年；首次诊断高血压病有 13 例，有高血压病史共 17 人；1 级高血压有 16 人，2 级高血压有 14 人。两组一般资料比较差异无统计学意义（$P > 0.05$），实验结果具有可比性。

2 治疗方法

2.1 对照组

口服硝苯地平缓释片Ⅱ（青岛黄海制药有限责任公司，批号：国药准字 H10910052，规格：20 mg×42 片/盒）。用法：20 mg，每日早上 8 点和晚上 8 点服用，连续服用 4 周，服药期间每周随访 1 次，4 次（1 个月）为 1 个观察疗程。

2.2 治疗组

在对照组的基础上加用头顶放血疗法。选穴：在头顶百会穴至神庭穴，双侧承灵穴至双侧头临泣穴组成的区域（如图 1 所示），寻找压痛、压硬、压高点以及软性结节点，即为放血点。用记号笔标注，然后用碘伏消毒放血区域头皮，选择 5 号一次性注射针头，快速点刺标注点，深度约 2 mm，取消毒纸垫于患者额头，嘱患者稍低头，血压高者，可见有血从针孔冒出，使其自然出血，直至瘀血出尽，用干棉签蘸 75% 医用酒精消毒针眼，点刺放血时随时与患者沟通，如有晕针者，按晕针处理。1 周治疗 2 次，8 次（1 个月）为 1 个观察疗程。

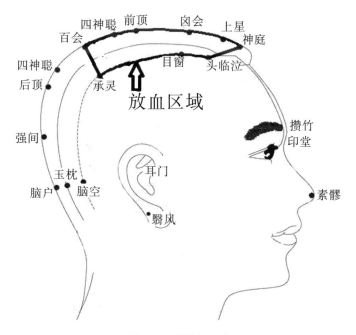

图 1　头顶放血区域

3 疗效观察

3.1 观察指标

（1）肝阳上亢证主症的变化：总体观察治疗前后肝阳上亢证的变化，并根据症状程度记录表对各症（眩晕、头痛、面热和烦躁）进行治疗前后的评定。

（2）血压的变化：观察治疗前后收缩压和舒张压的变化。一般测量坐位右臂血压，休息至少 30 s，再重复测量同侧或对侧上肢的血压，并将两次的数值加以平均，采用 korotkoff 音第五相即消失音确定舒张压，诊所血压测定均在每次治疗前 15 min 和治疗后 10 min 各测 1 次，作为参考的家庭血压测定要求患者在每天晚上 6 ～ 8 点测 1 次血压。

3.2 疗效评定标准

（1）症状疗效评定标准[4]。对头痛、眩晕、面部烘热、烦躁易怒等肝阳上亢证进行评定。①显效：原有症状完全消失或显著减轻。②有效：原有症状大部分消失或减轻。③无效：治疗后症状未改变。

（2）降压疗效评定标准[4]。①显效：A. 舒张压下降 10 mmHg 以上，并达到正常范围；B. 舒张压虽未下降至正常，但已下降 20 mmHg 以上，须具备其中一项。②有效：A. 舒张压下降不及 10 mmHg，但已达到正常范围；B. 舒张压较治疗前下降 10 ～ 19 mmHg，但未达到正常范围；C. 收缩压较治疗前下降 30 mmHg 以上，须具备其中一项。③无效：未达到以上标准者。

3.3 统计学方法

数据采用 SPSS21.0 统计分析软件处理，进行 x^2 检验。

3.3.1 两组治疗前后临床疗效情况比较

结果见表 1。

表 1　两组治疗前后症状疗效比较

组别	例数	显效	有效	无效	总有效率
治疗组	30	21（70.0%）	9（30.0%）	0（0.0%）	100%▽
对照组	30	2（15.0%）	17（56.7%）	11（36.7%）	63.3%

注：x^2=29.16，P<0.01，差异有显著统计学意义。

3.3.2 两组治疗前后血压疗效比较

结果见表 2。

表 2　两组治疗前后血压临床疗效比较

组别	例数	显效	有效	无效	总有效率
治疗组	30	17（53.3%）	11（36.7%）	2（6.7%）	93.3%▽
对照组	30	7（23.3%）	19（63.3%）	4（13.3%）	86.7%

注：x^2=6.97，P<0.05，差异有统计学意义。

4　讨论

4.1 头顶放血治疗高血压病理论分析

高血压病在中医古文献中并无记载，根据高血压病的发病症状，可将之归属中医学"眩晕""头痛"等范畴[5]，以头胀痛，眩晕，腰膝酸软为主要临床症状，并有心悸失眠，视物模糊等。高血压的分型以肝阳上亢型最为多见，《素问·至真要大论》云"诸风掉眩，皆属于肝"，明确提出，眩晕病当求之于肝。《类证治裁·眩晕》云"良由肝胆乃风木之脏，相火内寄，其性主动主升……高年肾液已衰，水不涵木……以至目昏耳鸣，震眩不定"，明确提出肾水亏虚，水不涵木，肝阳亢于上，则头晕目眩。治疗眩晕、头痛应重点从肝论治。

内病外治是中医的重要组成部分[6]，《理瀹骈文》云"外治之理，即内治之理；外治之药，即内治之药。所异者法耳"。韦英才教授善于采用头顶放血治疗原发性高血压。韦教授指出，选择在头顶放血治疗肝阳上亢型原发性高血压，是因为头顶与肝胆经、督脉密切相关。足厥阴肝经起于大指丛毛之际……与督脉会于巅。巅即指百会穴，故肝经循行到头顶。而肝胆相表里，胆经循行过头顶，巅顶为至高之处，阳升极而降，如果头顶瘀血阻滞，影响了阴阳升降，经脉气血循环，也会引起头痛、眩晕。本研究选择头顶百会穴至神庭穴，双侧承灵穴至双侧头临泣穴组成的区域内寻找压痛、压硬、压高点以及软性结节点放血，既能通调肝胆，让上亢的肝阳随血而泻，又能疏通局部瘀堵，升阳气，降阴气，起到通调任督二脉、活血通经的作用。放血疗法操作简便，见效迅捷，早在《黄帝内经·灵枢》中就有记载。

4.2 头顶放血治疗高血压病结果分析

从统计学结果可知：经1个疗程的治疗后，对肝阳上亢证主要症状的疗效，治疗组显效21例，有效9例，无效0例，总有效率为100%。对照组显效2例，有效17例，无效11例，总有效率为63.3%。两组对比，$x^2=29.16$，$P<0.01$，差异有显著统计学意义。对降压疗效结果分析：显效17例，有效11例，无效2例，总有效率为93.3%。对照组显效7例，有效19例，无效4例，总有效率为86.7%。两组对比，$x^2=6.97$，$P<0.05$，差异有统计学意义，说明在西药治疗的基础上，加用头顶放血疗法，是治疗肝阳上亢型高血压病的有效方法，值得临床进一步研究。

参考文献：

[1] 史大卓. 衷敬柏. 中医药治疗高血压病的临床研究进展[J]. 中国临床医生，1999，27（12）：8-10.

[2] 中国高血压防治指南修订委员会. 中国高血压防治指南2010[J]. 中华心血管病杂志，2011，39（7）：585.

[3] 郑筱萸. 中药新药临床研究指导原则[M]. 北京：中国医药科技出版社，2002：73-77.

[4] 中华人民共和国卫生部. 高血压病的新诊断标准和疗效评定标准[J]. 新药（中药）临床研究指导原则（第2批），1993：133-136.

[5] 郭鹏. 耳尖放血疗法治疗高血压病的研究进展[J]. 中医外治杂志，2011，20（6）：44-45.

[6] 黄金元，赵雅靓. 中医外治法治疗原发性高血压的研究近况[J]. 中医外治杂志，2012，21（3）：56-57.

吕计宝，韦英才，王凤德（2017年发表于《中医外治杂志》）

"壮医外治法"实训课的改革与探讨

——以壮医经筋疗法为例

【摘要】目的：探析壮医外治法实训课程在教学上进行改革的方法和效果，重点以壮医经筋疗法为例。方法：回顾性分析过去三年笔者承担壮医经筋疗法实训课程在教学中存在的问题，并针对问题进行大胆改革，将教学与临床、临床与科研有机结合，实现理论教学与临床应用水平的全面提升。结果：通过对壮医经筋疗法实训课程大胆改革，帮助学生更好地认识和学习壮医经筋疗法这门必修课，培养学生的临床操作能力、学习能力、创新能力以及实践能力。结论：壮医经筋疗法实训课程改革具有实用性、创新性，值得推广。它充分调动学生参与的积极性和主动性，让学生熟悉掌握壮医经筋疗法基本操作方法，并体验到实实在在的临床疗效，从而有效地提高课堂教学效果和提升学生的专业自信，帮助学生更好地实现就业。

【关键词】壮医外治法；实训课的改革与探索；壮医经筋疗法

壮医外治法是壮医最具特色的疗法之一，它以绿色、无副作用深受患者的青睐。壮医经筋疗法是壮医外治法的重要组成部分，是壮医本科生的必修课。它具有理论新颖、方法独特、操作简单、适应证广、经济安全、疗效独特等特色与优势。该法既传承了古典经筋"燔针劫刺"的独特针法，又结合壮族民间"捉筋术"独创壮医经筋手法，开辟了"摸结"诊病和"经筋手法＋火针＋拔罐"三位一体的治病新途径。

从教学实践来看，壮医经筋疗法是壮医核心与特色疗法之一，该技术有很强的实践性，因此必须重视实践环节，以提高学生解决临床问题的能力；从教学角度来看，理论联系实践、学以致用是壮医教学的必然要求。实训课程教学通过对壮医的摸结定位手法、松筋解结手法和火针手法的操作训练，不仅能加强学生对经筋理论知识和临床操作方法的掌握，更能提高学生的壮医临床思维能力，更好地为社会服务。因此，改革壮医外治法的实训课程是我院新时代本科教学中值得探讨的一项工作。

1 《壮医经筋疗法》实训教学存在问题分析

根据三年来笔者对壮医经筋疗法理论教学与实训教学的分析可知，教学中主要存在的问题：一是教材编写滞后，由林辰、黄敬伟教授编写的 2014 版《中国壮医经筋学》教材，基本是以黄敬伟教授 1996 年出版的《经筋疗法》为蓝本进行编写，其理论与方法都没有更新，如筋结称为"病灶"，摸结叫"摸灶"，没有燔针（火针）治疗方法，临床病种比较少等。笔者参加教学后，在黄敬伟经筋理论基础上提出肌肉解利生理观、横络盛加病因观、因结致痛病理观、摸结查灶诊断观、松筋解结治疗观、拉筋排毒养生观等六个新的经筋学术观点，独创壮医经筋火针疗法，获国家火针发明专利，增加经筋病种至 107 种，并融合到教学实践中，使学生从理论到方法都掌握得更加全面具体。二是教师缺乏教学和临床经验。学生既没有掌握"燔针"这门技术，临床水平也有待提高。三是教学手段陈旧。由于教学条件所限，多数教师上课照本宣科，学生学习兴趣不浓，积极性不高，似是而非，不求甚解，教学同实践活动脱节。尤其是实训课由学生自己练习传统手法和针法，没有老师手把手教学，学生多限于书本知识的学习，实践活动少，动手能力差。四是传授的经筋病种比较少，最常见的肩周炎、腰椎间盘突出症等病种都没有教学，同医院临床病种诊疗需求不相符合。学生在校所学知识不适合就业，缺乏社会所需的服务技能。

2 壮医外治法实训教学改革策略

针对壮医经筋疗法教学中存在的问题，我们采取对症下药，在加强常规的书本理论，尤其是六个经筋学术观点教学的同时，着重在实训课程上做文章。所谓实训课，顾名思义就是实践训练课，即指导学生通过实践操作巩固和拓展所学理论知识。以下对设置实训课程内容进行探讨。

2.1 做好实训课前准备

如火针实训，以往实训是针刺法，取用的是 0.3 mm 的普通针灸针，既不长又太细，不适用于火针操作，另外，传统针刺用的扎针板不适合练习火针。为此，我们改用 0.4 mm、4～7 寸以上的自制壮医火针进行火针训练，并自购红萝卜作为扎针板，在萝卜上画大、中、小三个小圆圈，要求学生对准圆圈扎针，要求达到快、稳、准三个火针技术指标。通过改革实训方向，学生很快就掌握了火针的操作技术，大部分学生通过严格实训后都能在患者身上操作火针，消除了学前的恐惧感。

2.2 把"摸结"实训手法独立开设，并不断更新相关教学方式

由于壮医经筋"以痛为腧"的诊断原则，要用手触摸结定位，并熟练掌握人体常见的 100 个筋结点的触摸和定位方法，手法技巧和要求都比较高，而且摸结定位的精准度直接影响到治疗的效果。因此，我们把摸结手法和治疗手法分开实训，并配备专业教师和患者志愿者，供学生实训学习。在教学方式上充分利用先进科学技术，如 DR、CT、RMI 等，验证学生"摸结"的真假和准确度，学生手脑并用，土洋结合，教学形式新颖直观、内容生动丰富且情节有趣，收到较好的教学效果。

2.3 重新编写教材和自行编制实训指导教材，让实训课程更加规范化

由于我院教材编写滞后，我们已重新编写教材。同时，由于经筋疗法的教学对象不同，教学大纲也有所不同，如中医班是选修课，壮医班是必修课。因此，我们应针对性地自行编制实训指导教材，并将实训课程逐渐规范化。如开展火针、手法实训课时，教师通过多媒体教学展示传统的针刺与壮医火针的区别、传统推拿手法与经筋松筋手法的区别等，学生一目了然，一学就会；同时，学生还可以在教师的指导下，相互进行火针、解结、拔火罐等操作训练。操作完成后，要求学生认真写好实训报告，辅导老师要认真

批改作业，并将学生的不足指正出来。此外，经筋实训课还采用了"走出去、请进来"的方式，即学生每周应抽出适量课时，以及利用节假日时间到相关门诊、医院见习或接诊；或将患者请进实训课堂现场说教，然后要求学生对见习与接诊体会、经验进行讨论，记录典型病案。

2.4 努力践行实训课同医院临床要求相结合

为尽量做到实训同医院临床要求的相互结合，我们在壮医实训内容设计上做到三个方面：第一，对壮医经筋疗法治疗的常见病与多发病、疑难病的探讨与分析；第二，在"筋长一寸，寿延十年"养生理论指导下，对壮医经筋疗法在"拉筋排毒"强身健体与医疗保健等方面的应用分析；第三，对壮医经筋疗法的拉筋、拍筋、柔筋方法在减肥美体与家居养生等方面的应用分析，目的是扩大学生的就业面和满足社会需求；第四，设置临床经验与经筋科研成果共享和探讨，为临床和科研单位提供复合型的壮医药人才。

2.5 是加强壮医实训考核，努力完善评价体系

壮医经筋疗法、壮医针灸、壮医药线点灸疗法等实训课程教学非常重要，对其考核也应独立进行。在加强实训考核的同时，要努力改善评价体系。应将该实训课程的考核分为三个部分：一为平时实训，占30%，主要包括实训报告及平时表现；二为实训理论考核，占30%，主要指以试卷为主的考核；三为基本技能考核，占40%。考核总体要求每个学生能从事壮医经筋疗法等外技法诊疗工作，为社会培养实用型壮医人才。

3 壮医外治法实训课改革的成效

在壮医学专业中，以壮医经筋疗法进行课程实训的教学改革后，教学效果比较好，深受广大师生的喜爱，被评为年度最受欢迎的专业课。学生能清楚地掌握壮医经筋这一特色技法，包括手法查灶、火针解结、三联手法。我们将以经筋为示范，将其他壮医技法也采取这种实训模式进行推广与实践。

参考文献：

［1］李京玉，金贤国，韩一龙，等.中医诊断学脉诊实训教学改革与实践［J］.继续医学教育，2019（8）：9-11.

［2］孔月晴.中医外治技能的实训教学改革与探讨［J］.卫生职业教育，2019（12）：47-48.

［3］甘浩.中医针灸推拿实训教学改革探讨［J］.课程教育研究，2018（52）：239.

［4］辛思源，郭建恩，张喜子，等.基于"中医综合技能"的实训教学改革与实践［J］.教育教学论坛，2018（46）：166-167.

韦英才，蓝毓营，张云（2019年发表于《2019年南国博览学术研讨会论文集（四）》）

"双一流"建设背景下壮医学专业本科生"壮医经筋学"课程建设与实践

　　壮医经筋学的本科课程在"双一流"建设中是以壮医理论为指导,蕴含着深刻的文化气息与时代精神相结合的特点,具有举足轻重的作用,以经筋理论、手法、作用机制进行切入,"双一流"建设的背景下,呼唤课程变革。除此之外,还包括具体的临床应用,将这些整合、归纳成统一的研究内容。具体而言,这是新时代的发展趋势,也是课程变革要求,其根本宗旨是探讨运用经筋疗法防病治病,发挥出应有的效力,同时彰显育人价值,有效地利用壮医学规律,发扬传统医学在新时期生命力和创造力的学科课程建设[1]。对于课程教学来说,实践课程的有效协同是比较重要的部分,因而非常注重理论结合临床,强调建设和运作课程的效能提升,把握继承与发展的关系,根据课程变革的具体向度,利用先进的教学手段,打造弹性丰富的课程目标,去粗取精地形成更结合实际、更能契合师生课程进展的教学内容,凸显壮医特色,扩大受众范围和影响力,取得良好的教学效果[2]。

1 《中国壮医经筋学》教材分析

　　想要更进一步加深"双一流"建设与课程构建,必须对《中国壮医经筋学》有足够的了解,才能更好实现灵活转化[3]。这本教材共八章内容,体现了整个壮医学的基本原则和理念。壮医经筋手法是本课程的核心内容,体现很多知识的联系和承载,应当详细完整地讲述,为之后部分知识形成一定的理论基础和实践想法。让学生学习掌握这些方法,就等于在他们心里为《中国壮医经筋学》扎了根,再学完这些内容后,基本就可以具备了一定的眼界和认知,进入到应用诊查经筋病的环节就可以更加顺遂,而且也更有效率。

2 目前的课程实践方法思考

　　整个课程构建关系着学生对于知识的汲取程度,《中国壮医经筋学》这本教材在课程建设与实践方面要靠近"双一流",让主体内容符合学习该门课程的基本进度,就要对当前现状和问题予以剖析,在听课学习的过程中思索,因而对于整个课程洞若观火,形成真知灼见,主要存在以下问题。

2.1 相关核心内容不受重视

　　比如经筋的循行及筋结病灶分布,很多时候会被有些授课老师所轻视,这部分是经筋学最基础的知识,因而老师往往可能出于本身的习惯而忽略,应当加以重视。"壮医经筋学"这门课程,在日常的教学实践中,教师普遍会发现学生可能对该部分学习缺乏兴趣,没有汲取相关知识的热情,对具体概念的认知和理解非常片面,甚至有误区,没有更深层次的理解。

2.2 师生互动联系缺乏，知识理解不对等

壮医学专业的学生尚未学习部分深层的手法和技能的时候，就容易出现这一问题，尚不了解情况的老师在教授中没有结合学生的基本情况，一次课程4个学时就上完了，学生对于知识的理解、深层的考虑、详细的记录等，可能来不及构建体系，逐渐被落下。

2.3 学习系统构建不够完善

学生在上完经筋课程后，基于上述两方面的问题不自觉知识面已经出现偏差，很容易形成一种模式，可能并不是课程构建所想要看到的结果，就是用手法去查灶。壮医经筋学基于内经理论结合壮医经筋手法，一切都是在被证实的基础上产生的。经筋循行和经筋病症是医学的重要领域，辨证分析更是最具实效性的治疗方法。壮医学专业的学生应当遵循具体的理念和步骤、手法，注重《黄帝内经·灵枢》活学活用，随着我国"双一流"课程建设的实施，为教师解决上述问题指明了方向，新课程理念要求教师在课堂上将学生作为主动接受的对象，要引导自主学习。

3 "壮医经筋学"实践课程建设

该学科以壮医理论为指导，目前安排有24学时实验课，一般分为两个大组进行学习，要求学生掌握壮医经筋学基本特点。实验课由任课老师担任，构建课程知识目标。学生通过学习壮医的基本思维方法，形成对整个学科的正确认识和理论基础。但任课老师只注重手法查灶学习，没有全面体现壮医经筋的治疗方法，没有系统地学习，也没有充分结合三道两路学说，因此在"双一流"背景下的课程构建中应如下开展。

3.1 政校紧密联合

政府的支持是最可靠的保障，对课程的改革发展至关重要，在"双一流"背景下需要从更高的层面来调整"壮医筋经学"的基本体系，必须紧密联合地方政府，按照部位分区系统的构建课程学习，满足和引领社会需求，培养更加优质，更加全面，更加具备实力的人才，进而获得地方政府的支持，注重培养学生临床辨证思维能力，占领发展先机；在"双一流"背景下应当鼓励运用壮医术语进行语言表达，教师将高质量的教材与政府要求结合进行调整，运用网络资源获取新知识，将深思熟虑的课程建设和教学方法与政府支持紧密结合，打造人才中心和高级智库模式。

3.2 学与教深度融合

老师作为主导者，掌握着整体的教学节奏，学生们更多是以一个课堂参与者的身份配合老师的教学，在批判性思维能力的体现上有着严重不足，这种过于沉闷和约束的教学方式，并不适合这个年龄段学生的学习特点和接受能力。因此更要结合分组学习的基本特征，注重与人合作的能力培养，况且"壮医经筋学"本身如果没有多样化的形式来具体展现和引入，就会显得过于枯燥，学生如何能够承受得了这种压力与束缚。

3.3 资源高度聚合

资源，特别是优质资源，是推进"双一流"建设的"润滑剂"。给予足够的学习和实验资源，让学生掌握十二经筋的走行，不仅要开拓办学资源新途径，更要注重原本课程教学的实效，促进有限的资源高度聚合。

4 结语

"壮医经筋学"是壮医学专业重点临床特色课程，依据教学大纲规定，结合"双一流"建设的背景，保证这门实践操作性极强的临床课程能够发挥出更好的作用，在教学目标和教学内容上予以适当的调整，对理论课与实验课的教学现状进行了解读，本文就存在的问题和具体的课程构建都做了详细的阐述，希望能更好地完善经筋学教学体系。

参考文献

[1]陈洁，李定琴，刘鑫，等."双一流"建设背景下临床医学专业硕士创新人才培养质量提升研究[J].科教文汇（下旬刊），2020（3）：88-90.

[2]王逢会，杜娟."双一流"背景下地方院校基础医学研究生科研创新能力的培养[J].教育教学论坛，2020（13）：70-71.

[3]艾碧琛，刘娟，苏联军，等.高校"双一流"建设背景加强中医研究生教育的策略探究[J].教育教学论坛，2020（13）：104-105.

韦英才，蓝毓营，张云（2020年发表于《教育教学论坛》）

探究式教学法在"壮医药线点灸学"教学中的应用

【摘要】 "壮医药线点灸学"是一门壮医理论全面结合临床实践，操作性极强的壮医特色技能课程，是广西中医药大学壮医学专业学生必修的主干课程，也是本校医学类专业学生喜爱的选修课程之一，每个学期选中率都是比较高的。壮医药线点灸是极具壮医特色的外治技法，因其用材简单，施治便捷，应用广泛，无不良反应，无污染等特点被列为国家级非物质文化遗产。"壮医药线点灸学"课程是学习、传承、发扬这项国家级非物质文化遗产的载体之一。在课程教学中应用探究式教学法，教师根据课程和学生特点设计个性化的教学方法，以学生为中心，激发学生的学习兴趣，让学生主动参与，自主探究学习，提高学生自主学习意识和综合素质，使教师教有所用，学生学有所得。

【关键词】 壮医药线点灸学；探究式教学；学生能力；人才培养

1 "壮医药线点灸学"课程概况

"壮医药线点灸学"是以壮医理论为指导，研究药线点灸选穴方法、用穴规律、取穴原则及点灸操作方法，探讨运用药线点灸防治疾病规律的一门学科。壮医药线点灸是壮医针灸中独具特色的疗法，被誉为壮医针灸"三剑客"之一，治疗包括内、外、妇儿等临床各科多种常见病和部分疑难杂症。2011年，壮医药线点灸疗法正式入选国家级非物质文化遗产名录，至今已广泛应用于国内外300多家医疗机构，获得众多医务工作者和患者的普遍赞誉。1997年本校开始开设"壮医药线点灸学"为大学选修课程，2000年"壮医药线点灸学"授课对象从原有的中医学专业扩大到全校所有的医学专业，是本校极具民族特色的课程，选修率一直处于较高水平。"壮医药线点灸学"是桥接壮医理论基础及临床实践的关键，其主要任务是培养学生壮医临床思维能力和诊疗能力，将这一特色技法灵活熟练地运用到临床中。因此，学生的知识素养及其临床应用能力影响着壮医药线点灸疗法的传承与发展。目前"壮医药线点灸学"多采用传统的教学模式，偏重于理论知识的讲授，教学方法比较单一，以灌输教育、填鸭式教学为主，课程的考核方式单一，重视理论的考核，而实践操作考核仍未规范化，导致课后学生对壮医药线点灸的实践应用不高，使学生缺乏主动性，学习兴趣不高，仅为获取学分而学习，没有很好地培养学生独立思考的能力和实践应用能力，忽略了对学生临床实践操作及临床思维、应用能力的培养，未能达到让学生学以致用、培养实用型医学人才的目标。"社会达尔文主义之父"斯宾塞说过："硬塞知识的办法经常引起人对书籍的厌恶；这样就无法使人得到合理的教育所培养的那种自学能力，反而会使这种能力不断地退步。"因此，改革"壮医药线点灸学"课堂教学，是目前壮医药线点灸疗法的传承与发展创新、培养实用型医学人才在教学方面亟待解决的问题。

2 探究式教学法基本内涵

探究式教学是美国教育家杜威、施瓦布等首创，是指学生在学习概念和原理时，教师只是给他们一些事例和问题，让学生自己通过阅读、观察、实验、思考、讨论、听讲等途径去主动探究，自行发现并掌握相应的原理和结论的一种方法。该教学法要求教师精熟课本，以学生为主体，精心设计问题，激发学生兴趣，启发学生围绕问题去收集资料，让学生自觉地、主动地探索，掌握认识和解决问题的方法和步骤，研究客观事物的属性，发现事物发展的起因和事物内部的联系，从中找出规律，形成概念，建立自己的认知模型和学习方法架构。在探究式教学的过程中，可以充分体现学生的主体地位、主动能力，训练和提高自主学习的能力、团队协作能力，使"要我学"转变为"我要学"。德国著名哲学家叔本华说过："一种纯粹靠读书学来的真理，与我们的关系，就像假肢、假牙、蜡鼻子甚或人工植皮。而由独立思考获得的真理就如我们天生的四肢，只有它们才属于我们。"

3 探究式教学法在壮医药线点灸课程中的应用

在"壮医药线点灸学"课程教学中，课前通过提出医案和问题，激发学生自主探究、独立思考的学习欲望，通过预习，使学生自己提出问题，自主分析寻求解决途径，进行假设、独立推断、验证、修正，提出解决方案，形成教学目标；开放课堂，挖掘学生自主探究、团队合作、制作课件、单独授课的潜能；教师提出问题，适时点拨，引导学生探究的方向掌握解决问题的方法；同时课上结合案例训练运用壮医理论进行辨病、辨证，教师指导下现场互相操作练习壮医药线点灸技能，提高学生的课堂参与热情，最终促进医学类专业教学质量与实用型医学人才培养质量的提升。

（1）问题为导向，激发学生的好奇心。

绪论、基础理论部分，教师可以先抛出问题。例如，如何理解壮语"人不得逆天地"；口诀"疾患并非无中生，乃系气血不均衡"中影响气血，导致疾病发生要素有哪些？如何理解歌诀"寒手热背肿在梅，萎肌痛沿麻络央，唯有痒疾抓长子，各疾施灸不离乡"。学生通过问题进行独立思考，自行收集资料，合作分析讨论，最后得出壮医药线点灸学的各种理论。同时，壮医药线点灸是多姿多彩的壮族文化的缩影，教师与学生学习时可以引用壮医民间医药歌诀，或充分发挥想象力、创造力将部分内容改编成歌诀或以歌诀互动形式帮助学生更好、更快地理解、记忆知识，这样既调动了学生的学习积极性、参与性，又活跃了课堂的气氛，为学生的探究式学习营造一个快乐自由的学习环境。

（2）开放课堂，发掘自主探究潜能。

开放课堂，让学生交流自学成果。交流形式可以灵活多样，同桌互帮、四人小组研讨、全班辩论等，可以让学生自由发言，也可以让学生先小组交流，然后派代表在全班汇报，可以小组协作制作 PPT、动画、视频或角色扮演的方式，在课堂上把内容具体化、生动化、拟人化，加深对理论知识的理解，让学生对壮医学的基础理论知识产生全面深刻的印象。为学生充分表现、合作、竞争搭建舞台，教师指导和学生自主探究相结合，传授知识和解决问题相结合，单一性思考和求异性思维相结合。在互相交流中，使大家思维相互碰撞，努力撞击出创造思维的火花。

（3）利用现代教学手段，引领探究的方向。

壮医穴位基础部分因壮医穴位和中医针灸穴位的差异性，不必重复相同知识点。因穴位本身的空间性、多原则性特点，言语描述往往不能完全体现本意。教师可结合 3D 数字人系统通过多媒体图示教学，并布置任务让学生手绘壮医药线点灸取穴图，图文并茂，以一种喜闻乐见的、形象的、直观的、综合的演示，激发学生的兴趣，能让学生有效记忆壮医药线点灸取穴知识，激发学生的理性知识与感性认识，使抽象思维与形象思维在图文互动的方式中得到扩展，简化了教材，降低了难度，使教学收到事半功倍的效果。

（4）创设情境，合作探究，训练学生实践能力。

药线点灸技术和临床应用部分为课程的重点，是真正的核心部分。考验医学生的实践和操作能力即临床专业技能水平，故为强化学生的动手操作能力和临床应变能力，在壮医药线点灸的操作课程中，探究式教学可先讲后练：先利用多媒体教学设备展示完整的操作过程，同时教师讲解其中的操作要点、难点，建立学生对于点灸操作的整体印象，之后现场演示再讲一遍，让学生更为直观地学习；最后提供壮医药线、酒精灯等全套工具，让学生先以自身为练习对象实施操作，再让学生两两为一组相互动手操作，教师全程在旁指导，解答操作时遇到的问题，通过师生的互动操作，全面提升学生的药线点灸技能水平。掌握技能操作之后模拟临床，教师根据授课内容选取适宜病种，依据典型症状和体征，设置病例，病例的呈现也不是传统的文字病例，而是由学生扮演"患者"（事先由教师进行培训），或采用提前录制好的视频或者"现场标准化患者"两种方式，创设情境。每小组配备1位患者，其他组员扮演医生，模拟临床诊疗情景，训练采集病史，使每个学生都身临其境，讨论诊断疾病，给出治疗方案。之后每位医生根据治疗方案对患者进行壮医药线点灸治疗，教师全程监测，尤其注意穴位定位是否准确、点灸操作是否正确和规范。必要时示教。最后教师针对临床过程中出现的问题进行点评、总结和分析，强化相关知识点，以提升学生的壮医临床思维和药线点灸技术应用能力。

4 结语

"壮医药线点灸学"作为重要的壮医临床课程，壮医药线点灸作为壮族特色民间技法和国家级非物质文化遗产，从民间走向大学课堂进行传播、推广、传承、创新，将其发扬光大。探究式教学方法目前是比较新颖的教学方式，不仅突出了"以学生为主体，以教师为主导"的教学理念，还体现了师生互动、同学互助等新的教育理念，是培养学生实践能力和自主学习能力的重要路径。在"壮医药线点灸学"课程的教学中，引入探究式教学模式，不仅能提高学生自我能动性、积极性，团队合作能力及实践操作能力，而且能培养学生的创新精神、壮医临床思维能力，从而培养出高素质的实用型壮医药临床、科研人才，更好发展壮医药事业，实现"人人享有医疗保健服务"的发展目标。

参考文献

［1］黄瑾明，林辰.壮医药线点灸学［M］.南宁：广西民族出版社，2006.

［2］宋宁，梁薇，李秀娟.模拟结合PBL在壮医药线点灸教学中的应用探讨［J］.大众科技，2015，17（6）：158-159，161.

［3］范小婷，沈小淞，陈攀，等.基于实践应用能力培养的《壮医药线点灸学》课程教学改革初探［J］.教育教学论坛，2018（5）：97-98.

［4］方刚，尚昱志，陈攀，等.互动式教学模式在壮医药线点灸课程中的应用及探索［J］.文化创新比较研究，2018，2（2）：178-179.

张云，吴智富，庞小林，黄琪琛，韦英才（2020年发表于《文化创新比较研究》）

壮医火针拔罐解结疗法治疗腰骶肌筋膜炎的临床效果及安全性研究

【摘要】目的：观察壮医火针拔罐解结疗法在腰骶肌筋膜炎中的应用效果及治疗安全性。方法：随机选取 2017 年 11 月至 2018 年 11 月我院接收的 72 例腰骶肌筋膜炎患者，采用随机数字表法，将患者归纳为观察组与对照组，各 36 例。对照组为电针疗法，观察组为壮医火针拔罐解结疗法。结果：两组治疗后不良反应发生率比较，有显著性差异（$P<0.05$）。两组治疗效果比较，有显著性差异（$P<0.05$）。结论：壮医火针拔罐解结疗法可降低腰骶肌筋膜炎患者治疗后的不良反应发生，充分提高临床治疗效果，应用价值突出，可在临床中推广应用。

【关键词】腰骶肌筋膜炎；壮医；火针拔罐解结疗法

肌筋膜炎是临床中常见病，发病原因较为广泛。临床中，肌筋膜炎也被称为腰背肌损伤，是以肌肉和筋膜为主的炎症反应。腰骶肌筋膜炎是肌筋膜炎的常见类型，风寒侵袭、疲劳过度或外伤等，均可诱发本病。壮医学指出，其病机主要体现为风寒湿邪入体，龙路、火路不畅[1]。为明确壮医火针拔罐解结疗法的治疗效果，本研究展开探讨。

1 临床资料

1.1 一般资料

随机选取 2017 年 11 月至 2018 年 11 月我院接收的 72 例腰骶肌筋膜炎患者作为对象进行临床研究。采用随机数字表法，将患者归纳为观察组与对照组，各 36 例。观察组中，男 20 例，女 16 例；年龄最小 31 岁，最大 69 岁；病程最短 1 年，最长 5 年。对照组中，男 19 例，女 17 例；年龄最小 30 岁，最大 70 岁；病程最短 1 年，最长 6 年。两组一般资料经统计学处理无显著性差异（$P>0.05$），具有可比性。

1.2 纳入标准

①所有患者均为腰骶肌筋膜炎；②所有患者及其家属签署协议，认可本次研究。

1.3 排除标准

①严重肝功能、肾功能障碍的患者；②精神障碍、行为障碍的患者。

2 治疗方法

2.1 对照组

采用电针疗法。准备好型号为 G6805 的电针治疗仪（德国西门子），根据患者的患病部位，选取合理穴位，以膀胱穴、华佗夹脊穴和阿是穴为主。其中，膀胱穴选取的是气海俞、关元俞、大肠俞和小肠俞。将毫针刺入上述穴位，连接电针治疗仪，设置电流强度，以患者耐受为最佳，留针治疗 30 min。

2.2 观察组

采用壮医火针拔罐解结疗法。火针法：对患者的腰骶筋膜及其周围部位进行常规消毒，选择长度为2寸毫针，将针尖烧红后迅速刺入治疗部位，得气后迅速退针。依据患者的年龄、体质和病情轻重程度，选择针刺的深度。拔罐法：在针刺筋结部位拔火罐，时间10 min。拔火罐的时间应在火针法的次日。解结法：对患者的腰背筋膜、背阔肌和斜方肌等部位，采用手法进行滚动推拿，推拿时间5 min，放松腰背肌筋。利用肘尖结合的方式，按揉、推拿、捏拿等手法，分筋理筋。

3 疗效分析

3.1 观察指标

观察两组治疗后不良反应发生率，不良反应指标包括恶心、呕吐、皮疹和腹泻。制定临床治疗效果判定标准。显效：无皮疹、腹泻等不良反应现象，心情愉悦。有效：皮疹、腹泻等不良反应少且轻，心情一般。无效：皮疹、腹泻等不良反应多且严重，心情较差。总有效率 =（显效例数 + 有效例数）/ 总例数 × 100%。

3.2 统计学方法

使用SPSS19.0统计软件对统计数据进行处理，计量资料采用t检验，计数资料采用x^2检验，$P<0.05$表示差异具有统计学意义。

3.3 治疗结果

3.3.1 两组治疗后不良反应发生率比较

两组治疗后不良反应发生率比较，不良反应总发生率有差异（$P<0.05$）（见表1）。

表1 两组治疗后不良反应发生率比较

组别	例数	不良反应				总发生率
		恶心	呕吐	皮疹	腹泻	
观察组	36	0（0.00）	1（2.78）	0（0.00）	0（0.00）	1（2.78%）
对照组	36	1（2.78%）	3（8.33%）	2（5.56%）	1（2.78%）	7（19.44%）
x^2		1.014	1.059	2.057	1.014	5.063
P		0.314	0.303	0.152	0.314	0.024

3.3.2 两组临床疗效比较

两组临床疗效比较，总有效率有差异（$P<0.05$）（见表2）。

表2 两组临床疗效比较

组别	例数	显效	有效	无效	总有效率
观察组	36	29（80.56%）	6（16.67%）	1（2.78%）	35（97.22%）▽
对照组	36	27（75.00%）	2（5.56%）	7（19.44%）	29（80.56%）

注：与对照组比较，x^2=5.063，$P<0.05$。

壮医英才之医道·医学·医术

4　讨论

肌筋膜炎的主要临床表现为慢性肌肉疼痛、酸软无力等，对患者的生活质量具有较大的影响。中医学认为，腰骶肌筋膜炎属"痹证"范畴[2]，通常是风寒湿邪侵袭，留滞于肌肉筋膜，肌筋膜痉挛导致的经络阻闭、气血不畅。在壮医学中，将腰骶肌筋膜炎称之为"诺很尹"。同时，壮医中的肌筋膜炎病机为肌筋劳损、风寒湿邪入侵，导致龙路、火路不畅，从而引发疾病。现阶段，临床关于腰骶肌筋膜炎的治疗，多以电针疗法为主。然而，在客观条件的影响下，此种治疗取得的效果存在局限性。曾有研究指出，将火针拔罐解结疗法应用于腰骶肌筋膜炎，可提高疾病的治疗效果[3]。

本次研究结果显示，观察组治疗后并未出现恶心、皮疹和腹泻现象，仅有 1 例呕吐，不良反应率 2.78%，对照组的不良反应现象则明显多于观察组，不良反应率 19.44%。观察组的火针拔罐解结疗法，是从壮医学角度对患者实施的针对性治疗。壮医的火针疗法，起源于壮族的火针点刺技术。其特点为摸结定位，以解结为主，温经驱寒、消肿止痛。将火针法与拔罐法相结合，可有效祛除患者体内的风寒邪气，将炎症渗出物排出体内，从而起到松筋理筋、散结驱邪的功效。

综上所述，壮医火针拔罐解结疗法可降低腰骶肌筋膜炎患者治疗后的不良反应，充分提高临床治疗效果，应用价值突出，可在临床中推广应用。

参考文献

［1］梁子茂，潘韦情，韦英才.壮医火针配合壮药竹罐治疗腰椎间盘突出症 300 例临床观察［J］.中国民族民间医药，2017，24（17）：89-91.

［2］吕计宝，赵玉峰，冯玉雄，等.火针结合拔罐治疗风寒湿痹型膝骨关节炎的临床效果［J］.广西医学，2017，25（7）：1077-1079.

［3］黄柏鑫.壮医莲花针拔罐逐瘀法治疗慢性腰肌劳损的疗效观察［J］.世界最新医学信息文摘（电子版），2016，23（96）：183.

张云，韦英才（2020 年发表于《中医外治杂志》）

基于课程思政的课堂教学模式改革与实践

——以"壮医经筋学"课程为例

【摘要】近些年来，随着我国经济的不断增长，科技水平的不断提升，我国的教育事业也得到了长足的发展与完善，高校思政工作作为高校教育的基础，对高校学生的三观树立及发展起到了举足轻重的作用，对于医学生亦是如此，但是就现阶段而言，高校思政工作开展过程中仍存在着较多的问题，例如，教学观念落后、教学模式单一等问题，并且"壮医经筋学"作为壮医学的重要组成部分，是民族医学的瑰宝，传统的"壮医经筋学"教学存在教学模式单一、实践不足的缺点。在这种情况下，思政课程的开展可作为传统教学的补充，提升"壮医经筋学"的教学质量，促进"壮医经筋学"的发展，共享教学资源，培养实用型壮医人才。因此，该文在此背景下，以"壮医经筋学"为例探究我国现阶段课程思政开展过程中所面临的困境，并对此进行分析，找到更好的发展对策。

【关键词】课程思政；教学改革；壮医经筋学

自党的十九大以来，习近平总书记在各大报告及会议上多次指出，高校教育工作者要在教学过程中注重学生的思政工作开展[1]，帮助学生树立正确的三观及发展目标，高校教育工作者要结合新时代的发展需求[2]，为国家建设和发展培养更多优秀人才。在此背景下，高校思政工作的开展就显得更加重要，医学生的思政课程构建也是如此，医学高校思政工作和课程构建得到了一定的发展，但是仍然存在着许多问题与困境，而这些问题的存在都限制了高校思政课程更好地发展与进步，因此该文将从多个角度对此展开阐述，为其发展提供更加高效的发展对策及路径规范。

壮医英才之医道 · 医学 · 医术

144

1 "课程思政"教学模式构建对"壮医经筋学"的重要性

壮医经筋学是以壮医理论为指导，运用壮医经筋手法防病治病的一门学科，壮医经筋手法是指在古典十二经筋理论的指导下，结合壮族民间"捉筋"方法，以"松筋解结"为原则的一种防病治病方法。该法是壮医的特色疗法之一，具有理论新、方法特、疗法佳、费用低等特色与优势[3]。在思政课程平台开展"壮医经筋学"教学工作，可以实现教学资源共享，扩大该学科的影响，不仅可以吸引感兴趣的学生了解并学习"壮医经筋学"，还可给该专业学生在课后提供丰富的线上学习资源，巩固基础。与此同时，"壮医经筋学"在教学中运用思政课程模式，亦可筛选出优秀的教师，促使该科教师不断提高教学质量，进一步推动"壮医经筋学"的发展[4]。课程思政采用碎片化学习的方式，教学时间通常为 10 min 左右[5]，将传统课堂的 45 min 切割为几节课，以知识点为核心，将教材的内容进行分析、整理，形成知识链，使学生在学习中形成结构化的知识体系。一个视频讲解一个知识点，并在讲解过程与学生互动，引导学生提出问题—分析问题—解决问题，培养学生的思考与自主学习能力。教师还可以在课前课后发布预习和复习任务，引导学生对知识点进行深入学习，加深学生对课程内容的理解，学生也可以根据自身学习和对知识的掌握情况，在学习中回看、暂停、反复播放以加强对知识点的理解和掌握，该模式下的教学，强调以学生为主导，改变传统课堂中教师为主导，带领学生先分知识点学习、后集中复习的学习模式[6]，造成课后复习任务繁杂，知识掌握不牢固、易遗忘、不全面，进而降低学生复习的效率和积极性。因此，这一模式下的教学，要求授课教师不断汲取新知识，提高授课水平。

2 现阶段"壮医经筋学"课程思政教学中所面临的困境

2.1 理论与实践脱离

就现阶段而言，我国很多医学高校"壮医经筋学"的思政教育课程开展方式还是以"老师教，学生听；教师演示，学生看"的方式进行，在这样的教学模式下所取得的教学效果及学生反馈是十分微弱的。随着现代化社会的不断发展与进步，互联网与新媒体技术的迅速拓展与应用，为"壮医经筋学"思政教育课程开展提供了更多的有利条件[7]，教师可以通过 PPT、音频、视频等形式进行教学课程的开展与实施。这种方式相较于传统的授课模式来说，可以让学生更好地参与到课程教学过程中，与学生达成互动，加强学生的课上练习，对教学效果和学生反馈都有着不小的提升效果。

2.2 目的性太强，实际意义虚化

从我国医学高校"壮医经筋学"思政工作目前的发展情况来看，在"双一流"建设背景下，高精尖人才引率以及数量成为高校建设过程中一项十分重要和关键的考核标准，很多学校一味地迎合政策和达标率的完成，在人才引进时，仅仅满足了数量上的需求，却忽视了质量上的保证，并且没有为学科今后的长远性发展做系统科学的规划，从而使得教师的出路问题在短期内被隐藏起来。但从长远目光来看，目前的这种做法十分不利于高校思政课程的长远发展和健全，为今后的发展埋下了较大的隐患，并且就目前的高校思政课程教学形式来说，很多教师在实际教学过程中，仅仅是对相关思政资料进行无创新性的照本宣科、直接宣读，并未经过教师合理化系统化的筛选与整合，从而使现阶段的"壮医经筋学"思政课程变得又大又空[8]，难以激发学生的学习兴趣和学习热情，使"壮医经筋学"思政课程的课堂效果大打折扣，更无法将思政课程的开展意义落到实处。

2.3 教师观念及专业化队伍建设较为薄弱

一个正确良好的观念，对整个教育工作的开展是十分重要的，但是互联网时代下的高校思政教育工作开展过程中，很多教师并没有认识到思政教育工作开展的意义和重要性，在实际教学工作中对其发展并没有投入过多的精力，而是将更多的重心放在相关的理论研究过程中，从而导致高校思政课程建设缓慢的情况，再加上受到目前教育体制的限制，高校思政教育工作开展的方式以及课后实践教学路径都尚未完善，与先进国家相比，还存在着很多的缺陷，从而导致高校思政教学工作效果的低下和内容的单一，加之现阶段高校思政教育工作开展过程中，教师很少经过系统化的培训和指导，其专业程度有待提升，尽管有一些教师经过较为系统专业化的思政课程培训[9]，但是在实际的教学过程中，也无法进行理论创新和教学模式的拓展，缺乏专业化的创新意识和创新能力，从而无法适应现代化社会对高校思政课程发展的需求，大大降低高校思政教师队伍的建设速度和实际开展效果。

3 "壮医经筋学课程"开展"课程思政"教学的意义

3.1 基于"课程思政"教学模式有助于学生消化理论知识，提升技能水平

在"壮医经筋学"课程教学过程中，如果只是利用传统的教学模式对学生进行重难点教学，那么很难激发学生的学习兴趣，但是在"壮医经筋学"课程教学过程中通过思政元素便可以吸引学生的学习注意力，进而发挥学生在学习过程中的主观能动性，例如，学生在学习"壮医经筋学"中推拿教学这一部分知识时，教师可以在教学过程中引入推拿治疗过程中出现失误的案例，让学生了解如果推拿过程中没有运用正确的手法，可能会造成的严重后果，进而让学生了解学习正确推拿手法的重要性，同时还可以让学生对课堂上所学的理论知识进一步地消化，提升学生在学医过程中的技能水平，为社会培养出高素质的综合性医疗人才。

3.2 "课程思政"教学有助于学生提高自身职业认同感

根据有关调查研究显示，通过在"壮医经筋学"课程教学过程中融入课程思政教学模式，学生在接受思政教学后对待患者的态度明显高于未接受思政教学的学生，因此基于课程思政教学模式，可以进一步地培养出学生对自身职业的认同感和尊重患者的职业情感。教师可以在教学过程中事先给学生分享一下患者的自身故事，进而加强学生对患者的感性认知，让学生认识到自己在治疗过程中的行为可以为患者的家庭带来怎样的贡献，从而让学生在心理上和生理上对患者进行更多的照顾和关心。同时教师还可以在授课过程中不断地给学生渗透一些关于我国的医患政策及国内外"筋经学"课程的就业前景，以及临床案例，这样便可以让学生对自己的工作产生一定的自豪感和神圣感，从而在对患者进行治疗的过程中不再抱着排斥和抵触的情感，提高对医疗工作的职业认同感。

4 "壮医经筋学"课程思政教学的策略

4.1 加强教师专业化程度和专业化队伍建设

在目前的教学环境下，要想提高我国医学高校中"壮医经筋学"思政工作开展效率，师资队伍的建设是一个十分关键的问题。在此过程中，外引、内培是加强思政教师队伍建设，提升教师综合素养能力的两个重要方法和途径。与此同时，邀请相关专家学者及优秀思政工作人员进行指导和交流，从而拓宽"壮医经筋学"思政教师的教学观念及教学模式，开展一系列教师教学交流活动，医学院校可以面向社会招聘一些高素质的专业领域人才进入学校对学生进行授课，同时医学高校还需要对校内的教师队伍进行定期的培训，并在培训过程中让教师积极地学习当前新型"壮医经筋学"课程，并对原有的教学课程进行改善和创新，培训过后还需要对教师组织进行考核，对通过考核的教师给予一定的物质或精神奖励，而未通过考核的教师便需要进行下一阶段的培训。

4.2 创新教学方法与教学模式，顺应信息化时代发展

从学生实际需求出发，按照符合学生发展标准、激发学生兴趣的新型教学模式，从

而不断地提升现阶段"壮医经筋学"思政课程的吸引力和新鲜感，让学生积极主动地投入高校思政课程的学习和认识中。因此，必须要加强教师对于现代化信息技术的掌握和了解，并不断地加大对现代化信息思政课程的投入与建设，构建先进高效的网上交流平台[10]。并要制定科学化的思政课程奖励机制，鼓励教师积极投入到"壮医经筋学"思政课程开发中，从而不断地创新教学方法和教学模式，丰富教学内容。

4.3 创新思政课程开展形式，注重实践教育发展

实践是检验真理的唯一标准，在医学高校"壮医经筋学"思政教学工作开展过程中，教师一定要将理论与实践充分结合起来，不能过分地关注理论知识的学习和认知，而忽视了实践发展与建设，教师要充分剖析相关理论知识与含义，并依此制定相关的实践方法和实践路径，拓宽思政课程的开展方式与内容形式，有效地将理论落到实处，从而促进高校思政课程更加快速完善地发展。

5 结语

综上所述，在现阶段我国医学高校的"壮医经筋学"课程思政教学开展过程中，虽然仍存在着一些问题，但是只要高校教育工作者能开展积极的创新，培养自身的创新意识和创新能力，顺应时代的发展和社会的需求，积极创新教学观念和教学方法，就可以促进高校思政工作更加完善系统地发展，从而也就可以为祖国的建设和发展培养更多的综合性医学人才。

参考文献

[1] 金明磊.习近平新时代中国特色社会主义思想对高校思政工作的思想引领和实现路径 [J].成都中医药大学学报：教育科学版，2019，21（3）：63-66.

[2] 汪露.大数据背景下高校思政工作创新路径分析 [J].才智，2019（33）：148.

[3] 李璨.融媒体在高校思政工作中的作用——以长治学院融媒体中心为例 [J].长治学院学报，2019，36（5）：105-108.

[4] 徐丹.科技化发展对当代高校思政工作的影响研究 [J].化工进展，2019，38（11）：5213.

[5] 宁宁."互联网+"时代高校思政工作创新路径研究 [J].晋中学院学报，2019，36（6）：15-17.

[6] 阳秋慧.探究高校思政工作与文化建设的融合发展 [J].文化创新比较研究，2018（35）：21-22.

[7] 高明.高校思政工作队伍建设的路径探究 [J].西部素质教育，2019（4）：99-100.

[8] 王乐.心理疏导在高校思政工作的价值研究 [J].农家参谋，2019（9）：169.

[9] 赵培锋，李小红，杨磊.校园直播及短视频在高校思政工作中的效果探究 [J].新闻研究导刊，2019，10（4）：39，158.

[10] 李卓昱.新媒体背景下高校思政工作的精准化探索 [J].智库时代，2019（25）：98，116.

庞小林，蓝毓营，韦英才，张云（2020年发表于《文化创新比较研究》）

MOOC 结合雨课堂的"壮医经筋学"混合式教学模式探讨

【摘要】"壮医经筋学"是壮医学专业中一门重要的专业课，在壮医专业教学中占据重要的位置。学好"壮医经筋学"对壮医学专业与中医定向专业的本科生尤为重要。由于传统学校课堂的教学模式、教学方法已经不能满足现代高等教育的需求，加之现代科学技术的快速发展，新的线上线下教育教学方式逐渐应用到现代教学实践中。因此，如何将当下最先进的教学模式合理、高效、熟练地运用于课程的教学中，是每一位高校教师应该积极思考的问题。壮医药学院壮医经筋教研室及经筋教学团队一直在不断地思考与学习，结合"雨课堂"工具和教研室建设的壮医经筋学 MOOC 课程，进行混合式教学模式改革尝试与探索，取得了一定的成效，提升了壮医经筋学的学习效果，现总结如下。

【关键词】壮医经筋学；MOOC；雨课堂；混合式教学

壮医经筋学是以壮医理论为指导，以经筋手法作用机制及临床应用为研究内容，探究应用壮医经筋疗法防病治病规律的一门传统医学学科[1]。"壮医经筋学"为国家"十三五"重点规划教材，是医学本科壮医专业和中医定向专业的必修课，探讨该门课程的教学对于该校师生来说尤为重要。由于传统高校课堂教学模式已经不能满足现代高等医学教育的需要，加之现代科学技术的快速发展，新的线上线下教育教学方式逐渐应用到现代教学实践中。我们认为在当今时代发展背景下，应当着重提高医学生对课程的理解与掌握，充分利用先进的多媒体等教学手段，努力挖掘壮医诊疗的精髓与内涵，扬长避短、事半功倍，以期取得满意的教学效果。因此，如何将全新的教学模式合理地应用于壮医经筋课程教学，是每一位壮医经筋教学团队专任教师应当积极思考的问题。

1 "壮医经筋学"教学现状及面临的现实问题

壮医经筋学是壮医学专业必修的临床课程之一，对于壮医学生壮医技法的学习构建有着非常重要的作用。壮医临床课程的教学提高与优化，使学生能够更好地掌握壮医经筋理论与壮医经筋疗法的操作。传统的课堂教学模式已经不能满足当下的医学教育，要顺应时代与科技的发展，探索出一套全新的壮医经筋教学模式。

2 MOOC 和雨课堂的基本情况

2.1 MOOC 概念及模式

MOOC（massive oppen online course）是一种新型在线开放课程，最早兴起于 2007 年，2012 年开始在全世界范围内迅速推广[2]。慕课就是充分利用现代多媒体信息技术，先将课程的系统知识点进行梳理与细化，化整为零将各大块知识分割为多个小知识点，然后将各个小知识点以生动有趣的视频模式进行展现，再把这个制作完成的系统学习视频上传到慕课在线平台，供全世界范围内有兴趣的人进行自主学习的一种方式。在MOOC学习过程中，课程管理教师会结合所授知识点，对学生进行一系列的小测试，以促进学生对该知识点进一步加深理解，反过来也可以了解学生对知识点的掌握情况，有利于教师逐步完善课程。因此，慕课课程打破了以往的传统教学模式，将知识点信息化、分段化放置于网络平台，实现了教师与学生的互动式学习，增加了学生学习的灵活性和随时回播重复性，学生可以自主选择学习的时间和地点。传统的授课方式拘泥于固定的时间与学习场所，且学生不能回看与复习，不能进行各知识点的查漏补缺的学习。MOOC课程自开始创建以来，对传统教学模式产生了极为深远的影响。

2.2 雨课堂概念及模式

"雨课堂"是学堂在线和清华大学在线教育办公室共同研发的线上混合式智能教学工具，借助PPT和微信[3]的使用，建立课前预习与课堂教学间的沟通桥梁，全面提升课堂体验，让师生实现更多互动。在"雨课堂"的助力下，通过创建线上虚拟课堂，营造高效、互动的学习环境，将课前、课上及课后的每个教学环节赋予全新的体验，实现科技发展时代背景下的智能教育，从而大大提升学生的学习兴趣和自主学习能力，同时满足学生个性化需求[4]，真正做到因材施教。

3 "壮医经筋学"课程混合式教学模式改革设计

3.1 混合式教学

混合式教学，即将在线教学和传统教学的优势结合起来的一种"线上＋线下"的教学。混合式教学能充分利用线上教学和线下教学的优势，将网络教学融入现实中的传统教学，一方面便于教师发挥其教学引导监督的作用；另一方面又能让学生深刻自我查漏补缺，做到自主化学习和个体化学习[5]。混合式教学的应用与推广，既可以充分发挥教师和学生的自主性，更能充分体现学生作为学习主体的主动性、积极性与创造性。能够打破学生学习的空间限制，调动学生学习的积极性与互动性，还能够及时了解与掌握学生的学习反馈情况，对促进中国高等教育的发展与创新具有重要意义。

3.2 "壮医经筋学"课程的理论授课方法分析与思考

理论课的学习，主要有以下问题：第一是学生不太注意经筋理论的学习，把重点都放在实践操作这一块，实际上实践操作熟练与否、操作手法是否得当，必须紧密结合壮医经筋的理论知识，做到手法查灶、手法解结有的放矢，而不是漫无目的。第二是学生应当课下熟练经筋基本功，包括手法的练习，循筋点穴、火针的操作、拔罐的操作，这些都是经筋学最为重要的技能操作。第三是学生要结合当下经筋研究的最新成果，不断地融合新知识，完善经筋学科的教学。这是理论课需注意的一些问题。

3.3 "壮医经筋学"实验课程教学的现状分析与反思

目前壮医学专业开设了"壮医经筋学"实验课，就目前实验课的现状做以下分析。

壮医学生实验课一般为小组进行学习。学生在实验课的时候，重观看而轻动手，不动手操作的情况也是比较常见，且对于壮医火针的使用，实训课的时候，学生出于畏惧很难去动手模拟操作练习。

3.4 基于MOOC和"雨课堂"的"壮医经筋学"混合式教学模式设计

在新的模式教学中，"壮医经筋学"课程利用MOOC和"雨课堂"平台进行有机结合运用，通过信息化的教学平台和精心的教学设计，将传统的课堂教学合理整合成课前、课上和课后3个部分，并实现它们的有效衔接，让教学活动贯穿始终。上课前：在上课前教研室已经完成了壮医经筋学的慕课全部视频的录制工作，并对该视频进行集中讨论与完善，最终拿出比较好的版本，将最终的版本上传给学生，让学生提前预习。开课后通过"雨课堂"平台分时段向学生推送课程学习视频及相关课件资料，进行课前在线学习并完成相关经筋检测试题，了解学生自学的学习效果及学生心中的疑惑。另外，学生可以在线下提前学习原本应该在课堂由教师讲授的知识点。教师则在线观察每位学生的学习数据，提前了解学生对该次课程知识点的掌握情况，对知识难点在后面的课堂中有针对性地进行讲解。课堂中：教师先利用"雨课堂"工具对课前学生不懂的知识点进行重点讲解，必要时进行经筋知识拓展，同时将上课PPT实时推送给学生，并设置是否听懂等选项供学生选择，了解学生的学习效果，使学生上课不再忙于做笔记、拍照而影响学习效率。课堂教学过程中开启"雨课堂"弹幕互动功能，与学生实时沟通，了解学生对所讲知识点掌握程度，调动学生上课参与度和积极性。

3.5 混合式教学

新模式改革与评价传统的壮医经筋学课程总评成绩，就是以期中考试的成绩与期末考试的成绩结合起来决定的，而这种评价方式，很难确定学生是否真正掌握了壮医经筋学的理论与壮医经筋的手法操作，而混合式教学模式参考的因素就比较全面，如学生的上课点击率、课程参与互动的情况、线上思考回答问题的情况，线上提交作业的情况，传统的期末考试等情况，综合以上情况来参评，最终确定总评成绩。

4 混合式教学模式的不足与改进

虽然慕课结合"雨课堂"的混合式教学模式在实际应用中取得了一定的效果，但是作为一种全新的教学改革模式，在教学实践中仍然存在一定的问题。如学生对这种全新的教学模式还不是很熟练，教学重点的针对性不够突出，占用了教学设备与资源。后期教师也将对这个混合式模式进行改进，让学生对该门课程有个大致的了解，可以多采用动画、视频等方式。此外，MOOC视频的制作应当更加精良，在线测试题多样化，而不是一味选择题与判断题，要注重学生的独立思考能力与经筋思维的培养，可以多制作一些开发性的题目，让学生来讲解学到的知识，小组讨论与教师点评，这样才会更好地让学生掌握经筋知识。

在混合式教学模式设计和实践过程中，可以将MOOC课堂课程与教学平台工具进行有机结合，然后通过信息化的教学平台便可以设计出与之对应的教学内容，通过将传统课堂教学整合成课前、课中和课下3个模式，就可以实现传统课堂教学的有机整合，并且使课堂教学活动从课前一直贯穿至课后，主持良好的课堂教学活动。在课前的教学过程中，教师可以事先录制相应的MOOC视频，并且将视频以三维立体和动画的形式开展影像诊断教学，学生们在学习过程中通过相应的影像就可以了解到学习中的重点。在正式课堂教学过程中，教师可以通过微课堂教学平台向学生们推送相应的课程教学视频及课件资料，同时学生在学习过程中登录中国大学生MOOC课程平台，可以直接进行在线学习，在学习过程中就可以对APP中的相关检测题进行练习训练，并根据自己的学习效果提出相应的问题。同时学生在课下练习的过程中还可以将每节课堂中教师所讲授的知识点进行系统总结和归纳，教师在开展课堂授课之前，便可以通过分析班级中每一位学生在线学习数据情况，了解学生对该节课程知识点的掌握情况，然后在教学过程中便可以对学生开展针对性的难题讲解。

在课堂教学过程中，教师可以利用混合模式教学中的信息教学工具，对授课过程中学生不懂的知识点进行重点讲解，同时再通过对学生难以熟悉的知识点进行针对性拓展，并通过教学过程中的多媒体设备给学生推送教学专用PPT，同时可以通过多媒体技术来设置是否听懂的选项，让学生在课堂上进行选择，这样教师便可以在第一时间了解到本堂课程的教学效果。同时通过PPT教学，学生便不需要在课堂上忙于抄笔记或是拍照，进而影响到本节课程的教学效率。教师在教学过程中，通过在班级中开展课堂弹幕的互动，还可以在教学中与学生进行实时沟通，此外还可以通过MOOC课堂教学平台中的随机点名功能对学生进行点名提问，使学生在课堂中的注意力高度集中。另外教师在教学过程中还可以通过课堂教学平台为学生推送不同类型的教学题目，这样学生在学习过程中便可以在限定时间内进行线上答题，教师就可以根据学生完成题目的具体情况，对每一道练习题进行细致讲解，使学生真正地理解解题步骤方法。

5　结语

在如今大数据高速发展的信息化时代背景下，信息技术已经融入我们日常生活中的方方面面。传统课堂教学已经不能满足现代教育的需要，混合式教学模式已经成为医学院校教学改革的主要方式，以求切实提高学生学习效果和教师教学水平。混合式教学实践操作中，都会遇到一些问题，我们应当不断改进与思考，改善教学手段与模式，最终探索出一条适合"壮医经筋学"的教学模式。

参考文献

［1］林辰，黄敬伟.中国壮医经筋学［M］.南宁：广西科学技术出版社，2014.

［2］俞敏华，徐丽莹，翁丁虎，等.MOOC结合雨课堂的《医学影像学》混合式教学模式初探［J］.医学教育研究与实践，2019，27（3）：387-391.

［3］孙晖. 浅谈混合式教学工具雨课堂的使用［J］. 新丝路，2016（11）：197.

［4］何克抗. 从 Blending Learning 看教育技术理论的新发展［J］. 国家教育行政学院学报，2005，2（9）：37-48，79.

［5］孟延，刘传勇. 医学课程的混合式教学：挑战与机遇［J］. 高校医学教学研究（电子版），2017（1）：7-10.

张云，蓝毓营，韦英才（2020 年发表于《文化创新比较研究》）

疫情后中医的机遇与挑战

【摘要】该文立足于新型冠状病毒肺炎疫情中中医发挥重要作用的前提，分析中医应如何在质疑声中抓住机会，培养高水准中医人才，提高临床疗效。

【关键词】新型冠状病毒肺炎；疫情；中医药治疗；机遇；挑战

2019 年 12 月，新型冠状病毒肺炎（简称新冠肺炎）疫情发生，与之前的大型公共卫生事件一样，西医没有针对此次疫情的特效药物，主要采用抗病毒、生命支持、提高免疫力等治疗。西药不良反应发生率较高，据统计，潜在的不良反应导致 18% 的新冠肺炎患者停用利巴韦林[1]。而中医药在新冠肺炎疫情的救治中，取得了显著成效。

早在 2003 年对抗非典型肺炎时，中医药便展示了显著的治疗优势，中医治疗也得到了世界卫生组织的肯定，由于介入较晚，中医药仅为辅助治疗。但在 2019 年底的新冠肺炎救治中，中医药全程参与治疗。2020 年 1 月 25 日，习近平总书记明确要求要不断完善诊疗方案，坚持中西医结合。第 3～7 版《新型冠状病毒性肺炎诊疗方案》均纳入了中医药诊疗方案。数据表明，全国中医药参与救治的确诊病例占 85.20%，湖北以外地区，中医药参与救治病例的治愈出院数和症状改善者占 87%[2]。截至 2020 年 2 月 28 日，根据各省公布的中医治疗参与率与治疗效果数据，提示新冠肺炎患者治愈率与中医治疗参与率可能呈正相关[3]。

中医药历史悠久，在疾病防治方面发挥了重要作用。中医药治疗在 21 世纪以来发生的几次全国性和国际性突发公共卫生事件中均有突出表现，并得到世界的认可。如世界卫生组织专家曾对中医药在抗击 SARS 中的作用给予高度评价："中医药治疗非典是安全的，具有潜在的效益[4]。"除了疫情方面，近年来中医药在重大疾病的预防和治疗中也取得重要成就。研究认为，多种药物均通过活血化痰改善客观疗效指标，治疗痰瘀互阻型冠状动脉粥样硬化性心脏病（简称冠心病），取得良好的临床疗效[5]。此外，中医药在人类医学科学研究与国际建设接轨等方面也有重要成就。近年来，到中国不同层级的中医药教学机构接受中医药教育和培训的留学生人数呈上升趋势，始终处于自然科学类来华留学人数的首位[6]。尽管中医药作用显著，但中医发展现状仍不容乐观，人们对中医的信任度有待提高，部分西医从业者认为中医药没有明显的临床疗效。中医之所以会面临如此质疑，笔者认为主要有以下原因。

原因之一是中医被认为不科学。20世纪初，在西方民主思想及科学技术等冲击下，人们开始对中医全盘否认，认为中医不科学。西方工业革命后，科技水平得到迅速提升，西医手术、检验技术等得以发展。西医在解剖、生理、病理等学术理论及检验手段的基础上，因疗效明显、发病机制相对清楚、医疗技术先进等特点获得社会广泛认可。与西医相比，中医晦涩难懂，缺乏统一的诊疗规范，社会接受度不高。一方面是受全新明了的医疗体系的冲击，另一方面是传统的晦涩难懂的中医，加上特殊的历史原因，西医深入人心，而中医却遭到质疑。

中华人民共和国成立初期，缺医少药，中医艰难生存，在毛泽东主席的支持下，中医开始绽放生机。改革开放后的一系列政策，加快了中医药事业的发展。但由于西医对中医的冲击，以及西方文化的不断输入，人们更倾向于西医。中医便开始了证明"中医科学性"的探索之旅。然而中医研究者陷入一个误区，急于用现代科学语言解释中医理论，依赖生命科学技术从细胞水平解释中医药，忽视了西医与中医是截然不同的治疗体系。因此，用西医的研究方式研究中医是不可取的，中医应建立中医药临床评价体系，用临床证据说明临床疗效，以此证明中医理论及辨治方法的科学性，而非用西医的手段证明中医理论的科学性。中医临床研究体系相对不成熟，也是西医医师对中医不认可的重要原因。

中医传承也是中医遭受质疑的原因之一。传统的中医传承是以师带徒的方式，注重家学，从小培养。这种方式培养的中医人才，从小耳濡目染，不仅中医基础扎实，并且有大量的实践机会将理论与实际相结合，融会贯通，但难以批量培养优秀人才。现代中医人才培养方式多以基础教学为主，临床实践相对较少，难以培养优秀的临床中医人才。

在众多的质疑中，中医药在新冠肺炎疫情救治中发挥了明显优势。研究表明，连花清瘟颗粒能有效控制炎症发展，联合阿比多尔治疗轻度新冠肺炎能提高疗效，促进症状缓解，调节外周血炎症因子表达，对预防病情加重有积极作用[7]。新冠肺炎患者低蛋白血症与临床不良预后有强相关性，低白蛋白水平可以作为病情严重程度的标志之一及预后判断的可靠指标，中药可有效改善患者的低蛋白血症，重症患者选择中西医结合治疗有明显优势[8]。此外，中医药治疗新冠肺炎恢复期患者症状也有明显效果。

中医药在新冠肺炎救治中发挥的作用，更加说明了中医药的优势在临床，现阶段中医药发展的重点也应该在临床。此次新冠肺炎疫情，让大众重新了解了中医，这是中医发展的机会。中医抓住这个机会的同时，也要重视面临的挑战，如名中医缺乏，基层中医总体水平不高，中医审方用药个体差异大，患者依从性低等。中医应更加注重临床治疗及临床研究，同时注重人才的培养和传承，提高中医医务人员的临床能力及中医药的临床使用率及治愈率。中医传承者，要更加坚定自信，夯实基础，跟名师，多临床，多总结，完善中医诊疗体系，用疗效捍卫中医地位。

参考文献

[1] 罗太敏，那一凡，谭琳，等.利巴韦林治疗新型冠状病毒肺炎可能性系统评价[J].中国药业，2020，29（5）：34-39.

[2] 梁倩，徐海波.中医药抗"疫"：从参与者变成主力军[N].经济参考报，2020-02-19（第A06版）.

[3] 王薇，王玉伟，马爽，等.23个省（市、自治区）中医治疗新型冠状病毒肺炎策略、参与率和治愈效果分析[J].世界中医药，2020，15（6）：813-818.

[4] 曹东义.捍卫中医[M].北京：中国中医药出版社，2007.

[5] 袁蓉，王阶，郭丽丽.冠心病痰瘀互结证的近代研究及中医治疗进展[J].中国中药杂志，2016，41（1）：35-37.

[6] 刘宁.中医现状与科学发展[J].河南中医，2016，36（3）：382-386.

[7] 余平，李叶子，万少兵，等.连花清瘟颗粒联合阿比多尔治疗轻度新型冠状病毒肺炎的疗效观察[J].中国药学杂志：2020，55（12）：1042-1045.

[8] 杨倩，孙勤国，江波，等.中西医结合治疗新型冠状病毒肺炎重症患者的回顾性临床研究[J].中草药，2020，51（8）：2050-2054.

庞小林，韦英才（2020年发表于《中国民间疗法》）

"互联网+"时代壮医经筋学课程思政建设探索

【摘要】随着现代科学信息技术的发展，网络教学被广泛运用于教育教学。"互联网+"时代的思政课程不是将教学视频放到网上，而是拥有一套完整的教学模式和课程标准，具有规模大、开放程度高、内容透明、可重复、易获得性，以及注重学习体验和互动性等特点。但是受师资力量、教学模式、教师观念等因素影响，在实际教学过程中仍然存在一些问题。本文以壮医经筋学为例，探究"互联网+"时代壮医经筋学课程思政模式构建及策略。

【关键词】"互联网+"；壮医经筋学；思政课

1 "互联网+"时代壮医经筋学课程思政构建现状

医学生接受教育的过程可分为基本医学教育、毕业后教育、继续医学教育三个阶段。而壮医经筋学涵盖基础理论知识和临床技能操作，需要结合临床不断加强学习。"互联网＋"时代的壮医经筋学，对于基本医学教育阶段的学生，可以对传统课堂学习进行补充，而对于毕业后教育和继续医学教育的学生，在线学习具有较高的灵活性。以知识点为中心制作微视频，形成知识链，可让学生在繁忙的工作之余，利用碎片化时间进行学习，提高能力和拓展知识，更好地将壮医经筋学应用于临床中。

2 "互联网＋"时代壮医经筋学课程思政建设过程中存在的问题

2.1 教学理念未能与时俱进，且教法单一

思政教育必须有一个正确的观念，这是思政教育工作实施的重要前提。"互联网＋"时代高校思政教育工作开展存在一些问题，比如观念落后，认识不到位，教师在思政教育工作中投入的精力少，教育重点放在理论教学上，导致思政教育工作进展缓慢。思政教育教师课下不重视思政知识的积累，相互交流比较少，很少总结思政课程的教学经验，在工作中经常出现不同程度的问题。"互联网＋"时代对思政教育工作提出了新的更高的要求，思政教育队伍建设缓慢，导致思政教育工作无法顺利开展。

2.2 实际教学效果与"互联网＋"内涵相背离

就现阶段而言，我国很多高校思政教育课堂还是以传统的老师讲述学生听的方式进行教学，教学效果不佳。"互联网＋"时代，可以将传统教学内容通过信息化技术，如PPT、视频等方式进行展现，从照本宣科转变为学生主动参与，使现阶段的高校思政工作效率更为高效，并促进学生的创新意识和创新能力的发展。但是很多教师在进行多媒体教学过程中，对教学内容缺乏创新和变革。

2.3 过于形式化，忽略了实际教学意义

在"双一流"建设背景下，部分地方高校把引进高层次人才作为一项重要的考核指标，为完成这一硬性指标任务，往往忽视人才质量与专业性，不利于学校学科的长远发展。从长远来看，这种做法也不利于高校思政工作的顺利开展。

3 加快"互联网＋"时代壮医经筋学课程思政构建策略分析

3.1 创新教学观念及教学方法

在目前的教育体制下，师资仍然是学科建设的关键因素，外引和内培是师资力量建设的两个重要途径。在实施过程中，一是合理有效地外引，二是梯度式地培养师资。

3.2 结合"互联网＋"进行教学模式改革

目前，新媒体、自媒体已经成为重要的信息传播方式，在思政课程改革的过程中，要积极探索网络自媒体等多种教学方式，不断打造符合学生要求的教学模式，不断提升思政课程的吸引力，顺应时代发展的要求。一是要加强对思政教师的网络培训，让高校教师能够熟练使用各种自媒体平台；二是加大智慧课程建设投入力度，引进先进的网络技术，大力开展在线课程等；三是激励教师使用网络课程，探索线上线下互动的网络教

学模式，提升学生学习思政课程的兴趣和热情。

3.3 丰富"互联网＋"时代的思政课程开展形式

作为高校思政工作教育者，要将思政课程的理论讲授与专业课相结合，做到润物细无声式地教学，引导青年大学生深刻领会习近平总书记对青年的时代嘱托，将自身的历史使命、人生追求与祖国命运、时代发展紧密结合，做新时代的有为青年。

4 总结

综上所述，在"互联网＋"时代，思政课程作为一种教育模式，通过在线授课、学生参与讨论、课后完成作业及课后打分及评价课程，既能提供自主学习课程，又能保证课程质量。壮医经筋学作为壮医学的重要组成部分，既有理论知识，又包含实践知识。思政课程模式下的壮医经筋学教学可以采取碎片化学习的方法，满足更多学生的需求，不仅可以加深学生对壮医经筋学的理解，还能推动壮医经筋学的不断发展。但是任何教学模式都不是绝对完美的，需要在教学实践中不断地探索和总结。

参考文献

［1］李梁.信息化背景下思政课教学改革的问题逻辑视角［J］.中国高等教育，2014（2）：37.
［2］陆慧，王建明，陈峰.新媒体风潮下我国医学教育网络化发展的思考［J］.现代教育科学，2014（7）：160-163，175.

张云，韦英才，蓝毓营（2020年发表于《教育教学论坛》）

壮医经筋疗法治疗骆芡（膝关节骨性关节炎）的技术规范化研究

【摘要】膝关节骨性关节炎，壮医称"骆芡"。壮医认为是肝肾亏损，经脉失养，又兼风寒湿毒侵袭，肌筋损伤，筋结形成，横络盛加，阻塞两路，三气不得同步引起。壮医经筋疗法治疗膝骨关节炎，通过壮医经筋手法触诊患者的筋结点，利用"手法解结＋火针消结＋拔罐散结"特色壮医治疗方法，将筋结打开，横络疏通，进而通畅两路，使天地人三气同步，从而起到舒筋松筋解结、通络止痛的作用。该技术在壮医理论的指导下，通过临床规范化研究，为其推广应用奠定坚实的基础。

【关键词】膝关节骨性关节炎；骆芡；壮医经筋疗法

1 疾病概括

膝关节骨性关节炎在病证 ICD-10 编码为 BNV090。属中医"膝痹病"（ICD10 编码：M17.901）范畴，壮医称"骆芡"。壮医认为是肝肾亏损，经脉失养，又兼风寒湿毒侵袭，肌筋损伤，筋结形成，横络盛加，阻塞两路，三气不得同步引起。

2 壮医经筋疗法概述

壮医筋经疗法[1]是将流传于壮族民间理筋术和《黄帝内经》十二经筋理论有机结合，提出疾病是肌筋劳损，外感寒毒，横络盛加，筋结形成，因结致痛，导致龙路、火路不通，天地人三气不能同步引起的。该法在治疗上采用"以痛为腧"的治疗原则，形成独有的"经筋摸结诊病术"和"经筋解结治病术"，是集手法、针灸、拔火罐于一体的新型综合疗法。由于壮族没有自己通行的文字，许多独特的诊疗方法只能通过口传心授流行于民间，如壮族民间把"筋病"叫"吟尹"，并采用"捉筋""拉筋""绞筋""拍筋"等方法进行调治，效果神奇，但民间只有关于"筋病"的治疗方法而没有理论记载。最早记载"经筋"的《黄帝内经·灵枢》也只简单记述十二经筋循行走向和"治以燔针劫刺，以知为数，以痛为输"的治疗原则，长期以来人们对"经筋"认识程度远不如"经脉"深厚，甚至在临床上出现"以脉代筋"的误诊现象。壮医经筋疗法通过挖掘、收集、整理、研究和创新经筋理论，以十二经筋理论为核心，提出"横络（筋结）盛加，因结致痛"机理，并根据壮族民间"顺藤摸瓜，顺筋摸结"经验，探讨人体"筋结"的形成原因、解剖位置和分布规律，并独创"手触摸结诊病术"用于筋病的诊断和定穴，能准确查明一些原因不明痛症的筋性因素；同时，壮医经筋疗法采用壮族独特的"捉筋"手法，以医者肘部"松筋解结"为原则，对 128 种筋病痛症治疗效果十分显著。由于古典十二经筋治疗筋病没有"手法"和"腧穴"记载，只简单提到治以"燔针劫刺，以痛为输"，壮医经筋手法摸结、壮医手法解结、壮医火针消结、拔罐散结等方法属原创方法。该疗法具有理论新颖、技术成熟、方法独特、疗效显著、安全环保、费用低廉、易于推广等特色与优势。

3 疾病诊断标准

3.1 诊断标准

3.1.1 壮医诊断

参照《中国壮医学》[2]《中国壮医内科学》[3]相关内容拟定。

（1）主症：膝关节疼痛，甚或肿胀，屈伸不利，活动时关节常有咔刺声或摩擦声，动则痛甚，重则关节变形，气候变化时加重，反复不愈。

（2）兼症：筋骨酸软，乏力，发僵，麻木，畏寒肢冷。

（3）目诊：右眼白睛 8 点、左眼 4 点下肢反应区脉络增粗、曲张或怒张，脉络中间可见深黑瘀点或瘀斑，色鲜红或深红。

（4）多见于中老年人，起病隐匿，发病缓慢。

（5）X线检查提示骨质疏松，关节面不规则，关节间隙狭窄，软骨下骨质硬化，以及边缘唇样改变，骨赘形成。

（6）查血沉（ESR）、C-反应蛋白（CRP）可轻度增高。

3.1.2　中医诊断

参照《中医病证诊断疗效标准》[4]。

（1）初起多见膝关节隐隐作痛，屈伸、俯仰、转侧不利，轻微活动稍缓解，气候变化加重，反复缠绵不愈。

（2）起病隐匿，发病缓慢，多见于中老年人。

（3）局部关节可轻度肿胀，活动时关节常有咔刺声或摩擦声。严重者可见关节畸形。

（4）X线检查提示骨质疏松，关节面不规则，关节间隙狭窄，软骨下骨质硬化，以及边缘唇样改变，骨赘形成。

（5）查血沉（ESP）、C-反应蛋白（CRP）可轻度增高。

3.1.3　西医诊断

参照美国风湿病学学会标准[5]（ACR），以膝关节骨性关节炎分类标准（1986），临床标准：①近一个月大多数时间有膝关节疼痛；②有骨摩擦音；③晨僵≤ 30 min；④年龄≥ 40 岁；⑤有骨性膨大。

满足①②③④条，或①②⑤条，或①④⑤条，可诊断膝关节骨性关节炎。

临床 + 放射学标准：①近一个月大多数时间有膝痛；②X线片示骨赘形成；③关节液检查符合关节病；④年龄≥ 40 岁；⑤晨僵≤ 30 min；⑥有骨摩擦音。

满足①②条，或①③⑤⑥条，或①④⑤⑥条，可诊断膝关节骨性关节炎。

3.2　疾病分期

（1）早期：症状与体征表现为膝关节疼痛，多见于内侧，上下楼或站起时尤重，无明显畸形，关节间隙及周围压痛，髌骨研磨试验（+），关节活动可。

（2）中期：疼痛较重，可合并肿胀，内翻畸形，有屈膝畸形及活动受限，压痛，髌骨研磨试验（+），关节不稳。

（3）晚期：疼痛严重，行走需支具或不能行走，内翻及屈膝畸形明显，压痛，髌骨研磨试验（+），关节活动度明显缩小，严重不稳缓解期；膝关节疼痛、活动受限好转，但仍有酸痛，不能久坐、久站、久行，生活质量受到一定影响。

3.3　证候诊断

3.3.1　阴证

（1）寒湿型：关节、肢体酸痛，或伴关节肿胀，屈伸不利，活动时疼痛加重，皮色不红，触之不热、遇寒痛增，得热痛减；或伴腰膝酸软，四肢乏力，或纳差，大便溏。舌质淡暗，苔薄白或白滑，脉弦紧或弦缓。目诊征：勒答上白睛有雾斑，脉络弯曲、暗红。

（2）瘀阻型：膝部多有外伤史，或久病不愈，关节刺痛，或行走时疼痛剧烈，入夜痛甚，痛有定处；或伴肢体麻木，不能屈伸，反复发作，关节僵硬变形。舌质紫暗或有瘀点、瘀斑，苔白腻或黄腻，脉涩。目诊征：勒答上白睛脉络暗红、延伸、弯曲、末端有瘀点。

（3）正虚型：关节酸累，沉重，隐痛，肢体麻木、乏力；或伴形体虚弱，面色无华，畏寒肢冷、喜按喜暖，甚则关节变形，屈伸不利，行走困难，消瘦，乏力，头晕、心悸，纳呆，尿多便溏。舌质淡，苔薄白，脉沉细，沉虚而缓。目诊征：勒答上白睛浅淡，脉络弯曲。

3.3.2 阳证

湿热型：关节疼痛，肿胀，灼热，屈伸不利，动则痛甚；可见口苦，口渴，心烦；或伴腰膝酸软，四肢乏力，大便干结。舌质红，苔黄腻，脉濡数或滑数。目诊征：勒答上白睛脉络弯曲、红活。

4 技术操作方法

4.1 壮医经筋疗法

适应证：适用于早、中、晚期的治疗。

操作方法：壮医经筋疗法由"经筋摸结诊病"和"经筋解结治疗"两部分组成。

（1）经筋摸结诊病方法。

以足三阳经筋在患病关节的分布范围查出 3～5 处痛性筋结点，常见的筋结点有胫外筋结、股直肌筋结、股外侧肌筋结、膝外筋结、比目鱼肌筋结、腘绳肌筋结、股二头肌筋结、膝眼筋结等。

（2）经筋解结治疗方法。

①手法解结：患者取卧位，医者立于患侧以拇指结合肘部，沿足三阳经筋走向及膝部痛性筋结点实施点、按、揉、拔伸等手法，力求经筋及筋结点得到充分放松，然后被动屈曲患侧膝关节，幅度以患者耐受为度，充分拉伸膝部经筋。急性期手法宜轻柔，以局部轻度潮红充血为宜，慢性期手法以点、按、弹拨、理筋、分筋手法为主，手法力度以患者耐受为度。施术 15～25 min。

②壮医火针解结[6]：患者取平卧位，局部常规消毒，医者以左手按压固定查及的筋结点，右手持火针针具，将针尖置于酒精灯上烧红直至发白，迅速将针尖垂直刺入皮肤，直达筋结点，疾进疾出，不留针。隔天治疗 1 次，10 次为 1 个疗程。

③拔罐解结：在火针的施术部位用闪火罐法拔罐，留罐 10 min，可拔出少许黄色液体，术后用 75% 酒精局部消毒。隔天治疗 1 次，10 次为 1 个疗程。

④还可根据病情采用针刀解结、电针解结、药物注射解结等。

（3）注意事项。

①患者关节肿胀、疼痛剧烈者予轻柔缓和手法，关节活动明显障碍者禁止暴力屈伸

膝关节。

②严重心脏病、高血压、肝肾等疾病患者；体表皮肤破损、溃烂或皮肤病患者；有出血倾向的血液病患者；体质较弱，或孕妇等，忌用或慎用壮医经筋疗法。

4.2 护理调摄

（1）情志调护：与患者沟通，帮助患者正确认识病情、了解治疗方法、过程及锻炼方法，树立战胜疾病的信心。

（2）生活调护：劳逸结合，注意保暖，如果身体肥胖，需要减肥。受累关节应避免过度负重，膝或髋关节受累患者应避免长久站立、跪位和跪位，可利用手杖、步行器等协助活动。

（3）饮食调护：饮食清淡，宜多食富含胶质和钙质的食物。如果身体肥胖，需要适当控制饮食。

5 疗效评价

5.1 疗效判定标准

参照中华人民共和国中医药行业标准《中医病证诊断疗效标准》[4]、2002 年《中药新药临床研究指导原则》骨关节病（骨痹）相关标准评价标准[7]拟定。

（1）疾病疗效判定标准。

①临床治愈：疼痛、肿胀症状消失，关节活动正常，证候积分减少率≥95%；

②显效：疼痛、肿胀症状消失，关节活动不受限，70%≤证候积分减少率＜95%；

③有效：疼痛、肿胀症状基本消失，关节活动轻度受限，30%≤证候积分减少率＜70%；

④无效：疼痛、肿胀症状与关节活动无明显改善，证候积分减少率＜30%。

注：疼痛、肿胀、关节活动 3 项症状、体征为判断指标。

（2）证候疗效判定标准。

①临床治愈：临床症状、体征消失或基本消失，证候积分减少率≥95%；

②显效：临床症状、体征明显改善，70%≤证候积分减少率＜95%；

③有效：临床症状、体征均有好转，30%≤证候积分减少率＜70%；

④无效：临床症状、体征均无明显改善，甚或加重，证候积分减少率＜30%。

注：计算公式（尼莫地平法），有效率＝（治疗前积分－治疗后积分）÷治疗前积分×100%。

5.2 评价方法

根据患者骆荚（膝关节骨性关节炎）的不同部位、不同入院时间选用相应的评价方法、评价量表进行评价。

（1）入院当天及入院后 7、14、21 天，均进行证候积分[7]评分、关节功能分级，或结合 WOMAC 评价[8]或进行视觉模拟评分（visual analogue scale，VAS）。

（2）WOMAC 骨关节炎指数评分表[8]。

6 意外情况及处理方案

晕针，按照晕针的常规处理方法处理。按照教材《刺法灸法学》[9]处理：立即停止针刺，或停止留针，退出全部已刺之针，扶患者平卧，头部放低，松解衣带，注意保暖。轻者静卧片刻，给饮温茶或温开水，即可恢复。不能缓解者，在行上述处理后，可指按或针刺急救穴，如水沟、素髎、合谷、内关、足三里、涌泉、太冲等穴。也可灸百会、关元、气海等穴。若仍人事不省、呼吸细微、脉细弱者，可采取西医急救措施。在病情缓解后，仍需适当休息。

7 不良反应及不良事件

尚未发现不良反应及不良事件。

8 应用前景

壮医经筋疗法是壮医特色外治疗法，治疗膝骨关节炎，疗效肯定，具有简便验廉的优点，易于推广，患者易于接受，经前期在多家基层合作单位推广应用，深受广大患者喜爱。因此，该疗法适宜在广大基层单位推广使用，能够造福广大壮乡民众，有望作为基层适宜技术推广应用。

参考文献

[1] 韦英才，梁子茂.壮医经筋疗法治疗肌筋膜炎疗效观察 [J].辽宁中医药大学学报,2013,15（12）：21-22.

[2] 黄汉儒.中国壮医学 [M].南宁：广西民族出版社，2001：86-87.

[3] 庞声航，王柏灿，莫滚.中国壮医内科学 [M].南宁：广西科学技术出版社，2004，31-32.

[4] 国家中医药管理局.中医病证诊断疗效标准 [S].南京：南京大学出版社，1994.

[5] 邱贵兴.骨关节炎诊治指南 [J].中华骨科杂志，2007，27（10）：30.

[6] 梁树勇，潘育君，李仁峰.壮医火针疗法治疗膝关节骨性关节炎1500例疗效观察 [J].云南中医中药杂志，2013，34（10）：81-83.

[7] SANGDEE C，TEEKACHUNHATEAN S，SANANPANICH K，et al. Electroacupuncture versus Diclofenac in symptomatic treatment of Osteoarthritis of the knee：a randomized controlled trial [J]. BMC Complementary and Alternative Medicine，2002，2：3.

[8] 郝双林.临床疼痛的测定方法及其评价 [J].国外医学（麻醉学与复苏分册），1993，14（4）：228-230.

[9] 陆寿康.刺法灸法学 [M].北京：中国中医药出版社，2007：46.

吕计宝，梁树勇，王凤德，韦英才，吴飞（2021年发表于《中国民族医药杂志》）

基于壮医经筋理论诊治硬瘫症

【摘要】硬瘫属中风常见后遗症之一，不仅使患者的生活品质下降，也增加了家庭与社会的经济压力。因此，积极防治硬瘫，对个人、家庭及社会均具有重要意义。从祖国传统医学及壮医学探讨本病的病因病机，基于壮医经筋理论，认为"筋纵则瘫"，提出采用经筋燔针疗法治疗硬瘫。经临床案例诊治分析后，认为在对硬瘫患者的治疗中，以"解筋结，通火路，养经筋，解筋纵"为治疗原则，通过经筋燔针疗法治疗，对改善患者肌张力程度及提高生活质量有着积极意义。

【关键词】硬瘫；中风；壮医；经筋理论；经筋燔针疗法

近年来，我国中风的发病率呈明显上升趋势，每年平均增长 8.3%，总体发病率居世界首位[1]。中风的特点为高病残率、高复发率及高死亡率，并呈现出年轻化的发病趋势，给患者家庭及社会带来较高的经济负担，成为目前社会对其关注度居高不下的重要原因。在中风后遗症中硬瘫占 60%～80%。硬瘫主要表现为肌肉群肌张力增高，造成肢体运动不协调，迁延不愈可发展为肌肉萎缩、关节挛缩及变形等[2]。因此，关于硬瘫的治疗也成为中风后遗症的重点研讨方向之一。

1　中医辨证施治

硬瘫的症状体征，属中医学"中风后遗症期"范畴。中医学认为，中风病位在脑，疾病本质为本虚标实，病因上以气血亏虚为本，风、火、痰、湿为标，病机为阴阳失调，筋脉失养。《素问·阴阳别论》载"三阳三阴发病，为偏枯痿易"，"三阳"谓太阳，主诸阳之气及主筋；"三阴"谓太阴脾土，脾为气血化生之源，主肌肉四肢。两经合而为病，脾土生化失常不能化生气血，阳气无以生，脉道不利，不得实四肢，发为偏枯。又因"风"为百病之长，虚邪贼风，或风阳上扰，或引动痰浊。《金匮要略·中风历节病脉证并治》云"中风使然……正气引邪，涡辟不遂"，即为正气亏虚，气虚血少，恰受邪风，正不胜邪，邪气直中入里，上扰清窍，气血运行受阻而滞，脉道不利，肢体拘急不用。又见《临证指南医案·中风》论脾土中虚，木强贼土，肝阳耗伤津液，又化风影响气血运行，导致经脉阻滞，脑窍失清[3]。再有《素问·通评虚实论》载"偏枯……高粱之疾，寒风湿之病也"，嗜食厚腻之品，中焦失常，湿蕴生痰，停聚中焦，郁久化热，热极动风生风，风邪走窜，引动痰浊，窍闭神逆，经脉痹阻，四肢不实。故正气亏虚之时，复因风邪直中，风火相乘，伤于阳；饮食不节，湿气聚集，而伤阴；阴阳失调，脉道不利，则受之。

治以调神导气为主，调节气血阴阳、疏通经络并重。取穴上沿督脉、手厥阴心包经及足太阴肝经，运用普通针刺水沟、三阴交、内关等穴位及不同配穴。

2 壮医辨病施治

2.1 病因病机

2.1.1 "三道两路"理论

壮医"三道两路"理论提出，"三道"即人体的气道、谷道、水道，人体通过"三道"获得生活所需的水谷、自然之气等基础物质，将其化生气血以濡养全身，同时排泄化生过程中产生的代谢废料。"两路"即龙路、火路。龙路乃人体内血液运行的通路，"咪心头"（心脏）为调节龙路的枢纽脏腑。火路为人体内的传感通道，联络上下内外各脏腑官窍，通过"巧坞"（大脑）中心指挥调节，由其主干与分支执行工作，以网状形式联络全身，联系承接人体的"三道两路"。人体通过"三道"获取的营养物质，不断化生为气血津液等营养物质，并在龙路与火路的共同作用下散布人体内外上下，向机体脏腑肌骨配送养分。"三道两路"的畅通维持着人体内外环境的调节平衡，使机体与外部环境二者相适应，完成壮医基础理论中的"天、地、人"三气同步，形成一个统一协调的整体，达到并维持体健的状态。

2.1.2 经筋理论

壮医中"筋"又称"伊"，广义上的壮医"经筋"解释为火路。《黄帝内经·灵枢》认为，人体系统中骨为干，筋为纲，肉为墙，其中经筋的生理状态为肌肉解利，具体表现在筋者属节，乃肉之力，联络人体骨节肌肉。当三道化生气血津液正常，火路将营养物质运行至全身，经筋得以充养，足以约束肌骨的状态平衡，又可在接收到"巧坞"信息时，由龙路向肌骨关节发出对应信息进行协调，使肢体得以完成伸展、托举等动作，改善患者日常生活能力。其生理作用可总结为筋壮者强，筋舒者长，筋劲者刚，筋和者康。在人体结构分布中，数条经筋攀骨附节，纵横交错地网布机体各部，形成数个"网结"，如同战时的"烽火台"，"网结"接收"巧坞"的指令并将信息向全身传递，以此调节机体生理平衡并支配肢体关节的协调活动。"因结致病"是经筋特有的病理表现，当肌筋劳损，复感邪毒，致使经筋失衡，产生筋结，横络盛加，气血津液生化失常，三道两路功能失责，致三气不同步，发为筋病。筋结对两路的卡压或阻滞，可表现为局部疼痛、肌肉痉挛、甚至萎缩不用、功能障碍等一系列影响肢体活动的症状。

2.1.3 "筋纵则瘫"理论

在壮医学中，中风也称"麻邦"，分为"龙路疾病""火路疾病"两方面。中火路即筋不荣，属"筋瘫"；中龙路即脉不通，属"语瘫"。本研究基于壮医"三道两路"理论，以"筋瘫"展开，认为本病多缘于患者体虚劳累或邪毒侵袭，筋肉组织保护性挛缩、扭转等失去平衡，筋脉挛缩不解，经筋失衡，形成筋结，横络盛加，筋结集中发生在"巧坞"、督脉及肌骨活动的作用线上，形成筋结线，相互交错构建成为多维的病体框架，打乱人体内环境的秩序，三道化生失职，两路得不到濡养，信息传导缺失，"巧坞"调控不到位，从而引起一系列相应症状。"巧坞"为火路之中枢，在上属天，位高权重，为火路信息传导的中枢脏腑，指挥人体各部，是承载人体各种活动、行为的主要脏器，是人体的"总指挥"。当筋结盛加在"巧坞"，"巧坞"失其责，火路联系沟通内外上下各脏腑官窍的功能下降，天、地、人三气不能同步，导致气血运行失常，经筋不荣，最后失去平衡。经筋失衡体现在两方面：一是筋纵致无力；二是筋急致疼痛，结合壮医"三道两路"及经筋理论，本文提出"筋纵则瘫"理论。《素问·生气通天论》中载有经筋驰长为痿，驰长即为"纵"。筋纵者，即筋肉组织失去弹性收缩而生筋结，横络盛加，经筋失于气血津液及阳气的濡养，"巧坞"接受信息及发出指令的功能发生故障，导致肢体不可随意活动，肌肉紧张，对刺激极为敏感，出现筋肉组织弛纵、不收不用的症状，临床主要表现为肢体关节屈伸不利、半身不遂等中风后遗症症状。综上，硬瘫的病机可归纳为毒虚致病，横络盛加，筋结滞脑，火路不通，三道不畅，筋失濡养，筋纵则吟掘（瘫）。

2.2　治疗原则

基于硬瘫的壮医病因病机理论，治疗该病的关键点在于"消结"。沿十二经筋走向，摸结定位，找准致病的筋结点，运用手法松筋解结，再以燔针消结，畅通三道两路，加强其联系沟通内外上下各脏腑的功能，改善气血津液的生化运行，经筋得以濡养，从而恢复信息传导功能，并调节支配关节肌肉的协调运动。故笔者提出治疗硬瘫的原则为解筋结、通火路、养经筋、解筋纵。

2.3　治疗方法

2.3.1　头部放血

本文认为硬瘫属毒虚致病，气血亏虚，且阳气主筋，筋病易耗伤阳气，因此须先调和人体气血，恢复阳气，促进人体内外环境平衡，为后续治疗创造良好环境。足厥阴经自大趾背毫毛部上行，出于额部。督脉起于小腹内，沿脊柱上行达项后，进入脑室上至巅顶沿前额下止于上唇系带。此阴阳两脉，共行于头顶，既调节肝血，又激发阳气，故沿巅顶的督脉及足厥阴经，予一次性注射针头点刺放血，疏通龙路运行，调节龙路、火路之气，增强三道两路功能，鼓舞人体正气，为驱邪外出打下基础。

2.3.2　摸结定位

筋结不仅为诊断部位，也是诊断及治疗的靶点。在直观触诊下，明确的靶点使治疗更准确，疗效更显著。硬瘫属筋病，病位在巧坞，阳气主筋，督脉通于巧坞，故先取督脉及足太阳经筋，再根据偏瘫部位的经筋线走向、麻木及痛点分布情况，寻找相应的阳性点，发现患者感受最强烈的瘢痕、条索、结节、高应力点，运用肘功为主、手功为辅的手法松筋，在一定的部位、力度及时间下（你硬我软，你软我硬，你深我尖，你浅我钝，刚柔并济），沿经筋方向，以持久、有力、均匀、柔和、深透的力度，通过直接法、间接法、强弱法及诱导法等经筋推拿方法，舒缓并放松肌肉组织，对具体经筋解结，疏通两路。

2.3.3　燔针消结

"燔针"在中医学中多有提及，《素问·调经论》认为筋病需调筋，燔针劫刺以为法；

《灵枢·官针篇》提出以燔针刺法治疗痹病；《灵枢·经筋》指出燔针刺法的取穴原则是以痛点为主要取穴点。壮医火针亦来源于此，但行针方式较传统中医又有其特别之处。传统医学中以韧针取常规穴位或阿是穴后，再以明火加热针柄至通红，此针法为"燔针"。而壮医火针讲求"固结行针"的准则，配合辅助用穴，如廉泉穴、足三里穴、阳辅穴等，在进行常规消毒后，将 3～4 寸 0.4 mm 壮医针的针尖在酒精灯上烧红，快速刺入选定的筋结灶部位，使麻胀感如触电般传导至所属经筋后出针，不需留针。行刺时注意避免损伤大血管与神经，根据神经血管的分布及肌肉厚度等调整行刺角度及深度。"燔针"选结以足太阳膀胱经及督脉上筋结点为主，特殊选结上根据不同症状相应取结。如硬瘫中以足内翻及足外翻症状常见，《灵枢·经筋》中足少阳之筋病解释为维筋相交，根据阴维脉和阳维脉走向，取阴维脉上筑宾穴纠正足内翻，足外翻选用阳维脉上仆参。又如言语不清，予舌下脉络放血以释放舌部压力，再燔刺廉泉穴。燔针以 800 ℃ 以上的高温迅速刺激筋结点，高温向四周肌肉组织快速释放，达到解除筋结粘连、缓解肌肉痉挛及改善局部炎症的作用。消除筋结点使经筋改善对巧坞的信息传导功能及支配运动的能力，畅通火路中枢，使经筋得以濡养从而解除筋纵，缓解肌肉关节的高肌张力。三联疗法（头部放血＋摸结定位＋燔针消结）的综合运用，先促进三道化生恢复平衡，再调节两路得以充分滋养，恢复"巧坞"的支配功能，筋顺肌柔，共同协调肢体关节活动。三道两路调和，三气同步，改善治疗效果。

2.4 经筋燔针疗法的现代治疗机制

研究发现，头部放血可改善循环、营养脑细胞，对中枢系统恢复起重要作用。首先，从人体系统的"开关"部分分析，燔针可调节细胞因子 IL-1 及 TNF-α 降低炎性细胞因子表达，改善病理组织的粘连、水肿部分，即松解筋结灶；其次，从人体系统"水供"上看，以物理高温消除病理组织间的粘连，以及保护性挛缩与扭转状态，并解除血管痉挛，从而改善循环、肌肉组织及血管的双重松解，直接改善筋肉系统病理状态下的不良血供，调和气血，使经筋得到气血濡养；最后，从人体的"电供"系统看，刺激沿神经通路传导至中枢系统，激活并再生对应的神经细胞及介质，重建受损的神经通路，降低运动神经元的兴奋性，梭内肌纤维得以放松，相应降低肌电图中 F 波的振幅，放松肌肉群，降低肌张力。在壮医经筋理论指导下，"开关"筋结得以松筋解结，开通"水供"及"电供"系统，气血充养"龙火"二路，肌肉群的反射活动得以调节，促进肌骨组织协同合作，加快硬瘫症运动功能恢复。

3 病案举隅

张某，男，35 岁，左侧肢体活动不利半年余，2019 年 12 月首诊。患者诉半年前无明显诱因下突发左侧肢体乏力，症见：左侧肢体乏力，伴头晕头痛，恶心呕吐，呕吐物为胃内容物。立即送往当地医院就诊，急查头颅 CT 提示右侧颞顶叶脑出血，并行"右颞颅内血肿清除术＋开颅颅内减压术"，术后复查头颅 CT 提示右侧颞枕顶叶大面积脑梗死灶范围较前缩小，术区软组织肿胀较前好转。术后仍遗留左侧肢体活动不利、左足内翻及言语不利等症状，以轮椅活动为主，不可独立行走。查体：神清，精神可，言语不利，对答切题，左侧鼻唇沟变浅，伸舌左偏；左侧肢体肌张力3级，左上肢肌力近端2级；Fugl-Meyer运动分级：上肢 - 下肢Ⅱ～Ⅱ级，ADL指数50分。治疗上先予头部龙路放血，再沿手三阳、足三阳经筋及阴维脉摸结查灶，同时，针对语言不清方面搭配特殊取穴廉泉穴等，后对摸取到的筋结点以燔针消结，予该经筋燔针三联疗法治疗4个疗程，期间配合肢体功能康复锻炼。2020年1月复诊，言语欠清，可借助拐杖行走，左侧肌力正常，肌张力1+级；Fugl-Meyer运动评分：上肢 - 下肢Ⅲ～Ⅳ级，ADL指数75分。

按：患者以左侧肢体活动功能障碍为主症，伴见言语不清，病位在"巧坞"。予头部督脉及足厥阴经放血调动阳气、调和气血。在督脉及足太阳经筋与枕骨下的交接处寻得筋结点，燔针向下颌方向刺之，刺激"巧坞"调节中枢，调节三道的恢复及维稳。沿患侧足太阳经筋寻筋结点，于约$L_{1/2}$处可摸及，予长针燔针消结，将麻胀感传导至下肢，调动阳气，促进解除下肢经筋弛纵。再沿阴维脉、足少阳经筋的下肢走向，燔针刺之，纠正足内翻、膝关节屈伸不利症状，激活下肢龙路信息传导，改善下肢经筋对肌骨关节的配合活动功能。上肢部分，手阳明经筋之可转筋引痛、肩不举，以燔针刺该经筋于左侧上的筋结点，与下肢同理养经筋、解筋纵。针对言语不清，燔针取中医廉泉穴，配合手少阳经筋解除舌卷压力，缓解语不利。行4个疗程，日常规律进行功能康复锻炼，"三道"有序化生营养物质，火路运行通畅，龙路得以充分滋养，在"巧坞"的指令下，带动肢体关节滑利运动，各部有序进行，以调筋治筋病的治病思想，达到三气同步，可有良效。

4　结语

中风后遗症宜尽早介入治疗，以恢复其肌肉关节运动功能，除日常康复功能锻炼外，针灸外治亦有重要作用。本研究基于壮医经筋理论，论述硬瘫的发病机理，以"解筋结，通火路，养经筋，解筋纵"为治疗原则，使用壮医经筋燔针疗法医治，起到减压排毒、畅通气血、消除筋结、充养龙路和火路、激发三道两路的生理作用，使气血运行，经筋弛纵得以松解，肌肉痉挛得到有效放松，恢复肢体相应功能，达到治疗目的。

参考文献

[1] 中国脑卒中防治报告编写组.《中国脑卒中防治报告2019》概要［J］.中国脑血管病杂志，2020，17（5）：272-281.

[2] 赵霞，刘光辉.不同针刺时机和选穴配伍联合治疗中风后痉挛状态增效因素探讨［J］.辽宁中医药大学学报，2019，21（8）：126-130.

[3] 宋正良.脑中风从脾胃论治的探讨［J］.光明中医，2014，29（1）：169-170.

梁冬媚，韦英才，蓝毓营，许宗迪，莫雯智（2021年发表于《亚太传统医药》）

壮医经筋疗法治疗腰椎间盘突出症的诊断标准和疗效评价体系研究

【摘要】目的：通过临床观察研究，完善壮医经筋疗法对于腰椎间盘突出症的诊断标准和疗效评价体系，为推广壮医经筋疗法治疗腰椎间盘突出症做前期的临床研究。方法：将100例辨证为腰椎间盘突出症患者，采用壮医手法摸结诊病，制定壮医经筋分型，诊断腰椎间盘突出症，然后通过治疗前后筋结量化评定制定疗效评价体系。结果：通过临床观察，A法总有效率94%，B法总有效率90%，C法总有效率93%。结论：采用壮医经筋疗法治疗腰椎间盘突出症的诊断标准，能够更好地分型论治腰椎间盘突出症，采用壮医经筋疗法治疗腰椎间盘突出症的疗效评价体系，与JOA下腰痛评价标准的评价结果基本一致，而壮医经筋疗法治疗腰椎间盘突出症的疗效评价体系能够更好地评价壮医经筋疗法的治疗效果，有利于临床壮医经筋疗法的进一步推广应用。

【关键词】壮医经筋疗法；腰椎间盘突出症；诊断标准；疗效评价体系

1 研究工作总结

1.1 资料与方法

1.1.1 临床资料

100例病例全部为住院的腰椎间盘突出症患者，其中男62例，女38例。所有病例均符合《临床诊疗指南：骨科分册》[1]的诊断标准。

1.1.2 研究方法

参照《中国壮医病证诊疗规范》[2]关于腰椎间盘突出症的诊断标准，并结合壮医经筋手法摸结诊病，制定壮医经筋疗法关于腰椎间盘突出症的诊断标准，并作出分型，然后通过治疗前后筋结量化评定制定疗效评价体系。

1.2 研究内容

1.2.1 壮医经筋手法摸结诊病[3]

按照足三阳经筋走行，从足到全部腰椎肌筋区域，全面摸结查病。在足太阳经筋可触摸到的筋结点：足跟筋结、腓肠肌筋结、比目鱼肌筋结、腘肌筋结、腘绳肌筋结、腘窝筋结、股二头肌筋结、半腱肌筋结、半膜肌筋结、臀大肌筋结、臀中肌筋结、骶棘肌筋结、髂肋肌筋结、竖脊肌筋结、华佗夹脊筋区筋结、臀上皮神经筋结。在足少阳经筋可触摸到的筋结点：跚长伸肌筋结、腓骨长肌筋结、腓骨短肌筋结、腓浅神经筋结、腓总神经筋结、股四头外侧肌筋结、缝匠肌筋结、髂筋束筋结、阔筋膜张肌筋结、梨状肌筋结、股外侧皮神经筋结、臀上神经筋结。在足阳明经筋可触摸到的筋结点：足背筋结、趾长伸肌筋结、胫骨前肌筋结、股直肌筋结、股中间肌筋结、股内侧肌筋结、腹股沟股神经筋结、股动脉点筋结、腰大肌筋结。筋结通过现代神经肌肉解剖进行标记命名，并对筋结位置、大小、多少、疼痛程度等量化评定，治疗前后进行比较。形成壮医诊断标准和疗效评价体系。

1.2.2　治疗方法

壮医经筋推拿手法 + 壮医火针法 + 拔火罐法。

（1）壮医经筋推拿手法查病术，手法解结术。

患者取俯卧位，医者先用肘尖部点按患者的足底部，然后沿着足太阳经筋循行方向，从足到腰，用肘法全线松解。然后让患者取侧卧位，医者用拇指指腹点按踇长伸肌筋，沿足少阳经筋循行方向，结合肘部点按推揉，进行全线松解。再让患者取仰卧位，医者用拇指和四指合力沿足阳明经筋循行方向，从足背筋结开始点按，进行全线松解。在对足三阳经筋全面松解后，让患者侧卧位，在上面的下肢屈曲，在下面的患肢伸直，术者立于背后，一手向后扳拉肩部，另一手向前推骶髂关节部位，两手同时作相反方向斜扳，可有"咯嗒"声。

（2）壮医火针消结法，针刺原则：以结为腧，固结行针，快进快出。

具体针法：采用 1.5～3.0 寸火针，在酒精灯上烧红针尖，选取筋结进针，快进快出，避免刺伤神经，以针下感觉筋结点松软、消散为治疗目的。

（3）拔罐散结法。

采用闪火法，在火针针刺处拔罐，可拔出淡青色、深黄色液体或暗红色瘀血。隔天治疗 1 次，7 次为 1 个疗程。疗程完成后进行疗效评定。

1.2.3　评价方法

所有患者均于治疗前、住院第 2 天（第一次治疗后）和第 15 天（最后一次治疗后）由专人同时用下列 2 种方法进行疗效评价。

（1）参照 JOA 下腰痛评分系统[4]（简称 A 法）。

根据腰椎间盘突出症患者症状、体征分级量化评分表：改善率 =［（治疗后评分 − 治疗前评分）/（满分 29 分 − 治疗前评分）］×100%。

①临床控制：腰腿痛及相关症状消失，直腿抬高试验阴性，恢复正常工作，改善率 ≥ 75%。②显效：腰腿痛及相关症状基本消失，直腿抬高试验阴性，基本恢复正常工作，50% ≤ 改善率 < 75%。③有效：腰腿痛及相关症状减轻，直腿抬高试验可疑阳性，部分恢复工作，但停药后有复发，25% ≤ 改善率 < 50%。④无效：腰腿痛及相关症状体征无改善，直腿抬高试验阳性，或者加重，改善率 < 25%。

（2）Fairbank JC 的"腰痛病情计分表"[5]（简称 B 法）。

此表由患者自己填写，每一项中选择一个与其病情相符的答案，并在答案前面的方框内做记号。每项计分 0～5 分，其中第一个答案为 0 分，第 2 个答案为 1 分，……第 6 个为 5 分，10 个项目合计为 50 分。

所测得分评定：0～10 分表示正常或轻度功能减退，定为功能 Ⅴ 级；11～20 分表示中度功能减退，定为功能 Ⅳ 级；21～30 分表示重度功能减退，定为功能 Ⅲ 级；

31～40 分表示丧失活动能力，定为功能 Ⅱ 级；41～50 分表示已卧床不起，定为功能 Ⅰ 级。根据治疗前后计分评定疗效。

①治愈（临床控制）：治疗后功能达 Ⅴ 级。②良好（显效）：治疗后功能进步 2 级以上。③有效：进步 1～2 级。④无效：没有进步。

（3）参照筋结位置、大小、多少、疼痛程度等量化评定（简称 C 法）。

①临床控制：腰腿痛及相关症状消失，筋结基本消失，无明显压痛，恢复正常工作。②显效：腰腿痛及相关症状基本消失，筋结大部分消失，部分筋结有轻压痛，基本恢复正常工作。③有效：腰腿痛及相关症状减轻，筋结减少，疼痛减轻，部分恢复工作，但易复发；④无效：腰腿痛及相关症状体征无改善，筋结大小、多少、疼痛无变化或加重。

1.2.4 统计学

采用 SSPS 13.0 统计软件处理，治疗前后疗效比较用 t 检验，A、B、C 三法疗效评价结果比较用 x^2 检验。

1.3 研究结果

1.3.1 壮医经筋疗法治疗腰椎间盘突出症诊断标准

参照《中国壮医病证诊疗规范》[2] 相关内容拟定。

（1）主症：腰部疼痛伴下肢放射痛，活动时疼痛加剧，腰部活动受限。

（2）兼症：腰部酸胀，下肢麻木或皮肤感觉异常。

（3）目诊：可见白睛 12 点位脉络增粗或曲张、瘀点或瘀斑。

（4）影像学检查：包括 X 线、CT、MRI 或特殊造影等异常征象与临床表现一致。

（5）分为足三阳经筋型。

①足太阳经筋型：以坐骨神经线放射痛为主，可概括为"痛在太阳"，其中常见的筋结有腓肠肌筋结、腘绳肌筋结、坐骨结节筋结、臀中肌筋结、臀上皮神经筋结、夹脊筋结、腰三横突筋结。

②足少阳经筋型：以腓总神经麻痛为主，可概括为"麻在少阳"，其中常见的筋结有趾长伸肌筋结、腓骨短肌筋结、腓骨长肌筋结、梨状肌筋结、髂胫束筋结。

③足阳明经筋型：以下肢酸冷无力为主，可概括为"冷软在阳明"，其中常见的筋结有腹股沟筋结、腰大肌筋结。

1.3.2 三种疗法的疗效评价结果

结果见表 1。

表 1 A、B、C 三法疗效评价结果

方法	例数	临床控制	显效	有效	无效	总有效
A 法	100	42（42%）	32（32%）	20（20%）	6（6%）	94（94%）
B 法	100	35（35%）	28（28%）	27（27%）	10（10%）	90（90%）
C 法	100	40（40%）	34（34%）	21（21%）	7（7%）	93（93%）

1.4 结论

（1）参照《中国壮医病证诊疗规范》，结合壮医经筋疗法诊查、治疗腰椎间盘突出症，即壮医经筋手法摸结诊病术、壮医火针消结术，壮医拔罐散结术，可进一步将腰椎间盘突出症分为足太阳经筋、足少阳经筋、足阳明经筋三型。而且通过临床大量的病例观察，可得出"痛在太阳""麻在少阳""冷软在阳明"的结论，充实了壮医关于腰椎间盘突出症的诊断标准，筋结形成以肌筋的起点、止点、交叉点、拐弯点、腰椎间隙和椎旁神经出口处、坐骨神经出口、腓总神经处。筋结形成及分布与相应的神经支配相对应。筋结点的形成部位，大多是各个肌筋的局部、交叉点及肌筋形成的面的位置，以手指指腹或肘尖按压，局部异常疼痛敏感为主要特征。其中神经出口处的筋结多为点状，肌筋形成的筋结多为线状，多支支配神经受累可出现面状筋结。筋结越多，或涉及多经病变的，一般症状比较重。

（2）壮医经筋疗法治疗腰椎间盘突出症形成的疗效评价体系是参照筋结位置、大小、多少、疼痛程度等量化评定（C法）。C法的疗效评价体系与JOA下腰痛评价标准的评价结果基本一致，两种疗效评价体系均可作为腰椎间盘突出症客观的疗效评价体系。

1.5 意义

1.5.1 理论创新

我国的少数民族医药有着悠久的历史，而壮族医药学堪称我国民族医药学的一朵奇葩。壮医是壮族独特的医学，是壮族先民千百年来同疾病作斗争的经验总结和伟大创造。壮医经筋疗法正是壮医经过长期的临床实践，不断总结民间理筋术，将之与古典经筋理论以及现代肌肉解剖有机结合而创立的一种疗法。十四经脉既有经络循行，又有具体的穴位，方便医者定经定穴。后世关于经脉的发展，具体穴位的功效、主治、经验用穴的记载浩如烟海，而关于经筋病的记载只有很少的典籍，究其原因，笔者认为主要是因为《黄帝内经·灵枢》关于经筋描述只有经筋循行，经筋主病，而无特定的穴位，不利于经筋病的推广利用。韦英才教授从事壮医药研究工作几十年，不断研究创新壮医经筋疗法，将古典十二经筋标记图同现代肌筋起止点相结合研究，采用壮医独特的"摸结诊病"，为筋病临床治疗确定了固定的取穴位置，并绘制了《壮医十二经筋图》，申请了专利，在经筋图上标记了经筋循行线上的重要筋结点，有利于经筋病治疗的推广应用。经筋维络全身[6]，联缀百骸、系结肢节、定形实体。而十二经脉运行气血、联接脏腑内外、沟通上下。经筋与经脉都是人体结构的重要组成部分，两者相伴同行，互并为系。当人体肌筋劳损，外感风寒湿等邪毒，可引起人体经筋系统失衡，产生筋结，其病理为"横络盛加，因结致痛"。筋结形成，可导致龙路、火路不通，天人地三气不同步，不通则痛，产生筋病。故壮医经筋理论认为经筋病为外感风寒湿等邪毒以及肌筋劳损，引起经筋失衡，筋结形成所致。提出了"因结致痛"的新理论，补充了经络"不通则痛"的内涵。

1.5.2 治疗创新

治疗上，采用壮医经筋疗法，即"壮医推拿手法＋经筋火针法＋拔火罐法"的综合疗法,《黄帝内经·灵枢》只记载了经筋病治疗是燔针劫刺，没有关于手法解结的论述，韦英才教授总结前贤经验，提出了经筋病的治疗采用手法解结，即在手法诊病的过程中，针对小的筋结点，即可采用拇指指腹或肘法通过点揉、推按、弹拨的方法解结，而顽固性筋结采用毫针针刺、火针来消结，最后用拔火罐法将局部的邪毒排出体外，以起到散结的作用，三者有机结合，可标本兼治、筋柔骨顺，共达"松—顺—动—通"的理想功效。经过临床验证，壮医经筋疗法在治疗颈椎病、肩周炎、膝骨关节炎、肌筋膜炎、腰椎骨质增生等疾病方面疗效显著[7-13]。

1.5.3　推广创新

本课题通过在我院及多家基层单位壮医科的临床病例研究，制定了壮医经筋疗法治疗腰椎间盘突出症的分型诊断标准和疗效评价标准，并进一步以举办培训班的方式推广壮医经筋疗法治疗腰椎间盘突出症，有利于学员快速掌握该疗法，也为推广壮医技法在广西的广泛应用作出一定的贡献。

参考文献

［1］中华医学会.临床诊疗指南：骨科分册［M］.北京：人民卫生出版社，2009：97-99.

［2］钟鸣.中国壮医病证诊疗规范［M］.南宁：广西科学技术出版社，2009.

［3］梁子茂，韦英才，梁树勇，等.壮医三经筋分型论治腰椎间盘突出症的临床研究［J］.中医药导报，2015，21（15）：19-22.

［4］姜宏.日本腰痛评定新标准介绍［J］.中医正骨，1998，10（3）：60.

［5］南登昆节.腰痛病情计分表［J］.国外医学·物理医学与运动医学分册，1981，1（2）：94-95.

［6］韦英才.浅释经筋与经脉的异同及其临床意义［J］.广州中医药大学学报，2007，24（3）：247-249.

［7］王凤德，吕计宝.壮医经筋疗法治疗神经根型颈椎病临床研究［J］.上海针灸杂志，2017，36（2）：211-214.

［8］吕计宝，王凤德.壮医经筋疗法治疗坐骨神经盆腔出口狭窄综合征30例［J］.中医外治杂志，2013，22（6）：24-25.

［9］王凤德，韦英才，梁树勇，等.壮医经筋疗法治疗腰椎间盘突出症临床研究［J］.四川中医，2015，33（12）：168-170.

［10］王凤德，吕计宝.壮医经筋疗法治疗肩关节周围炎50例［J］.中医外治杂志，2014，23（1）：17.

［11］韦英才，梁子茂.壮医经筋疗法治疗肌筋膜炎疗效观察［J］.辽宁中医药大学学报，2013，15（12）：21-22.

［12］吴飞，韦英才，梁树勇.壮医经筋疗法治疗冈上肌肌腱炎疗效观察［J］.中国民族民间医药，2013，22（2）：6-7.

［13］吴飞，陈海艳.壮医经筋疗法治疗肩周炎50例［J］.中国针灸，2014，34（8）：805-806.

王凤德，吕计宝，韦英才，梁树勇，吴飞（2021年发表于《中国民族医药杂志》）

壮医经筋疗法治疗颈椎病（活邀尹）的技术规范化研究

【摘要】颈椎病壮医称为"活邀尹"。壮医认为颈椎病是颈椎的骨关节、椎间盘及其周围软组织损伤、退变，复感风寒，气血凝滞，两路不通，导致颈神经根、椎动脉、颈交感神经甚至颈段脊髓受刺激或损害而出现的临床综合征。壮医经筋疗法治疗颈椎病，先通过壮医经筋手法触诊患者的筋结点，利用"手法解结 + 火针消结 + 拔罐散结"特色壮医治疗方法，将筋结打开，横络疏通，进而通畅两路，使天地人三气同步，从而起到舒筋松筋解结、通络止痛的作用。该技术在壮医理论的指导下，通过临床规范化研究，为其推广应用奠定坚实的基础。

【关键词】颈椎病；活邀尹；壮医经筋疗法

1 疾病概括

颈椎病在 ICD-10 代码为 M47.921，属中医"项痹病"（代码 BNV080）范畴，壮医称为"活邀尹"。壮医认为颈椎病是颈椎的骨关节、椎间盘及其周围软组织损伤、退变，复感风寒，气血凝滞，两路不通，导致颈神经根、椎动脉、颈交感神经甚至颈段脊髓受刺激或损害而出现的临床综合征。

2 壮医经筋疗法概述

壮医筋经疗法[1]是将流传于壮族民间的理筋术和《黄帝内经》十二经筋理论有机结合，提出疾病是由肌筋劳损，外感寒毒，横络盛加，筋结形成，因结致痛，导致龙路、火路不通，天地人三气不能同步引起的，该法在治疗上采用"以痛为腧"的治疗原则，形成独有的"经筋摸结诊病术"和"经筋解结治病术"，是集手法、针灸、拔火罐于一体的新型综合疗法。由于壮族没有自己通行的文字，许多独特的诊疗方法只能通过口传心授流行于民间，如壮族民间把"筋病"叫"吟尹"，并采用"捉筋""拉筋""绞筋""拍筋"等方法进行调治，效果神奇。受限于文字的记载流传，民间只有关于"筋病"的治疗方法，没有相关的理论记载。追寻古医籍，能够查阅到《黄帝内经·灵枢》中经筋篇关于"筋病"的经筋循行走向以及概之以"治以燔针劫刺，以知为数，以痛为输"[2]的治疗总纲。而针灸从古人开始应用至今，历代医家能够非常熟练地应用针灸疗法，但长期以来人们对"经筋"认识程度远不如"经脉"深厚，甚至在临床上出现"以脉代筋"的误诊现象。壮医经筋疗法通过挖掘、收集、整理、研究和创新经筋理论，以十二经筋理论为核心，提出"横络（筋结）盛加，因结致痛"机理，并根据壮族民间"顺藤摸瓜，顺筋摸结"经验，探讨人体"筋结"的形成原因、解剖位置和分布规律，并独创"手触摸结诊病术"用于筋病的诊断和定穴，能准确查明一些原因不明痛症的筋性因素；同时，壮医经筋疗法采用壮族独特的"捉筋"手法，以医者肘部"松筋解结"为原则，对128种筋病痛症治疗效果十分显著。由于古典十二经筋治疗筋病，没有"手法"和"腧穴"记载，只简单提到治以"燔针劫刺，以痛为输"，壮医经筋手法摸结、壮医手法解结、壮医火针消结、拔罐散结等方法属原创方法。该疗法具有理论新颖，技术成熟，方法独特，疗效显著，安全环保，费用低廉，易于推广等特色与优势。

3 疾病诊断标准

3.1 诊断标准

3.1.1 壮医诊断

参照《中国壮医病证诊疗规范》[3-4]。

（1）主症：颈、肩、臂、肩胛、背部疼痛，颈部不适感及活动受限，并伴有头痛、头晕、心慌、耳鸣、失眠等。症状常于晨起、劳累、姿势不正及寒冷刺激后突然加剧。颈项部肌肉可有痉挛及明显的压痛。急性期后常常感到颈肩部和上背部酸痛、颈部僵硬等。

（2）兼症：由于受损部位不同，压迫的区域有异，颈椎病表现的症状也不同。神经根受到刺激或压迫表现为上肢无力、手指麻木、感觉异常等根性症状；椎动脉受刺激、压迫表现为椎 - 基底动脉供血不足为主要症状的综合征，可产生偏头痛、耳鸣、眩晕、视力减退、猝倒等症状；脊髓压迫或刺激了脊髓出现脊性异常感觉、运动、反射障碍等症状；交感神经纤维受累可出现恶心、心动过速等症状。

（3）壮医目诊[5]：可见白睛12点位脊柱反应区血脉增粗或曲张、螺旋状，向心、向左右两侧延伸甚至离断，脉络中间可见瘀点或瘀斑，脉络色鲜红或深红，黑睛左12～1点（右11～12点）颈枕反应区色彩浓厚，颜色变暗，可见黑线或白色同心环。

（4）影像学检查：包括X线、CT、MRI或特殊造影等异常征象与临床表现一致。

3.1.2 中医诊断

参照《中医病证诊断疗效标准》[6]。

（1）有慢性劳损或外伤史，或有颈椎先天性畸形、颈椎退行性病变。

（2）多发于40岁以上中年人，长期低头工作者或习惯于长时间看电视、录像者，往往呈慢性发病。

（3）颈、肩背疼痛，头痛头晕，颈部板硬，上肢麻木。

（4）颈部活动功能受限，病变颈椎棘突，患侧肩胛骨内上角常有压痛，可摸到条索状硬结，可有上肢肌力减弱和肌肉萎缩，臂丛牵拉试验阳性，压头试验阳性。

（5）X线正位摄片显示，钩椎关节增生，张口位可有齿状突偏歪；侧位摄片显示颈椎曲度变直，椎间隙变窄，有骨质增生或韧带钙化，斜位摄片可见椎间孔变小。CT及MRI检查对定性定位诊断有意义[4]。

3.1.3　西医诊断

参照《中药新药临床研究指导原则（试行）》[7]拟定。

（1）诊断要点。

①多见于中老年人，青壮年人若有损伤史、劳损史、颈部畸形或其他诱因等亦可发病。

②发病经过及病程多数为缓慢性发病。若有颈部创伤史或劳损史，也可急性发作，病程较长，时轻时重，可反复发作。

③X 线显示颈椎曲度改变、不稳、骨赘形成，钩椎关节骨质增生，韧带钙化。椎管矢状径狭窄。

④实验室检查基本正常。

⑤其他检查：有条件可做 CT 或 MRI 检查，有助于疾病诊断。

⑥椎动脉彩色 B 超、脑血流图及脑电图对椎动脉型的诊断有参考价值。

（2）分型与临床表现。

①颈型：主诉头、颈、肩疼痛等异常感觉，并伴有相应的压痛点。应排除非颈椎退行性病变所致的颈肩部疼痛，如落枕、肩周炎、风湿性纤维组织炎等[8]。

②神经根型：具有较典型的神经根性症状（麻木、疼痛），其周围与到神经支配的区域相一致。应排除非颈椎退行性病变所致的以上肢疼痛为主的疾患，如胸廓出口综合征、网球肘、腕管综合征、肩周炎等。

③脊髓型[8]：有脊髓受压表现。中央型症状先从上肢开始，周围型症状先从双上肢开始，肢体萎软力弱，行动困难，或有束带感，感觉异常，生理反射亢进，病理反射出现，如霍夫曼氏征或巴彬斯基氏征阳性等。应排除肌萎缩型脊髓侧索硬化症、脊髓空洞症、脊髓损伤等。

④椎动脉型[9]：曾有猝倒发作，并伴有颈性眩晕，旋颈试验阳性。脑血流图、彩色 B 超等有助于诊断。应排除眼源性、耳源性眩晕。

⑤交感神经型：头晕、眼花、耳鸣、手麻、心动过速、心前区疼痛等一系列交感神经症状。

⑥混合型：兼有上述两型以上的症状和体征。

3.2　证候诊断

3.2.1　阴证

（1）寒凝湿毒型：颈、肩、上肢窜痛麻木，以痛为主，头有沉重感，颈部僵硬，活动不利，恶寒畏风。舌淡红，苔薄白，脉弦紧。目诊可见 12 点位脊柱反射区脉络瘀阻、浑浊不清。

（2）龙路瘀阻型：颈肩部、上肢刺痛，痛处固定，伴有肢体麻木。舌质暗，脉弦。目诊可见 12 点位脊柱反射区脉络有瘀点或瘀斑。

（3）肝肾亏损型：眩晕头痛，耳鸣耳聋，失眠多梦，肢体麻木，面红目赤。舌红少津，脉弦。目诊可见 12 点位脊柱反射区脉络细小、颜色浅淡。

（4）气血亏虚型：头晕目眩，面色苍白。心悸气短，四肢麻木，倦怠乏力。舌淡苔少，脉细弱。目诊可见12点位脊柱反射区脉络细小、颜色浅淡。

3.2.2 阳证

痰湿阻络型：头晕目眩，头重如裹，四肢麻木不仁，纳呆。舌暗红，苔厚腻，脉弦滑。目诊可见12点位脊柱反射区脉络增粗、浑浊。

4 技术操作方法

4.1 壮医经筋疗法[10]

（1）适应证：适用于阴证及阳证各型的治疗。

（2）操作方法：壮医经筋疗法由"经筋摸结诊病"和"经筋解结治疗"两部分组成。

4.1.1 经筋"摸结"诊病方法

本法根据壮族民间"顺藤摸瓜、顺筋摸结"摸结经验[11]，医者两手密切配合，左手着重协助固定诊察部位，右手根据所检查部位的生理形态、肌筋的厚薄及层次、正常组织的张力、结构形状等情况，分别运用拇指的指尖、指腹及拇指与四小指的指合力或用肘尖，对经筋线作浅、中、深层次，由浅至深，由轻至重，以切、循、按、摸、弹拨、推按、拔刮、掐掐、揉捏等手法行检。筋结分点、线、面等形状，以触压疼痛异常敏感为特征。可在手三阳经筋沿线摸及胸锁乳突肌上、中、下筋结，颞肌筋结，三角肌筋结，旋后肌筋结，斜方肌筋结，肩胛提肌上、下筋结，菱形肌筋结，枕大神经筋结，肩胛骨脊柱缘筋结等痛性筋结点。

4.1.2 经筋"解结"治疗方法

（1）手法解结[12]。

患者取坐位，医者立其后，先用滚法在肩背上部松筋3～5遍，继用肘部软（前臂内侧）、硬（前臂外侧）、尖（鹰嘴）、钝（肱骨内上髁）四个部位分别在斜方肌、肩胛提肌、菱形肌、冈上肌等进行点、按、推、揉、弹拨等理筋手法，重点对上述肌群的起止点、交叉点、应力点所形成的"筋结"进行松筋解结，手法由轻到重，刚柔相济，使局部发热松软为宜。然后用捏拿法和弹拨法在颈项两侧横突点、后棘突、胸锁乳头肌、颈斜角肌、臂丛神经点等进行全面松筋解结，使颈三角，即由肩胛提肌（手太阳经筋）—颈斜角肌（手少阳经筋）—胸锁乳突肌（手阳明经筋）构成的三角形达到动态力学平衡，最后点天宗、拿肩井，根据棘突偏歪情况行颈椎侧旋提推法复位。

（2）经筋针刺拔罐法解结。

经筋针刺包括壮医火针和固结行针两种，阴证用火针，阳证用固结行针法。

①壮医火针法：在经筋手法的基础上，采用火针解结。具体针法：在查找的筋结点常规消毒，将毫针针尖在酒精灯上烧红，迅速刺入治疗部位，得气后迅速出针。针刺的深度主要根据病情、体质、年龄、针刺部位肌肉的厚薄及神经、血管的分布而定。针后加拔火罐10 min即可，可拔出黄色澄清液体。隔天治疗1次，10次为1个疗程。

②固结行针法：在经筋手法的基础上，采用固结行针法。针刺原则：以结为腧，固结行针，不留针，减压消肿，行气止痛。具体针法：常规消毒，采用1.5～2.0寸毫针，选取突出部位的棘突旁压痛点、颈项两侧横突点、枕大神经筋结点、后棘突、肩胛提肌点、胸锁乳头肌、颈斜角肌、臂丛神经点等筋结点进针，可一孔多刺，不留针，以有针感传导为佳。针后加拔火罐10 min即可。隔天治疗1次，10次为1个疗程。

（3）还可根据病情采用针刀解结、电针解结、药物注射解结等。

（4）注意事项。

①疼痛剧烈者予轻柔缓和手法，可先松健侧再松患侧，眩晕者慎用扳法。

②严重心脏病、高血压、肝肾等疾病患者，体表皮肤破损、溃烂或皮肤病患者，有出血倾向的血液病患者，体质较弱，或孕妇等，忌用或慎用壮医经筋疗法。

4.2 护理调摄

（1）情志调护：让患者了解颈椎病的有关知识，提高防病意识，增强治疗信心，掌握康复的方法。观察患者治疗过程中的心理情绪变化，调节心理情绪，保持心理健康。

（2）生活调护：正确应用理疗、按摩、药物等综合治疗，以解除病痛。正确指导患者的头颈功能锻炼，坚持颈部的活动锻炼，方法为前、后、左、右活动及左、右旋转活动，指导患者两手做捏橡皮球或毛巾的训练，以及手指的各种动作。

（3）饮食调护：宜多食高蛋白高钙食物，如鱼、鸡肉、鸭肉、牛奶、豆制品、虾类，另外多吃新鲜蔬菜水果。

5 疗效评价

5.1 疗效判定标准

参照《中药新药临床研究指导原则（试行）》[7]颈椎病疗效评价标准拟定。

（1）临床治愈：疼痛、麻木或眩晕等症状、体征积分减少率≥95%。

（2）显效：70%≤疼痛、麻木或眩晕等症状、体征积分减少率<95%。

（3）有效：30%≤疼痛、麻木或眩晕等症状、体征积分减少率<70%。

（4）无效：疼痛、麻木或眩晕等症状、体征减少率<30%。

疗效指数=（治疗前积分–治疗后积分）÷治疗前积分×100%

5.2 评价方法

评价方法见表1。

表1 颈椎病临床评分表（总分26分）

临床表现	评分	分级	临床表现	评分	分级
颈部疼痛	0分	无疼痛	肩背疼痛	0分	无疼痛
	1分	轻度疼痛		1分	轻度疼痛
	2分	中度疼痛		2分	中度疼痛
	3分	重度疼痛		3分	重度疼痛

临床表现	评分	分级	临床表现	评分	分级
上肢疼痛	0分	无疼痛	上肢麻木	0分	无麻木
	1分	轻度疼痛		1分	偶有麻木，很快缓解
	2分	中度疼痛		2分	麻木间断，多在睡觉或晨起出现，能缓解
	3分	重度疼痛		3分	感觉麻木，持续不减，不缓解
颈部活动	0分	正常	椎间孔挤压试验	0分	正常
	1分	偶有颈部僵硬，仅有屈伸、旋转和侧弯两组以上活动受限者		1分	神经根段放射性分布的疼痛或麻木轻微者
	2分	颈部僵硬，屈伸、旋转和侧弯两组以上活动受限者		2分	有明显沿神经根节段放射性分布的疼痛或麻木者
眩晕	0分	无眩晕	上肢肌力	0分	肌力5级
	1分	有轻度眩晕，但不影响正常生活		1分	肌力3～4级
	2分	重度眩晕，无法正常生活		2分	肌力0～2级
颈肩压痛	0分	无压痛	肌腱反射	0分	正常
	1分	压痛轻，用力按压才感疼痛		1分	腱反射减弱
	2分	压痛明显，稍有按压即感痛剧		2分	腱反射消失
感觉障碍	0分	无肢体感觉异常			
	2分	有肢体感觉异常			

6　意外情况及处理方案

晕针，按照晕针的常规处理方法处理。按照教材《刺法灸法学》[13]处理："立即停止针刺，或停止留针，退出全部已刺之针，扶患者平卧，头部放低，松解衣带，注意保暖。轻者静卧片刻，给饮温糖水或温开水，即可恢复。不能缓解者，在行上述处理后，可指按或针刺急救穴，如水沟、素髎、合谷、内关、足三里、涌泉、太冲等穴。也可灸百会、关元、气海等穴。若仍人事不省、呼吸细微、脉细弱者，可采取西医急救措施。在病情缓解后，仍需适当休息。"

7 不良反应及不良事件

尚未发现不良反应及不良事件。

8 应用前景

壮医经筋疗法是壮医特色外治疗法，治疗颈椎病，疗效肯定，具有简便验廉的优点，易于推广，患者易于接受，经前期在多家基层合作单位推广应用，深受广大患者喜爱。因此，该疗法适宜在广大基层单位推广使用，能够造福广大壮乡民众，有望作为基层适宜技术推广应用。

参考文献

[1] 韦英才，梁子茂.壮医经筋疗法治疗肌筋膜炎疗效观察［J］.辽宁中医药大学学报，2013，15（12）：21-22.

[2] 章明忠.火针结合拔罐治疗腰三横突综合征58例观察［J］.针灸临床杂志，1998，14（2）：34.

[3] 钟鸣.中国壮医病证诊疗规范［M］.南宁：广西科学技术出版社，2009：199.

[4] 覃彬原，杨曦，张涛.壮医经筋手法配合穴位放血治疗神经根型颈椎病［J］.家庭医药，2019（4）：67.

[5] 钟鸣，牙廷艺.壮医目诊研究近况［J］.中国民族医药杂志，2007（3）：68-69.

[6] 国家中医药管理局.中医病证诊断疗效标准［S］.南京：南京大学出版社，1994：186.

[7] 郑筱萸.中药新药临床研究指导原则（试行）［M］.北京：中国医药科技出版社，2002.

[8] 黎文杰，赵旭敬，梁斌清.壮医经筋疗法联合颈椎牵引治疗椎动脉型颈椎病51例疗效观察［J］.河北中医，2013，35（11）：1663-1664，1668.

[9] 李仁锋，徐艳青，曾秋潮，等.壮医经筋疗法治疗神经根型颈椎病标准化研究［J］.亚太传统医药，2016，12（17）：12-13.

[10] 王凤德，吕计宝.壮医经筋疗法治疗神经根型颈椎病临床研究［J］.上海针灸杂志，2017，36（2）：211-214.

[11] 赵东风，罗发军，王贵成.壮医经筋疗法结合刺络放血治疗膝关节骨性关节炎35例临床观察［J］.中国民族民间医药，2016，25（18）：68-70.

[12] 韦英才，梁树勇.壮医经筋疗法治疗椎动脉型颈椎病108例临床观察［J］.中国中医药信息杂志，2008，15（10）：68-69.

[13] 陆寿康.刺法灸法学［M］.北京：中国中医药出版社，2007：46.

王凤德，吕计宝，梁树勇，韦英才，吴飞，朱迎春（2022年发表于《中国民族医药杂志》）

火针治疗痹证的研究进展

【关键词】火针；痹证；研究进展

痹证是以肌肉、筋骨、关节酸痛肿胀、麻木重着、屈伸不利、僵直畸形、活动受限等为主症的一类病症，是常见病、多发病、疑难病，涉及范围广泛，涵盖现代医学上的各种急慢性炎症性疾病，严重影响人民群众的身心健康。火针为《黄帝内经》中的"九针"之一，是治疗痹证的主要手段之一，其历史久远。如今，火针在临床上同样被广泛应用于治疗痹证且获得较好的效果，本文就火针在痹证中的应用进行综述，以期为临床医师提供诊疗思路。

1 火针的发展简史

火针是将特制针具在火上充分烧红后迅速刺入穴位或病灶部位从而治疗疾病的针法。先秦时期称"燔针""焠刺"，源于《灵枢·官针》，"焠刺者，刺燔针则取痹也"，同时记载了适用针具，如"大针""长针"等。东汉时焠刺被称为"烧针"，张仲景的《伤寒论》云"烧针令其汗，针处被寒，核起而赤者，必发奔豚"，使用范围也不拘于痹证类病，而"火针"一词首次出现在《金匮玉函经》中[1]。唐代孙思邈《千金要方》记载"火针亦用锋针，以油火烧之"，将"燔针"等统称为"火针"。此后，后世均相袭称为"火针"。发展到明代，高武《针灸聚英》云"火针，以火烧之可用……其功能治风邪入舍于筋骨间不出者……或用以出痈脓为便"，其已将火针扩展用于治疗外科疮疡、痈疽等疾病。同时期药圣李时珍在《本草纲目》中对火针的操作记载最详细，"火针者，《素问》所谓燔针、焠针也……将针频涂麻油，灯上烧令通赤用之。不赤或冷，则反损人，且不能去病也"。清代吴谦已将火针运用于周身病的治疗，其言"火针者……凡周身淫邪，或风或水，溢于肌体，留而不能过于关节，壅滞为病者，以此刺之，使关节利，大气通，则淫邪壅于经络，风虚肿毒伤于肌体者，皆可去也"。发展至此，火针已普遍应用于临床，且理论基础、针具操作、临床应用、医案总结等皆已发展成熟。新中国成立后，火针更是发展到鼎盛阶段，针具已由单纯的粗火针发展到中粗火针、细火针、毫火针等，也涌现出贺氏火针、师氏火针、毫火针、电火针等不同流派，加热方式由火加热发展为电热针和激光火针[2]，治疗范围也由痹证、经筋病、骨病、痈肿等，扩展至内、外、妇、儿、骨、皮肤、肿瘤、眼、口腔等各科疾病[3]。

2 痹证的概念

痹证之名首见于《素问·痹论》"风寒湿三气杂至，合而为痹也……不与风寒湿气合，故不为痹"，《金匮要略》中的"湿痹""风湿""历节"皆属于痹证。《医林改错·痹证有瘀血说》记载："凡肩痛、臂痛、腰疼、腿疼，或周身疼痛，总名曰痹证。"痹通闭，意为不通，不通则痛，不通则不荣[4]。痹证是人体正气虚弱，进而被风、寒、湿、热等外邪侵袭肢体、经络、肌肉、关节，壅闭经络、气血，造成气血经络不畅或不荣，以致产生酸疼、胀痛、麻木，甚至关节肿大、活动障碍等症状的一类疾病[5]。本文选定痹证范围根据《中医病证诊断疗效标准》和《中国痹病大全》关于痹证的内容确定，痹证包括风湿痹（行痹、着痹）、痛痹、热痹、虚痹、尪痹、骨痹、膝痹、肌痹、项痹、肩痹、腰痹等。现代医学则称为类风湿关节炎、强直性脊柱炎、骨性关节炎、肱骨外上髁炎、膝关节骨性关节炎、皮肌炎、筋膜炎、颈椎病、肩关节周围炎、腰椎间盘突出症等[6]，其特点为急、慢性炎症性疾病，是人体因各种原因产生炎症因子导致关节、肌肉、筋骨、筋膜等肿胀、疼痛和破坏，病重者可导致残疾和过早死亡[7]。

3 火针治疗痹证的作用机制

火针通过加热烧红的针体，将火热直接导入人体，兼得针刺与灸法之效，一方面针刺穴位进行物理治疗，刺激局部穴位、经络，可温阳行气、通经散寒、活血化瘀、消肿止痛等；另一方面以高温火针直捣病灶进行温热刺激，可谓靶向治疗，直达病所，起效迅速[8]。现代研究表明，火针能高温分解致痛物质，调控疼痛系统，调整体液免疫，改善机体内环境，调节血液循环，促进炎症吸收，控制神经兴奋度，促进神经再生与修复等。火针借助纯阳火力，无邪则温补阳气、调气补虚，有邪则引邪外出、驱逐邪气。不论风寒湿热虚实瘀，病灶轻重远近及筋结大小，皆可使用[9]。风痹得火则散，风邪入里，数动而乱行，火针刺后，孔穴大开，其门不塞，风邪随孔而散，有疏风祛风之用；寒痹得火而愈，如汤沃雪，除之效速，火热散寒，合寒者热之之义；热痹得火则解，热极得泄，引邪外出，取火郁发之之义；虚痹得火则瘥，如火灼冰而气升，化气行血，有温补气血之效；实证得火则消，如火上炙冰，有行气发散、消症散结之功；瘀者得火则除，如炼石流金，有温经通络、祛瘀生新之力。火针治疗痹证可谓效如桴鼓，强的刺激调整人体感痛系统；热力可促进血液循环，加快细胞代谢；高温加速炎性物质、致痛物质、病变组织的分解。火针可快速消除和改善病变部位渗出、水肿、浸润、粘连、挛缩、缺血、变性、钙化、纤维化等病理变化，加快局部和整体循环代谢，修复受损的组织和神经[10-11]。

4 火针治疗痹证的临床应用

4.1 类风湿关节炎

类风湿关节炎是以关节肿胀疼痛、畸形、僵硬等为临床表现的自身免疫性疾病，属中医学"风湿痹"范畴。王露运用火针焠刺靶点法治疗类风湿关节炎晨僵患者 59 例，操作方法：持火针烧红对准晨僵关节伸面靶点位置快速垂直刺入 0.2 ～ 0.3 cm，至关节滑膜，点刺各病痛部位 8 ～ 10 个点，出针后无需按压针孔，被刺关节活动数次后拔罐。

1周治疗2次，治疗12次后临床总有效率为88.14%[12]。张韫迪用贺氏火针治疗36例类风湿关节炎患者，取穴以疼痛关节部位周围阿是穴为主，配合华佗夹脊穴，操作顺序为先用贺氏细火针针刺小关节，再用中粗火针针刺大关节及夹脊穴，每周2次，交替针刺所取穴位，治疗12次后患者血清类风湿因子（RF）、C反应蛋白（CRP）、抗链O（ASO）水平明显降低，总有效率达88.89%[13]。孙义玲等运用火针点刺僵硬近端指间关节背面横纹中点治疗类风湿关节炎患者41例，每周1次，治疗6次后临床总有效率为90.20%，明显高于普通针刺组的52.00%，表明火针可明显改善患者晨僵症状[14]。

4.2　强直性脊柱炎

强直性脊柱炎是主要侵犯中轴关节的全身性、进行性炎症疾病，以腰骶、脊柱、臀等疼痛、僵硬为主症，甚至脊柱畸形、功能障碍，中医称"大偻"，属"骨痹"范畴。曾文璧等将46例患者分为对照组和实验组，对照组23例予服用塞来昔布胶囊，实验组在口服塞来昔布胶囊的同时予毫火针针刺，取肾俞为主穴，交替使用24个背俞穴，隔日1次，每次针刺10个穴，每周3次。结果治疗12次后实验组在降低VAS疼痛评分、提高胸廓活动度、改良Schober试验等方面均优于对照组，总有效率达100%，高于对照组的91.31%，表明毫火针可有效改善躯体活动度与减轻患者疼痛[15]。彭庆珊等运用火针治疗20例强直性脊柱炎患者。方法：选颈椎到骶椎的华佗夹脊穴，用火针刺入，间隔1个椎体针刺，左右各1针，留针30 min，每天1次，每治疗5次后，间隔2天继续治疗。治疗20次后患者晨僵时间、VAS疼痛积分较治疗前均明显改善，表明火针能减轻患者疼痛，有效缩短晨僵时间[16]。何蕾用火针治疗强直性脊柱炎患者48例，选督脉、足太阳膀胱经、华佗夹脊穴及四肢关节筋骨附着点的阿是穴，每病变部位取3～4穴以中粗号火针刺入，深度为1.0～1.5寸，快进快出，需按压针口，使气孔闭合，隔2天治疗1次，1个疗程5次，每个疗程间隔7天，3个疗程后总有效率为81.25%，止痛效果明显[17]。

4.3　膝关节骨性关节炎

膝关节骨性关节炎，中医称"膝痹"，属"骨痹"范畴，以膝关节疼痛、关节软骨退化和骨病变、滑膜炎症为主要特征。张志强等用刘氏毫火针疗法治疗膝关节骨性关节炎30例，穴取内外膝眼、梁丘、血海、足三里、膝阳关、阳陵泉、阴陵泉等，以0.35 mm×30 mm刘氏毫火针烧红后刺入，不必行针，留针2 min，隔日1次，每周3次，治疗12次后总有效率为93.33%[18]。俞华等运用火针密刺法治疗65例膝关节骨性关节炎患者，取鹤顶、梁丘、内外膝眼、阳陵泉、足三里、阿是穴，血瘀者加血海，寒凝者加气海，湿阻者加阴陵泉。1周治疗2次，4次为1个疗程，4个疗程后，火针组膝关节疼痛度、僵硬度、活动度明显优于普通针刺组[19]。程刚等运用火针"膝五针"（患侧血海、梁丘、内外膝眼、足三里）治疗膝关节骨性关节炎患者38例，嘱患者取舒适体位，使膝关节稍屈曲，将火针针尖、针身烧至白亮通红时快而准刺进上述穴位，进针深度为0.9～1.5寸，快进快出，针孔用消毒干棉球轻按片刻，每周治疗3次，连续治疗4周，总有效率为 89.47%，优于普通针刺组的 70.00%[20]。

4.4 筋膜炎

筋膜炎，中医称"肌痹"，以病变局部皮肤增粗增厚，肌肉酸重疼痛、压痛明显，并可触及条索状物为主要特征。张剑飞等选取颈肩肌筋膜炎患者 53 例，运用 0.4 mm×35 mm 的贺氏火针烧针后针刺局部阿是穴、疼痛性硬结、条索状物处，寒湿证加关元、阴陵泉，气血虚者加足三里、血海。每次选 2～4 穴，左右交替，隔日 1 次，共治疗 20 次，总有效率为 98.10%[21]。姚文平等用毫火针治疗足底筋膜炎 35 例，将 0.30 mm×25 mm 的刘氏毫火针烧至发红白亮，快速刺入足底筋结点后快速出针并按压针孔，然后按揉周围皮肤至疼痛减轻，患者在平地缓慢行走 5 min 左右再针另一筋结点，每次针刺 2～3 个点，隔天 1 次，5 次为 1 个疗程，1 个疗程后总有效率为 97.10%[22]。

4.5 颈椎病

颈椎病是颈椎退行性变或受伤后压迫脊髓、动脉、神经，导致项臂疼痛、上肢麻木、眩晕等不适的疾病，中医称"项痹"。孙春梅等采用毫火针治疗神经根型颈椎病疼痛 35 例，取 $C_{4\sim7}$ 夹脊穴及风池、肩井、曲池、中渚、合谷、后溪、阿是穴，将毫火针烧红至透白，迅速刺入穴位，留针数秒后出针用手轻压针孔宣散气血，隔天治疗 1 次，5 次为 1 个疗程，3 个疗程后总有效率为 91.40%[23]。张熙等治疗神经根型颈椎病 30 例，取大椎、颈夹脊、筋结点、颈百劳、肩井、天宗和肩中俞，将 0.50 mm×40 mm 无菌刃针烧红迅速刺入穴位及筋结点，疾出不留针，1 个穴点刺 3 次，筋结点处及周围亦点刺 3 次，每次取 3 个穴位，病在单侧取患侧穴位，病在双侧则穴位交替使用，隔日 1 次，治疗 8 次后患者疼痛积分、疼痛强度及症状体征量化评分均明显改善[24]。

4.6 肩周炎

肩周炎是肩关节囊和关节周围软组织的慢性无菌性炎症，属中医"肩痹"范畴。陈迎春用火针治疗风寒湿、瘀滞、气血虚三种不同病因导致的肩周炎各 43 例，均取肩髃、肩髎、肩贞、阿是穴，以中粗火针烧红速刺，7 天治疗 2 次，治疗 5 次后 3 组患者疼痛程度、肩关节活动度均明显改善，3 组总有效率分别为 100%、100% 和 95.30%[25]。杨嘉恩等将肩周炎患者分为两组，火针组 35 例用传统刘氏毫火针疗法治疗，取肩贞、肩前、肩痛点（肩胛骨外缘中点）、肩髃、臑俞、阿是穴；动痛穴组 36 例在火针组基础上加用毫火针针刺动痛穴（肩部活动时最痛点）。隔 5 天治疗 1 次，治疗 6 次后火针组总有效率为 88.57%，动痛穴组总有效率为 91.67%，效果显著[26]。

4.7 腰椎间盘突出症

腰椎间盘突出症是椎间盘纤维环破裂致髓核突出刺激、压迫坐骨神经，导致以腰部疼痛，单侧下肢或双侧下肢麻木、放射痛为特征的疾病，属中医"腰痹"范畴。陈振等用火针针刺双侧华佗夹脊穴（$L_4 \sim S_1$）及患侧秩边、殷门、委中、承山、昆仑治疗足太阳膀胱经型腰椎间盘突出症 56 例，连续垂直点刺 3 次所取穴位后按压针孔片刻，每周治疗 2 次，4 周后总有效率为 89.29%[27]。贺前松用火针治疗腰椎间盘突出致坐骨神经痛患者 32 例，主要取环跳、腰俞、肾俞、腰阳关、阿是穴，伴下肢麻痛加委中、飞扬、承山及昆仑；骶髂部痛甚者加长强、双侧殷门及承扶。每天治疗 1 次，每次选 3～6 个穴位，治疗 7 次后患者血清炎症因子白细胞介素 -6（IL-6）及肿瘤坏死因子 α（TNF-α）水平均显著降低，临床总有效率达 93.75%，表明火针能有效减轻腰椎间盘突出症患者的炎症反应，改善疼痛[28]。

5　结语

痹证范围广泛，囊括病种繁多。目前西医治疗以药物、手术为主，口服药物如非甾体类抗炎镇痛药、糖皮质激素、生物制剂等，长期服用可出现恶心、肝肾损害、胃溃疡等副作用，短期止痛效果明显，但不能阻止疾病进展；痹证晚期关节严重畸形时需行手术矫正治疗，患者经济压力大。火针将针的机械刺激与火的温热刺激强强联合，借"火"之力刺激穴位或局部病灶点，直接激发经气，鼓舞血气运行，温壮脏腑阳气，使气血畅通，通则不痛，火针已成为了治疗痹证的重要外治手段。相对于单纯使用毫针针刺、电针、中药等治疗手段，不同类型、不同操作手法的火针治疗痹证均有较好的临床效果，可以减轻患者的疼痛，改善生活质量，缩短病程。相对于西医的手术及其他治疗方法，火针治疗痹证费用较为低廉，在一定程度上可以减轻患者的经济负担，值得推广应用。目前火针治疗痹证的研究较多，但大部分为临床疗效的观察研究，且样本量过少，缺乏长期疗效观察，相关的动物实验及作用机制研究欠缺，缺乏大数据分析。在今后的研究中，需设计严谨的科研方案，加大样本量，观测相关的实验室指标数据，尽可能客观评价疗效，探究火针治疗痹证的机理，更好地指导治疗以提高临床疗效。

参考文献

[1] 刘涛，朱建平，张琪琛."火针"及其疗法考辨[J].中华医史杂志，2016，46（2）：78-82.

[2] 潘杰灵，万红棉.浅述火针疗法发展概要[J].针灸临床杂志，2021，37（6）：88-92.

[3] 喻珮，李志娟，刘璐，等.从历代火针治疗病种的变化探讨火针功效的发展[J].中医杂志，2020，61（16）：1410-1413.

[4] 吴中朝.痹证：针灸疗法的优势病种[J].中国针灸，2018，38（12）：1340.

[5] 吴勉华，王新月.中医内科学[M].北京：中国中医药出版社，2015：429-430.

[6] 杜鑫，温小华，刘迪生，等.火针疗法治疗作用及效应机制初探[J].针灸临床杂志，2018，34（9）：1-4.

[7] JORGE, ARMANDO, HERMOSILLO-VILLAFRANCA, et al. Role of rheumatoid factor isotypes and anti-citrullinated pep-tide antibodies in the differential diagnosis of non-selected patients with inflammatory arthralgia[J]. Reumatologia Clinica（English Edition），2021，17（1）：12-15.

[8] 潘杰灵，万红棉.毫火针留针法临床研究进展[J].辽宁中医药大学学报，2021，23（5）：189-192.

［9］胡秋生.火针治疗骨痹机理探讨［J］.辽宁中医药大学学报，2011，13（9）：18-19.

［10］周建英，李梦，朱林林，等.火针作用机理及临床应用概况［J］.辽宁中医药大学学报，2016，
18（7）：86-88.

［11］王文炎，梁凤霞.火针疗法作用机理与临床应用的总结与探讨［C］∥2017世界针灸学术大会暨
2017中国针灸学会年会论文集，2017：338-339.

［12］王露.火针靶点焠刺法治疗类风湿关节炎晨僵的临床研究［J］.中国民康医学，2018，30（5）：
74-75.

［13］张韫迪.贺氏火针治疗类风湿关节炎临床观察［J］.光明中医，2019，34（13）：2037-2039.

［14］孙义玲，王卫强.火针焠刺治疗类风湿关节炎晨僵的临床观察［J］.中国民间疗法，2020，28（3）：
27-28.

［15］曾文璧，罗岚，李文纯，等.毫火针刺背俞穴治疗强直性脊柱炎的临床研究［J］.针灸临床杂志，
2018，34（12）：40-42.

［16］彭庆珊，向开维.火针治疗20例强直性脊柱炎临床疗效观察［J］.亚太传统医药，2017，13（1）：
136-137.

［17］何蕾.火针治疗强直性脊柱炎48例［J］.中医外治杂志，2018，27（2）：34-35.

［18］张志强，白伟杰，郑利群.刘氏毫火针治疗膝关节骨性关节炎的临床研究［J］.针灸临床杂志，
2017，33（5）：52-54.

［19］俞华，李涛.火针密刺法治疗膝关节骨性关节炎疗效观察［J］.内蒙古中医药，2017，36（20）：
125.

［20］程刚，吴朔.火针"膝五针"治疗膝骨关节炎38例疗效观察［J］.深圳中西医结合杂志，2018，
28（15）；68-69.

［21］张剑飞，黄艳霞，盛正和，等.火针治疗颈肩肌筋膜炎53例［J］.中医临床研究，2017，9（4）：
42-43.

［22］姚文平，李明，杨励.毫火针针刺筋结点治疗足底筋膜炎的临床疗效观察［J］.针灸临床杂志，
2017，33（9）：37-40.

［23］孙春梅，张志强.毫火针治疗神经根型颈椎病疼痛临床观察［J］.中国民族民间医药，2020，29
（14）：108-110.

［24］张熙，粟胜勇，蔡慧倩，等.基于"筋结"理论火刃针治疗神经根型颈椎病的临床研究［J］.针
灸临床杂志，2021，37（10）：39-43.

［25］陈迎春.火针治疗肩周炎不同证型疗效观察［J］.浙江中西医结合杂志，2016，26（4）：347-
349.

［26］杨嘉恩，贾宁，朱光耀，等.用毫火针留针动痛穴疗法治疗肩周炎的临床效果［J］.当代医药论
丛，2017，15（4）：131-132.

［27］陈振，林丹霞，刘毅.火针治疗足太阳经型腰椎间盘突出症的初步临床研究［J］.中医临床研究，
2018，10（23）：88-90.

［28］贺前松 . 火针治疗腰椎间盘突出坐骨神经痛的疗效及其作用机理［J］. 西南国防医药，2019，29
（10）：1016-1018.

吴志富，张玉珊，李承义，韦英才（2022 年发表于《广西中医药》）

头顶放血疗法联合龙胆泻肝汤治疗肝火扰心型不寐疗效观察

【摘要】目的：观察头顶放血疗法联合龙胆泻肝汤治疗肝火扰心型不寐的效果。**方法**：肝火扰心型不寐患者 40 例，随机分为研究组和对照组各 20 例，两组均口服龙胆泻肝汤，研究组加用头顶放血疗法。**结果**：研究组总有效率高于对照组（$P<0.05$）。两组匹兹堡睡眠质量指数（PSQI）评分及中医证候积分治疗后分值均低于治疗前（$P<0.05$），且研究组分值均低于对照组（$P<0.05$）。**结论**：头顶放血疗法联合龙胆泻肝汤治疗肝火扰心型不寐疗效优于单纯口服龙胆泻肝汤。

【关键词】不寐；肝火扰心型；头顶放血疗法；龙胆泻肝汤

不寐主要是指长期难以进入睡眠状态，每日总睡眠时长短，深度浅，睡梦多，容易醒，醒后多感疲劳，专注力不同程度下降，严重者甚至会整夜无眠[1]。现代社会生活的快节奏及生活压力大，导致很大一部分人出现不寐，如果病情没有得到很好的控制和治疗，不寐将会不断恶化并引发其他疾病，常见的有内分泌失调、心脏病以及抑郁症等[2]，严重影响患者的日常学习、工作以及生活。本研究用头顶放血疗法联合龙胆泻肝汤治疗肝火扰心型不寐，疗效较好，报告如下。

1 临床资料

患者共 40 例，均为 2021 年 1 月至 2022 年 1 月广西国际壮医医院确诊为肝火扰心型不寐患者，用随机数字表法分为研究组和对照组各 20 例。对照组男 9 例，女 11 例；年龄最小 23 岁，最大 52 岁；病程最短 6 个月，最长 24 个月。研究组男 8 例，女 12 例；年龄最小 24 岁，最大 54 岁；病程最短 3 个月，最长 21 个月。两组一般资料比较差异无统计学意义（$P>0.05$），具有可比性。

西医诊断标准：西医称不寐为"睡眠障碍"，诊断标准参考《中国精神疾病分类方案与诊断标准》。难以进入睡眠状态，每日睡眠时长在 3 小时以内，并且在口服镇静安眠药物的前提下仍难以入睡；或者服用药物后可勉强入睡，但睡眠深度浅，睡梦多，入睡后容易醒，每日睡眠量不超过 6 小时，且症状连续不少于 2 周。

中医诊断标准：参考国家中医药管理局《中医病证诊断疗效标准》[3]中关于肝火扰

心型不寐的诊断标准。主要表现为不轻易进入睡眠状态，同时伴有睡梦多、情绪急躁容易失控、头晕胀痛、眼红耳鸣和口中干苦等症状，严重者甚至整夜难以入睡，大便干硬难解，尿黄，舌质红、苔薄黄，脉弦数。

纳入标准：①符合中西医诊断标准；②不寐证型属于肝火扰心型。

排除标准：①患有其他疾病且病情严重不能配合治疗或不宜进行治疗；②对龙胆泻肝汤中任意一味中药过敏或者对放血疗法有不良反应。

脱落标准：①同时进行其他治疗；②因为客观或者个人原因被迫停止治疗。

2　治疗方法

两组均口服龙胆泻肝汤：栀子 10 g，木通 10 g，车前子 10 g，生地黄 10 g，柴胡 15 g，当归 15 g，生甘草 6 g，龙胆草 10 g，泽泻 15 g，黄芩 10 g。为浓缩中药配方颗粒制剂（广西国际壮医医院中药房提供），每天 1 剂，将中药配方颗粒用 300 mL 温开水冲兑，分为早中晚共 3 次服。28 天为 1 个疗程。研究组加用头顶放血疗法。①取穴：嘱患者取坐位或仰卧位，操作者常规消毒双手，用拇指在患者双侧头维至头临泣以及百会至前发际线组成的区域之间寻找压痛点及软性结节点，即为头顶放血点。确定放血点后用记号笔依次标记。②点刺放血：操作者用 75% 医用酒精对头皮标记点进行常规消毒，戴上无菌手套，选取合适规格的一次性注射针头快速点刺头皮标记点，深度 1～2 mm，点刺处可见血液溢出，使其自行出尽，再用消毒干棉签将血渍擦拭干净，最后再次进行常规消毒，嘱咐患者 24 小时内点刺处勿触碰水、污染物等，多饮温开水，注意休息，避免过度劳累。7 天治疗 1 次，4 次为 1 个疗程。两组均治疗 1 个疗程。

3　观察指标临床疗效

参考国家中医药管理局《中医病证诊断疗效标准》[3]。痊愈：每日总的睡眠时长大于 6 小时，睡眠期间不易醒，做梦次数较治疗前减少，睡眠质量高，睡醒后精神充沛，状态良好，无乏力、反应迟钝等不适。显效：总的睡眠时长较治疗前增加 2 小时以上，睡梦多、脾气急躁、头晕、眼红耳鸣和口中干苦等伴随症状较前明显减少。有效：每日夜晚睡眠时长较治疗前增加不足 2 小时，相关伴随症状也有一定程度缓解。无效：进行相应干预前后该病主要症状及伴随症状均无明显变化，甚至较干预之前加重。

PSQI 评分。PSQI 评分根据不寐患者的最终分值来判定不寐的严重程度，评分表的总分值为 21 分，共分为轻、中、重三个等级。轻度为 7～11 分；中度为 12～16 分；重度为 17～21 分。PSQI 评分的总分值与不寐病情严重程度成正比。

中医证候积分。中医证候积分是根据肝火扰心型不寐所具有的症状，入睡困难且梦多，头晕胀痛，情绪急躁容易失控，眼红耳内鸣响，口中干苦，大便干，小便黄，舌质红苔黄，脉弦数，运用积分法评定，总分共为 36 分。根据各个症状的轻重程度依次评定为 0、1、2、3、4 分，中医证候积分总分值与不寐病情严重程度成正比。

用 SPSS 20.0 和 GraphPad 8.0.2 软件进行数据分析，计数资料以（%）表示、用 x^2 检验，计量资料以（$\bar{x} \pm s$）表示，用 t 检验，$P < 0.05$ 为差异有统计学意义。

4　治疗结果

两组临床疗效比较见表 1，两组治疗前后 PSQI 评分比较见表 2。

表 1　两组临床疗效比较

组别	例数	痊愈	显效	好转	无效	总有效率
治疗组	20	16（80.0%）	2（10.0%）	1（5.0%）	1（5.0%）	（95.0%）*
对照组	20	10（50.0%）	2（10.0%）	2（10.0%）	6（30.0%）	（70.0%）
x^2						4.329
P						0.037

表 2　两组治疗前后 PSQI 评分比较（分，$\bar{x} \pm s$）

组别	例数	治疗前	治疗后
研究组	20	18.23±2.56	8.23±1.32*
对照组	20	17.89±2.13	13.23±1.25*
t		0.457	12.30
P		0.651	<0.05

注：与本组治疗前比较，*表示 $P < 0.05$。

5　讨论

中医认为饮食无度、情绪失控、劳累、体虚等内外病因导致人体阳盛阴衰，阴阳失交，导致不寐。因头顶与肝经、胆经、督脉等经脉密切关联，足厥阴肝经从下肢足大趾出发，越过足背部，从内踝一路上行，抵腹，通横隔，出额部，与督脉在头顶部交会，而肝胆二经相为表里经，二者在生理方面密切相关，当病变产生时会发生传变，但对病变进行治疗时也可以相互利用。当情志不遂，肝郁化火，肝火上炎，循经上攻头目，肝火盛炼灼血液黏稠致血瘀，瘀血阻滞头顶，影响局部肝胆经和督脉的循行，导致阴阳升降失去平衡，阳盛阴衰，阴阳失交，心神不宁而发为不寐，故本研究头顶行点刺放血疗法，祛除头顶瘀血，调节体内阴阳，心神互养，促进睡眠。现代医学多用镇静催眠类药物来治疗不寐，但长期服用易产生药物依赖性，甚至成瘾，且复发率高[4]。用摸筋探结法找寻头顶瘀血阻滞点后进行点刺放血[5]，通过放血调肝胆，让上炎肝火随血而泻，又能疏通局部瘀阻，让阳气升，阴气降，最终达到"阴平阳秘"的平衡状态，阴阳升降平衡则脏腑平和，心神安定，从而改善不寐的临床症状，PSQI 评分和中医证候积分降低，达到治疗不寐的目的。综上所述，头顶放血疗法联合龙胆泻肝汤治疗失眠的疗效较好，能降低 PSQI 评分和中医证候积分，且优于单用龙胆泻肝汤治疗。

参考文献

［1］周仲瑛.中医内科学［M］.北京：中国中医药出版社，2007.

［2］中国睡眠研究会.中国失眠症诊断和治疗指南［J］.中华医学杂志，2017，97（24）：1844-1855.

［3］国家中医药管理局.中医病证诊断疗效标准［S］.南京：南京大学出版社，1994.

［4］杜燕，吕名南，张晓东，等.维生素B12联合酸枣仁汤治疗不寐临床研究［J］.实用中医药杂志，2018，34（7）：787-788.

［5］韦英才，梁子茂.壮医经筋学说理论浅探［J］.新中医，2017，49（12）：173-176.

韦云燕，韦英才，张玉珊，吴海鹏，郭从浩，庞小林（2022年发表于《实用中医药杂志》）

韦英才教授治疗项背肌筋膜炎临证经验

【摘要】项背肌筋膜炎是一种无菌性炎性反应的临床常见病。韦英才教授在临床上治疗该病积累了丰富的临床经验，取得了良好的疗效。文章总结了韦英才教授运用壮医经筋疗法治疗项背肌筋膜炎的临床经验，其认为本病多为"因结致痛"，治疗当"以痛为腧，松筋解结"。

【关键词】项背肌筋膜炎；壮医经筋疗法；韦英才；名医经验

项背肌筋膜炎是一种项背部筋膜、肌肉、肌腱等软组织长期慢性劳损形成的无菌性炎性反应，主要以项背部的肌群受累及，如斜方肌、菱形肌、肩胛提肌等，从而导致项背部疼痛不适、活动受限、疲乏酸累等症状[1]。韦英才是广西著名壮医专家，现任国家临床重点专科壮医推拿科学术带头人，国家经筋学组组长，中国民族医药学会壮医药分会会长，国际手法医学联合会常务副主席。其从事壮医临床应用与教学研究工作30余年，十分擅长应用壮医经筋疗法诊治各种常见筋病和痛症，经验丰富。现将韦英才教授运用壮医经筋疗法治疗项背肌筋膜炎的经验介绍如下，仅供参考学习。

1 病因病机

随着经济的快速发展，长期低头伏案、加班加点工作已成为越来越多"办公族"的常态，致使项背肌筋膜炎患病率呈逐步上升趋势，患者的年龄更是出现年轻化的趋势[2]。教师、司机等从业者在工作中长时间保持单一的姿势，或长时间面对电脑等，使项背肌肉处于紧张的收缩状态，则项背部的肌肉、筋膜等组织更容易受到损伤，因而该类职业人员成为筋痹的好发人群。急性外伤或慢性劳损、脊柱生理结构的改变[3]、体内维生素的缺乏[4]等多种因素，致使本病发生，但本病仍未有一个明确的、公认的发病机制。目前，大多数学者认为，"激痛点致痛"学说及"软组织无菌性炎症致痛"学说的观点阐明了其发病机理。"激痛点"可以是点，也可以是一条线，甚至是一个面，本质是指肌肉纤维、筋膜等软组织长时间受累，引起肌肉挛缩，影响局部肌肉纤维的功能，使肌肉的局部出现硬块、结节、条索等，触诊时疼痛明显，因此激痛点又称为疼痛激发中心、扳机点。一般是急性、慢性的劳损后，以慢性劳损多见，又或是人体在感受外界环境刺激后骨骼肌出现高度紧张的肌肉筋膜束，在此处发展为高敏感痛点[5]。激痛点致痛机制也因其探讨组织学和电生理的角度不同，分为长时间重复活动使肌肉纤维超负荷的"能量代谢危机学说"[6]，异常兴奋的交感神经使肌纤维收缩的"肌梭异常电位学说"[7]及"整合性假说"[8]，其中"整合性假说"认为肌肉运动终板区释放过多的乙酰胆碱在肌筋膜神经末梢受刺激时，会使肌筋膜持续性收缩，从而使肌肉筋膜形成一个长时间的缺血、缺氧状态，最终身体内代偿性地产生炎性介质，如 5-HT、PG 等，由此这一假说也被认为是肌筋膜产生激痛点的关键[8]。另有学者则认同其致病原因为"软组织无菌性炎症致痛学说"，认为其是局部肌肉、筋膜群损伤，会产生撕裂性的细小轻微损伤，导致小血管的出血，引起局部水肿，从而刺激神经疼痛。如果吸收不完全或者未能解决损伤因素，肌肉纤维长期反复出现痉挛，患部出现反复的"渗出—吸收"循环，最终的结果是肌肉纤维化、增生，发展为肌肉局部产生硬块、结节或条索状物，类似于肌筋膜激痛点，局部出现压痛或牵扯痛等表现，导致运动障碍、血流不畅[9]。此外，长期局部受寒等环境因素也与项背肌筋膜炎的发病有着密切联系。

项背部肌肉劳损，使肌筋膜局部紧张、挛缩以及软组织水肿粘连，尤其是在肌筋膜的起止点处，更容易形成可触的僵硬圆形或条索样结节，甚至整个背部的肌肉呈现僵硬的板状。因此，韦英才教授认为项背肌筋膜炎隶属"筋病"范畴。韦英才教授对项背肌筋膜炎的认识还结合了《黄帝内经》及壮医基础理论"三道两路""毒虚致病论"的理解。《素问·痹论》曰"经筋之病，寒则反折筋急……燔刺者，刺寒疾也……"结合筋膜炎患者恶风寒的表现，进一步提出对于筋病"寒邪是其最主要的致病因素"。壮医认为三道两路、天地人三气若能维持平衡，正常运行，即可相互制约，协调同步，使人体生理功能正常，任何一路运行不畅，皆可使三气不同步而发病。一旦天地人三气不能同步，影响三气的正常功能，龙火两路不能通畅运行，使体内运行血液的龙路不能为肌肉输送营养，虚邪贼风便有了可乘之机，乘虚而入。一般认为外邪流注肌肉、筋膜、关节，致使气血不能通畅运行，不通则痛。但经筋不与血管伴行，不像经脉可运行气血[10]，因此不能笼统粗略地以"不通则痛"来概括其病机。古籍有云："经皆有筋……筋皆有结……，以痛为腧。"韦英才教授把"因结致痛"作为经筋病致痛机理，认为筋结阻络，不能荣养经筋，经筋不荣则痛，丰富了经脉"不通则痛"的内涵[11]。筋结即横络，筋结是否致病，取决于其性质和大小，即只有"横络盛加（筋结卡压于经筋之上）"才导致疾病。因此，韦英才教授将项背部这些条索结节认为是筋结点、病灶点，并用"因结致痛"阐述项背肌筋膜炎的病因病机，认为项背部肌筋长期劳损致毫毛腠理空虚，加之风寒湿毒的外界侵袭，损伤筋肉则引发疼痛，从而形成筋结，横络盛加，阻塞三道两路，导致三气不得同步而诱发疼痛[12]。

2 临床经验

2.1 壮医经筋疗法

壮医经筋疗法在《黄帝内经》的十二经筋理论基础上，结合了壮族民间的理筋术及现代解剖学，总结为两条治疗原则，即"摸结查灶""解结治病"。经过临床的反复实践、论证，形成了独具特色的壮医特色诊疗技术。韦英才教授根据"治以燔针劫刺，以知为数，以痛为输"的治疗原则，大胆创新，形成了独特的壮医经筋疗法，即"壮医经筋推拿＋壮医火针＋拔罐"三联疗法。他认为筋病的治疗当以经筋推拿手法摸结查灶松解局部肌肉，再用烧红的微火针快速地针刺病灶点以松筋解结，最后用拔火罐负压的形式将黄水（致痛物质）吸附出体外，以达菀陈除之的目的[13]。

2.2 治疗方法

2.2.1 摸结查灶

项背肌筋膜炎的摸结临床多贯彻"以痛为输"为原则。依循手三阳经筋的走向进行循筋摸结、顺藤摸瓜，项背肌筋膜炎患者一般可在项背部受累区域，如肩胛提肌、菱形肌、斜方肌、背阔肌和竖脊肌附近诊查到痛性结节点，或在皮下可触及探查到变性的条索状筋结，叩击受累疼痛区域时，局部皮肤可发生苍白或充血，并伴有皮肤毛糙粗大或柚皮样变等体征。

2.2.2 松筋解结

"松筋解结"是治疗项背肌筋膜炎的第一步。"松筋"即运用壮医经筋推拿松解项背，壮医经筋推拿以肘为功，常用肘部进行揉、推、滚、拨、点等手法，使力度更容易渗透至肌肉深处。施术者以肘滚或肘揉法在患者项背部健侧远端开始进行肌肉筋膜的松解，循序渐进，由浅到深，逐渐将手法重点放在病变区域，使紧张的肌肉得到充分的放松，手法操作时长一般为 5 min。再根据不同患者的受力情况的不同选择使用分筋理筋手法，如点、揉、按、抹、切、弹拨、拇指推或者肘推、拿揉等，重点松解患处的筋结点，以痛为腧，疼痛越明显的筋结点，越需要重点诊察。在手法的操作中，需要注意筋结分为三个层次，即点、线、面，应先浅后深、先点再面"解结"，从轻到重，根据局部肌肉、骨骼的分布，手法刚柔并济，达到"结解，筋松，筋荣，筋顺，筋动，筋通"的治疗效果，操作时间一般约 10 min。注意手法不宜过重，以免加剧组织水肿、粘连，使病情加重。最后施以放松类揉法、擦法等温热手法，注意项背部保暖，手法操作时间约 3～5 min。"解结"即运用壮医火针疗法，采用"固结行针"的方法。其操作方法是将查找到的筋结部位标记后，进行常规消毒，将粗为 0.4 mm×45 mm 的毫针针尖置于酒精灯上烧红至发白后，迅速刺入标记部位，快进快出，不留针，针刺深度根据针刺部位的肌肉厚薄及神经血管分布而定，注意避免穿透血管、神经、胸腔。拔火罐法：用闪火法在针刺部位拔火罐，留罐 10 ～ 15 min，一般可拔出黄色液体或暗红色瘀血，病情越重，拔出的液体越多。

3 病案举隅

患者，女，37 岁，2020 年 10 月 13 日初诊。主诉：反复项背部疼痛 2 个月，加重 1 周。患者诉 2 个月前因长期伏案工作致使项背部肌肉僵硬、酸痛疲乏，活动受限，劳累及受寒后加重，发作时项背部酸痛、僵紧，右侧颈肩处自觉条索物移动感。平素畏风畏寒，长期自觉项背部大椎附近有凉意，大便溏烂，舌苔薄白，脉弦紧。有长期在空调房史。查体：右侧 $C_{5～7}$、$T_{1～2}$ 棘突外压痛，右侧斜方肌、两侧肩胛提肌、两侧菱形肌可见皮肤毛糙粗大或柚皮样变，并触及楔形条索状结节，压顶试验（–），双侧臂丛牵拉试验（–）。X 片示：肩背肌筋膜增厚，颈椎生理曲度轻度变直。西医诊断：项背肌筋膜炎。中医诊断：痹证—寒痹。韦英才教授先对项背部行以摸结查灶手法，在右侧斜方肌、两侧肩胛提肌及菱形肌可触及楔形条索状结节，施以壮医推拿手法理筋分筋后松解局部肌肉，再以"以痛为输"为原则行火针针刺，在大椎附近对其自感寒凉处重点施针，患者因受寒邪过重，局部病灶僵硬未有针感，待第四针才稍有热痛感，火针消结后拔罐 10 min，可拔出黄色液体。施术完毕患者自觉项背部发凉感较前明显缓解，酸痛感较前明显好转，尚有轻微活动受限。隔天予以第二次治疗，项背部僵硬处较前柔软，皮肤毛孔稍变小，行火针治疗时，第一针就可感热痛针感，拔罐黄色液体较前减少，治疗结束后，已无明显项背部酸痛。因工作未能按时行疗程治疗，2020 年 11 月 9 日复诊，患者诉项背部已无僵硬酸痛，项背部发凉感明显改善，但尚有轻微凉意，要求继续巩固治疗。刻诊：项背部右侧斜方肌、两侧肩胛提肌及菱形肌楔形条索状结节已消失，局部粗糙毛孔已恢复弹性，再次施以壮医经筋疗法以巩固疗效，并嘱其注意防寒保暖，加强锻炼。后随访，未见复发。

按：本例患者长期伏案工作，致使颈项部长时间持续地处于紧张状态，使项背部毫毛腠理空虚，又因长夏时节天气炎热，贪凉，长期处于空调房内，导致寒邪凝滞于项背部，从而形成筋结，横络盛加，因而诱发项背部筋膜炎。大椎穴附近为诸阳的交汇处，寒凝郁滞，阳气不能升发，则自感寒凉。通过壮医经筋推拿松解病灶部位，再以猛火力的火针针对病灶部位进行快速针刺，使热量迅速向周围扩散，调动患者正气，达到祛寒止痛、减压排毒的作用，从而改善患者的生活质量。

4 小结

韦英才教授总结多年的临床经验，深入研究项背肌筋膜炎的病因病机，认为项背肌筋膜炎是肌肉长期劳损，适逢外部环境变化等因素，风寒湿等邪气侵入人体，滞留于肌腠筋骨之间导致肌筋挛缩，横络盛加，阻滞气机，龙路、火路气机不畅，气血失衡，天地人三气不同步，发为本病。壮医经筋推拿沿着韦英才教授挖掘整理的手三阳经筋走向，运用壮医经筋手法摸结诊病，配合壮族民间"捉筋"之法寻找筋结，重点诊察好发筋结的部位，再根据"点、线、面"的规律配合"顺筋推拿，松解结合，松筋为主，解结为要"的手法原则，以及"以软对硬，以硬对软，以尖对深，以浅对钝，柔中有刚，刚中有柔，刚柔相济"的手法特色[13]，用"摸循、点揉、点按、弹拨、拑掐、捏揉"等手法施治顺着经筋走向松筋解结，并且针对筋结靶点，遵循"以痛为输"，靶向针刺，直中筋结，加之经筋罐法，疏通皮部，驱邪外出，调畅龙路、火路气机，使气血均衡，最终达到松筋解结、消结治病的目的。该法在项背肌筋膜炎的临床运用中取得较好疗效，值得临床借鉴，且患者接受度较高，可向基层进一步推广传播，为"健康中国"贡献力量。

参考文献

[1] MARTIN R L，DAVENPORT T E，REISCHL S F，et al. Heel pain-plantar fasciitis：revision 2014 [J]. The Journal of orthopaedic and sports physical therapy，2014，44（11）：A1-A23.

[2] 李清林，宋敏，孙定平.肌筋膜炎的中医临床研究进展 [J].中医研究，2015，28（3）：75-77.

[3] 李伟.韦氏调衡手法对颈椎失稳患者治疗前后颈部肌群 DTI 影响的研究 [D].南宁：广西中医药大学，2018.

[4] 王善言（Yurasinan Yongjaipattana）.温针仪治疗背肌筋膜炎临床随机对照研究 [D].北京：北京中医药大学，2014.

[5] 周俊.激痛点与慢性腰肌筋膜炎的治疗探讨 [J].按摩与导引，2001，17（6）：42-43.

[6] 潘婷.刀针配合热敏灸治疗颈肩肌筋膜疼痛综合征的临床疗效观察 [D].长春：长春中医药大学，2020.

[7] 杨扬，郑静，文谦.肌筋膜激发点特色推拿治疗急性胸背肌筋膜炎临床观察 [J].中国中医急症，2012，21（6）：954-955.

[8] SIMONS D G，TRAVELL J G，SIMONS L S. Myofascial pain and dysfunction：the trigger point manual. Volume 1. Upper half of body [J]. Williams and Wilkins，1999（21）：22.

[9] 宣蛰人.软组织外科学 [M].上海：文汇出版社，1992：20-21.

[10] 韦英才.浅释经筋与经脉的异同及其临床意义 [J].广州中医药大学学报，2007，24（3）：247-249.

[11] 王文霞，张春艳."以痛为腧"治疗经筋病的认识 [J].中国中医药现代远程教育,2015,13（1）：3-4.

[12] 韦英才.实用壮医筋病学 [M].南宁：广西科学技术出版社，2016：26.

[13] 韦英才，梁子茂.壮医经筋学说理论浅探 [J].新中医，2017，49（12）：173-176.

黄琪琛，庞小林，张玉珊，韦英才（2022 年发表于《中国民族民间医药》）

基于壮医经筋理论探讨股外侧皮神经卡压综合征的诊治

【摘要】股外侧皮神经卡压综合征属于壮医学"核尹"范畴。本文从中医学及壮医学两个方面探讨该病的病因病机，基于壮医经筋理论"筋急则痛"，提出采用壮医经筋三联疗法（壮医经筋推拿＋壮医火针＋拔火罐）治疗本病。经临床案例诊治分析，认为在对股外侧皮神经卡压综合征患者的治疗中，以"松筋肉，消筋结，通筋路，解筋急"为治疗原则的壮医经筋疗法疗效显著。

【关键词】股外侧皮神经卡压综合征；壮医经筋理论；筋急则痛；壮医火针

股外侧皮神经卡压综合征又称感觉异常性股痛，是指股外侧皮神经在循行之处因某种致压因素卡压而引起的神经功能障碍。该病主要表现：①患侧腰臀部疼痛，同时伴有大腿前外侧麻木、疼痛、高度敏感等症状，且髋关节做前后伸活动时症状加重，休息或屈髋位可缓解；②按压股外侧皮神经循行于髂前上棘内下 1 ～ 2 cm 处常可引出患者所述症状；③腰椎及骨盆 X 线片常无异常表现；④多为单侧发病，患侧大腿前外侧感觉较健侧减退、迟钝，肌力、肌张力及膝腱反射提示阴性，患病久者可有股四头肌轻度萎缩[1-2]。目前认为该病的发病机制主要有 3 种：①股外侧皮神经在经过髂前上棘穿出深筋膜的过程中受到卡压；②第 2 腰椎或第 3 腰椎椎间孔外口处（即腰大肌、腰方肌处）发源的腰神经受到卡压，出现肌筋损伤及局部无菌性炎症，刺激股外侧皮神经，进而出现相关症状；③由于股外侧皮神经在髂前上棘下方穿出阔筋膜时，位于髋关节前方，伴随髋关节的屈伸运动，此段神经易受到牵拉和挤压，导致卡压症状出现[3]。研究[4]表明，神经卡压综合征的发生不仅与医源性损伤有关，还与肥胖、衣着过紧、妊娠等机械性因素及糖尿病等其他因素密切相关。

现代医学针对股外侧皮神经卡压综合征的治疗主要采用神经阻滞镇痛或手术治疗；中医则以外治疗法为主，包括理疗、针灸推拿、中药熏蒸或塌渍、封闭疗法、小针刀等，以及上述几种方法结合的综合治疗方案。中医外治疗法能有效缓解股外侧皮神经卡压综合征的症状，改善患者的生活质量，但其存在疗效有限、治疗周期长、疾病易复发等问题。而手术治疗主要适用于病程较长、症状明显，且经正规、系统的非手术治疗无效的患者，具有破坏性及存在一定风险，因此一般在非必要的情况下不采取手术治疗[5]。张胜华[6]通过临床试验对比非手术疗法与手术疗法治疗股外侧皮神经卡压综合征的疗效与预后，表明无论病情轻重缓急，应首选非手术方法治疗该病。因此，寻求疗效更优、毒副作用更少的非手术治疗方案，成为该病的重点研讨方向之一。本文就股外侧皮神经卡压综合征的中医辨证论治、壮医辨病施治方面详细论述如下。

1　中医辨证论治

　　股外侧皮神经卡压综合征从其症状体征来看，属中医学"腰痛"范畴。中医学认为，腰痛病位在腰，疾病本质为"筋出槽，骨错缝"，与足太阳膀胱经、足少阳胆经、足少阴肾经三者关系尤为密切，病因为风、寒、湿、热等邪气入侵，内感或外伤使腰部筋脉失于濡养、气血瘀滞、阴阳失调，导致经络、气机运行不畅，筋不束骨而发病，病机为气机失调，脉络痹阻[7-8]。《素问·脉要精微论》言："腰者，肾之府，转摇不能，肾将惫矣。"腰部为肾之精气存储覆盖的地方，肾主躯干骨骼，肾之精气缺少则不能濡养骨骼，骨髓空虚则难以维持和支撑腰部的运动，骨骼松动不坚则易发生闪挫[9]。肾与膀胱相表里，肾之经络入脊内，贯脊至腰，络膀胱；足太阳膀胱经挟脊抵腰，络肾，可沿其经络走行下行至臀部及大腿后外侧，并沿小腿后行于足背外侧，最后停至足小趾处。故腰部经脉发生病变时常可引起腰臀部麻木或疼痛向下肢放射。《医部全录》记载："腰脊者，身之大关节也。故机关不利，而腰不可以转也。"腰作为人类身体的重要关节，由骨骼、韧带、筋膜等肌筋组织共同构成，当腰椎关节出现病变时则会引起腰部活动受限[10]。《黄帝内经》认为经筋具有约束躯干骨骼、助力关节屈伸、连接人体四肢百骸的作用，如《素问·痿论》云："宗筋主束骨而利机关也"，《灵枢·经脉》曰："骨为干，脉为营，筋为刚，肉为墙。""肌肉解利"是腰椎筋骨的生理平衡状态。生理状态下，筋用于连接、约束骨骼，骨也为筋提供了支撑和附着点，二者相互依存、相互为用，从而使人体保持着"筋骨合和"的动态平衡状态[11]。股外侧皮神经卡压综合征的治疗以舒筋散结、疏通经络气血为主，活血化瘀、温经养血和固培肝肾并重。运用推拿、针灸、刺血及小针刀等方法治疗，取穴上主要循督脉、足太阳膀胱经及足少阴肾经选穴，督脉证可选用命门、腰阳关、八髎穴等穴及不同配穴，太阳经证可选用大肠俞、委中、秩边、昆仑等穴及不同配穴，少阴证可选取太溪、肾俞、大钟等穴及不同配穴[12]。

2　壮医辨病施治

2.1　壮医相关理论阐释

2.1.1　壮医"三道两路"学说

　　壮医的"三道"是指"水道""谷道"及"气道"。人体进水和出水的通道叫作"水道"；"谷道"则是身体吸收水谷精微而化生气血，以及将剩余部分水谷糟粕排泄出去的通道；人体之气和大自然之气交换的通道叫"气道"。人体通过"三道"获得身体所需要的水谷精微、自然界气体等维持生命活动的基本物质，并将其化生成气血以濡养身体，同时排出化生时产生的代谢废料。"两路"即"龙路"和"火路"。"龙路"为人体内血液循环的通路，通过心脏外达皮肤，内连脏腑、骨肉和孔窍，携带并输送血液，起到滋养全身的作用。"火路"则是调节人体所有生理活动的通路，当内外环境的各种刺激对人体产生影响时，经"火路"传输，中枢"巧坞"指挥调节，由主干与分支按照

"巧坞"的命令完成任务，以保证人体内天、地、人"三气同步"，协调平衡。壮医主张气血畅达为生命健康的先决条件。气血畅达依靠于天、地、人"三气"的流畅同步，而"三气同步"需要通过人体内"三道两路"的流通调节来完成，故"三道两路"的核心在于"通"，以通为用、以通为要、以通为和、以通为顺，"三道两路"的通畅维持着人体内外环境的生理平衡[13]。

2.1.2 壮医"毒虚致病论"

"毒虚致病论"是具有壮族地方特色的病因病机理论。壮医认为"毒""虚"可致百病，是引发疾病的两大影响因素。人体是否发病，主要在于毒力和正气交伐对战的输赢。"毒"分为有形之毒与无形之毒，风寒湿毒属于无形之毒，外伤瘀毒为有形之毒，两者是引起疾病的重要原因。当风寒湿毒、外伤瘀毒侵入"能""诺"时，局部肌筋受损，阻滞气血运行，不通则痛。"虚"是指人长期疲劳、过度运动等使机体气血津液耗损的状态。当长期活动劳伤气血，人体肝肾亏虚，气血津液代谢失司，筋骨失于濡养，使筋骨关节出现活动不利、肌肉僵硬的症状[14]。壮医认为，筋痹是外感邪毒阻滞龙路和火路，使气血不畅而痹阻肌肉筋骨，或素体虚弱，气血津液不足，使肌肉、筋骨失养，道路功能异常而出现肌肉、筋骨疼痛[15]。

2.1.3 壮医经筋学理论

壮医称"筋肉"为"伊"和"诺"，"经筋"相当于壮医的"火路"。《灵枢经》明确提出了人体骨骼具有支撑和稳定的生理特性，筋具有约束和刚强的生理特性。《说文解字》曰："筋者，肉之力也"，又有《素问·五藏生成》云"诸筋者皆属于节"，说明筋既是关节产生动力的来源，又是骨骼间形成的关节之联结。壮医经筋学认为，经筋的生理状态为肌肉解利，人体依靠骨骼能挺直而立，但需依托筋才能使人体进行日常活动。筋系是人体筋肉系统的统称，包括肌腱、神经、骨膜等软组织；筋联缀躯体骨骼肌肉，主司关节，当"三道"化生气血津液正常，"龙路"可为内脏骨肉输送营养，经筋得以濡养，达到内络脏腑、外联百骸，共同维系着"骨正筋柔，气血以流"的动态平衡[16]，又可在"巧坞"中枢接收信息和刺激后，由"火路"向人体肌骨关节传导相应的信号进行协调，使人体四肢躯干得以完成相关活动，适应外界的各种变化，保证日常生活的能力。《黄帝内经灵枢注证发微》云"各经皆有筋，……以痛为腧"，经筋学在十二经筋理论基础上提出"因结致痛"为经筋致痛的机理。从生物力学角度看，当肌筋组织因外力因素导致其超越正常生理活动度，造成损伤，劳损过程中产生的条索状物，常称作"横结""网结"，也就是所谓的筋结。筋结是一种临床阳性体征，表现为触压时疼痛敏感且有形可查，它能由点到线、由线到面，再由面的一维向多维演变，最终导致经筋病的产生。《灵枢·刺节真邪》指出："一经上实下虚而不通者令之不通。"现代医学认为，筋结卡压血管和神经，阻滞局部血液运行，可表现为局部疼痛、肌肉痉挛、放射性麻木感或疼痛，甚至出现肢体功能障碍、痿软无力等一系列症状，故横络盛加是经筋病的主要病因[17-18]。

2.1.4 "筋急则痛"理论

在壮医学中，腰痛称为"核尹"，属"筋痹"范畴。壮医经筋学认为，"因结致痛"是股外侧皮神经卡压综合征的病机，主要分为"机械压迫致痛"和"无菌性炎症致痛"。"机械压迫致痛"是指筋结卡压神经，导致神经不通致痛；"无菌性炎症致痛"则是由于筋结阻塞经脉，气血不通，导致局部缺氧，毒素内生，炎症致痛[19]。本研究基于壮医"三道两路"理论，以"筋痹"展开，认为本病多缘于患者慢性劳累损伤或邪毒侵袭，经筋组织保护性痉挛收缩、扭转、牵拉或位移，迫使局部筋肉聚积，粘连形成筋结，横络盛加，当腰部肌骨及周围神经活动的作用线上集中产生筋结，便形成筋结线，筋结线的筋路堵塞，神经传导不畅或紊乱，打乱人体内经筋性内环境的秩序，"三道两路"调节失度，天、地、人"三气"不能同步，从而引起一系列相应症状。

壮医经筋学认为，经筋病的病因与筋急则筋肉疼痛和筋纵则筋肉萎软的主要病理表现形式体现在两个方面[20]。结合壮医"三道两路"及经筋理论，本文提出"筋急则痛"理论。中医对于痛症的认识，大多集中在"不通则痛""不荣则痛"两个方面。殷克敬教授[21]认为，仅用"痛则不通"和"痛则不荣"不足以解释所有痛症的发生机理，若痛症缘由经筋不利、缩蜷筋急，表现为肢体经筋抽瘛、关节屈伸活动障碍，则其发病机理应为"痛则筋急"。《素问·长刺节论》云"病在筋，筋挛节痛，不可以行，名曰筋痹"，指出"筋急"导致局部肌肉组织拘急不收，出现关节疼痛伴屈伸不利、功能障碍等表现，便可诊断为"筋痹"病。又有《素问·痹论》曰："痹在于骨则重，在于脉则血凝而不流，在于筋则屈不伸。"当筋骨感受外邪，毒素内生，则发为筋病，其表现为"筋屈伸不利"，即"筋急""转筋"的病理状态。筋急者，即筋脉绌急而生筋结，横络盛加，经筋气血津液代谢失司，致使肌肉关节失于濡养，一旦出现在经筋的走行线路上，筋路受阻，其经筋线的功能发生障碍，导致肌肉紧张、人体感觉及活动功能障碍，对刺激极为敏感，出现筋肉组织痉挛、疼痛不利的症状，临床主要表现为局部疼痛、关节屈伸不利，并伴有肢体放射性麻木、疼痛、高度敏感等症状。

综上，股外侧皮神经卡压综合征的病机可归纳为毒虚致病，横络盛加，筋结滞腰，卡压神经，筋路不畅，阻塞"三道两路"，筋拘急则发疼痛。

2.2 治疗原则

基于股外侧皮神经卡压综合征的壮医病因病机理论，治疗该病的关键点在于"解结消灶"。沿十二经筋走行方向，在其经筋线上摸结查灶，准确找出致病的筋结点，运用经筋手法松筋解结，再以燔针消结，最后以拔罐排毒，通调"三道两路"，改善气血津液的生化运行，使经筋得以濡养，从而恢复经筋线的相关功能，使其可以调节和支配关节肌肉的生理活动。故笔者提出治疗股外侧皮神经卡压综合征的原则为松筋肉，消筋结，通筋路，解筋急。

2.3 治疗方法

2.3.1 壮医经筋推拿摸结定位

壮医经筋学提出，痛性筋结不仅为诊断的病灶部位，也是治疗疾病的靶点。股外侧皮神经卡压综合征，属壮医学"经筋病"范畴，治疗上以"以痛为腧"为原则。壮医经筋手法是基于壮族民间的理筋手法，沿相关经筋线循行的方向且重点对筋结病灶部位进行点、按、推、揉等操作，其独特之处在于"以肘为功，以手为补"，在治疗经筋病所致的痛症方面有着优异的疗效[22]。医者左手协助固定诊查部位，右手根据所查区域肌筋的生理结构、肌筋组织的张力及分布情况，运用钳弓手（即拇指的指尖、指腹及拇指与四指的握合力）或肘尖力，把检查部位分为浅、中、深三个层次，由浅至深、由轻至重地以触、按、压、切、弹拨等手法查灶，通过对比健侧及患侧的感觉及患者对检查的反应，寻找和识别阳性筋结所在部位的深浅及其与周围神经的关系。根据患者的症状及股外侧皮神经走行，经筋重点取足太阳经筋、足少阳经筋，主要常见筋结点为股二头肌筋结、股外侧肌筋结、臀肌筋结、梨状肌筋结、臀中肌筋结、髂胫束筋结、坐骨结节筋结、L₃横突筋结。病灶筋结多呈条索样、颗粒状硬结，触压时疼痛及放射性麻木、酸胀感异常敏感。

2.3.2 壮医经筋推拿松筋解结

患者取俯卧位或侧卧位，以持久、均匀、柔和、有力、渗透的力度，运用拇指指腹配合肘尖点、按、推、揉等手法，沿足太阳经筋线和足少阳经筋线，从足跟至腰部全线，以及股外侧皮神经出口和分布区进行松筋解结，重点推按上述筋结中的阳性筋结，手法力度由轻至重，刚柔相济，使这些肌筋充分软化、松解。

2.3.3 壮医火针消结

火针即为"燔针"，燔针在中医古典书籍中多有提及，《灵枢·经筋》记载："治在燔针劫刺，以知为数，以痛为输。"指出经筋病的治疗应用燔针快刺法，以经筋线上的痛点为腧穴，以感知神经传导作为标准。壮医火针亦是来源于此。研究[23-24]表明，针尖烧红时，温度可达到800 ℃，刺入病灶后，通过温热刺激筋结及神经，激发人体经气、温通筋路、活血行气，起到温阳补虚、减压排毒、解结消灶的作用。壮医火针采用"固结行针"法，在诊查到的病灶筋结处进行常规消毒后，根据患者体态及筋结所在区域的肌肉厚薄深浅，选用规格为直径0.4 mm、长度100 mm或直径0.4 mm、长度75 mm的华佗牌一次性毫针，将针尖放置于酒精灯上方烧红、烧白后，快速刺入足太阳经筋、足少阳经筋线上的阳性筋结点，当病灶较大时可一孔多针，向四周斜刺或平刺，当患者感知神经传导后迅速出针。壮医火针快速刺激筋结点及神经出口点，当高温向四周肌筋组织快速释放时，达到消除筋结粘连、松解肌肉痉挛及消除局部炎症的作用，使之解除局部的神经卡压及肌筋张力，改善股外侧皮神经的信息传导功能及支配运动的能力。

2.3.4 拔罐排毒

拔罐法是中医外治法中不可或缺的环节，《灵枢·痈疽》记载"中焦出气如露……

变化而赤为血。血和则孙脉先满溢，乃注于络脉"，反映了只有中焦之气充足，滋养渗透孙脉，孙络功能正常之时，津液才能和调，经历气化过程后，血液得以转化为鲜艳的红色。当血液流动顺畅时，其优先充盈于孙脉之中，后注入络脉并使之充盈，最终注入经脉之中。冯宇等[25]认为孙络相当于现代医学的毛细血管，其分布广泛，络体细弱，病理上易出现瘀滞之象，可见瘀血与脉络密切相关，且贯穿整个疾病过程中。故"邪气行络，瘀滞孙脉"是中医应用瘀象为判断疾病情况与诊治的基础，当风寒湿邪进入络脉，孙络瘀阻，就需要用拔罐法祛邪外出，使津液调和，使气血得以荣养[26]。故火针消结之后，于火针施术部位，以闪火法留罐10～15 min，以拔出黄色液体或暗红色瘀血为度。拔火罐法排邪毒外出，横络解散，"三道两路"通畅，津液气血调和，滋养其肌筋组织及神经，改善局部血液循环，促进筋路通畅，缓解疼痛及恢复股外侧皮神经的生理功能。

综上，壮医经筋三联疗法（壮医经筋推拿＋壮医火针＋拔火罐）的有机结合，首先松解经筋线上的筋肉组织，使经筋线上的肌筋充分松解，再利用壮医火针快速刺激，以消除阳性筋结粘连造成的肌肉痉挛、神经卡压，最后予火罐疗法拔出局部邪毒，散其横络，筋路得通，达到标本兼治，筋柔骨顺，达到"松—顺—通"的治疗功效。

3 病案举隅

患者张某，男，37岁，2022年9月初诊。主诉：腰痛伴右大腿外侧麻木1月余。现病史：患者于2022年8月因劳累后出现腰部酸胀痛不适，伴右侧大腿外侧麻木，时有右大腿前外侧下2/3段针刺样疼痛，自觉蚁行感，劳累后症状加重，休息后症状可减轻。就诊时患者神志清楚，精神可，活动自如，腰部呈阵发性酸胀痛，伴右大腿外侧麻木不适，纳可，夜寐欠佳，二便尚调，舌暗，苔白腻，脉沉弦。专科检查：腰椎生理曲度稍变直，腰部肌肉紧张，L_3、L_4棘突旁压痛（＋）右侧尤甚，右大腿前外侧下三分之二段浅感觉减退。左侧跟臀试验（–），右侧跟臀试验（＋），股外侧皮神经tinel征（＋），余查体未见异常。西医诊断：股外侧皮神经卡压综合征。中医诊断：腰痛，气滞血瘀证。壮医诊断：核尹，阴证。治疗上首先沿足三阳经筋摸结查灶，查到该患者的痛性筋结点有$L_{3/4}$股外侧皮神经出口点、股外侧肌筋结、梨状肌筋结、腰三横突筋结，运用壮医经筋推拿手法沿足太阳经筋线及足少阳经筋线从足跟到腰全线以及股外侧皮神经出口及分布区进行松筋解结，然后对摸取到的阳性筋结点行壮医火针消结，最后于壮医火针施术部位应用闪火法拔火罐，留罐10 min，隔2～3天治疗1次，每周治疗2次，1周为1个疗程。同时嘱患者减少负重，多休息，适当加强腰肌锻炼。治疗1次后患者立觉腰部酸胀痛明显减轻，右大腿麻木感、针刺样疼痛明显缓解，行走轻松。治疗1个疗程后，患者腰部酸胀痛完全消失，右大腿外侧麻木和疼痛的异常感觉基本消失。

按语：本例患者诊断为股外侧皮神经卡压综合征，以腰部酸胀痛伴右大腿外侧麻木、针刺样疼痛为主症，归属于壮医学"筋痹"范畴。壮医经筋学认为，该病缘由腰部外感风、寒、湿邪，横络盛加，则局部筋肉拘急则发疼痛，阳性筋结卡压神经，筋路不畅，"三道两路"受阻，肌筋失于濡养，则发为不仁。因此，本案治疗上首先沿患侧足太阳经筋、足少阳经筋寻找痛性筋结，同时在经筋线从足到腰全线以及股外侧皮神经出口及分布区予点、按、推、揉等手法，重点刺激阳性筋结，松解经筋线肌筋，软化筋结，再予燔针针刺阳性筋结以消结，沿股外侧皮神经将麻胀感传导至大腿外侧，促进解除腰部经筋拘急，并激活下肢"火路"（本案指股外侧神经）的信息传导功能，改善其经筋支配的下肢感觉和活动功能。最后配合闪火拔罐法在火针施术部位进行拔罐，促进邪毒排出体外，解散盛加的横络，使筋路通顺，"三道"化生有序，"火路"传导通畅，"龙路"滋养充分，达到筋柔骨顺的生理状态。壮医经筋疗法秉承调筋、治筋的治病思想，使筋病患者恢复到肌肉解利的生理平衡状态，可有良效。

4 结语

股外侧皮神经卡压综合征是临床常见病，严重影响患者的日常生活质量，目前西医治疗主要以神经阻滞镇痛或手术为治疗手段，虽能有效快速镇痛，但耗时较长、费用较大，且多有不同程度的副作用，远期疗效较差；而传统中医外治法，如普通针刺、推拿、拔罐、刺络放血等中医疗法，虽能有效缓解症状且无明显副作用，但仍存在治疗周期长、疾病易复发等不足。本研究基于壮医经筋理论指导，论述股外侧皮神经卡压综合征的发病机理，以"松筋肉，消筋结，通筋路，解筋急"为治疗原则，应用壮医经筋三联疗法医治，起到松软肌筋，消除筋结、通调筋路，"三道两路"畅达，气血得以濡养筋肉，神经传导功能得以激发，经筋痉挛得以有效松解，恢复神经的相应功能，达到标本兼治的治疗目的。

参考文献

[1] BOWLEY M P, DOUGHTY C T. Entrapment neuropathies of the lower extremity [J]. Med Clin N Am, 2019, 103（2）: 371-382.

[2] 宋敏，王玉泉，陈长春.股外侧皮神经卡压综合征的诊治进展 [J].颈腰痛杂志，2006，27（3）: 245-246.

[3] 高明堂，蒋电明，高松明.股外侧皮神经骨盆出口处的应用解剖与神经卡压综合征 [J].解剖与临床，2006.

[4] PARISI T J, MANDREKAR J, DYCK P J, et al. Meralgia pares-thetica: relation to obesity, advanced age, and diabetes mellitus [J].Neurology, 2011, 77（16）: 1538-1542.

[5] 李晓燕，刘碧原，王景信.弹拨手法结合中药塌渍治疗股外侧皮神经卡压综合征84例临床观察 [J].中国民族民间医药，2019，28（20）: 73-76.

[6] 张胜华.股外侧皮神经卡压综合征的诊断与治疗 [J].医药论坛杂志，2009，30（13）: 75-76.

[7] 王君鑫，姜婧，刘香弟.《黄帝内经》理论对中医护理腰痛技术的启示 [J].北京中医药，2022，

41（4）：466-467.

［8］曾斌，陈德强.基于"骨错缝、筋出槽"理论论治腰痛病思路探析［J］.世界最新医学信息文摘，2019，19（59）：76-77.

［9］蒋跃文，李家庚，曾江琴.《伤寒杂病论》腰痛证治辨析［J］.湖北中医杂志，2014，36（4）：29-30.

［10］周淑娟.中医治疗腰痛理论探讨［J］.中医学报，2017，32（8）：1463-1465.

［11］李西海.筋骨中和的理论渊源［J］.中华中医药杂志，2022，37（2）：683-685.

［12］郑为波，杨进锋，夏威夷，等.基于《黄帝内经》探讨腰痛的经络系统分层特点及针刺治疗方法［J］.中医正骨，2022，34（3）：56-57，60.

［13］韦明婵.浅析壮医"三道两路"理论核心在于"通"及其临床应用［J］.中国民族医药杂志，2020，26（12）：60-61.

［14］莫巧明，廖文彦，蒙晓明，等.从壮医毒虚致病理论探讨壮医推拿的治疗特色［J］.按摩与康复医学，2021，12（15）：55-56，62.

［15］田照，庞宇舟，方刚，等.庞宇舟教授从壮医"毒虚论"治疗痹证经验撷要［J］.陕西中医，2020，41（5）：663-666.

［16］史佳芯，董宝强，邹正，等.基于经筋理论探讨非特异性下腰痛的发病机制及分期论治［J］.中国针灸，2023，43（3）：336-340.

［17］韦英才.实用壮医筋病学［M］.南宁：广西科学技术出版社，2016：30-34.

［18］韦英才，梁子茂.壮医经筋学说理论浅探［J］.新中医，2017，49（12）：173-176.

［19］胡江杉，李佳，黄重生，等.针刀治疗腰椎间盘突出症的机制研究进展［J］.针灸临床杂志，2022，38（1）：104-107.

［20］程永，王竹行，唐成林，等.经筋病中医病理机制理论探讨［J］.辽宁中医药大学学报，2014，16（6）：101-108.

［21］刁秀芸，刘智斌，郭萌，等.殷克敬"经络别通"法治疗痛证撷要［J］.中医学报，2022，37（7）：1460-1464.

［22］韦英才.壮医经筋手法理论探讨及临床应用［J］.辽宁中医药大学学报，2012，14（6）：16-17.

［23］谷新远.火针治疗肱骨外上髁炎30例［J］.云南中医中药杂志，2010，31（3）：47.

［24］吴志富.壮医经筋疗法治疗肩周炎的临床观察［D］.南宁：广西中医药大学，2022.

［25］冯宇，杨明会，李绍旦，等.《黄帝内经》孙络体系及其"治血"思想探析［J］.中医药导报，2016，22（16）：7-8，11.

［26］王美娟，单凯，陈泽林，等.从辨象论治探讨拔罐疗法的中医理论基础［J］.中华中医药杂志，2022，37（8）：4822-4825.

吴海鹏，韦英才，郭从浩，韦云燕，张玉珊，韦达，吕计宝（2023年发表于微创医学）

韦英才教授以壮医火针治疗腰椎间盘突出症经验总结

【关键词】壮医火针；从筋论治；韦英才；腰椎间盘突出症；名医经验

腰椎间盘突出症是由于长期劳损、体位不当或扭挫伤治疗不及时损伤肌肉等，椎间盘受到牵拉，引起椎间盘退行性病变，使纤维环破裂，髓核单独或与纤维环一同向外突出，刺激或压迫周围神经、神经根等引起的以腰腿疼痛、麻木不适等为主要临床症状的一种综合征[1]。随着现代人生活习惯的改变，久坐、长时间保持一个姿势或缺乏运动，本病的发病率越来越高。腰椎间盘突出症的治疗手段颇多，包括手术、药物止痛及中医治疗等，非手术治疗是治疗腰椎间盘突出症的首选[2]。中医外治多从经脉论治。韦英才教授是广西名中医，治疗该病时在"治以燔针劫刺"的基础上总结出"火针消结"为主的壮医经筋疗法，认为腰椎间盘突出症属于经筋病，"筋结"是致痛的原因，提出"从筋论治本病"，在临床中收效颇佳，现对韦英才教授以壮医火针治疗腰椎间盘突出症的相关经验总结如下。

1 从筋论治本病

经筋理论是中医经络学理论的重要部分。对经筋的论述，最早的文字记载来自《说文解字》，提出"筋，肉之力也；腱，筋之本，附着于骨"，认为经筋附着于骨骼，支配肌肉运动，正如后来《黄帝内经》所记载经筋"主束骨而利关节"，主司运动。相对经脉理论而言，经筋理论的研究内容较少，经过对古典文献的深入研究发现，目前经筋理论主要应用于指导中医外治法的创新和对优势病种的疗效观察上[3]。韦英才教授认为经筋包括肌肉、筋膜、韧带、肌腱、皮肤等，属于十二经脉的皮肉筋腱系统，具有卫外防御的作用，可保护经脉，使经脉通畅。若机体筋肉受损，经筋卫外作用减弱，不能固护经脉，加之风寒湿邪侵犯，停滞肌肤，使局部气血运行不畅，不能濡养经筋，产生筋结，筋结进一步卡压经脉，筋脉挛急疼痛，形成一个负循环。因此，韦英才教授提出"筋结"是本病的致病因素，"筋结"可致气血运行不畅，经筋失养，不荣则痛。

2 痛在太阳，麻在少阳

《灵枢》指出："足太阳之筋，起于足小指……其别者，结于踹外，上腘中内廉，与腘中并上结于臀，上挟脊上项。"即足太阳经筋从足小趾起始，它的分支，从外踝上行经过腿肚外侧，在腘窝处与另一分支并行向上，在臀部结聚，沿着脊柱两旁向上至项部。而足少阳经筋是"起于小指次指，上结外踝，上循胫外廉，结于膝外廉。其支者别起外辅骨，上走髀，前者结于伏兔之上，后者结于尻……"韦英才教授从临床出发，结合现代生物力学，认为足太阳经筋与足少阳经筋在腰腿部的循行与坐骨神经、腓神经、胫神经循行走向相重合，足太阳经筋病、足少阳经筋病与腰椎间盘突出症的临床表现相似度亦很高[4]，由此提出该病"痛在太阳，麻在少阳"。认为在临床中软组织性疼痛、脊柱源性疼痛多属于太阳经筋病，若有麻木，则损及神经，属于少阳经筋病变；腰椎间盘突出症，若只表现为腰腿部的疼痛感，则仅为足太阳经筋病变，若疼痛日久，迁延不愈，逐渐出现双下肢的麻木感，则已累及足少阳经筋，属于足太阳经筋与足少阳经筋，两经合病。

3 壮医火针治疗

《灵枢·经筋》在十二经筋的介绍结束后，都以"治以燔针劫刺"作为结尾，强调了"燔针劫刺"在治疗经筋病的重要性。壮医将传导信息的通路称为火路，将运行气血、输送营养物质的通路称为龙路。龙路和火路分干线及网络，火路通过这些通路将信息传输到身体各部位。若筋骨肌肉失衡，产生筋结，阻塞火路，信息传输出现差错，这些网结错位的信息传导到大脑，从而使人能感知到疼痛，因此壮医认为"筋结"是致痛的原因，"筋结"也就是壮医常说的"病灶点"，筋结卡压火路，解除"筋结"即能缓解疼痛。

火针，即将针灸针置于火上灼烧至发白，温度可高达 800 ℃，将火针快速刺入病灶点，能快速消除局部水肿。此外，慢性劳损形成的筋结多为痛性筋结点，容易粘连，形成线性、面性筋结，表现为局部高张力、组织粘连挛缩，甚至呈现出纤维化或钙化的病理状态，火针治疗能直接破坏病灶处的病理结构，同时刺激机体释放抗炎因子[5]，将这些破坏的病理结构吸收，从而达到止痛效果。

由于技术原因，传统火针难以耐受高温而容易折断，因此只能将针体加粗，这使得在使用时刺激过于强烈，患者不能耐受，从而对火针产生恐惧感，火针的接受度及普及度不高。韦英才教授在前人的基础上将火针加以改良，制成 0.4 mm × 25 mm、0.4 mm × 45 mm、0.4 mm × 75 mm、0.4 mm × 100 mm 四种规格的火针，在克服针体粗大的同时，还能耐受高温而不被折断。此外，100 mm 长度的毫火针可作用于较深的病灶点，获取普通火针达不到的效果。

临床中针对腰椎间盘突出症的选穴多以肾俞、大肠俞、阿是穴、委中为主穴，配合命门、后溪、腰痛穴等。韦英才教授认为传统的选穴治疗腰椎间盘突出症亦能获效，但疗程较久，不能立竿见影。结合解剖学、生物力学观点，韦英才教授提出"以痛为腧"的选穴观点，即用"肘点法"沿着足太阳经筋、足少阳经筋循行方向点按，摸结查灶，以触到患者最疼痛处作为病灶点。一般腰椎间盘突出症患者病灶点多为神经根、坐骨神经病变在体表的反应点。如根据人体用力习惯，及 L_3 的"悬空"解剖结构特点，腰椎间盘突出症常见病变椎间盘为 L_3，当 L_3 突出损及 L_3 神经根，使其充血、水肿，释放炎性因子、止痛物质等引起疼痛。腰椎间盘突出后引起腰盆髋关节稳定性下降，臀部肌肉生物力学改变，压迫坐骨神经，产生疼痛、麻木感。因此选穴时从压痛点最明显处即病灶点作为进针点，斜行向神经根方向进针，以患者有触电感为度，疗效较佳。

4 验案举隅

患者，女，46 岁，2020 年 9 月 28 日初诊。主诉：腰部酸痛伴左下肢放射痛、麻木感 4 年，加重 1 周。患者诉 4 年前劳累后出现腰部酸痛，未重视，后疼痛感呈进行性加重，逐渐出现左下肢麻痛感。患者曾多次于外院就诊，症状稍有好转，但症状反复。1 周前患者因劳累，腰痛症状再次加重，腰痛难忍，屈伸稍受限，左下肢有触电感，行走时疼痛加重，休息后疼痛及麻木感缓解不明显，遂来就诊。患者就诊时行走不利，需扶墙前进，腰背不能伸直。腰部 CT 提示：$L_{3/4}$ 腰椎间盘突出。查体：L_3、L_4、L_5 棘旁压痛（+），左下肢直腿抬高试验及加强试验（+），Oppenheim 征、Babinski 征及其等位征（－）。舌淡红，苔薄白，脉弦涩。西医诊断：腰椎间盘突出症；中医诊断：腰痹（气滞血瘀）；壮医诊断：核尹（阴证）。韦英才教授采用以壮医火针为核心的壮医经筋疗法治疗该患者。首先运用壮医摸结查灶术，沿着足太阳经筋、足少阳经筋的循行走向，顺筋摸结，在 L_3、L_4、L_5 及坐骨神经出口点处均能触及压痛，以 L_3 横突左侧棘旁、坐骨神经出口点压痛感最明显，因此认为病灶点在 L_3 横突及坐骨神经出口点处。确认病灶点后应用肘按法放松患者的腰部、臀部病灶点及其周围肌筋，再选用 0.4 mm×100 mm 规格的毫火针，烧红后快速刺入病灶点定位处，进针时针身与皮肤垂直，针身刺入皮下后，再沿着神经根走向快速斜行进针，以患者感受到触电感为宜，若病灶点范围较大，可一针多刺，针身进入到一定程度后，提出至皮下后再换个方向继续进针，以能尽量覆盖病灶点为度。整个行针过程要求快、准、稳，对病灶点达到强刺激的同时，减少火针的高温对患者的烧灼感，尽量避免火针治疗给患者带来痛苦。火针治疗结束后，在进针点拔火罐，可拔出淡黄色液体。治疗后患者腰臀部疼痛减轻，腰部屈伸受限明显减轻，行走无障碍。2020 年 10 月 12 日复诊，诉腰痛症状明显减轻，无明显活动受限，但仍有左下肢麻木感。再次施以壮医经筋疗法，治法基本同前，但由于患者腰臀部病灶点较前减少，故不再加强刺激，有触电感后即出针，不再一针多刺。嘱其注意防寒保暖，避免过度劳累，半年后随访，患者诉无明显腰痛，左下肢轻微麻木感。

按：该患者由于长期劳累，用力不平衡，使腰椎间盘向左突出，左侧肌肉张力升高，局部充血肿胀，形成筋结，筋结阻塞龙路火路，血液运行及信息传导受阻，火路网结将错位的信息传到"巧坞"，从而产生疼痛感。因此韦英才教授认为腰椎间盘突出症属于经筋病、火路病，治疗时重点在于消除"筋结"。由于病灶点与人体自身感觉最疼痛的部位有所差别，因此不能只停留在问诊及简单的触诊，需要用"肘点法"，给予病变部位更深的刺激，才能找到隐藏在人体深部的病灶点。找到病灶点后，再施以火针"消结"，消除病灶点，并用拔火罐将堆积的毒素拔除，即能起到立竿见影的止痛效果。

5 小结

韦英才教授根据多年治疗痛症的经验，结合现代解剖、生物力学以及中医十二经筋理论，认为腰椎间盘突出症属于经筋病，将腰椎间盘突出症的表现与足太阳经筋、足少阳经筋的症候对比，认为腰椎间盘突出症属于足太阳经筋病或足太阳经筋与足少阳经筋两经合病，提出了"痛在太阳，麻在少阳"的学术思想。并在古典经筋疗法的基础上加以创新，总结出以壮医火针为核心的壮医经筋疗法，集合了摸结诊病、手法松筋解结、火针消结、拔罐排毒四个方面，能精准定位病变部位，找出真正的病灶点，在治疗痛症时往往有立竿见影的效果。火针的历史由来已久，但由于技术原因，普及度不高。韦英才教授创新发明的壮医火针，具有耐高温、针体细、针身长的特点，既能耐受高温对病灶点产生强刺激，深入组织深部直达病所，保证疗效，又能避免针体太粗对患者造成痛苦，受到患者好评。

参考文献

［1］中华医学会疼痛学分会脊柱源性疼痛学组.腰椎间盘突出症诊疗中国疼痛专家共识［J］.中国疼痛医学杂志，2020，26（1）：2-6.

［2］ANDERSSON G B, BROWN M D, DVORAK J, et al. Consensus summary of the diagnosis and treatment of lumbar disc herniation［J］.Spine, 1996, 21 (S24): 75S-78S.

［3］杨颖，宋玉磊，柏亚妹.经筋理论研究现状［J］.中华中医药杂志，2019，34（3）：1111-1113.

［4］韦英才，梁树勇，王凤德.经筋疗法治疗腰椎间盘突出症疗效观察［J］.中国中医药信息杂志，2009，16（9）：58-59.

［5］付渊博，陈俊伟，李彬，等.火针治疗轻中度膝骨关节炎及对相关血清炎性细胞因子的影响［J］.中国针灸，2021，41（5）：493-497.

庞小林，蓝毓营，张云（2023年发表于广西中医药大学学报)(韦英才指导)

壮医经筋"点－线－面"思维诊治神经根型颈椎病

【摘要】文章基于生物力学和古典十二经筋学理论，结合现代神经解剖学，创造性地提出手阳明经筋相当于桡神经、手少阳经筋相当于正中神经、手太阳经筋相当于尺神经的生理功能和病候表现，提出"经筋的实质是神经"的学术观点。在诊断上坚持"以痛为腧"为原则，结合临床影像学检查进行"摸结查灶"定位，提出了颈椎病临床诊断新思维。在治疗上采用壮医独创的"手法＋火针＋拔罐"三联疗法对神经根型颈椎病进行"点－线－面"多维消灶治疗。充分发挥了传统单项疗法的群体协调作用，达到法简效宏的理想功效。

【关键词】神经根型颈椎病；壮医；壮医经筋学；筋结

神经根型颈椎病（cervical spondylotic radiculopathy，CSR）[1]是由于颈椎椎间盘发生退行性变及其周围关节、韧带等的继发性病变，刺激神经根而出现自颈肩部向一侧或双侧上肢放射样疼痛、麻木，常伴僵硬和活动受限等一系列临床症状和体征的综合征[2]。

CSR在中医学中属"项痹病"的范畴[3]。现代中医在经筋理论指导下治疗CSR具有很大的优势[4-5]，壮医经筋学是在传承古典十二经筋理论的基础上结合壮族民间理筋术发展而来，用于治疗CSR别具特色[6]。

壮医经筋学认为，人体在动态活动的过程中，如果牵拉力量度超过人体的生理负荷范围，或者是方向超过了正常的状态，或者时间过长，这个牵拉力就会超负荷作用于受力点，导致应力点的损伤，形成病理性病灶点，病灶点就会产生疼痛，疼痛点逐渐影响到其他周边的组织，这个损伤的两个点就会形成一条线，线就会形成一个面。由于人体是一个四维面，一个点的经筋病灶形成后，日久不治病灶可从点到线、从线到面、从面的一维向多维，最后形成一个经筋病症的系列反应。这就是"点－线－面"的发病机理。

1　壮医经筋学认识 CSR 的理论基础

壮医经筋学主要是基于生物力学，认为颈椎病主要是筋骨同病，并提出骨病治筋，强调肌筋和神经组织在防治颈椎病中的重要性，包含3个方面：①颈部小关节的半脱位或韧带的嵌顿等病理变化，在X线片上有1～2 mm的移位，肉眼不易看出，临床上采用松筋复位法，就可以达到筋对槽、骨对位的目的。②由于长期低头伏案工作，增宽了颈椎关节间隙，减弱了其稳定性，导致颈椎生理曲度变直或椎间盘突出等引起神经根受压。临床上采用拉筋调节减压方法，改善颈部肌筋的肌张力，减轻神经根压力，达到颈椎内外平衡稳定的目的。③由于长期劳损、静力性或累积性的慢性损伤，复感风寒，使肌筋组织发生无菌性炎症改变，导致横络（筋结）盛加，因结致痛。临床上采用壮医微火针固灶行针，就可以达到快速祛寒止痛之目的。

2　基于生物力学及解剖学原理认识 CSR 的发生

壮医经筋学从生物力学原理出发分析颈椎解剖结构，从颈部整体力学结构关系认识神经根型颈椎病多维经筋病变形成。颈椎上连头颅，下连胸椎，具有"载重负荷大（头颅重量）、空间活动多（6个维度）、椎间盘压力大（抗击挤压）"等特点，当来自颈椎周围肌肉、韧带等软组织静态或动态的牵拉力"超阈值"地作用于颈椎时，可导致颈椎内外力学的改变或失衡，最初产生筋结点，继而筋结点逐渐扩大，导致由点－线－面发展而来的多维经筋病变形成，由局部筋结点对神经根直接或间接地压迫、牵拉，并沿经筋线进行病变传导，发生与CSR相符的周围肢体症状。

2.1　颈部生物力学整体结构失衡造成筋结点产生

壮医经筋学认为，当十二经筋体系所属的肌筋膜带及结缔组织等部分受到持续静态或"超阈值"动态爆发性的牵拉力，造成"应力点"的急慢性损伤，最初发生炎性渗出、肌肉痉挛、筋膜粘连等病理变化，久之形成结节，即为筋结。超阈值应力最初造成单个的筋结病灶出现，称为筋结点，是 CSR 病变的早期原发病灶特征。

2.2 多处筋结点连成筋结线造成更广泛部位力学结构失衡

造成筋结点的生物力学因素分为静态与动态两种类型。静态因素常与习惯性不良体态有关，可能来自生活习惯、职业因素、性格或体质等多方面影响。静态因素下形成的最初筋结点往往是应力最集中的点，此后由此点沿应力线继续发展成经筋线。动态因素造成的筋结点通常来自"超阈值"动态暴发性的牵拉力损伤，由于损伤后的病灶点具有疼痛性反应，机体为了减轻疼痛，产生"制痛"反应，即产生保护性反射，从而在此状态下产生新的筋结点，并发展成经筋线，形成"连锁反应病灶"。

2.3 多条筋结线构成筋结面意味颈部多维经筋病变发生

从运动医学分析，由于肌体运动协同肌损伤的痛点多分布于主动肌受力线的两旁，经筋线往往沿主动肌受力线发生，而肌体运动协同肌损伤的痛点多分布于主动肌受力线的两旁，当协同肌的筋结线形成，便与主动肌的筋结线组成一个筋结面，如果经筋线病变未得及时干预，颈椎病变由线向面发展，甚至有多个面的多维病变发生，使诊断和治疗更加复杂。

3 基于手三阳经筋理论确立 CSR 的诊疗方案

经筋理论是中医学的宝贵经验，最早的系统论述见于《灵枢·经筋》，明确记载了与十二经脉关系密切的十二经筋循行路线。韦英才等壮医专家认为，手太阳经筋、手少阳经筋、手阳阳经筋循行和交接区域与臂丛神经的三大分支尺神经、正中神经、桡神经的分布区域基本重合，并且是 CSR 上肢放射痛及麻木的高发区域。

在临床上，手三阳经筋既可单经致病，又可多经致病。壮医将多经病变称为多维性筋病综合征，现代医学称为颈肩臂综合征。实际上，颈肩臂综合征就是 CSR 症状的描述，与古典手三阳经筋多经病变的描述十分相似。主要是由于颈椎间盘发生退行性变之后，椎间盘破裂，髓核组织突出，对周围神经等重要结构产生压迫，出现颈后部、肩部、上下臂及手指的酸痛、重胀、麻木、刺痛等症状。经筋摸结查灶可见颈部、肩部多个压痛点及出现叩击痛，尤其是颈部后伸时症状加重，或者压顶时加重，即 Sperling 征阳性。壮医经筋学从点（神经根）-线（神经干）-面（颈三角）三维体系认识 CSR 的发病机制，在筋结定位上既结合现代解剖微观学，又结合古典经筋宏观学，提出痛在太阳（尺神经）、麻在少阳（正中神经）、瘫在阳明（桡神经）的辨筋论治思维，对 CSR 的临床诊疗具有指导意义。

3.1 徒手摸结查灶是壮医经筋学诊断的基本方法

壮医摸结查灶法是通过医者双手密切配合，直接触摸患者患处的经筋组织，以查明结、灶所在部位、形态特征及其连锁反应规律，为进一步施治提供临床依据。徒手摸结查灶是壮医经筋专科所特有的疾病检查诊断方法，针对 CSR 的特点，可有针对性地进行相应部位的查灶，提高诊断准确率及效率。

3.1.1　手阳明经筋与桡神经的摸结查灶

桡神经发自臂丛后束，含有 $C_{5\sim8}$ 颈神经纤维，T_1 神经的纤维也有参加，是臂丛中较大的分支。桡神经本干沿途发出的分支：皮支，在腋窝处发出臂后皮神经，分布于臂后面皮肤；在桡神经沟内发出前臂后皮神经，分布于前臂背面皮肤；肌支，支配肱三头肌、肱桡肌和桡侧腕长伸肌。临床上根据桡神经卡压出现所支配区域的桡则大拇指疼痛、麻木等症状。这一症型可在 $C_{4\sim5}$、$C_{5\sim6}$ 神经根摸到明显的压痛点，说明 C_5 和 C_6 神经纤维是构成桡神经压迫症状的主要解剖位置，其他神经根纤维只是部分参与，对应于经筋循行路线，与手阳明经筋循行相当。如"手阳明之筋，起于大指次指之端，结于腕；上循臂，上结于肘外；上臑，结于肩髃。其支者，绕肩胛，挟脊；其直者从肩髃上颈""其病，当所过者支痛及转筋，肩不举，颈不可左右视"，与现代的桡神经根卡压导致的颈椎病症状相似。

3.1.2　手少阳经筋与正中神经的摸结查灶

正中神经由 $C_5\sim T_1$ 神经根组成，主要支配旋前圆肌、桡侧腕屈肌、各指深浅屈肌、掌长肌、拇长屈肌、拇短屈肌、拇对掌肌和拇短展肌。在桡神经和尺神经的中间通过。它支配桡侧 3 个半手指的皮肤感觉以及大鱼际部位的肌肉运动，若受卡压，可出现支配区域的手指麻木、肌肉无力、肌肉萎缩等，以桡侧 3 个半手指麻痛为主要特征。这一症型可在 C_6 和 C_7 神经根查到明显压痛点，说明 C_6 和 C_7 神经根纤维是构成正中神经压迫症状的主要解剖位置，其他神经根纤维只是部分参与，对应的经筋循行路线，与手少阳经筋循行相符，如"手少阳之筋，起于小指次指之端。结于腕，上循臂，结于肘，上绕臑外廉，上肩头颈，合手太阳""其病当所过者，即支转筋"，其证候与正中神经根卡压型颈椎病相似。

3.1.3　手太阳经筋与尺神经的摸结查灶

尺神经是由 C_7、C_8、T_1 神经纤维，相互交织形成臂丛，尺神经从上臂内侧肌肉之间下降，从尺神经沟进入前臂，位于肱骨下端。沿手臂尺侧支配小指和无名指，临床上以小指和无名指麻木为主要指征。这一类型颈椎病可在 C_7 和 C_8 神经根查到明显压痛点，说明这两处神经根纤维是构成尺神经压迫症状的主要解剖位置，其他神经根纤维只是部分参与，对应的经筋循行路线，相当于手太阳经筋。如"手太阳之筋，起于小指之上，结于腕，上循臂内廉，结于肘内锐骨之后，弹之应小指之上，入结于腋下；其支者，后走腋后廉，上绕肩胛，循颈，出走太阳之前，结于耳后完骨""其病小指支肘内锐骨后廉痛，循臂阴之腋下，腋下痛，腋后廉痛，绕肩胛引颈而痛，应耳中鸣，痛引颌，目瞑，良久乃得视"，这一证候与尺神经根卡压型颈椎病相似。

特别需要说明的是，由于颈 C_5、C_6、C_7、C_8 神经纤维都不同程度参与正中神经、桡神经、尺神经的生理构建，只是参与度不同，它们之间既有联系又有区别，这与手太阳经筋、手少阳经筋、手阳明经筋之间的互相交合极为相似。因此，CSR 的病因病机比较复杂，常常是多个神经根、多个神经传导线引起的多维病变。如桡神经卡压综合征，既可压迫尺神经，也可压迫正中神经，形成三经同病。壮医经筋学诊断临床上要抓住主症，寻找主线，确定主根，同时要结合数字 X 线摄影（DR）或磁共振成像（MRI）诊断，才能精准定位，靶向治疗，收到立竿见影的效果。

3.2 壮医经筋"手法 + 火针 + 拔罐"治疗是壮医经筋学主要治疗手段

根据摸结查灶定位，壮医经筋疗法采用壮医独创的"手法 + 火针 + 拔罐"三联疗法。

3.2.1 壮医经筋手法

壮医经筋基本手法常用的有弓拑手法、掌功法、指功手法、肘臂法、肘尖手法 5 种，针对 CSR 病灶特点，以松筋解结为治疗目的，以指功手法为主施以切按、切拨、揉按、揉拨等手法进行"以消解结"的治疗，使局部病灶消散，舒筋活络，达到有效的治疗目的。

3.2.2 壮医火针

《灵枢·经筋》指出："治在燔针劫刺，以知为数，以痛为输"。壮医经筋学秉承《黄帝内经》余绪，认为在湿毒为重的广西地区，痰湿凝结是 CSR 证型特征，提倡火针治疗，以灶为腧，除湿散结，以传导到手臂为佳。针对 CSR 多维病变特征，强调对"根源病灶"与"连锁反应病灶"的整体治疗，以达到标本兼治的系统治疗目的。

3.2.3 拔罐

在项背部以及火针针刺的病灶处加拔火罐，以散结排邪，留罐 8 ～ 10 min。

4 典型病案

患者某，女，54 岁，2022 年 2 月 13 日初诊。主诉：颈痛伴右上肢发麻 2 个月。现病史：近 2 个月自觉颈痛伴右上肢发麻，曾在外院诊断为"颈椎病"，针灸治疗和服药后未见好转。近日症状加重，为求进一步治疗，遂来诊。刻下症：颈部酸胀痛，右臂大拇指和食指麻木，晨起加重，伴右肢前臂外侧、后侧疼痛、头晕、眼花等症状。X 线检查显示其颈椎曲度变直，轻度侧弯，C_2、C_3、C_4 凸向右侧；MRI 则提示 $C_{4/5}$、$C_{5/6}$、$C_{6/7}$ 椎间盘突出，右侧神经根卡压。经筋摸结查灶：$C_{4/5}$、$C_{5/6}$ 神经根压痛明显，并伴有右上臂放射痛，$C_{6/7}$ 神经根有压痛并向右肩胛区放射。西医诊断：神经根型颈椎病；中医诊断：痹病；壮医诊断：活邀尹。根据壮医经筋手法查灶，认为该患者症状是右侧臂丛桡神经根卡压引起。治疗：采用壮医独创的"手法 + 火针 + 拔罐"三联疗法。操作：首先在触摸到的病灶筋结处，用壮医经筋手法松解筋结，然后取毫火针，按照火针常规操作手法，对准 $C_{4/5}$ 和 $C_{5/6}$ 神经根直刺，使患者右上肢有触电样感觉并放射到手指尖，然后在项背部以及火针针刺的病灶处加拔火罐，以散结排邪，留罐 8 ～ 10 min。经 1 次治疗后，手麻症状明显减轻，3 次治疗后症状基本消除，继续观察 1 个月未见复发。

按：本例患者是由于颈椎间盘突出导致神经根受压而出现右上肢麻木胀痛等症状，可明确诊断为神经根型颈椎病。壮医根据大拇指和食指麻痛为主要特点辨证为手阳明经筋型。采用手法松解颈部肩胛提肌、颈斜角肌、胸锁乳突肌等筋结点，再用毫火针对神经根进行热敏治疗，三法合用共达松－顺－动－通的治疗功效。

5　小结

既往西医学对颈椎相关疾病的认识多以颈椎及其附属结构为主要研究对象，在颈椎病研究日趋精准化的今天，这种认识的局限性逐渐受到部分临床工作者的质疑，特别是中医学领域，认为肌源性因素与颈椎病发病关系密切[7]。壮医经筋学根据手三阳经筋理论，认为应充分重视周边肌肉、筋膜、韧带等相关的筋性致病因素。壮医经筋专科既往经验提示，临床上很多头颈肩腰腿痛症都是筋源性疾病，其病本在筋，病标在骨，或筋骨同病。壮医经筋疗法是一个综合疗法，它由"手法＋火针＋拔罐"三联疗法组成，充分发挥传统单项手法的群体协调作用。其中，手法以松筋、解结、正骨为原则，火针以消灶、祛寒、止痛为原则，拔罐以散结排邪为原则，对于颈肌劳损、复感风寒、横络盛加导致的颈肌型、神经根型、椎动脉型、交感神经型颈椎病都有较好的疗效。但对骨质增生性脊髓型颈椎病效果不佳，可配合中西医其他疗法治疗。

参考文献

［1］刘迪，郭辉，于天源，等.于天源"四步六法"治疗神经根型颈椎病理论探析.中华中医药杂志，2021，36（2）：901-904.

［2］卓于迪，苑艺，高梦霞，等.刘寿山辨治神经根型颈椎病经验撷菁.中华中医药杂志，2022，37（9）：5216-5219.

［3］李艾琳，王学文，王金荣，等.针刀联合温针灸治疗神经根型颈椎病气滞血瘀证的临床观察.针刺研究，2022，47（10）：914-917，926.

［4］梁龙，于杰，周帅琪，等.基于经筋理论探讨颈椎病的发病机制及颈部锻炼的分期论治.中华中医药杂志，2020，35（8）：4201-4204.

［5］罗威，陈洪波.皮部经筋推拿术及肌筋膜松弛术治疗项痹病的临证应用.时珍国医国药，2021，32（2）：380-382.

［6］王凤德，吕计宝.壮医经筋疗法治疗神经根型颈椎病临床研究.上海针灸杂志，2017，36（2）：211-214.

［7］程少丹，杨豪，郑福增，等.关于"肌源性颈椎病期"的讨论.中国中医骨伤科杂志，2008（5）：67-69.

韦达，刘儒鹏，韦英才，吕计宝（2023年发表于中华中医药杂志）

壮医经筋疗法临床应用概况

【关键词】壮医经筋疗法；火针；拔罐；临床应用；综述

壮医经筋疗法是壮医独具特色的外治法之一，在广西民间应用广泛，因其临床疗效确切、操作简便、无毒副作用，深受广大壮乡人民喜爱。随着对壮医经筋疗法的深入挖掘，现已证明壮医经筋疗法对颈肩腰腿痛等多种筋病痛症疗效显著。本文就近年来关于壮医经筋疗法相关文献进行收集汇总，从壮医经筋疗法的传承发展、内涵、临床应用等方面进行概述，探讨壮医经筋疗法的研究进展。

1 壮医经筋疗法的基本内涵与传承发展

《黄帝内经》是中医的奠基之作，是最早记载经筋疗法的著作，其中有较为完善地记载古人系统阐释经筋理论和构建相对完善的经筋体系的篇章[1]。《灵枢·素问》所言"宗筋主束骨而利机关也"说明了经筋的作用是约束骨骼，使关节活动灵活自如。《灵枢·经筋》中记载"燔针劫刺，以知为数，以痛为输"的治疗大法[2]，主治的病症以痛症为主，后世医家对于这一治疗原则有不同的认识和看法。赵汗青等[3]阐释其意：该法是医者在充分了解经筋结构、功能、病候等特点的基础上，以显露病候的经筋为准绳推断病位所在，再通过触诊其上的"结""聚"之所寻找出现疼痛或压痛等异常反应的筋结，然后使用"燔针"作为针刺工具对其进行针刺的一种治疗经筋病的方法。黄敬伟教授在传统十二经筋理论的基础上，结合壮医理筋术，首创"壮医经筋疗法"，并系统编写了《经筋疗法》专著[4]。壮医经筋疗法是在传统十二经筋理论的基础上，结合壮族民间"理筋术"，根据壮医"两路不通，筋结致痛"理论，坚持"以痛为腧"的原则，采用针对筋结病灶的手法、针刺、拔罐、辅助治疗的"四联疗法手段"，构成"综合消灶—系列解结—多维解锁—整体调整"的新型诊疗体系。壮医经筋疗法充分发挥单项疗效与多项功效"异途同归"的协同作用，比传统单一针灸疗法或按摩疗法更显特色与优势。壮医经筋疗法具有行气活血、舒筋通筋、祛瘀止痛、畅通龙路与火路的功效，其诊治的疾病范围主要是以"筋骨病"为主，在治疗颈肩腰腿痛方面独具特色。近年来，通过不断地临床验证发现，该法在治疗小儿肌性斜颈、中风病、不明原因性肌性腹痛等疾病方面也起到了很好的治疗效果，因此壮医经筋疗法治疗的疾病范围还在不断扩大中。壮医经筋疗法包括"摸结查灶法""针刺消结法""拔罐散结法""拉筋松筋养生法"等，皆是从"病理性筋结点"出发诊断治疗调理，以达到消除疾病、养生益寿的目的。壮医经筋疗法已在北京、广东、广西、香港等地广泛推广应用，并取得显著成效，开辟了医学"从筋治愈"人体疑难病症的新思路。

2 壮医经筋疗法的临床应用

2.1 头面部病症

壮医经筋疗法治疗头面部病症常选用眶膈筋区、额筋区、颞筋区、耳筋区、面筋区等经筋区，临床疗效显著。朱林平等采用壮医经筋三联疗法治疗 65 例视疲劳患者，主要选择眶膈筋区、颞筋区、额筋区、耳前筋区、百会筋区分别进行手法理筋、针刺和拔罐治疗，结果证实壮医经筋三联疗法可以改善视疲劳患者眼部的不适症状，提高视觉质量，其起效机制与该疗法能改善患者眼部微循环相关[5]。梁宗挺等选择 200 例 7 ～ 12 岁近视儿童为研究对象，随机分为对照组与治疗组各 100 例，对照组不作处理，治疗组采用壮医经筋推拿疗法，依次在眼周、头顶、肩颈、上肢部位的穴位局部通过经筋按揉手法查找病理性筋结点，随后通过滚、按、揉、点、推、弹拨、捏拿等分筋理筋手法以"松筋解结"。结果发现治疗 1 个月、2 个月、3 个月后，治疗组的调节灵敏度均较治疗前及对照组改善显著（$P < 0.05$）[6]。吴海峰经研究同样证实了在医学验光配镜基础上选择壮医经筋推拿疗法可以明显改善近视学龄期儿童的调节灵敏度，提高儿童的裸眼远视力，延缓儿童的近视度进展期[7]。吴西西等采用壮医经筋推拿疗法治疗不同程度近视儿童 60 例，结果发现壮医经筋推拿手法对轻度、中度、重度弱视儿童的视力恢复有很好的疗效，总有效率分别为 95%、90%、80%，明显优于单纯西医治疗（80%、55%、45%），差异均具有统计学意义（$P < 0.05$）[8]。刘笛等纳入 92 例偏头痛患者作为研究对象，治疗组 46 例选用升级版壮医经筋疗法，即由原来的"壮医经筋手法 + 针刺 + 拔罐"升级为"手法理筋 + 呼吸运动"治疗，手法理筋遵照"四区三线"查找病灶[9-10]。对照组 46 例采用针刺疗法（取穴：百会、头维、太阳、攒竹、丝竹空、角孙等）。结果发现治疗组总有效率为 95.7%，优于对照组的 76.1%（$P < 0.05$），说明升级版壮医经筋疗法较传统针刺治疗偏头痛疗效显著。雷龙鸣总结并制定了壮医经筋疗法治疗偏头痛的基本操作规程，该规程详细介绍了壮医经筋疗法治疗偏头痛的理论基础、适应证、禁忌证、操作方法，以及不良事件处理方法和注意事项等内容[11]，该技术一直以来在广西壮族地区应用广泛，临床疗效好。

2.2 颈肩臂部病症

壮医经筋疗法治疗颈肩臂部病症常选用的筋结区有风池筋区、风府筋区、乳突下筋区、颈侧筋区、颈后筋区、肩臂筋区、冈上筋区、喙突筋区、肩筋区、肘筋区、腕掌筋区等。王凤德等选择 80 例神经根型颈椎病患者作为研究对象，对照组 40 例予颈复康颗粒口服治疗，治疗组 40 例采用壮医经筋疗法治疗，即通过手法探查病理性筋结点及错位的颈椎节段后松筋解结，纠正关节错位，顽固性的病理性筋结点用壮医经筋针刺法松解，结果显示治疗组总有效率为 92.1%，高于对照组的 72.2%（$P < 0.05$）；且治疗组的日本骨科协会腰椎功能评分（JOA）和视觉模拟评分（VAS）改善较对照组更明显（$P < 0.05$）[12]，说明壮医经筋疗法治疗神经根型颈椎病的疗效较口服颈复康颗粒更为显

著。王凤德等同时制定了壮医经筋疗法治疗颈椎病的技术规范化研究标准[13]，为其临床推广应用奠定了坚实的基础。吴飞等采用壮医经筋疗法治疗肩周炎50例，即通过壮医经筋手法"摸结"诊病，再予壮医经筋推拿手法联合毫火针、拔罐"解结"治病，治疗后发现其总有效率为98%，与治疗前比较，治疗后VAS评分和肩关节活动度都有明显改善（$P<0.05$）[14]。袁经阳等将60例肩周炎患者随机分为观察组和对照组各30例，观察组采用壮医经筋疗法治疗，对照组采用常规推拿针灸治疗；研究发现肩周炎患者通过壮医经筋疗法治疗6次后，其平均功率频率（MPF）、平均频率斜率（MFs）、平均肌电波幅（AE-MG）等表面肌电信号指标水平及Constant-Murley肩关节功能（CMS）评分均高于采用常规针灸推拿治疗的肩周炎患者[15]，说明壮医经筋疗法治疗肩周炎，加以表面肌电信号监测，患者肩关节功能恢复效果更理想。张洪瑞研究发现经筋手法通过理筋可治疗病轻、浅表的病灶，而经筋针法通过散结疏通可以治疗病久、坚硬、深层的病灶，两者联合治疗肩周炎疗效确切[16]。

2.3　胸腹部病症

壮医经筋疗法治疗胸部病症选取的经筋病灶区主要有胸锁筋区、胸骨前筋区、肋弓筋区、剑突筋区、游离肋骨筋区。腹部病症主要是按照"四线九区"法划分腹部筋结病灶区，再加上腹筋待检部位，主要有腹部正中筋区、左侧腹筋区、右侧腹筋区、髂窝肌筋区、下腹侧深层缓筋区、腹股沟筋区等。临床常用于治疗乳腺增生病和胃脘痛等。赵红娟等将符合乳腺增生病诊断的90例女性患者分为治疗组与对照组各45例，对照组予乳核散结片口服，治疗组予壮医经筋疗法联合疏肝消癖散（组成：柴胡、香附、郁金、延胡索等）治疗，结果显示壮医经筋疗法联合疏肝消癖散能有效地减轻乳房疼痛，且能缩小乳房肿块，临床总有效率为91.34%，优于对照组的82.21%（$P<0.05$）[17]。沈小淞等纳入脾胃虚寒型胃脘痛患者100例，随机分为对照组与观察组，对照组50例采用常规推拿治疗，观察组50例在对照组基础上加用壮医经筋疗法治疗，结果观察组总有效率为96.0%，明显优于对照组的82.0%（$P<0.05$），在症状积分改善方面，观察组也优于对照组（$P<0.05$）[18]；说明在常规推拿基础上结合壮医经筋疗法治疗脾胃虚寒型胃脘痛疗效更好。

2.4　腰、下肢部病症

壮医经筋疗法治疗腰筋区病症选取的经筋病灶区主要有腰脊筋区、腰三角筋区；臀骶筋区主要有髂嵴筋区、骶筋区、尾筋区、臀筋区、坐骨区、股关节筋区；下肢筋区包括股筋区、膝筋区、胭筋区、小腿筋区、踝关节区、掌跖趾筋区、足底区。王凤德等制定了壮医经筋疗法治疗腰椎间盘突出症的诊断标准和疗效评价体系[19]，为壮医经筋疗法治疗腰椎间盘突出症的推广应用做了奠基性研究。夏天等将80例腰椎间盘突出症患者随机分为治疗组与对照组各40例，治疗组选用壮医经筋疗法治疗，即先以"弓拊手"沿着经筋线查找病理性筋结点，然后分别沿着足太阳、足少阳、足阳明经筋线全线松筋理筋，用腰椎定点旋转复位手法以整复腰椎小关节；对照组选用传统推拿和针灸（取穴：肾俞、大肠俞、八髎、环跳、承扶、委中等）治疗，结果显示治疗组总有效率为95.0%，优于对照组的80.0%（$P < 0.05$）。两组患者治疗后VAS评分、JOA评分以及胫神经、腓总神经传导速度与同组患者治疗前比较均有改善，且治疗组优于对照组（$P < 0.05$）[20]。由此可见，壮医经筋疗法治疗腰椎间盘突出症疗效显著。不少文献报道[21-26]也证实了壮医经筋疗法治疗腰椎间盘突出症临床疗效肯定，是临床上经常运用的外治疗法。

2.5 全身性病症治疗

全身性病症需要根据壮医经筋手法查灶，找出病理性筋结点，予以相应的"手法解结 + 针刺消结 + 拔罐散结"三联疗法治疗。韦英才等共治疗1550例肌筋膜炎患者，选择壮医经筋疗法治疗，结果发现有效率高达97.29%[27]，说明壮医经筋疗法是治疗肌筋膜炎的一种有效方法。王凤德等选择中风痉挛性瘫痪的患者60例，随机分为对照组与治疗组，对照组30例选择常规康复训练方法，治疗组30例在对照组基础上选择壮医经筋疗法，其中辨证为阴证者采用壮医经筋火针点刺相应筋结点并拔罐治疗，辨证为阳证者采用单纯毫针针刺筋结点以消结，治疗后治疗组总有效率为96.67%，优于对照组的83.33%（$P < 0.05$），治疗组改良Ashworth痉挛评分（MAS）、Fugl-Meyer运动功能评分、日常生活能力评分明显优于对照组（$P < 0.01$）[28]。说明在常规康复训练基础上选择壮医经筋疗法，能显著降低患者的肌张力，能够改善患者肢体恢复功能。范江华等认为脑卒中后痉挛性瘫痪的患者处于"硬瘫期"，在壮医理论的指导下，"查灶"并"解筋"，能够"补虚泻实"，增强迟缓肌群的运动，拮抗亢进的肌群，能够减轻脑卒中后偏瘫患者的肢体痉挛程度[29]。

3 结语

经筋疗法经过几千年的发展，经过历代医家的不断完善和创新，形成了针灸体系中的重要组成部分。壮医经筋疗法作为经筋疗法的一个分支，经临床医师反复实践和不断验证，取得了很好的临床疗效。韦英才[30]在传承黄敬伟教授"壮医经筋疗法"的基础上，又不断地创新，创造性地绘制了208个筋结痛点腧穴的十二经筋图谱，并获批国家外观设计专利，有效地指导针灸、推拿、康复、保健、养生等临床应用，既填补了古典经筋"以痛为腧"的学术内涵和"有经无穴"的历史空白，又为颈肩腰腿痛等107种筋病痛症的诊治提供了有效借鉴。经过不断地发展，壮医经筋疗法从一项民间技法发展成为一门壮医经筋学科。在发展和创新的同时也存在一些问题，由上述文献可知，壮医经筋疗法的文献报道主要是临床相关疾病的报道，很少有相关机理和动物实验的报道。在今后的发展中，应不断充实壮医经筋疗法的相关基础研究，为壮医经筋疗法的发扬光大奠定理论基础。

参考文献

[1] 颜富雄.经筋系统—人体十二条运动力线的探讨与临床应用［D］.济南：山东中医药大学，2016.

[2] 曹曷焱，饶毅，庄威，等.《灵枢·经筋》中痛症病因的探讨［J］.针灸临床杂志，2022，38（6）：90-93.

[3] 赵汗青，鞠静，张永臣.燔针劫刺探讨［J］.山东中医杂志，2019，38（5）：422-426.

[4] 李洪，李婕.黄敬伟壮医经筋疗法探微［J］.中国民族医药杂志，2010，16（9）：20-22.

[5] 朱林平，杨金平，杨稀月，等.壮医经筋疗法治疗视屏终端视疲劳疗效观察［J］.中国针灸，2017，37（2）：181-184.

[6] 梁宗挺，陈纪华，张宇翔，等.壮医经筋推拿疗法对儿童晶状体调节灵敏度影响的观察［J］.中医眼耳鼻喉杂志，2019，9（1）：25-27.

[7] 吴海峰.壮医经筋推拿疗法对近视儿童双眼调节灵敏度影响的临床观察［D］.南宁：广西中医药大学，2019.

[8] 吴西西，梁宗挺，赖伟霞，等.壮医经筋推拿疗法结合西医治疗儿童弱视疗效观察［J］.广西中医药大学学报，2018，21（4）：38-40.

[9] 刘笛，郭震兵.升级版壮医经筋疗法治疗偏头痛的临床观察［J］.新疆中医药，2022，40（2）：19-20.

[10] 韦英才.经筋疗法治疗偏头痛34例［J］.陕西中医，2002，23（10）：9-10.

[11] 雷龙鸣.壮医经筋疗法治疗偏头痛技术基本操作规程［J］.中国中医药现代远程教育，2015，13（14）：21-22.

[12] 王凤德，吕计宝.壮医经筋疗法治疗神经根型颈椎病临床研究［J］.上海针灸杂志，2017，36（2）：211-214.

[13] 王凤德，吕计宝，梁树勇，等.壮医经筋疗法治疗颈椎病（活邀尹）的技术规范化研究［J］.中国民族医药杂志，2022，28（1）：40-43.

[14] 吴飞，陈海艳.壮医经筋疗法治疗肩周炎50例［J］.中国针灸，2014，34（8）：805-806.

[15] 袁经阳，朱庆磊，许潇杰.表面肌电信号对壮医经筋疗法治疗肩周炎临床疗效的分析［J］.中国社区医师，2021，37（31）：88-89.

[16] 张洪瑞.壮医经筋二联术治疗肩周炎的临床研究［D］.南宁：广西中医药大学，2017.

[17] 赵红娟，劳肖霞，徐晓媛.壮医经筋疗法联合疏肝消癖散治疗肝郁气滞型乳腺增生45例［J］.云南中医中药杂志，2019，40（3）：78-79.

[18] 沈小淞，雷龙鸣，范小婷，等.常规推拿结合壮医经筋疗法治疗脾胃虚寒型胃脘痛临床观察［J］.广西中医药大学学报，2017，20（4）：26-27.

[19] 王凤德，吕计宝，韦英才，等.壮医经筋疗法治疗腰椎间盘突出症的诊断标准和疗效评价体系研究［J］.中国民族医药杂志，2021，27（10）：55-58.

[20] 夏天，梁栋，唐宏亮，等.壮医经筋综合疗法治疗腰椎间盘突出症的临床观察及理论探讨［J］.中华中医药杂志，2019，34（7）：3146-3150.

［21］兰蕾，孙梅梅，朱露露，等 . 壮医经筋推拿结合自制壮药膏药外用治疗腰椎间盘突出症疗效观察［J］. 广西中医药，2021，44（3）：65-67.

［22］黄娴 . 壮医经筋推拿手法治疗腰椎间盘突出症的疗效观察［D］. 南宁：广西中医药大学，2021.

［23］张云，蓝毓营 . 壮医经筋三联疗法对腰椎间盘突出症 $\alpha1$-AGP 水平的影响［J］. 中国中医药现代远程教育，2021，19（7）：118-119.

［24］王凤德，韦英才，梁树勇，等 . 壮医经筋疗法治疗腰椎间盘突出症临床研究［J］. 四川中医，2015，33（12）：168-170.

［25］梁子茂，刘柏杉，李建颖，等 . 壮医经筋手法配合火针治疗腰椎间盘突出症临床观察［J］. 上海针灸杂志，2014，33（10）：926-928.

［26］雷龙鸣，庞军，黄锦军，等 . 壮医经筋手法治疗腰椎间盘突出症 50 例［J］. 陕西中医，2008，29（4）：434-436.

［27］韦英才，梁子茂 . 壮医经筋疗法治疗肌筋膜炎疗效观察［J］. 辽宁中医药大学学报，2013，15（12）：21-22.

［28］王凤德，吕计宝，韦英才 . 壮医经筋疗法结合康复训练治疗中风后痉挛性瘫痪 30 例［J］. 中医外治杂志，2019，28（3）：34-36.

［29］范江华，王开龙，周宾宾，等 . 壮医经筋挑刺法治疗中风偏瘫痉挛状态的临床研究［J］. 中国民族民间医药，2015，24（10）：3-4.

［30］韦英才，梁子茂 . 壮医经筋学说理论浅探［J］. 新中医，2017，49（12）：173-176.

吕计宝，韦英才，梁树勇，王凤德（2023 年发表于广西中医药）

第三章　韦英才临证医案集

编者按： 韦英才临证医案集精选近三年来，编者在广西国际壮医医院"韦英才广西名中医工作室"（壮医经筋传承工作室）出诊带教的真实案例，全部由学生记录整理而成，是编者学术思想临床应用的具体体现，以及三十多年的临床经验总结。

其中，在壮医经筋学为核心理论指导下的各种筋病痛症或瘫症，有不少是国家临床重点专科壮医经筋推拿科的优势病种，临床上以"摸结查灶定位诊断"和"松筋解结消灶（手法＋火针＋拔罐）治疗"为关键技术，该方法具有定位精准、靶向消灶、疗效显著、标本兼治、费用低廉等特色与优势。其他内科杂病主要是根据中医体质辨证分型和壮医三气同步、三道两路的临床辨病思维开方用药，有不少是首次公开的韦氏临床经验方。这些方药既体现了中药配伍的"君臣佐使"原则，又体现了壮药配伍的"主公（母）帮带"原则，是中医辨证与壮医辨病有机结合的成果。

第一节　内科病

发热（上呼吸道感染）

患者黄某，男，31岁，首诊时间：2021-09-23。

【主诉】 发热恶寒，伴咳嗽5天。

【病史】 患者自诉5天前受凉后出现发热、怕冷、咳嗽，痰涎清稀量多，鼻塞流涕。口不渴，无咽痛咽痒，无头身疼痛等不适。自行服用感冒药后发热、怕冷好转，但仍有咳嗽，遂来就诊。症见：咳嗽，痰涎清稀量多，口不渴，纳可寐欠佳，二便调，舌淡红、苔薄白，脉浮滑。壮医目诊：右眼11点钟方向、左眼1点钟方向可见白睛脉络散乱、弯曲少、弯度小。甲诊：甲体质薄，甲色苍白。

【诊断】 （1）中医诊断：发热（外寒内饮证）。

（2）西医诊断：上呼吸道感染。

（3）壮医诊断：痧病（阴症）。

【治疗】 此为风寒外袭，正邪相争，郁而发热，加之肺失宣降，痰饮内停，肺气上逆，气道不通所致。治以解表散寒，温肺化饮，止咳化痰。

内服方予小青龙汤加减：麻黄10 g，桂枝10 g，干姜5 g，细辛5 g，白芍10 g，五味子10 g，杏仁10 g，法半夏10 g，百部10 g，鱼腥草20 g，蒲公英10 g，甘草10 g。15剂，每日1剂，分早晚2次饭后温服。

服药15剂后，患者诉咳嗽较前明显缓解，纳寐尚可。

【临证思辨】发热、咳嗽是呼吸道外感疾病中最常见症状之一。咳嗽是由气管、支气管黏膜或胸膜受炎症、异物、物理或化学性刺激引起，表现先是声门关闭，呼吸肌收缩，肺内压升高，然后声门张开，肺内空气喷射而出，通常伴随声音，并反复出现。咳嗽是人体的一种保护性措施，具有清除呼吸道异物和分泌物的保护性作用。但如果咳嗽不停，由急性转为慢性，可出现胸闷、咽痒、喘气等。中医、壮医认为，咳嗽为风寒毒邪外袭、痰饮内停、肺气上逆所致。

本病例予小青龙汤加减。方中麻黄、桂枝发汗散寒以解表邪，且麻黄又能宣发肺气而平喘咳，桂枝助阳化气以化痰饮，为公药；干姜、细辛温肺化饮，兼助麻黄、桂枝解表祛邪，五味子敛肺止咳，白芍养血敛阴，法半夏燥湿化痰、和胃降逆，杏仁、百部降气化痰止咳，均为主药；鱼腥草、蒲公英清热解毒、化痰排脓，为帮药；甘草调和诸药，为带药。诸药合用，共奏解表散寒、温肺化饮、止咳化痰之功。服药期间应避风寒，清淡饮食，注意休息，加强锻炼。

咳嗽（支气管炎）

患者刘某，女，67 岁，首诊时间：2022-05-09。

【主诉】咳嗽咳痰半个多月。

【病史】患者自诉半个多月前外出受凉后出现咳嗽咳痰，痰白、质黏、难以咳出，无恶寒发热，无鼻塞流涕，无咽痛咽痒等不适，遂来就诊。症见：神清，精神可，咳嗽咳痰，痰白、质黏、难以咳出，乏力气短，汗多，无恶寒发热，无鼻塞流涕，无咽痛咽痒等不适。纳寐尚可，小便正常，大便稍烂，舌淡、苔薄白，脉濡滑。壮医目诊：白睛脉络散乱、弯曲小。甲诊：甲色淡红，按之血色恢复尚可。

【诊断】（1）中医诊断：咳嗽（痰湿蕴肺证）。

（2）西医诊断：支气管炎。

（3）壮医诊断：奔埃（阴证）。

【治疗】此为患者新感风寒，未能及时治愈，迁延半个多月，因肺气虚弱，痰湿蕴肺，气道不宜所致。治以化痰止咳，健脾除湿，补气升阳。

予自拟方：党参 20 g，通草 5 g，茯苓 10 g，法半夏 10 g，陈皮 10 g，六神曲 10 g，紫菀 10 g，枇杷叶 10 g，五味子 10 g，麻黄 10 g，款冬花 10 g，白花蛇舌草 15 g，白英 10 g，甘草 10 g，黄芪 30 g，制远志 10 g，白术 10 g，升麻 10 g。15 剂，每日 1 剂，分早晚 2 次饭后温服。

服药 7 剂后，患者诉咳嗽咳痰次数较前明显减少，痰质变稀，易于咳出，气短症状较前改善，出汗减少，继续服药。

【临证思辨】咳嗽可伴随咳痰，咳嗽严重时会出现胸闷、咽痒、喘气等。中医、壮医认为，该病的主要发病机理为邪犯于肺，肺气上逆，气道不畅。咳嗽的病因有外感、内伤两大类，外感咳嗽为六淫外邪（风、寒、暑、湿、燥、火）侵袭肺系；内伤咳嗽为脏腑功能失调，内邪干肺。不论邪从外入，还是自内而发，均可引起肺失宣肃，肺气上逆作咳。

本病例予自拟方。方中陈皮、法半夏理气化痰止咳，为公药。麻黄、紫菀、枇杷叶、款冬花、制远志宣肺止咳化痰，为主药。茯苓、党参、白术、白英、白花蛇舌草、通草、黄芪、六神曲健脾除湿、清热解毒、补气升阳，为帮药。五味子收敛止汗，升麻助黄芪升提阳气，甘草甘温益气，共为带药。诸药合用，共奏止咳化痰、健脾除湿、补气升阳之功。在积极治疗的同时，强调日常预防，多食扶阳之品，保暖防寒，保证充足的营养和睡眠，保证愈后不易复发。

肺胀（慢性阻塞性肺病）

患者苏某，男，59岁，首诊时间：2022-08-01。

【主诉】反复咳嗽、气喘2年多。

【病史】患者家属代诉患者2年多前无明显诱因下出现咳嗽，呼吸困难，纳寐差，二便调。其间至多个医院就诊，外院诊断"慢性阻塞性肺疾病"，使用多种药物治疗后咳嗽改善不明显，症状反复，遂来就诊。症见：神清，精神欠佳，咳嗽，呼吸困难，纳寐差，舌淡红、苔白，脉细。壮医目诊：白睛上肺支气管反射区脉络细小，颜色浅淡。甲诊：甲色青紫或甲床苍白，月痕暴露过少。

【诊断】（1）中医诊断：肺胀（肺肾气虚证）。

（2）西医诊断：慢性阻塞性肺病。

（3）壮医诊断：钵叮塞（阴证）。

【治疗】此为肺肾气虚，气道不通所致。

（1）壮医外治行经筋摸结，以痛为腧，以胸锁乳突肌筋结、颈斜角肌筋结、颈中交感神经筋结为主穴，固灶予壮医火针行针，针刺后患者呼吸困难症状明显改善。

（2）内服方予平喘固本汤加减：党参10 g，黄芪20 g，五味子10 g，炙甘草10 g，紫苏子10 g，沉香5 g，陈皮10 g，胡桃肉10 g，太子参20 g，北沙参10 g，磁石30 g，桔梗10 g，款冬花10 g，法半夏10 g。15剂，每日1剂，分早中晚3次饭后温服。

二诊（2022-08-15）：咳嗽，呼吸困难较前好转，纳可，寐差，二便调，舌质淡红、苔白，脉细。壮医目诊及甲诊同前。

壮医外治同前。内服方予平喘固本汤加减：骨碎补10 g，肉苁蓉10 g，鸡血藤20 g，沉香5 g，黄芪30 g，炙甘草10 g，紫苏子10 g，胡桃肉10 g，炙甘草10 g，白术20 g，麻黄10 g，桔梗10 g，款冬花10 g，浙贝母10 g，五味子10 g，鹅不食草10 g，法半夏10 g，陈皮10 g，磁石30 g，党参20 g。15剂，每日1剂，分早中晚3次饭后温服。

服药后，患者咳嗽、呼吸困难较前好转，精神好转，纳寐可，二便调。

【临证思辨】慢性阻塞性肺病是常见病，其特征是持续存在的呼吸道症状和气流受限，由有毒颗粒或气体导致的气道和肺泡异常所引起。肺气肿类病属中医"肺胀"的范畴，基本病机是痰瘀痹阻肺络，临证应注重豁痰化瘀散结，把握主证，对症治疗。壮医认为，该病属壮医"钵叮塞"范畴。壮医经筋理论认为，筋结形成，气道不通是该病的主因。

本病例予平喘固本汤加减。方中党参健脾益气，黄芪味甘微温，入脾、肺经，为补益肺脾之气的要药，为公药。胡桃肉补肾温肺、润肠通便，沉香温中降气、纳气平喘，磁石潜阳纳气，有助于平息气喘，共为主药。五味子敛肺止咳，与党参合用，增强补肺益气之功；款冬花润肺下气、止咳化痰，紫苏子降气化痰、止咳平喘，与款冬花等合用，增强化痰止咳之功；陈皮和法半夏合用，增强理气化痰之功；太子参、北沙参滋阴润肺，桔梗开宣肺气，共为帮药。炙甘草调和诸药，为带药。全方共奏补肺纳肾、降气化痰之功。同时利用壮医火针通调火路，疏通气道，以助内服药之功力。在积极治疗的同时，强调日常预防，保暖防寒，保证充足的营养和睡眠等。

泄泻（腹泻）

患者黄某，男，56岁，首诊时间：2021-12-02。

【主诉】解烂便1个多月。

【病史】患者自诉1个多月前开始解烂便，色黄，3～5次/天，伴腹胀、乏力，无腹痛、恶心呕吐，无反酸嗳气，无里急后重、肛门灼热、脓血便，无发热恶寒等不适。病后自行服用止泻药仍反复发作，遂来就诊。症见：解烂便，色黄，3～5次/天，伴腹胀、乏力，食欲不振，睡眠尚可，小便正常，舌淡、苔白腻，脉濡细。壮医目诊：右眼8点钟、左眼7点钟方向可见白睛脉络弯曲少、弯度小。甲诊：甲体质薄而脆，甲色苍白。

【诊断】（1）中医诊断：泄泻（脾虚湿盛证）。

（2）西医诊断：腹泻。

（3）壮医诊断：屙泻（阴证）。

【治疗】此为后天之本不足，脾虚湿盛所致。治以益气健脾，渗湿止泻。

内服方予参苓白术散加减：白术10 g，党参10 g，茯苓10 g，白扁豆10 g，陈皮10 g，薏苡仁30 g，山药10 g，莲子10 g，桔梗10，砂仁10 g，姜半夏10 g，木香10 g，甘草10 g，土茯苓30 g，救必应10 g，败酱草10 g。15剂，每日1剂，分早晚2次饭后温服。

服药15剂后，患者诉大便成形，1～2次/天，纳寐尚可。

【临证思辨】腹泻是指大便次数增多，大便变稀、不成形或水样。中医、壮医认为，患者谷道虚弱，水湿不能运化而发为本病。

本病例予参苓白术散加减。方中党参、白术、茯苓健脾，为公药。山药、白扁豆补土生金兼补肺，薏苡仁祛湿，木香、砂仁暖胃，莲子补心，陈皮、姜半夏燥湿，共为主药。救必应、败酱草、土茯苓利湿排毒，为帮药。桔梗辛开宣肺、载药上行，甘草调和诸药，共为带药。诸药合用，共奏益气健脾、渗湿止泻之功。服药的同时，应清淡饮食，加强营养。

痞满（慢性糜烂性胃炎）

患者韦某，男，23岁，首诊时间：2021-12-02。

【主诉】上腹部反复胀痛3个多月。

【病史】患者自诉近3个多月来无明显诱因下出现上腹部胀痛不适，食后尤甚，口气臭秽，口中时有甜味，食欲稍减，大便黏滞，排出不畅，小便黄，胃镜检查提示：糜烂性胃炎，幽门螺杆菌阳性。曾服奥美拉唑等效果不佳，遂来就诊。症见：上腹部胀痛，食后尤甚，口气臭秽，口中时有甜味，大便黏滞，排出不畅，小便黄，舌红、苔黄腻，脉数。壮医目诊：白睛12点处可见一粗大脉络，色鲜红，有分支，向黑睛处纵行延伸，末端可见瘀点。甲诊：甲色鲜红，月痕暴露过多，按之血色恢复迅速。

【诊断】（1）中医诊断：痞满（湿热中阻证）。

（2）西医诊断：慢性糜烂性胃炎（幽门螺杆菌感染）。

（3）壮医诊断：胴尹（阴证）。

【治疗】此为湿热瘀阻，胃气壅塞，气机不畅，胃失所养，不通则痛。治以清湿热，通谷道，止疼痛。

内服方予壮药方胃毒清加减：白英20 g，半枝莲20 g，白花蛇舌草20 g，党参20 g，救必应10 g，岩黄连5 g，莪术5 g，三七10 g，太子参10 g，延胡索20 g，甘草10 g，制远志10 g。10剂，每日1剂，早晚温服。

服7剂后自觉胃不舒明显减轻。

【临证思辨】幽门螺杆菌感染引起的慢性胃炎，主要临床表现：上腹部不适、隐痛，时有嗳气、反酸、恶心、呕吐等症状，病程较为缓慢，但是容易反复发作。中医、壮医认为，该病的主要病机为胃气阻滞，胃络瘀阻，胃失所养，不通则痛。

本病例予壮药方胃毒清加减。方中救必应、岩黄连性味苦寒，有清热毒、除湿毒、止痛之功，共为主药、母药。白英甘寒，半枝莲微苦、凉，白花蛇舌草甘、淡、凉，壮医称为抗癌毒三药，共奏疏通谷道、清热解毒、健胃消食、化瘀止痛之功，三者配伍可增强主药清热除湿毒之功，共为帮药。延胡索辛温，秉春升之木气，又得西方之金气，可升可降，理气行血止痛，通龙路、火路，与莪术合用，共起破滞攻坚、化结散瘀之功，三七甘、微苦，温，行瘀血而敛新血，调畅龙路，化瘀止血定痛，太子参、党参补而能清，益胃阴，顾护胃气，制远志养心安神，甘草清热解毒、调和诸药。全方共奏清湿热、通谷道、止疼痛之功。

胃脘痛（慢性胃炎）

患者韦某，男，72岁，首诊时间：2022-11-21。

【主诉】上腹部疼痛半个多月。

【病史】患者自诉半个多月前无明显诱因下出现上腹部疼痛，呈阵发性隐痛，每次持续大约10分钟，饥饿时明显，进食后可稍缓解，腹胀，偶有反酸、嗳气、恶心欲吐。未曾诊治，遂来就诊。症见：神清，精神欠佳，上腹部疼痛，呈阵发性隐痛，每次持续大约10分钟，饥饿时明显，进食后可稍缓解，腹胀，偶有反酸、嗳气、恶心欲吐，倦怠乏力，纳差，寐尚可，大便烂，小便正常，舌淡、苔白，舌边有齿痕，脉细。壮医目诊：白睛脉络细小、弯曲较多、弯度较大，色浅。甲诊：甲体质软，甲色淡，按之血色恢复稍慢。

【诊断】（1）中医诊断：胃脘痛（脾胃虚寒证）。

（2）西医诊断：慢性胃炎。

（3）壮医诊断：腊尹（阴证）。

【治疗】此为寒湿阻滞，脾胃虚寒，运化无力所致。治以温中散寒，燥湿健脾，和中止痛。

内服方予香砂养胃丸加减：木香10g，砂仁10g，法半夏10g，北柴胡10g，厚朴10g，豆蔻10g，广藿香10g，救必应10g，白术10g，茯苓10g，醋香附10g，延胡索10g，三七5g，陈皮10g。15剂，每日1剂，分早晚2次饭后温服。

服药7剂后，患者诉疼痛较前缓解，腹胀减轻，已无明显反酸、嗳气，精神好转，继续服药。

【临证思辨】慢性胃炎主要是指多种因素引起的胃黏膜慢性炎症性病变，临床以腹痛、腹胀、反酸、嗳气、食欲不振、恶心呕吐为主要表现，严重者病变为胃癌。中医、壮医认为，胃脘痛的主要病机为胃气郁滞，失于和降，不通则痛。病理因素以气滞为主，并见食积、寒凝、热郁、湿阻、血瘀等。胃主受纳、腐熟水谷，为五脏六腑之大源，以通为用，以和降为顺，不宜郁滞。中医、壮医将该病分为寒邪客胃、饮食伤胃、肝气犯胃、湿热中阻、瘀血停胃、脾胃虚寒、胃阴不足等证型辨证论治。

本病例予香砂养胃丸加减。方中木香、砂仁温中行气，为公药。白术、茯苓燥湿健脾，为主药。厚朴、豆蔻、广藿香、法半夏、醋香附、陈皮、北柴胡行气化湿和胃，为帮药。救必应、延胡索、三七活血止痛，为带药。诸药合用，共奏温中散寒、燥湿健脾、和中止痛之功。积极治疗的同时，强调日常预防，多食扶阳之品，保暖防寒，保证充足的营养和睡眠。

眩晕（高血压病）

患者覃某，女，78岁，首诊时间：2022-10-10。

【主诉】反复眩晕头痛 7 年多。

【病史】患者家属代诉患者 7 年前无明显诱因下出现头晕头痛，血压值 170/91 mmHg，伴四肢麻痛，以上肢为主，时有气喘，纳寐可，二便调。其间至多个医院就诊，未系统诊治，使用多种降压药物治疗后降压效果不明显，症状反复，遂来就诊。症见：神清，精神欠佳，头晕头痛，双上肢麻痛，神疲乏力，舌暗红、苔黄，脉沉细。壮医目诊：白睛龙路脉络增粗、弯曲多，色鲜红，末端可见瘀点。甲诊：甲体无华，甲色鲜红，月痕暴露过多。

【诊断】（1）中医诊断：眩晕（肝阳上亢证）。

（2）西医诊断：高血压病Ⅲ级。

（3）壮医诊断：血压嗓（阴证）。

【治疗】此为肝肾不足，水不涵木，肝阳上亢，热扰心神所致。治以补益肝肾，平肝潜阳，安神定志。

（1）壮医外治：头顶壮医火路（百会至神庭连线，如果收缩压高，在百会至囟会连线的区域内选择刺血点；如果舒张压高，在囟会至神庭连线的区域内选择刺血点）针刺放血，刻下自觉神志较前好转，眼睛较前有神。予壮医火针针刺颈中交感神经节、颈斜角肌筋结、胸锁乳突肌筋结。

（2）内服方予天麻钩藤饮加减：天麻 10 g，钩藤 10 g，生石膏 10 g，石决明 10 g，黄芪 30 g，桑寄生 10 g，盐杜仲 10 g，益母草 10 g，栀子 10 g，川牛膝 10 g，杏仁 10 g，桂枝 10 g，麻黄 10 g，甘草 10 g。15 剂，每日 1 剂，分早晚 2 次饭后温服。

二诊（2022-11-07）：患者自诉服药 3 剂后，头晕头痛较前好转，双上肢麻痛感减轻，精神好转，继续服药。刻下症见：头晕头痛较前缓解，四肢麻痛较前好转，无气喘，纳寐可，二便调，舌暗红、苔白，脉沉细。壮医和甲诊同前。此为肝肾不足，气血不畅，不通则痛。壮医外治同前，头顶壮医火路针刺已无出血。内服方同前，15 剂，每日 1 剂，分早晚 2 次饭后温服。

三诊（2022-12-10）：原方去生石膏，加红花 10 g。15 剂，每日 1 剂，分早晚 2 次饭后温服。服药后，患者无明显头晕头痛，四肢麻痛较前减轻，精神好转，纳寐可，二便调。

【临证思辨】原发性高血压病是临床多发病、常见病，是以体循环动脉压增高为主要表现的临床综合征，是引起心、脑、肾等脏器器质性病变和功能性损害的重要危险因素。中医、壮医认为，该病归属于中医学"眩晕""头痛"等范畴，以头胀痛、眩晕、腰膝酸软为主要临床症状，并有心悸失眠，视物模糊等。高血压的分型以肝阳上亢型最为多见，《素问·至真要大论》云："诸风掉眩，皆属于肝。""眩晕病当求之于肝。"《类证治裁·眩晕》云："良由肝胆乃风木之脏，相火内寄，其性主动主升；高年肾液已衰，水不涵木，以致目昏耳鸣，震眩不定。"提出了肾水亏虚，水不涵木，肝阳亢于上，则头晕目眩。

本病例予天麻钩藤饮加减。方中天麻、钩藤平肝息风，为主药、母药。石决明咸寒质重，可平肝潜阳，并能除热明目，与主药合用，加强平肝息风之力；川牛膝引血下行，并能活血利水；盐杜仲、桑寄生补益肝肾以治本；栀子清肝降火，以折其亢阳；益母草合川牛膝活血利水，有利于平降肝阳；老年女性，后天不足，气血亏虚，加用黄芪补气健脾；伴有气喘，故予杏仁、麻黄降气平喘；苔黄，考虑胃火旺，用生石膏清胃火兼清肺火；四肢麻痛，活动不利，予桂枝通经络，以上共为帮药。甘草调和诸药，为带药。诸药合用，共奏平肝潜阳、补益肝肾、安神定志之功。同时利用壮医火路放血疗法、壮医火针通调火路，消灶扶阳，以助内服药之功力。在积极进行治疗的同时，强调日常预防，控制情绪波动，适当服用血肉有情之品，保暖防寒，保证充足营养和睡眠等。

心悸（风湿性心脏病）

患者韦某，女，39岁，首诊时间：2022-08-29。

【**主诉**】心悸、气短、乏力8个多月。

【**病史**】患者自诉8个多月前无明显诱因下出现心悸、气短，偶有头晕，乏力。曾住院治疗，诊断为"风湿性心脏病"，予中药、西药等对症治疗后症状有所缓解，但仍反复发作，遂来就诊。症见：神清，精神一般，心悸、气短，偶有头晕，乏力，易汗，纳寐差，二便调，舌淡、苔白，脉沉细。壮医目诊：左侧白睛1点钟方向脉络淡红、散乱、弯曲小。甲诊：甲色淡白，甲体质软，月痕暴露过少。

【**诊断**】（1）中医诊断：心悸（心血不足证）。

（2）西医诊断：风湿性心脏病。

（3）壮医诊断：咪心乱（阴证）。

【**治疗**】此为心血不足，心失所养，心神不宁所致。治以补养心脾，滋补肝肾，益气升血，宁心安神。

内服方予归脾汤加减：白芍10 g，知母10 g，白术10 g，甘草10 g，北柴胡10 g，茯神10 g，丹参20 g，黄芪10 g，炒酸枣仁10 g，木香10 g，远志10 g，首乌藤10 g，郁金10 g，升麻10 g，益智仁10 g，龙骨30 g，瓜蒌皮10 g，山茱萸10 g，当归10 g。15剂，每日1剂，分早晚2次饭后温服。

服药7剂后，患者心悸、气短好转，已无头晕，乏力稍缓解，纳寐稍改善，继续服药。

二诊（2022-11-21）：神清，精神可，心悸、气短较前明显好转，乏力明显改善，纳可，寐一般，舌淡、苔白，脉沉细。壮医目诊、甲诊同前。继续予原方7剂，分早晚2次饭后温服。服药4剂后，患者已无心悸、气短、乏力，纳寐可，二便调。

【**临证思辨**】风湿性心脏病简称风心病，是指累及心脏瓣膜而造成的心脏瓣膜病变，初期常常无明显症状，后期可有心慌气短、乏力、咳嗽、下肢水肿、咳粉红色泡沫样痰等心功能失代偿的表现。中医、壮医认为，该病的主要发病机理为气血阴阳亏虚，心失所养，心神不安，或邪扰心神，致心神不宁；或因脾胃受损，致气血生化乏源。因此出现心悸、气短、头晕、乏力等症状。

本病例予归脾汤加减。方中黄芪甘温，补脾益气，为主药。白术为补脾益气之要药，与黄芪相伍，补脾益气之功益著；当归补血养心，炒酸枣仁宁心安神，二药相伍，补心血、安神志之力更强，佐以茯神养心安神，远志宁神益智；再佐理气醒脾之木香，与诸补气养血药相伍，可使其补而不滞；升麻、北柴胡升阳举陷，白芍、丹参养血活血，知母滋阴，山茱萸、首乌藤滋补肝肾，郁金疏肝解郁，益智仁温脾暖肾，龙骨收敛固涩，瓜蒌皮行气，以上共为帮药。甘草补益心脾之气，并调和诸药，为带药。诸药合用，共奏补养心脾、滋补肝肾、益气生血、宁心安神之功。在积极进行治疗的同时，强调日常适当锻炼，多食补益气血之品，注意保暖防寒，保证充足的营养和睡眠等，保证愈后不易复发。

胸痹（胸闷）

患者赵某，女，54岁，首诊时间：2022-09-26。

【主诉】胸闷胸痛10多天。

【病史】患者自诉10多天前无明显诱因下出现胸闷胸痛，呈持续性隐痛，无肩背放射痛，偶有头晕头痛、腹痛，无恶心呕吐，纳寐可。其间未行特殊治疗，现为求中壮医治疗，遂来就诊。症见：神清，精神尚可，胸闷胸痛，伴心慌心悸，偶有头晕头痛、腹痛，无呼吸困难，无恶心呕吐，无嗳气，无口干口苦，纳寐可，二便调。舌淡红、苔薄白，舌边有齿痕，脉细弱。壮医目诊：心脏反应区可见龙脉脉络根部粗大，弯曲延伸，色鲜红，脉络散乱。甲诊：甲床晦暗，甲体少泽，呈细小竖条纹状，月痕暴露过多，甲襞粗糙不均匀，按之血色恢复均匀。患者既往有"慢性胃炎"病史。

【诊断】（1）中医诊断：胸痹（心脾两虚证）。

（2）西医诊断：胸闷。

（3）壮医诊断：哑闷（阴证）。

【治疗】此为心脾两虚，心血不足，脾气虚弱，龙路、火路不通所致。治以补益心脾，通调两路。

内服方予归脾汤加减：黄芪20 g，党参20 g，白术20 g，茯苓10 g，当归10 g，酸枣仁10 g，丹参20 g，远志10 g，木香10 g，炙甘草10 g，白芍10 g，柴胡10 g，郁金10 g，香附10 g，陈皮15 g，川芎10 g。15剂，每日1剂，分早晚2次饭后温服。

1个月后回访，患者胸闷胸痛、心慌心悸等症状明显缓解。

【临证思辨】胸痹的发生多与寒邪内侵、饮食不节、情志失调、劳倦内伤、年迈体虚等因素有关，主要病机是心脉痹阻，分为虚实两方面，一方面因实致虚，另一方面因虚致实。由于六淫侵袭、饮食不节、情志不遂等，损及人体气血阴阳，心血不足，心气虚弱，运血无力，气血运行缓慢甚至瘀滞，致心脉痹阻不通。

本病例予归脾汤加减。方中黄芪甘温，补脾益气，为主药。党参、白术、茯苓皆为补脾益气、健脾之主药，与黄芪相伍，补脾益气、健脾之功益著；当归补血养心，酸枣仁宁心安神，丹参养血安神，三药合用，补心血、安神志之力更强；佐以远志宁神益智；再佐木香理气醒脾，与诸补气养血药相伍，可补而不滞；炙甘草益气补中，以上共为帮药。白芍和中缓急止痛，柴胡、郁金、香附、陈皮、川芎疏肝理气，共为带药。诸药配伍，心脾得补，气血得养，肝气得疏，诸症自除。在积极治疗的同时，强调日常预防，少吃动物脂肪、胆固醇含量高的食物，多吃水果蔬菜，控制食盐摄入，控制体重，戒烟酒，畅情志，适当进行有氧和无氧活动等，保持睡眠充足，注意防寒保暖。

胸痹（胸廓出口综合征）

患者刘某，男，53 岁，首诊时间：2021-08-16。

【主诉】左侧胸口疼痛并放射至左上肢 3 年多。

【病史】患者自诉 3 年前无明显诱因下出现左侧胸口疼痛并放射至左上肢，呈持续性刺痛，伴左上肢麻木，甚则手臂无法抬起，3 年来反复行心脏检查未见异常，行颈椎MRI 检查提示第 4、第 5 颈椎椎间盘变性突出，多次行针灸、针刀治疗，症状时有缓解，但易反复，现为进一步明确诊断及治疗，遂来就诊。症见：神清，痛苦面容，左胸部疼痛并放射至左上肢，呈持续性刺痛，左上肢时有麻木，无头晕头痛，无脚踩棉花感，舌红、苔白，脉弦。壮医目诊：双目白睛脉络弯曲、有瘀点。甲诊：甲体质薄，甲色白。壮医经筋摸结：循手太阴经筋可在胸大肌筋结点及肱桡肌筋结处触及筋结点，颈斜角肌的起点、止点、胸廓出口未探及明显筋结点，第 4、第 5 颈椎的颈中神经节点查到筋结病灶点，按压疼痛异常敏感。

【诊断】（1）中医诊断：胸痹（气滞血瘀证）。

（2）西医诊断：胸廓出口综合征。

（3）壮医诊断：胸尹（阴证）。

【治疗】此为气机郁滞，火路不通所致。治以行气活血，疏通火路气机。

（1）壮医经筋推拿解结：以痛为腧，松筋为主，解结为要。根据筋结大小、软硬及位置，遵循"轻以松结，中以解结，重以破结"原则，依次松解手太阴及手少阴经筋。

（2）壮医经筋针法：以第 4、第 5 颈椎的颈中神经节点、胸大肌筋结点及肱桡肌筋结点为穴，进行火针针刺，45° 快速进针，中灶出针。

治疗 1 次后，患者诉胸口疼痛症状消失 3 天，但后续仍发作，发作性质大致同前。

二诊：（2021-08-24）：神清，左胸口时有刺痛感，时有左手麻木及放射感，发作次数较前减少，舌红、苔白，脉弦。继续予壮医经筋推拿手法松解手太阴及手少阴经筋，予壮医经筋火针固灶行针。1 个月后回访，患者诉症状发作较前明显减少。

【临证思辨】胸腔出口综合征是指颈肋、斜角肌等在胸廓出口压迫锁骨下动静脉和臂丛神经出现的症状。壮医认为，长期姿势异常，慢性劳损及风寒湿邪侵袭，致肌筋失衡，筋结形成，横络盛加，阻塞火路，发为本病。胸腔出口综合征发病特点：多有长期慢性劳损史，神经、血管受压，患侧锁骨上区饱满，大部分患者可触及前斜角肌紧张增厚，有颈肋者可触及骨性隆起，并有局部压痛和向患肢放射痛，甚至有手臂肿胀发白等表现。临床上较为少见，易与颈椎病及肩周炎混淆，诊疗上应当注意查体对比及摸结诊病，预后尚可。在治疗时强调注意保暖，减轻患肢负担，注意休息。

震颤（帕金森综合征）

患者陆某，男，65岁，首诊时间：2022-11-21。

【主诉】双手不自觉颤动，伴走路欠稳3年。

【病史】患者自诉3年前无明显诱因下静止时出现双手颤抖，严重时持笔不稳，伴口唇轻度颤抖、行走欠稳、吞咽困难、肌肉不自主抽动。曾于三甲医院诊断为"帕金森综合征"，先后服用左旋多巴、多巴胺受体激动剂、单胺氧化酶-β抑制剂、抗胆碱能等药物，症状有所控制，但易反复发作，遂来就诊。症见：神清，精神一般，头晕，静止时双手颤抖，伴下颌颤抖，行走欠稳，吞咽困难，肌肉不自主抽动，颈部疼痛不适，纳寐可，二便调，舌暗红、苔少，脉沉细。壮医目诊：白睛脉络散乱、弯曲小、末端可见瘀点。甲诊：甲体质软，甲面可见白斑。

【诊断】（1）中医诊断：震颤（肝肾不足证）。

（2）西医诊断：帕金森综合征。

（3）壮医诊断：抖筋症（阴证）。

【治疗】此为肝肾不足，龙路不通，脑髓失养所致。治以滋补肝肾，育阴息风，疏通龙路气机。

（1）壮医外治予头顶壮医火路（神庭至百会连线旁开1.5寸，相当于足太阳膀胱经循行于头顶的穴位）针刺放血，头顶督脉筋结点及颈上神经节火针劫刺，当时自觉头晕较前缓解，眼睛较前有神。

（2）内服方予六味地黄汤合大补阴丸加减：山药10 g，熟地黄10 g，牡丹皮10 g，知母10 g，黄柏5 g，龟甲10 g，白芍10 g，甘草10 g，茯苓10 g，丹参30 g，山茱萸10 g，泽泻10 g。8剂，每日1剂，分早晚2次饭后温服。

二诊（2022-11-28）：神清，精神尚可。患者自诉服药6剂后双手颤抖较前明显减轻，继续服完8剂。现双手颤抖较前好转，行走较前平稳，吞咽困难改善，偶有肌肉不自主抽动，纳寐可，二便调，舌暗红、苔白，脉细弦。壮医目诊：白睛脉络末端已无瘀点。甲诊同前。

①壮医外治同前，使用壮医刺血疗法点刺小天心处，使其少量出血。

②内服方：山药10 g，熟地黄10 g，牡丹皮10 g，知母10 g，黄柏8 g，龟甲10 g，白芍10 g，甘草10 g，茯苓10 g，丹参30 g，山茱萸10 g，泽泻10 g。7剂，每日1剂，分早晚2次饭后温服。

服药 5 剂后，患者症状已基本消失，精神可，可正常行走，吞咽功能较前明显改善，已无肌肉不自主抽动，纳寐可，二便调。

【临证思辨】颤抖是一种常见的脑部功能性障碍，也是临床常见的症状之一，常见于帕金森综合征。帕金森综合征又称震颤麻痹，常表现为静止性震颤、肌僵直、运动减少、姿势反射消失等四大主症中的两项以上。帕金森综合征通常分为原发（特发）性帕金森综合征（PD）、症状性帕金森综合征、遗传变性性帕金森综合征及帕金森叠加综合征（多系统变性）。目前，帕金森的发病原因不是特别明确，考虑和遗传有一定的关系，还可能是环境因素或神经系统老化引起，目前临床上尚无治疗该病的特效药物。

壮医认为，肝主筋，肝血不足则肌筋失荣。临床上多由头颈部肌筋劳损，复感风寒湿毒邪，导致肌筋失衡，筋结形成，横络盛加，阻塞三道两路，使三气不同步而发为本病。治疗以治风先治血（头部放血），血行风自灭。中医认为，该病的主要病机为精、气、血不足，髓海失养，风火痰瘀等扰乱清窍。肾主藏精，精化气血；肝主疏泄、主藏血。肝肾亏损、脾胃受损均可导致精、气、血化生不足，不能上荣头面，使形体官窍失养，故而出现颤抖、吞咽困难、肌肉不自主抽动等症状。

本病例予六味地黄汤合大补阴丸加减。方中熟地黄益精填髓、滋补阴精，为主药。山茱萸补养肝肾，并能涩精；山药脾肾双补，既补肾固精，又补脾以助后天生化之源，补肺脾肾，即所谓"三阴并补"；凡补肾精之法，必当泻其"浊"，方可存其"清"，而使阴精得补，且肾为水火之宅，肾虚则水泛，阴虚而火动，故佐以泽泻利湿泄浊，并防熟地黄之滋腻；牡丹皮清泻相火，并制山茱萸之温涩；茯苓健脾渗湿，配山药补脾而助健运；知母清热泻火，滋阴润燥，黄柏清热燥湿、泻火解毒，龟板滋阴潜阳、益肾强骨、养血补心；丹参活血祛瘀，以上共为帮药。甘草益气补中，并调和诸药，为带药。诸药合用，配合外治，共奏补益肝肾、育阴息风、疏通龙路气机之功。在积极治疗的同时，强调日常适当锻炼，注意防寒保暖，保证充足的营养和睡眠等。

面瘫（周围性面神经麻痹）

患者罗某，男，66 岁，首诊时间：2020-01-09。

【主诉】口角㖞斜 2 个多月。

【病史】患者自诉 2 个多月前晨起后出现右侧口角㖞斜、鼻唇沟变浅、鼓腮漏气，伴面肌麻木疼痛，体倦身重。无额纹变浅，无半身不遂，无意识障碍。病后曾至医院就诊，诊断为"周围性面神经麻痹"，给予甲钴胺、维生素 B_1 等内服，症状未见明显好转，遂来就诊。症见：右侧鼻唇沟变浅、口角歪斜、讲话漏风，体倦身重，食欲不振，夜寐不佳，大便黏，小便黄，舌红、苔黄腻，脉濡数。壮医目诊：双目白睛脉络浑浊鲜红。甲诊：甲体质薄而脆、呈细小竖条纹路，甲色苍白。

【诊断】（1）中医诊断：面瘫（肝胆湿热兼肝肾阴虚证）。

（2）西医诊断：周围性面神经麻痹。

（3）壮医诊断：哪朋（阴证）。

【治疗】此为肝胆湿热兼肝肾阴虚，肝郁化火，肝风内动并外感风邪，火路不通所致。治以清泻肝胆，滋补肝肾，祛风通络，通调火路。

（1）壮医外治予壮医火路（神庭至百会连线旁开2.25寸，相当于足少阳胆经循行于头顶的穴位）针刺放血，并采用壮医微火针针刺右侧耳根穴、皱眉点（鱼腰穴）、咬肌点（颊车穴）、上提唇筋结点（迎香穴）、眶下筋结点（四白穴）。

（2）内服方予龙胆泻肝汤合六味地黄汤加减：龙胆草10 g，车前子10 g，木通10 g，泽泻10 g，栀子10 g，北柴胡10 g，黄柏10 g，当归10 g，生地10 g，知母10 g，甘草10 g，首乌藤10 g，远志10 g，山药10 g，山萸英10 g，茯苓10 g，牡丹皮10 g，全蝎10 g。15剂，每日1剂，分早晚2次饭后温服。

火针治疗后患者立刻感觉面肌有力，口喝好转。服药15剂后，患者面部瘫痪症状较前明显好转，能吹口哨，纳寐尚可。

【临证思辨】面神经麻痹又称"面神经炎"，俗称"面瘫"或"歪嘴巴"，是由各种原因导致的以面部表情肌群运动功能障碍为主要特征的常见疾病，临床表现是口眼喝斜及抬眉、闭眼、鼓腮等动作无法完成，患侧肌肉麻木疼痛。中医、壮医认为，患者中老年男性，肾精不足，阳气不升，肝郁化火，肝阳上亢，毒邪阻滞三道两路，导致患侧面部麻痹。

本病例予龙胆泻肝汤合六味地黄汤加减。方中龙胆草泻湿热之邪，为公药。黄柏、栀子泻火解毒，燥湿清热，加强公药清热利湿之力；车前子、木通、泽泻导湿热下行，生地黄、当归养血补血，防苦寒渗利之品伤阴；北柴胡疏畅肝胆之气；山萸英滋肾益肝；山药滋肾补脾；牡丹皮泻肝火；茯苓利水渗湿、健脾宁心；知母滋阴泻火；全蝎祛风通络，以上共为主药。首乌藤、远志交通心肾、助眠，为帮药。辅之甘草调和诸药，为带药。诸药合用，配合外治，共奏清泻肝胆、滋补肝肾、祛风通络、通调火路之功。在服药的同时，强调清淡饮食，注意休息，避免受凉。

中风 – 失语（脑梗死恢复期）

患者罗某，男，35岁，首诊时间：2022-09-05。

【主诉】言语障碍7个多月。

【病史】患者家属代诉患者7个多月前无明显诱因下出现无法言语，至医院就诊，诊断为脑梗死，经对症治疗，言语功能改善，可偶发单音，病情有所好转，但仍有言语障碍，其间至多个医院就诊，使用多种药物治疗后症状改善不明显，症状反复，遂来就诊。症见：神清，言语不清，无肢体活动障碍，无意识障碍，纳寐可，二便调，舌质淡红，舌中可见横向裂痕，舌苔白，脉细。壮医目诊：白睛肺支气管反射区脉络细小，颜色浅淡。甲诊：甲色青紫或甲床苍白，月痕暴露过少。

【诊断】（1）中医诊断：中风 – 失语（气虚血瘀证）。

（2）西医诊断：脑梗死恢复期。

（3）壮医诊断：麻邦（阴证）。

【治疗】此为气虚血瘀，火路不通所致。治以补气活血化瘀，通调火路。

（1）壮医外治予壮医火路（神庭至百会连线旁开2.25寸，相当于足少阳胆经循行于头顶的穴位）针刺放血，针后患者自觉神志较前好转，眼睛较前有神。予壮医火针针刺哑门、耳根、全息心穴等，针刺后言语较前清晰，能较为清晰地说出简单词汇。

（2）内服方予补阳还五汤合逍遥散加减：红花10 g，桃仁10 g，石菖蒲10 g，黄芪30 g，炙甘草10 g，北柴胡10 g，茯苓10 g，白芍10 g，白术10 g，丹参30 g，胆南星10 g，当归10 g，川芎10 g，赤芍10 g，地龙10 g。15剂，每日1剂，分早中晚3次饭后温服，药渣加水再煎30分钟，用毛巾浸药液热敷下颌部20分钟。

二诊（2022-09-19）：患者家属代诉患者服药3剂后言语不清较前好转，继续服药。现精神好转，时有头晕，纳可寐差，二便调，舌质淡红，舌中可见横向裂痕，舌苔白，脉细。壮医目诊及甲诊同前。予首诊方加益智仁10 g、天麻10 g。

三诊（2022-10-10）：患者家属代诉患者服二诊方3剂后，言语不清、精神较二诊时好转，时有头晕，纳寐可，二便调，舌质淡红，舌中可见横向裂痕，苔白，脉细。壮医目诊及甲诊同前。予首诊方15剂，每日1剂，分早中晚3次饭后温服。服药3剂后，患者家属诉言语较前好转。

【临证思辨】中风是指一组以脑部缺血或出血性损伤为主的疾病，主要表现为运动障碍、认知障碍、言语障碍、吞咽障碍、偏瘫等，言语不清是中风的主症之一。中医理论将言语、记忆等功能归属于脑，脑又归属于心而分属于五脏。心为君主之官，心主神明，为五脏六腑之大主，而心开窍于舌，舌在古籍中有"言为心之声""舌为心之窍"的记载，发病后使用火针强刺激开心包可以改善语言功能。

壮医经筋理论认为，患者体虚劳损，复感风寒湿外邪，阻塞两路是该病的主因。中医认为，该病分为中经络与中脏腑两类，中经络又分为风痰阻络、风阳上扰、痰热腑实、气虚血瘀、阴虚风动等证型；中脏腑又分为阳闭、阴闭、虚脱等证型，针对不同的证型进行辨证论治。

本病例予补阳还五汤合逍遥散加减。现今中风发病愈加年轻化，在其恢复期或后遗症期，在原病基础上久病成虚，气虚不能推动血行，则脉络瘀阻。故在治疗上以补虚化瘀为根本治法。方中重用黄芪、丹参，大补元气，使气旺以促血行，瘀去络通，为主药。赤芍、川芎、桃仁、红花合用，助当归活血祛瘀；天麻息风止痉、平肝潜阳；白术、茯苓益气健脾、化痰祛浊；石菖蒲、胆南星化痰；北柴胡配伍白芍疏肝，调理气机枢纽；益智仁补益脑髓，以上共为帮药。地龙通经活络，力专善走，引诸药之力直达络中；炙甘草调和诸药，共为带药。诸药合用，配合外治，常获良效。治疗的同时强调日常调护，畅情志，积极进行言语训练及康复训练，警惕中风再发。

中风－言语不清（假性延髓麻痹）

患者黄某，女，49 岁，首诊时间：2021-12-02。

【**主诉**】言语不清伴饮食呛咳 11 个月。

【**病史**】患者家属代诉患者 11 个月前无明显诱因下出现言语不清，伴有饮水、进食呛咳，吞咽困难，声音嘶哑，曾有脑卒中病史（具体不详）。曾于医院就诊，行营养神经、改善循环等治疗后症状未见明显改善，为求中壮医诊治，遂来就诊。症见：神清，精神一般，言语不清，伴有饮水、进食呛咳，吞咽困难，声音嘶哑，纳寐一般，二便调，呼吸均匀，无异常气味闻及，舌暗淡，苔白腻，脉细缓。壮医目诊：白睛浅淡，脉络弯曲少，脉络少。甲诊：甲色苍白，月痕暴露过少，呈软薄甲，手指强直。

【**诊断**】（1）中医诊断：中风－言语不清（气虚血瘀证）。

（2）西医诊断：假性延髓麻痹。

（3）壮医诊断：麻邦（阴证）。

【**治疗**】此为气虚血瘀，火路不通所致。治以补气化瘀，通调火路。

（1）外治予针刺壮医火路（神庭至百会连线旁开 2.25 寸，相当于足少阳胆经循行于头顶的穴位）放血，壮医火针针刺哑门、耳根、全息心穴等。针刺后患者言语较前清晰。

（2）内服方予补阳还五汤加减：黄芪 30 g，赤芍 10 g，川芎 15 g，桃仁 10 g，红花 10 g，当归 10 g，白术 10 g，石菖蒲 10 g，胆南星 10 g，茵陈 20 g，土茯苓 20 g，地龙 10 g，炙甘草 10 g，白芷 10 g，栀子 10 g，烫水蛭 5 g，制马钱子 2 g（先煎 2 小时）。10 剂，每日 1 剂，分早晚 2 次温服。

患者家属代诉患者服药 6 剂后，吞咽困难情况明显改善，精神好转，吐字较前清晰流利，纳寐可，二便正常。继续服药。

【**临证思辨**】假性延髓麻痹是由双侧上运动神经元病损，（主要是运动皮质及其发出的皮质脑干束）使延髓运动性颅神经核——疑核及脑桥三叉神经运动核失去上运动神经元的支配后发生中枢性瘫痪所致，临床表现为舌、软腭、咽喉、颜面和咀嚼肌的中枢性瘫痪，其症候与延髓麻痹十分相似，但又不是由延髓本身病变引起的，故命名为假性延髓麻痹。

壮医认为该病属麻邦（阴证）的范畴，临床上发现，运用壮医经筋疗法治疗该病效果显著。壮医经筋疗法是继承古典十二经筋理论基础上，结合壮族民间理筋术，总结以"摸结诊病"和"解结治病"为诊疗原则，以"经筋手法＋经筋针刺（火针）＋拔罐"为主的一种外治法。该疗法配合壮医火路、龙路刺血疗法，共奏醒脑、息风、通神、松筋等效果，对麻邦的治疗有良好疗效。结合该患者病情，在壮医经筋治疗的基础上，佐以补阳还五汤加减内服以加强疗效。方中重用黄芪，大补元气，使气旺以促血行，瘀去络通，为主药。赤芍、川芎、桃仁、红花合用助当归活血祛瘀，白术益气健脾，土茯苓、茵陈、白芷、栀子清热燥湿化痰，石菖蒲、胆南星化痰，共为帮药。烫水蛭、制马钱

壮医英才之医道·医学·医术

子、地龙通经活络、破结消肿；地龙力专善走，引诸药之力直达络中；炙甘草调和诸药，共为带药。诸药合用，配合外治，常获良效。

中风 – 半身不遂（脑出血恢复期）

患者谭某，男，58岁，首诊时间：2020-11-09。

【**主诉**】半身不遂3个多月。

【**病史**】患者自诉3个月前突然晕厥，呼之不应，前往当地医院就诊，头颅CT检查提示脑出血，随即住院治疗，治疗后意识恢复。现为求中壮医治疗，遂来就诊。症见：神清，精神一般，言语不利，右侧肢体乏力、感觉减退，不能自行抬起右上肢，不能自行站立、行走。纳寐一般，二便调，舌暗红、苔白腻，脉弦滑。壮医目诊：白睛浅淡，脉络少、弯曲少，弯度小。甲诊：甲色白，月痕暴露少。

【**诊断**】（1）中医诊断：中风 – 半身不遂（气虚血瘀证）。

（2）西医诊断：脑出血恢复期。

（3）壮医诊断：麻邦（阴证）。

【**治疗**】此为气虚血瘀，火路不通所致。治以补气活血，通调火路。

（1）壮医摸结：壮医经筋摸结以颞部筋区及偏瘫肢体经筋线上形成的筋结为主，可摸到右侧偏瘫肢体的阳明经筋循行区域肌肉隆起，形成条索状筋结。

（2）经筋针法：采用壮医火针针刺舌下三针、风池、风府、颈交感神经节、腰三横突点的筋结部位，得气后迅速出针。以"中结调气"为目的，可根据不同筋结选用一孔多针、局部多针、透针穿刺、移行点刺、尽筋分刺、轻点刺络等多种针法，以针刺部位出现酸、麻、胀的感觉或传电感为宜，不留针。

内服方予补阳还五汤加减：黄芪20 g，丹参20 g，桃仁10 g，红花10 g，川芎10 g，当归10 g，地龙10 g，赤芍10 g，甘草10 g，烫水蛭5 g。15剂，每日1剂，分早晚2次饭后温服。

二诊（2020-11-30）：治疗后言语较就诊前清晰，可抬起右上下肢。再次予火针治疗；内服方加伸筋草30 g、牛大力30 g、宽筋藤30 g以舒筋通络，服15剂。

三诊（2020-12-28）：可搀扶缓慢行走，舌红、苔黄腻，脉弦滑。再次予火针治疗；内服方以二诊方加知母10 g、胆南星10 g以生津滋阴、化痰通络，烫水蛭减至2 g。

【**临证思辨**】中风主要分为出血性中风（脑出血或蛛网膜下腔出血）和缺血性中风（脑梗死、脑血栓形成）两大类，多发生于50岁以后，男性略多于女性。中医认为，中风主要是由脑卒中之后气虚血瘀，脉络瘀阻，风痰阻络，或肝肾亏虚，精血不足，筋骨失养所致。壮医认为，本病是由患者体虚劳损，复受风寒湿毒邪，阻塞两路，使三气不得同步引起。壮医经筋学认为，中风筋结形成与《黄帝内经》中描述的左而右、右而左的"维筋相交"相关，指出"从左至右，右目不开，上过右角，并跷脉而行，左络于右，故伤左角，右足不用，命曰维筋相交"，阐明了中风的病变部位同肢体阳性体征的交叉关系。现代医学认为，本病主要是发生脑血管意外之后，脑组织缺血或受血肿压迫、推移及脑水肿等使脑组织功能受损。

该患者躯体症状主要为偏侧肢体无力，故以阳明经筋治疗为主。针刺舌下三针刺激舌体调节语言功能；针刺风池、风府醒脑开窍；颈交感神经节处支配上肢神经走行区，针刺该处可刺激该区神经所支配肌肉；第三腰椎横突处为腰丛神经走行区，针刺该处可刺激下肢神经所支配的肌肉，助肢体功能恢复。内服方予补阳还五汤加减。方中黄芪补虚益气，通调龙路，为主药。丹参、桃仁、红花、赤芍、川芎活血消瘀、推陈致新，当归补血，共为帮药。地龙、烫水蛭破血逐瘀，甘草调和诸药，共为带药。诸药合用，配合外治，共奏补气活血、通调火路之功。治疗的同时指导患者行功能康复锻炼。

头痛（神经性头痛）

患者覃某，男，11 岁，首诊时间：2022-08-15。

【主诉】经常头痛 3 年。

【病史】患者自诉 3 年前无明显诱因下出现头痛，呈全头胀痛感，3～5 次/月，每次持续约 30 分钟，休息后可自行缓解。无头晕，无意识障碍，无恶心呕吐，无四肢麻木，无发热等不适。病后曾至其他医院就诊，行头颅 CT 检查未见明显异常，予止痛药对症治疗后症状可缓解，但反复发作，遂来就诊。症见：头痛，呈全头刺痛感，失眠多梦，纳尚可，二便调，舌暗、苔少，脉细涩。壮医目诊：双目 12 点钟方向可见白睛脉络弯曲少、弯度小，末端可见瘀点。甲诊：甲体质薄，甲色稍暗。右侧项部斜方肌起点周围明显压痛。

【诊断】（1）中医诊断：头痛（瘀血阻滞证）。

（2）西医诊断：神经性头痛。

（3）壮医诊断：周尹（阴证）。

【治疗】此为瘀血阻络，经筋失荣，火路不通，不通则痛。治以活血化瘀，通调火路，通络止痛。

（1）经筋手法：用点、揉、按、摩、分筋、理筋等手法对三阳经筋分布于颈项、胸背及肢体的肌筋进行广泛松筋治疗，以调节整体机能。

（2）经筋针刺：采用注射针头针刺壮医火路（神庭至百会连线旁开 2.25 寸，相当于足少阴胆经循行于头顶的穴位）放血，配合火针针刺枕大神经出口（风池穴）、枕小神经出口（安眠穴）及相应的筋结痛点，要求针感传到头顶及颞部。

（3）内服方予正天丸加减：钩藤 5 g，川芎 5 g，白芍 5 g，羌活 5 g，天麻 5 g，防风 5 g，地黄 5 g，当归 5 g，鸡血藤 5 g，桃仁 5 g，红花 5 g，延胡索 5 g，合欢皮 5 g，远志 5 g，白芷 5 g，山茱萸 5 g。15 剂，每日 1 剂，分早晚 2 次饭后温服。

二诊（2022-09-26）：经手法、针刺治疗和服药 15 剂后，患者诉头痛频率减少至 2 次/月，疼痛程度较前减轻，睡眠质量较前好转，纳尚可，二便正常，舌暗、苔少，脉细涩。考虑患者先天不足、脑髓失养，发病时间长，予六味地黄丸合正天丸加减：钩藤 10 g，川芎 10 g，白芍 10 g，熟地黄 10 g，地黄 10 g，白芷 10 g，羌活 10 g，茯苓 10 g，红花 10 g，山茱萸 10 g，当归 10，泽泻 10 g，远志 10 g，合欢皮 10 g，甘草 10 g，山药 10 g，郁金 10 g，独活 10 g，麻黄 10 g。15 剂，每日 1 剂，分早晚 2 次饭后温服。

服药 15 剂后，患者诉头痛未再发作，睡眠尚可。

【临证思辨】神经性头痛主要是指紧张性头痛、功能性头痛及血管神经性头痛，多由精神紧张、生气引起。主要症状为持续性的头部闷痛、压迫感、沉重感，有的患者自诉为头部有紧箍感。大部分患者为两侧头痛，多为两颞侧、后枕部及头顶部或全头部疼痛。头痛筋结以足太阳经筋与足少阳经筋病变为主，即与枕大神经、枕小神经通路有关。常见的筋结有颞上线筋结、眶上筋结、头夹肌筋结、颈夹肌筋结、颞中线筋结等。中医、壮医认为，头部龙路和火路功能失调或失养，导致气血瘀滞于头部的足太阳经筋与足少阳经筋而发为本病，因此也将之归结于"经脉瘀阻，经筋失荣，不通则痛"。

本病例予正天丸加减。方中钩藤、川芎活血行气止痛，为公药。白芍柔肝敛阴、养血调经，羌活搜风发表、祛湿止痛，天麻化痰息风，防风祛风化湿，共为主药。地黄清热凉血、养阴生津，当归、鸡血藤补血活血，桃仁与红花活血化瘀，熟地黄滋阴益髓，延胡索活血行气止痛，合欢皮、远志交通心肾助眠，白芷加强祛风除湿止痛之功，山茱萸补益肝肾，共为帮药。诸药合用，配合外治，共奏活血化瘀、通调火路、通络止痛之功。治疗的同时强调清淡饮食，注意休息。

偏头痛（血管神经性头痛）

患者滕某，女，54 岁，首诊时间：2021-11-22。

【主诉】反复头痛 1 年多，再发加重 1 周。

【病史】患者自诉 1 年多前无明显诱因下出现头痛，呈持续性胀，以两侧为主，目眩，伴恶心，呕吐，心烦易怒，口苦面红，偶有胸胁痛。当时未治疗，1 周前上述症状再发加重，遂来就诊。症见：神清，精神一般，头胀痛，以两侧为主，目眩，心烦易怒，口苦面红，偶有胸胁痛，纳寐一般，二便正常，舌红、苔薄黄，脉弦数。壮医目诊：白睛脉络弯曲多而集中，红丝明显。甲诊：甲象青紫，呈鹰爪甲。壮医摸结：斜方肌起点周围明显压痛，颞上线筋结、眶上筋结、头夹肌筋结、颈夹肌筋结、颞中线筋结有压痛。

【诊断】（1）中医诊断：偏头痛（肝阳上亢证）。

（2）西医诊断：血管神经性头痛。

（3）壮医诊断：周尹（阴证）。

【治疗】此为情志所伤，肝郁化火，肝阳上亢，两路不通所致。治以疏通两路，平肝息风，清热活血，补益肝肾。

（1）经筋手法：用点、揉、按、摩、分筋、理筋等手法对颞筋区三线（颞上线，颞中线，颞下线）及肢体的肌筋进行广泛松筋治疗，以调节整体机能。

（2）内服方予天麻钩藤饮加减：天麻 10 g，钩藤 10 g，石决明 10 g（先煎），杜仲 10 g，桑寄生 10 g，白芍 10 g，桂枝 10 g，干益母草 20 g，首乌藤 10 g，茯神 10 g，黄芪 30 g，醋郁金 10 g，牛膝 10 g（后下），防风 10 g，醋延胡索 10 g，僵蚕 10 g。10 剂，每日 1 剂，分早晚 2 次温服。

经上述治疗后跟踪回访，患者家属诉患者服药 3 剂后症状明显改善，精神好转，纳寐可，二便正常。

【临证思辨】 偏头痛是临床常见的症状。《素问·方盛衰论》载："气上不下，头痛巅疾。"中医、壮医认为，引起头痛的原因很多，如六淫（风、寒、暑、湿、燥、火）之邪外袭，上犯巅顶，使气血运行受阻；或内伤病久，气血不足，失于充养；或痰浊瘀血，阻于经络，都可导致头痛。

壮医认为本病属筋病范畴，壮医经筋疗法通过其独特的摸结查灶，遵循"以痛为腧"原则在头部颞筋区三线寻找病源筋结点，施以壮医原创的经筋手法对头部粘连筋结点进行分筋剥离，加以烧红的火针对筋结点进行热敏消灶，使筋结处血脉通畅、气血调和，再以头部刺血化瘀排毒，同时内服天麻钩藤饮，四法合用，直达病所，法简效宏。方中天麻平肝阳、息肝风而善治眩晕，钩藤清肝热、息风止痉，共为主药。石决明咸寒质重、平肝潜阳；杜仲、桑寄生补益肝肾；白芍柔肝敛阴、调疏肝气，桂枝温通经脉，助气血循行濡养，两者一阴一阳，寒温并用，调和营卫，交通阴阳；黄芪补中健脾，干益母草活血利水；醋郁金行气解郁，防风、醋延胡索胜湿止痛，僵蚕化痰散结，首乌藤、茯神宁心安神，共为帮药。牛膝补益肝肾的同时引血下行，为带药。诸药合用，共奏疏通两路、平肝息风、清热活血、补益肝肾之功。在积极治疗的同时，强调日常预防，保暖防寒，保证充足的营养和睡眠等。

头风症（血管神经性头痛）

患者陈某，女，43 岁，首诊时间：2022-04-12。

【主诉】 反复头痛畏风 10 多年。

【病史】 患者自诉 10 多年前夏天产后坐月子开空调受风寒，10 年来经常头痛，呈持续性全头胀痛，右侧为甚，遇风加重，畏风，穿衣可改善。伴纳食减少，倦怠乏力，气短自汗，寐差，舌淡、苔薄白，脉细弱。头颅 MRI 检查未见异常。望巧坞：巧坞亏。壮医目诊：白睛浅淡，脉络分散。甲诊：甲色淡白，呈淡薄甲。壮医摸结：右侧颞筋区血管怒张。

【诊断】（1）中医诊断：头风症（气血亏虚证）。

（2）西医诊断：血管神经性头痛。

（3）壮医诊断：周尹（阴证）。

【治疗】 此为产后体虚，风寒乘虚而入，病久血凝阻络，两路不通，不通则痛。治以补气养血，通调两路，通窍止痛。

（1）经筋手法：用点、揉、按、摩、分筋、理筋等手法对足三阳分布于颈项、胸背及肢体的肌筋进行广泛松筋治疗，以调节整体机能。

（2）经筋针法：采用注射针头针刺颞区怒张的血管放血，再用壮医微火针于枕大神经、枕小神经出口点快速点刺，使针感放射至头顶及颞部，祛散筋结处寒邪，使血脉通畅，气血调和，阳气复归。

（3）内服方予归脾汤加减：黄芪 10 g，龙眼肉 10 g，党参 10 g，白术 10 g，当归 10 g，炒酸枣仁 10 g，茯神 10 g，远志 10 g，川芎 10 g，郁金 10 g，木香 10 g，炙甘草 10 g。15 剂，每日 1 剂，分早晚 2 次饭后温服。

行 3 次壮医经筋治疗后，头痛明显好转，继续服药。

【临证思辨】 头风症主要是由于产后气血不足，风寒乘虚而入，血得寒则凝，寒主痛，风主动，风寒致痛，游走不定，迁延难愈。壮医认为，本病是由于产后气血不足，风寒乘虚而入，风犯阳位，头肌紧张，血寒凝聚，日久经筋失荣，使三气不能同步而致病，气温变化、过度疲劳、情绪紧张、月经来潮等均可诱发。

头风症筋结的形成以颞肌的颞动脉扩张紧张造成的经筋失荣病变。常见的筋结有颞上线筋结、眶上筋结、头夹肌筋结、颈夹肌筋结、颞中线筋结等。患者头痛经足太阳经筋和足少阳经筋向后项部放射至头顶及颞筋区，这两条经筋分布区相当于枕大神经及枕小神经分布区，若神经出口点卡压引起神经性头痛，造成血管-神经混合性头痛，使头痛更难治愈。故壮医采用"手法＋放血＋火针＋中药""四位一体"治疗，精准定位，靶向针灸，辨证用药，充分发挥传统单项疗法的协同效应，法简效宏。方中黄芪甘温，补脾益气；龙眼肉甘平，既补脾气，又养心血，共为主药。党参、白术皆为补脾益气之要药，与黄芪相伍，补脾益气之功益著；当归补血养心，炒酸枣仁宁心安神，二药与龙眼肉相伍，补心血、安神志之力更强，共为帮药。茯神养心安神，远志宁神益智，川芎活血行气，郁金、木香疏肝理气，炙甘草益气补中并调和诸药，共为带药。诸药合用，配合外治，共奏补气养血、通调两路、通窍止痛之功。

眩晕（脑动脉供血不足）

患者王某，男，36 岁，首诊时间：2022-09-05。

【主诉】 反复头晕、视物旋转 2 年多。

【病史】 患者家属代诉患者 2 年多前无明显诱因下出现头晕，呈阵发性，活动颈部后加重，视物旋转，伴全身乏力。纳寐可，二便调。影像检查结果提示寰枢椎半脱位。未系统诊治，上症反复发作，遂来就诊。症见：神清，头晕，纳寐可，舌红、苔薄黄，脉沉细。壮医目诊：白睛脉络弯曲少而分散，颜色浅淡。甲诊：甲象苍白，月痕暴露过少。

【诊断】（1）中医诊断：眩晕（阴虚火旺证）。

（2）西医诊断：脑动脉供血不足。

（3）壮医诊断：兰奔（阴证）。

【治疗】此为患者素体虚弱，肝肾不足，阴虚火旺，肌筋失荣，头颈部肌筋劳损，阻塞两路所致。治以滋阴降火，益肾养阴，平肝定眩，通调两路。

（1）壮医外治予头顶四神聪针刺放血，刻下自觉神志较前好转，眼睛较前有神。

（2）取拉颈复位术位，予壮医火针针刺，胸锁乳突肌筋结、头夹肌筋结、颈夹肌筋结，针刺后头晕明显缓解。

（3）内服方予知柏地黄汤加减：熟地黄 10 g，山茱萸 10 g，山药 10 g，泽泻 10 g，牡丹皮 10 g，茯苓 10 g，知母 10 g，黄柏 10 g，合欢皮 10 g，首乌藤 20 g，酒黄精 10 g，制远志 10 g，炒酸枣仁 10 g，鸡血藤 20 g，丹参 20 g，煅磁石 10 g，炙甘草 10 g。15 剂，每日 1 剂，分早中晚 3 次饭后温服。药渣加水再煎 30 分钟，用毛巾浸药液热熨头颈部 20 分钟。服药 3 剂后，患者家属诉头晕较前好转，继续服药。

二诊（2022-10-31）：头晕较前好转，仍时有视物旋转，精神好转，纳寐可，二便调，舌红、苔薄白，脉沉细。壮医目诊、甲诊及摸结同前。

壮医外治同前。内服方予六味地黄汤加减：泽泻 10 g，丹参 20 g，茯苓 10 g，牡丹皮 10 g，山药片 10 g，熟地黄 10 g，首乌藤 20 g，鸡血藤 20 g，炙甘草 10 g，合欢皮 10 g，炒酸枣仁 10 g，酒黄精 10 g，煅磁石 10 g，制远志 10 g，山茱萸 10 g，北柴胡 10 g。15 剂，每日 1 剂，分早中晚 3 次饭后温服。

服药 3 剂后，患者家属诉头晕明显好转，继续服药。观察 1 个月未见复发。

【临证思辨】颈性眩晕是指患者感觉周围物体或自身在旋转、升降和倾斜的运动幻觉。由于颈部病变引起脑动脉供血不足所致的眩晕，常有以下特征：头晕或眩晕伴随颈部疼痛；头晕或眩晕多出现在颈部活动后；部分患者旋颈试验阳性；颈部影像学检查异常，如颈椎曲度变直或反弓、椎体不稳、椎间盘突出；颈部外伤史；排除了其他原因。通常与颈椎病有关，但不一定完全由颈椎病所致。壮医经筋理论认为，头颈部肌筋劳损，复感风寒湿外邪，阻塞两路是该病的主因。

本病例予知柏地黄汤加减。方中熟地黄滋阴补肾、填精益髓，山茱萸补养肝肾，并能涩精，共为主药、母药。山药补益脾阴，泽泻利湿泄浊，牡丹皮泻肝火，茯苓淡渗脾湿，知母、黄柏、合欢皮清肾中伏火、肝火，首乌藤、酒黄精滋补肝肾，制远志、炒酸枣仁助眠，鸡血藤、丹参活血通络，煅磁石平肝潜阳，共为帮药。炙甘草调和诸药，为带药。诸药合用，共奏滋阴降火、益肾养阴、平肝定眩、通调两路之功。同时利用放血疗法、壮医火针通调两路，解结消灶，以助内服药之功力。在积极进行治疗的同时，加强日常调护，防寒保暖，保证充足的营养和睡眠等。

头晕（后循环缺血性头晕）

患者韦某，女，49 岁，首诊时间：2022-09-05。

【主诉】反复头晕半年多。

【病史】患者自诉半年来经常头晕，劳累后加重，休息可缓解。无头痛、无呕吐、无视物旋转、无耳鸣、无肢体麻木等其他明显不适，未行系统诊疗，症状反复发作，遂来就诊。症见：神清，精神欠佳，头晕，头部昏沉感，劳累、恼怒时加重，休息可缓解，自觉行走欠稳，时有腰膝酸软，平素晨起时有口苦，寐欠佳，二便尚调，舌偏红、苔黄，脉弦细。血压正常。壮医目诊：红丝明显，脉络弯曲多而集中，白睛约12点钟方向末端可见瘀点。甲诊：甲色淡红，按压甲床颜色恢复较慢。

【诊断】（1）中医诊断：头晕（肝阳上亢证）。

（2）西医诊断：后循环缺血性头晕。

（3）壮医诊断：兰奔（阴证）。

【治疗】此为肝肾不足，精血亏虚，肌筋失养，肝阳上亢所致。治以补益肝肾，平肝潜阳，疏通两路。

（1）壮医经筋疗法：先行经筋摸结定位，在"以痛为腧"的原则下，眩晕筋结以项韧带筋结，颞上项线筋结及颈上交感神经节为主穴，可摸到椭圆形筋结按之痛敏。采用壮医火针治疗，以颞上项线筋结、颈上交感神经节、胸锁乳突肌筋结处为重点，针刺后患者自觉头晕较前减轻，双眼较前清亮有神。

（2）内服方予天麻钩藤饮加减：天麻 10 g，钩藤 10 g，石决明 10 g，杜仲 10 g，牛膝 10 g，桑寄生 10 g，栀子 10 g，黄芩 10 g，益母草 10 g，茯神 10 g，首乌藤 10 g，远志 10 g，白芍 10 g，桂枝 10 g。15 剂，每日 1 剂，分早晚 2 次饭后温服。

服药 5 剂后，患者诉头晕较前减轻，继续服药。

二诊（2022-09-19）：神清，精神尚可，头晕较前明显减轻，精神、睡眠较前好转，舌偏红、苔薄黄，脉弦。壮医目诊及甲诊同前。患者症状好转，继续予壮医火针治疗，头顶壮医火路放血，内服药守原方。

2 个月后随访，患者已无明显头晕，精神较前爽利，纳寐较前好转，二便调。

【临证思辨】头晕是临床常见的症状。历代医家强调"无痰不作眩""无虚不作眩"。中医认为该病为脑髓空虚，清窍失养或痰火上逆，扰动清窍而发。《证治汇补》载："以肝上连目系而应于风，故眩为肝风，然亦有因火，因痰，因虚，因暑，因湿者。"临床上，头晕的辨证分型多为肝阳上亢型、气血亏虚型、痰湿中阻型等。壮医认为，头晕与颈部肌筋和颞筋区失衡有关，多由头颈部肌筋劳损，复感风寒湿毒邪，肌筋失衡，筋结形成，横络盛加，阻塞三道两路，使三气不得同步引起。

本病例予天麻钩藤饮加减。方中天麻平肝阳、息肝风，善治眩晕；钩藤清肝热、息风止痉，共为主药。石决明咸寒质重，平肝潜阳；杜仲、桑寄生补益肝肾；白芍柔肝敛阴，桂枝温通经脉，助气血循行濡养，白芍与桂枝一阴一阳，寒温并用，调和营卫，交通阴阳；栀子、黄芩清肝降火，使肝经之热不致上扰；益母草活血利水；远志、首乌藤、茯神宁心安神，共为帮药。牛膝补益肝肾的同时引血下行，为带药。诸药合用，共奏补益肝肾、平肝潜阳、疏通两路之功。同时行壮医火针消灶，使筋结处血脉通畅，气血调和，脑窍得养。强调日常调护，畅情志，保证充足的营养和睡眠。

不寐（睡眠障碍）

患者杨某，女，31 岁，诊首时间：2022-10-10。

【主诉】入睡困难、多梦、易醒 1 个多月。

【病史】患者自诉 1 个多月前无明显诱因下出现入睡困难、多梦、易醒，纳可，二便调。其间未系统诊治，症状改善不明显，遂来就诊。症见：神清，精神欠佳，入睡困难，纳可，舌暗、苔薄白，脉弦细。壮医目诊：白睛颜色浅淡，脉络弯曲少而分散。甲诊：甲象苍白，月痕暴露过少。

【诊断】（1）中医诊断：不寐（阴虚火旺证）。

（2）西医诊断：睡眠障碍。

（3）壮医诊断：年闹诺（阴证）。

【治疗】此为肝肾阴虚火旺，两路不通所致。治以滋阴降火，平肝安神，疏通两路。

（1）外治予壮医火路（神庭至百会连线旁开 2.25 寸，相当于足少阳胆经循行于头顶的穴位）针刺放血。

（2）内服方予知柏地黄汤加减：熟地黄 10 g，山茱萸 10 g，知母 10 g，黄柏 10 g，龙骨 10 g，肉桂 10 g，泽泻 10 g，牡丹皮 10 g，山药 10 g，茯苓 10 g，麦冬 10 g，玄参 10 g，炙甘草 10 g，益智仁 10 g，芡实 10 g。15 剂，每日 1 剂，分早中晚 3 次饭后温服。

服药 3 剂后，患者入睡困难明显改善，继续服药。

【临证思辨】不寐是指经常不能获得正常睡眠的一种病证，轻者入睡困难，重者彻夜不眠，常伴有头痛、头晕、多梦、记忆力下降等症状。壮医经筋理论认为，三道不调、两路阻塞导致手足少阳经筋传导阻滞是该病的主因。

本病例予知柏地黄汤加减。方中熟地黄滋阴补肾、填精益髓，山茱萸滋肾益肝，共为主药；山药、茯苓滋肾补脾，牡丹皮泻肝火，知母、黄柏清肾中伏火、肝火，玄参清热除烦，麦冬清心火，益智仁醒神益智，芡实固精补肾，泽泻泄热降浊，肉桂引火归元，加龙骨平肝潜阳，共为帮药；炙甘草调和诸药，为带药。诸药合用，配合外治，共奏滋阴降火、平肝安神、疏通两路之功。在积极进行治疗的同时，强调日常预防，防寒保暖，保证充足的营养和睡眠。

不寐（睡眠紊乱综合征）

患者邓某，女，42 岁，首诊时间：2021-11-15。

【**主诉**】入睡困难、多梦半年多。

【**病史**】患者自诉半年多前无明显诱下出现入睡困难，多梦易醒，醒后难以再次入睡，入睡时间约为 2 小时，严重时彻夜难眠，白日困乏，头晕，烦躁，症状持续未好转，遂来就诊。症见：神清，精神欠佳，面色偏黄，倦怠，头晕头胀，烦躁，平素晨起时有口苦、胸胁烦闷，月经量偏少，纳可，二便调，舌淡、苔薄白微黄，舌边齿痕明显，脉沉细。壮医目诊：白睛脉络细小浅淡。甲诊：甲色淡红，月痕暴露过少，按压甲尖放开后恢复原色较慢。

【**诊断**】（1）中医诊断：不寐（肝郁血虚兼心脾两虚证）。

（2）西医诊断：睡眠紊乱综合征。

（3）壮医诊断：年闹诺（阴）。

【**治疗**】此为肝郁血虚，心脾两虚所致。治以疏肝解郁，补血健脾，养心安神。

内服方予逍遥散合归脾汤加减：柴胡 10 g，白芍 10 g，茯苓 10 g，白术 10 g，当归 10 g，党参 10 g，黄芪 10 g，木香 10 g，远志 10 g，炙甘草 10 g，酸枣仁 10 g。15 剂，每日 1 剂，分早晚 2 次饭后温服。

患者诉服药 7 剂后入睡较前容易，夜梦减少，整夜可安睡 5～6 小时，继续服药。

二诊（2022-09-05）：神清，精神尚可，睡眠较前大有好转，夜梦减少，舌淡红，苔薄白，脉细。壮医目诊：白睛脉络散乱、颜色淡、弯曲小，末端可见瘀点。甲诊：甲体质软，甲色淡红，按压甲床颜色恢复较慢。

内服方予六味地黄丸合玉屏风散加减：熟地黄 10 g，茯苓 10 g，泽泻 10 g，牡丹皮 10 g，山药 10 g，山茱萸 10 g，黄芪 20 g，防风 10 g，苍术 10 g，黄精 10 g，金樱子 10 g，女贞子 10 g。经治疗，患者睡眠质量较前好转。

【**临证思辨**】不寐是一种睡眠障碍，表现为睡眠质量差、入睡困难（半小时不能入睡）、多梦、易醒和早醒。以上症状 1 周至少出现 3 次，持续 1～3 个月。对机能状态的影响可表现为记忆力减退、注意力不集中、情绪不稳定、感觉过敏等，可能还会出现白天小睡现象。中医认为，不寐主要病机在于七情所伤，致心神被扰，神不守舍。金元四大家之刘河间在《素问病机气宜保命集·妇人胎产论》中曰："妇人童幼天癸未行之间，皆属少阴；天癸既行，皆从厥阴论之；天癸已绝，乃属太阴经也。"后人将其归纳为"少年治肾，中年治肝，老年治脾"，更年期作为女性的特殊年龄期，其失眠、多梦、烦躁等症状多由血虚肝郁所致，其治疗应注重调肝补脾并重。

本病例予逍遥散合归脾汤加减。方中柴胡疏肝解郁，使肝气得以调达；白芍柔肝敛阴；当归则补血活血调经，以上共为主药，补肝体，助肝用，血和则肝和，血充则肝柔。白术、茯苓、黄芪、党参、木香补益肝脾，远志、酸枣仁安神宁心，共为帮药。炙甘草补脾益气的同时调和诸药，为带药。诸药合用，肝郁得疏，血虚得养，脾弱得以恢复，全方兼顾气血，顾护后天之本，肝脾同治，改善失眠效果明显。治疗期间嘱患者养成良好的生活、饮食习惯，保持心情舒畅，同时提醒家人多给予患者关心与陪伴。

梅核气（自主神经紊乱）

患者黄某，女，45岁，首诊时间：2022-07-18。

【主诉】胸闷气促，胃气上逆，咽喉异物感2年多。

【病史】患者自诉2年多来常觉咽喉有异物感，吐之不出，吞之不下，伴两侧肋端隐痛，胸闷不舒，心悸气促，严重时出现胃气上逆，平素失眠多梦，情绪波动大。曾到多家医检查未能明确诊断，服药、针灸治疗等效果不佳，遂来就诊。症见：表情忧郁，眼圈暗黑，面部多处黄褐斑，舌淡、苔薄白，脉沉弦。经筋查灶：在胸锁关节、胸肋关节、肋软骨端可查到颗粒样、粗糙样痛性小结，尤以右侧与胆囊体表投影重叠处肋软骨触痛明显。

【诊断】（1）中医诊断：梅核气（肝郁气滞证）。

（2）西医诊断：自主神经紊乱。

（3）壮医诊断：肋端综合征。

【治疗】此为情志不畅，肝气郁结，气机郁滞，两路不通所致。治以调畅气机，疏肝理气开郁，疏通两路。

（1）壮医经筋疗法：在以灶为腧的原则下，在胸锁关节、胸肋关节、剑突及第十肋尖端等采用切拔法、切按法、揉抹法进行松筋解结，缓解疼痛。

（2）火针消灶法：在手法治疗的基础上，采用壮医火针在筋结病灶点上劫刺，再施以拔火罐治疗。

（3）内服方予逍遥散加减：柴胡10 g，当归10 g，白芍10 g，炒白术10 g，茯苓10 g，薄荷10 g，生姜10 g，制半夏10 g，远志10 g，石菖蒲10 g，瓜蒌10 g，首乌藤10 g，甘草10 g。15剂，每日1剂，分早中晚3次饭后温服。

经上述内外综合治疗3次后病情明显好转。

【临证思辨】肋端综合征又称肋骨尖端综合征、滑脱性肋骨、卡搭响肋、滑脱性肋骨综合征、创伤性肋间神经炎等，临床上并不少见，但易被忽略。大多发生于一侧的肋骨末端部损伤，是以第八至第十肋末端（主要是第十肋骨尖端）移动致筋结产生，卡压神经末梢，从而出现颈胸自主神经紊乱的病症。中医认为，该病属"梅核气"范畴，可因情志郁结、气机郁滞、心脾两虚、气滞火滞而发。

本病例予逍遥散加减。方中柴胡疏肝解郁、升阳开窍，为主药。当归、白芍养血柔肝，制半夏降逆止呕，瓜蒌宽胸散结，共为母药。炒白术、茯苓健脾益气，助气血生化；远志、石菖蒲、首乌藤祛痰宁心安神，共为帮药。生姜温胃和中，薄荷疏肝解郁，甘草调和诸药，共为带药。诸药合用，配合外治，共奏调畅气机、疏肝理气开郁、疏通两路之功。

壮医英才之医道·医学·医术

眩晕（脊髓小脑性共济失调）

患者闭某，女，28 岁，首诊时间：2022-09-19。

【主诉】眩晕、乏力 1 年多，加重 1 周。

【病史】患者近 1 年多来无明显诱因下出现乏力、眩晕，症状时重时轻，严重时伴有心慌、手抖，后逐渐出现步态不稳，行走时有眩晕、脚踩棉花感，偶有颈部僵硬胀痛不适。头颅 MRI 检查未见明显异常，脑电图检查轻度异常，诊断为"脊髓小脑性共济失调""颈椎病""脑动脉供血不足"，予营养神经、改善循环等治疗后症状未见明显改善，为求进一步系统诊治，遂来就诊。症见：神清，精神一般，乏力，眩晕，步态不稳，行走时出现眩晕感，自觉脚踩棉花感，偶有颈部僵硬胀痛不适，纳寐一般，二便正常，近期体重减轻 2.5 千克，舌淡、苔薄白，脉细。壮医目诊：白睛浅淡，脉络弯曲少而分散。甲诊：甲象苍白，月痕暴露过少，呈竹笋甲。壮医经筋摸结查灶：主要病灶位于颈上神经节，颈上神经节是颈神经节中最大的一个，多呈梭形或长扁圆形，位于第 1、第 2 颈椎或第 2、第 3 颈椎横突，一般在乳突下 2 ～ 3 厘米处可查到筋结点，点压疼痛敏感，患者该筋结点疼痛明显。

【诊断】（1）中医诊断：眩晕（气血两虚证）。

（2）西医诊断：脊髓小脑性共济失调。

（3）壮医诊断：兰奔 - 头气街病（阴证）。

【治疗】此为气血两虚所致。治以补气升压。

（1）外治予头部壮医火路（神庭至百会连线旁开 2.25 寸，相当于足少阳胆经循行于头顶的穴位）放血疗法、手指点穴、颈椎复位、壮医火针疗法。

（2）内治以补气升压、健脾益气、通调谷道，予八珍汤加减：黄芪 20 g，党参 10 g，炙甘草 10 g，白术 20 g，陈皮 10 g，当归 10 g，升麻 10 g，柴胡 10 g，天麻 10 g，醋郁金 10 g，白芍 10 g。10 剂，每日 1 剂，分早晚 2 次温服。

经外治法治疗后，刻下患者眩晕症状较前好转，步态较前平稳。后续回访，患者诉已无眩晕感，走路较前平稳，继续跟踪治疗。

【临证思辨】头气街病与脑有密切的联系。此为气虚引起局部气血不畅，最终导致头气街失衡，通过升压可加大、拓宽气的调控量、牵涉面和范围等。在颈上神经节找到筋结点后通过壮医火针疗法快速点刺头顶壮医火路放血，以达到消结除灶、升压的效果。古人将气的路径枢纽称为"气街"。《灵枢·动输》云："四街者，气之径路也。"《灵枢·卫气》云："胸气有街，腹气有街，头气有街，胫气有街。"由此可知，气街枢纽有四，即头气街、胸气街、腹气街和胫（臂以下）气街，即人体分为四个气街生理调控节段，俗称人体四个"变压器"。而头气街这个变压器调控失衡，可发生眩晕、耳鸣、目无所见、懈怠安卧等。根据临床症状，本例患者头气街病诊断明确，《灵枢·海论》云"脑为髓之海，其输上在于其盖，下在风府"，通过点穴、头顶壮医火路放血、火针针刺头盖及风府穴提升头气街枢纽之气以升压，患者眩晕、步态不稳症状缓解立竿见影。

本病例予八汤。方中党参味甘性平，归脾、肺经，补中益气；重用黄芪，味甘微温，助党参补中益气，升阳固表；白术补气健脾，共为主药。血为气之母，气虚时久，营血亏虚，当归、白芍养血和营，协党参、黄芪以补气养血；陈皮理气和胃，使诸药补而不滞，共为帮药。以少量升麻、柴胡升阳举陷，协助主药以升提下陷之中气，同时天麻祛风通络，醋郁金行气解郁，共为带药。炙甘草调和诸药。此为内外兼治，加强疗效。平时注意防寒保暖，避免高空及刺激性运动。

虚劳（贫血）

患者覃某，女，50岁，首诊时间：2022-07-18。

【主诉】乏力伴心慌3年多。

【病史】患者自诉3年多前无明显诱因下逐渐出现乏力，心慌，畏寒，纳寐欠佳，无其他明显不适，曾诊断"贫血"，未予重视，未行任何治疗，症状持续未好转，遂来就诊。症见：面色、口唇苍白，乏力且久行后明显，休息可缓解，伴有心慌，畏寒，平素纳寐欠佳，大便干硬难解，小便尚调，发病以来体重未见明显变化，舌体瘦小、舌质淡、舌苔薄白，脉沉细。壮医目诊：白睛脉络细小弯曲，色淡，模糊不清。甲诊：甲色淡白，月痕暴露少，压之复原慢，甲软且平滑，甲襞均匀。

【诊断】（1）中医诊断：虚劳（气血亏虚证）。

（2）西医诊断：贫血。

（3）壮医诊断：勒内虚内（阴证）。

【治疗】此为先天脾胃亏虚，脏腑亏损，气血不足，龙路虚损所致。治以补益脾胃，益气补血。

内服方予归脾汤加减：黄芪30 g，芒硝5 g，当归10 g，柴胡10 g，党参10 g，白术10 g，陈皮10 g，升麻10 g，炙甘草10 g。15剂，每日1剂，分早晚2次饭后温服。

服药10剂，患者乏力较前好转。

二诊（2022-08-01）：神清，精神尚可，乏力较前大有好转，面、唇较前红润，时有心慌、心悸、胸闷，大便干硬难解，舌体较前盈润，舌质淡红，舌苔薄白，脉较前有力。壮医目诊及甲诊同前。内服方在首诊方的基础上去当归、升麻、白术、党参、陈皮，芒硝加至10 g，加火麻仁软坚散结、润肠通便，加桂枝、白芍温通血脉、调和气血、缓解心慌及心悸，加郁金解郁、疏散胸闷之郁。

【临证思辨】中医学认为贫血属"虚劳"范畴，病位主要在脾。脾、肝、肾等功能失调，导致脾胃虚弱和运化失常是贫血的主要病因。脾为后天之本，气血生化之源，主肌肉、四肢，主运化水谷精微及水湿。饮食不节或思虑过度损伤脾胃，脾失健运，则气血生化乏源；清阳不升，浊阴不降，四肢肌肉失养而出现乏力倦怠、头晕、心慌、纳差等慢性疲劳状态。壮医认为，嘘内（气虚）勒内（血虚）多由先天禀赋不足；哺养不当，或劳累过度；精气损耗，或患慢性病经久不愈耗伤气血；或饮食不洁，损伤谷道，血液生化无源所致。虚既是病因，又是病态反应。机体的虚损证候，主要有嘘内（气虚）、嘞内（血虚）、阴内（阴虚）和阳内（阳虚），均为人体正气不足之病证，治疗以补其虚、扶其正为主。虚病用方特点是针对气血阴阳不足，重用补益之品，可兼配调气、通调三道两路之药。

本病例予归脾汤加减。方中重用黄芪补气，为主药。党参、白术补脾益气，当归养血和血，陈皮理气醒脾，柴胡疏肝理气，加以少量芒硝软坚散结助通便，共为帮药。升麻引药入经，炙甘草调和诸药，共为带药。诸药合用，共奏益气养血、补益脾胃之功效。治疗的同时强调日常防寒保暖，多食补气生血之品，保证充足的营养。

气瘿（甲状腺结节）

患者王某，女，52岁，诊首时间：2022-08-29。

【主诉】咽喉异物感3个多月。

【病史】患者自诉3个多月前自觉咽喉有异物感，曾于医院就诊，检查报告提示乳腺增生、甲状腺结节。为求进一步治疗，遂来就诊。症见：神清，精神尚可，自觉咽喉有异物感，可吞咽，可进食，时有胸闷。无胸痛，无头晕头痛，无恶心呕吐，无口干口苦等不适，纳寐欠佳，二便调，舌淡、苔薄白，脉弦细。壮医目诊：右眼2点和左眼10点钟方向反应区可见血脉细小、色暗。甲诊：甲色淡，按压后，复原较慢。

【诊断】（1）中医诊断：气瘿（肝气郁滞证）。

（2）西医诊断：甲状腺结节。

（3）壮医诊断：筋性梅核气。

【治疗】此为肝气郁结，痰瘀互结所致。治以疏肝理气，解郁散结。

（1）外治予火针针刺甲状腺结节、颈中交感神经节及天突等穴。

（2）内服方予越鞠丸加减：香附10 g，川芎10 g，栀子10 g，苍术10 g，六神曲10 g，桂枝10 g，当归5 g，郁金10 g，乌药10 g，胆南星5 g，厚朴20 g，黄芩10 g，远志9 g，酸枣仁15 g，龙骨10 g，首乌藤10 g。15剂，每日1付，分早晚2次饭后温服。

二诊（2022-09-26）：神清，精神可，咽喉异物感较前改善，但偶尔自觉气堵，纳寐较前好转，继续治疗，予首诊方加厚朴10 g以理气。

三诊（2022-10-31）：咽喉异物感较前好转，无明显气堵，继续守二诊方治疗。

【临证思辨】甲状腺结节是由多种原因引起的甲状腺组织结构异常的一个或多个肿块。许多古代医家认为，气郁、痰凝、血瘀于颈部，其中"气郁痰阻"为主要病机，各种原因导致肝气郁结，气滞不畅，津液失布，痰凝颈前发为瘿病，相应的可出现胸闷抑郁、烦躁易怒、痰多倦怠等表现，临床治疗以理气解郁、化痰散结为原则。

本病例予越鞠丸加减。方中香附疏肝解郁，以治气郁，为主药。川芎辛香，为血中气药，既可活血祛瘀以治血郁，又可助香附行气解郁；栀子清热泻火，以治火郁；苍术燥湿运脾，以治湿郁；六神曲消食导滞，以治食郁，共为帮药。桂枝温阳降逆平冲；当归活血补血；郁金、乌药疏肝理气；胆南星、厚朴、黄芩燥湿、化痰、行气；远志、酸枣仁、龙骨、首乌藤养血安神，促进睡眠，共为带药。诸药合用，共奏疏肝理气、解郁散结之功。在积极配合火针治疗的同时，强调调畅情志，饮食清淡，保证充足睡眠，加强锻炼，增强抗病能力。

瘿病（甲状腺功能亢进症）

患者刘某，女，43 岁，首诊时间：2022-11-14。

【主诉】发现甲状腺结节半年多。

【病史】患者自诉半年多前体检发现甲状腺结节，当时无明显不适，未予重视。半年来逐渐出现心悸，情绪易激动、烦躁，乏力，怕热，多汗，食欲亢进，体重下降，月经稀少等症状。到医院就诊，检查结果提示三碘甲状腺原氨酸（T_3）、甲状腺素（T_4）升高，遂来就诊。症见面色潮红，双手细颤，眼突，舌红、边有齿痕、苔稍黄，脉弦细数。壮医目诊：白睛脉络弯曲较少，弯度较小。甲诊：甲体质软，甲色淡红，按压后复原尚可。

【诊断】（1）中医诊断：瘿病（肝郁化火证）。

（2）西医诊断：甲状腺功能亢进症。

（3）壮医诊断：甲亢狠（肝郁脾虚）。

【治疗】此为肝郁化火，痰火攻心所致。治以疏肝解郁，清热泻火。

（1）外治予壮医药线点灸甲状腺及太冲、大椎、百会等穴。

（2）内服方予丹栀逍遥散合龙胆泻肝汤加减：牡丹皮 10 g，栀子 10 g，北柴胡 10 g，茯苓 10 g，车前子 10 g，龙胆草 10 g，黄芩 10 g，白术 10 g，党参 10 g，生地黄 10 g，酸枣仁 10 g，泽泻 10 g，制远志 10 g，醋郁金 10 g，胆南星 10 g，金樱子 10 g，炙甘草 10 g。15 剂，每日 1 剂，分早晚 2 次饭后温服。

经壮医药线点灸和服药 7 剂后，患者诉上述症状减轻，心情舒畅，精神好转，纳寐可，二便调，继续服药。

【临证思辨】甲状腺功能亢进症简称"甲亢"，是由甲状腺合成释放过多的甲状腺激素，造成机体代谢亢进和交感神经兴奋，引起心悸、出汗、进食和便次增多、体重减少的病症。多数患者还有眼突、眼睑水肿、视力减退等症状。甲亢中医称之为瘿病，因患者素体阴亏，肝阴失敛，肝火旺盛，阴血不足而发，发病初期多为气机瘀滞，筋凝痰聚，痰气搏结于颈前，可以通过饮食调理、服用中药的方式来治疗。

本病例予龙胆泻肝汤加减。方中龙胆草上清肝胆实火，下泻肝胆湿热，泻火除湿，两擅其功，切中病机，为主药。黄芩、栀子、胆南星味苦性寒，清热泻火，除湿化痰，加强主药清热除湿之功，为帮药。醋郁金疏肝利胆；党参、白术、茯苓健脾益气除湿；牡丹皮、车前子、泽泻、清热利水，导湿热下行，使湿热之邪从小便而解；肝体阴，肝有热则易伤阴血，苦寒清热与利水祛湿容易损伤阴血，故配生地黄养阴清热，使祛邪而不伤正；肝用阳，喜条达而恶抑郁，苦寒之药容易郁遏肝木，故配酸枣仁养肝，北柴胡以舒畅肝胆，炙远志养心安神，炙甘草调和诸药，以上共为带药。诸药合用，共奏疏肝解郁、清热泻火之功。在积极进行治疗的同时，日常多食解郁之品，保证充足的营养和睡眠等，保持心情舒畅。

瘿瘤（甲状腺结节）

患者黄某，女，40岁，诊首时间：2020-09-14。

【主诉】发现甲状腺结节半年多。

【病史】患者半年多前体检发现甲状腺结节，时有头晕目眩，两胁不舒，情绪波动时症状明显，未经治疗，遂来就诊。症见：神清，精神一般，时有头晕目眩、两胁不舒，情绪波动时明显，纳可，寐欠佳，二便调。查体：右侧甲状腺可触及一结节，大小约1 cm×1 cm，边界清楚，表面光滑，质地柔软，可随吞咽上下移动。壮医目诊：内眦血管增粗延伸至12点钟处，脉络散乱、弯曲少、弯度较小。甲诊：甲色灰暗，甲体中间凸起、两边凹陷，呈弓形，甲痕清晰，甲襞均匀，按之血色恢复缓慢。

【诊断】（1）中医诊断：瘿瘤（气郁痰阻证）。

（2）西医诊断：甲状腺结节。

（3）壮医诊断：奔埃狠（阴证）。

【治疗】此为肝气郁结，痰凝瘀壅所致，龙路不通。治以疏肝理气，化痰散结，通调龙路。

（1）外治予火针于甲状腺肿块处围刺数针。

（2）内服方予逍遥散加减：柴胡10 g，当归10 g，白芍10 g，白术10 g，茯苓10 g，三棱10 g，莪术10 g，五味子10 g，金樱子肉10 g，薄荷10 g，炙甘草10 g。15剂，每日1剂，分早晚2次饭后温服。

回访，患者头晕、两胁不舒等症状明显缓解，复查甲状腺彩超，结节较前缩小。

【临证思辨】瘿病是以颈前喉结两旁结块肿大为基本临床特征的疾病，属于现代医学中如单纯性甲状腺肿、甲状腺功能亢进症、甲状腺炎、甲状腺腺瘤、甲状腺癌等以甲状腺肿大为主要临床表现的范畴。瘿病主要由情志内伤，饮食及水土失宜引起，并与体质有密切关系。气滞、痰凝、血瘀壅结颈前是瘿病的基本病机。临床常见证型有气郁痰阻、痰结血瘀、肝火炽盛、肝阴虚四种。

本案患者病情随情绪变化波动明显，考虑主要为情志所伤引起，忿郁恼怒或忧愁思虑日久，使肝气失于条达，气机郁滞，则津液不得正常输布，易于凝聚成痰，气滞痰凝，壅结颈前，则发为瘿病。治疗以疏肝理气、化痰散结、通调龙路为法，以壮医火针消肿散结，内服方以逍遥散为主方。方中柴胡疏肝解郁，使肝气得以条达，为主药。当归养血和血；白芍、五味子、金樱子肉养血敛阴，柔肝缓急；三棱、莪术破气行滞活血，消肿散结，共为帮药。白术、茯苓健脾祛湿，使运化有权，气血有源；炙甘草益气补中，缓肝之急；薄荷疏散郁遏之气，透达肝经，共为带药。诸药合用，共奏疏肝理气、化痰散结、通调龙路之功。

鼓胀（肝硬化腹水）

患者罗某，男，65岁，首诊时间：2021-09-01。

【主诉】反复腹胀3年多，加重5天。

【病史】患者自诉3年多前因"腹胀"到医院就诊，诊断为"肝硬化腹水"，曾到多家医院行中西医治疗，腹胀有所缓解，但仍反复发作。近5天来自觉腹胀明显并逐渐加重，遂来就诊，症见：神清，腹胀明显，以右上腹为主，伴胁下胀满，不欲饮食，食后胀甚，得暖气、矢气稍减。腹部膨隆，皮肤绷紧，腹式呼吸弱，腹壁静脉曲张，移动性浊音阳性，腹部无明显压痛。寐可，小便短少，大便尚可，舌淡、苔薄白腻，脉弦。患者青年时查出乙肝表面抗原阳性，未行任何诊治。有长期饮酒史，约每周2次，每次饮白酒约200毫升以上。

【诊断】（1）中医诊断：鼓胀（气滞湿阻证）。

（2）西医诊断：肝硬化腹水。

（3）壮医诊断：水鼓病（阴证）。

【治疗】此为肝郁气滞，脾运不健，湿浊中阻所致。治以疏肝理气，运脾利湿。

内服方予柴胡疏肝散加减：黄花倒水莲30 g，白术20 g，猪苓10 g，柴胡10 g，枳壳15 g，香附10 g，大腹皮15 g，厚朴10 g，郁金10 g，川芎10 g，车前子10 g，大腹皮10 g，白芍15 g，牡蛎20 g。15剂，每日1剂，分早中晚3次饭后服。

服药3次后腹胀明显减轻，腹水减少，继续服完15剂后症状明显好转。

【临证思辨】肝硬化腹水主要是由乙肝病毒、酒精肝等引起肝纤维化，导致低蛋白血症和水钠潴留。现代医学主要根据病因进行治疗，早期为水钠潴留，一般要利尿、排水；后期如出现低蛋白血症，渗透压降低，需要补充蛋白；如果是门静脉高压引起，常应用降门静脉压的药物，如长期口服普萘洛尔或特利加压素、生长抑素。鼓胀在中医古医籍中又称"单腹蛊"，指肝病日久，肝、脾、肾功能失调，气滞、血瘀、水停于腹中所导致的以腹胀大如鼓、皮色苍黄、脉络暴露为主要临床表现的一种病症。一般由情志所伤、饮食不节、感染寄生虫、脾肾亏虚等因素引发，临床表现为腹痛、腹胀大、四肢消瘦、面色青黄等。

本病例予柴胡疏肝散加减。方中黄花倒水莲、白术、猪苓健脾利湿，通调水道，共为主药。柴胡、枳壳、大腹皮、厚朴、车前子疏肝理气，行气利水，共为帮药。川芎，牡蛎，郁金活血化瘀，软坚散结，共为带药。诸药合用，共奏疏肝理气、健脾利湿之功。

肝积（肝癌）

患者李某，男，68岁，首诊时间：2022-11-21。

【主诉】确诊肝恶性肿瘤1年多。

【病史】患者自诉1年多前因腹胀、嗳气到医院就诊，检查发现肝内肿物，后确诊为"肝恶性肿瘤"，未行手术治疗。1年多来常觉腹胀，纳差，曾至多家医院就诊，症状虽好转，但仍反复，遂来就诊。症见：神清，精神欠佳，面色晦暗，腹胀，以脐周为主，按压时腹胀更甚，偶有腹痛，时有恶心，嗳气，口苦，心烦，纳寐差，小便黄。舌红、苔黄腻，脉弦。壮医目诊：白睛黄染，龙路脉络多而集中，边界浸润模糊，右眼2点钟和左眼10点钟方向肝脏反应区可见血脉增粗、弯曲。甲诊：甲色淡、无光泽，月痕暴露过多。

【诊断】（1）中医诊断：肝积（湿热聚毒证）。

（2）西医诊断：肝癌。

（3）壮医诊断：达岩（阴证）。

【治疗】此为湿热壅滞，热毒内盛所致。治以清热利湿、活血解毒。

内服方予茵陈蒿汤加减：当归12 g，白术10 g，三棱10 g，茵陈20 g，鳖甲30 g，大腹皮9 g，益母草15 g，柴胡10 g，黄芪10 g，枳壳12 g，三七10 g，蜂房2 g，法半夏9 g，仙鹤草15 g，白花蛇舌草15 g，白芍15 g，首乌藤20 g，龙骨30 g，桃仁10 g。10剂，每日1剂，分早晚2次饭后温服。

服药10剂，随访，患者腹胀、嗳气较前好转。

【临证思辨】原发性肝癌（简称肝癌）是指发生于肝细胞或肝内胆管细胞的恶性肿瘤，是临床上最常见的恶性肿瘤之一。肝癌相当于中医"肝积"的范畴。肝癌的发生多因正气不足，气虚血行不畅，滞于经络；或情志不遂，肝克脾土，日久脾虚生痰，痰郁化热，热聚成毒，使气滞、血瘀、热毒互结，化为有形实邪存于体内。肝郁日久化热，肝郁脾虚，脾失健运，湿邪内生，湿热互结，内蕴于肝胆而发为肝积。

本病例予茵陈蒿汤加减。方中茵陈、法半夏、三棱、三七、桃仁、鳖甲、枳壳、蜂房活血化瘀消积，为主药。大腹皮、白花蛇舌草、柴胡解毒利水、化湿退黄，当归、白芍、白术、益母草、仙鹤草、黄芪补肾健脾、补益气血、柔肝敛阴，以上共为帮药。首乌藤、龙骨安神，为带药。诸药合用，共奏清热利湿、活血解毒之功。在积极进行治疗的同时，强调日常预防，忌食辛辣、煎炸、滋腻、生冷之物，并嘱患者调整心态，适当运动，指导患者练习壮医三气养生操，以调理气血阴阳，增强体质。

鼻衄（鼻咽癌）

患者蒙某，男，68岁，首诊时间：2020-11-17。

【主诉】确诊鼻咽癌3个多月。

【病史】患者自诉3个多月前无明显诱因下因擤鼻涕发现涕中带血，到医院就诊，检查结果提示"鼻咽肿物"，后确诊"鼻咽未分化型非角化性癌"，医院建议化疗，患者及其家属未接受化疗方案。发病以来反复鼻塞，涕中带血，嗅觉减退，伴有头痛、耳鸣、视力下降、复视等不适，遂来就诊。症见：神清，精神欠佳，鼻塞，咳嗽咳痰，痰中、涕中带血，嗅觉减退，伴有头痛、耳鸣、视力下降、复视，乏力，气短，纳寐欠佳，小便黄，大便烂，舌淡有瘀点、苔稍黄而干，脉细弱。

【诊断】（1）中医诊断：鼻衄（气阴两虚证）。

（2）西医诊断：鼻咽癌。

（3）壮医诊断：鼻岩（阴证）。

【治疗】此为气阴两虚，瘀毒内阻所致。治以益气养阴，化瘀排毒。

内服方予自拟方加减：白花蛇舌草50 g，茯苓10 g，青黛10 g，北沙参20 g，三七5 g，胆南星10 g，款冬花10 g，五味子10 g，白术20 g，壁虎2只，半枝莲30 g，陈皮10 g，黄芪30 g，当归10 g，土茯苓10 g，瓜蒌皮10 g，太子参10 g，仙鹤草30 g，党参20 g，甘草10 g。15剂，每日1剂，分早晚2次饭后温服。

服10剂后，诸症皆轻，嘱患者继续服用3个月。

【临证思辨】鼻咽癌是一种发生于鼻咽部黏膜上皮的恶性肿瘤，多发生于鼻咽顶壁及侧壁，尤其是咽隐窝。鼻咽癌是我国常见的恶性肿瘤之一，在我国，以华南地区发病率最高，北方地区少见。鼻咽癌的发生主要与EB病毒感染、遗传和环境等因素有关，中医、壮医认为，正虚邪实、痰热瘀毒为主要病机，中医治疗早期以攻邪为主，主要采取清热、解毒、化痰、散结之法。清热解毒常用药物有白花蛇舌草、半枝莲、红豆杉、半边莲等；化痰散结常用药物有川贝母、瓜蒌仁、僵蚕、白附子等。另外，虽然疾病早期患者正气较充实，但若一味用攻伐之品、苦寒药物会损伤脾胃，导致脾胃虚弱，运化无权，气血乏源，正气衰弱。在抗肿瘤攻邪的同时，要适当配伍党参、白术、茯苓、砂仁等健脾益胃药物以扶正，兼顾祛邪。

本病例予自拟方加减。方中黄芪、太子参补肺益气，为公药。白术、党参、茯苓益气健脾，为主药。陈皮、瓜蒌皮、胆南星、款冬花理气化痰止咳，土茯苓、青黛解毒除湿，半枝莲、白花蛇舌草、壁虎解毒抗癌，三七、仙鹤草祛瘀止血，当归补血活血，北沙参养阴生津，共为帮药。五味子敛补肺津，甘草甘温益气、调和诸药，共为带药。诸药合用，共奏益气养阴、化瘀排毒之功。在积极治疗的同时，强调日常调护，保证充足的营养和睡眠，补养正气，提高免疫力，有效控制肿瘤发展。

肺积（肺癌）

患者徐某，男，68岁，首诊时间：2022-10-17。

【主诉】确诊肺恶性肿瘤1个多月。

【病史】患者自诉1个多月余前因咳嗽、咳痰、咯血到医院就诊，确诊为肺恶性肿瘤，CT 检查提示右肺病灶约 2.7 cm×2.2 cm，边界欠清，未行手术治疗，遂来就诊。症见：神清，精神欠佳，咳嗽咳痰，痰中带血丝，胸闷胸痛，神疲乏力，气短，纳寐欠佳，小便黄，大便烂，舌淡有瘀点、苔稍黄而干，脉细涩。壮医目诊：白睛脉络弯曲较多、弯度较大，脉络细小、浅淡。甲诊：甲体质软，甲色淡，按之血色恢复缓慢。

【诊断】（1）中医诊断：肺积（气阴两虚证）。

（2）西医诊断：肺癌。

（3）壮医诊断：钵岩（阴证）。

【治疗】此为气阴两虚，瘀毒内阻所致。治以补气养阴，化瘀排毒。

内服方予自拟方加减：茯苓 10 g，黄柏 10 g，北沙参 20 g，三七 5 g，胆南星 10 g，款冬花 10 g，五味子 10 g，白术 20 g，半枝莲 30 g，陈皮 10 g，黄芪 30 g，当归 10 g，土茯苓 10 g，瓜蒌皮 10 g，太子参 10 g，仙鹤草 30 g，白花蛇舌草 50 g，党参 20 g，甘草 10 g。15 剂，每日 1 剂，分早晚 2 次饭后温服。

二诊（2022-11-07）：服药 7 剂后，患者自诉胸痛较前减轻，咳嗽咳痰较前减少，痰中血丝减少，气短较前改善，继续服药。刻下症见：精神可，咳嗽咳痰，胸闷胸痛，饮食欠佳，寐可，二便正常，舌淡有瘀点、苔稍黄而干，脉细涩。壮医目诊及甲诊同前。此仍为耗气伤阴，气阴不足，瘀毒内阻，内服方在首诊方基础上去黄柏，党参减至 10 g，加天麻 10 g，15 剂，每日 1 剂，分早晚 2 次饭后温服。

服药后，患者胸痛较前明显改善，咳嗽减少，痰中已无血丝，精神好转，乏力明显缓解，饮食睡眠可，二便调。继续随诊服药。

【临证思辨】肺癌是起源于肺部支气管黏膜或腺体的恶性肿瘤，以咳嗽咳痰、痰中带血或咯血、呼吸困难、胸痛、乏力、消瘦等为主要表现。肺癌属于中医"肺积"的范畴，指肺部的结节肿块。中医、壮医认为，该病的主要病机为痰瘀郁毒、阴伤气耗、虚实夹杂导致机体阴阳失调，脏腑、经络、气血功能障碍，日久引起病理产物聚结。肺主气，司呼吸，肺为娇脏，喜润恶燥。体质内虚、六淫邪毒、七情内伤、饮食失调、宿有旧疾均可导致正虚邪恋，因虚致实，气郁、血瘀、痰结、湿聚、热毒等多种病理产物互相纠结，导致肺失宣降，邪气积于肺，阻塞气道，使痰与血相互搏结于局部而发为肺癌。

本病例予自拟方加减。方中黄芪、太子参补肺益气，为公药。白术、党参、茯苓益气健脾，为主药。陈皮、瓜蒌皮、胆南星、款冬花理气化痰止咳，土茯苓、黄柏解毒除湿，半枝莲、白花蛇舌草解毒抗癌，三七、仙鹤草祛瘀止血，当归补血活血，北沙参养阴生津，共为帮药。五味子敛补肺津，甘草甘温益气、调和诸药，共为带药。诸药合用，共奏益气养阴、化瘀排毒之功。在积极进行治疗的同时，强调日常调护保证充足的营养和睡眠，有效控制肿瘤发展。

癌病（胃癌）

患者黄某，男，57岁，首诊时间：2022-09-26。

【主诉】上腹痛、解黑便2个多月。

【病史】患者自诉2个多月前因呕血、解黑便至医院就诊，诊断为"胃癌"，家属不同意手术治疗，经对症治疗，呕血、便血症状好转后出院。出院后反复上腹部间歇性隐痛，症状未见好转，遂来就诊。症见：贫血面容，躯体消瘦，上腹部间歇性隐痛、拒按，无烧灼感，无明显腹胀、反酸等不适，纳欠佳，寐尚可，大便烂，小便调。舌暗红、苔白厚，脉细。胃镜检查结果：肿瘤表面多凹凸不平、糜烂，有污秽苔，溃疡边缘呈结节状隆起，无聚合皱襞，病变处无蠕动。组织学诊断：低分化腺癌。壮医目诊：白睛12点钟及6点钟方向胃肠区可见"Y"形脉络分布，根部增粗、曲张、色鲜红，该区巩膜、虹膜交界处有瘀点。甲诊：甲色淡红，月痕暴露过少，按之血色恢复较慢。

【诊断】（1）中医诊断：癌病（气血双亏证）。

（2）西医诊断：胃癌。

（3）壮医诊断：胴岩（阴证）。

【治疗】此为先天脾胃不足，饮食失调，气血双亏，正虚毒盛，阻滞谷道所致。治以健脾益气，补血和胃，散瘀消积，止痛。

内服方予归脾汤加减：白花蛇舌草30 g，土茯苓20 g，半枝莲20 g，党参20 g，干石斛10 g，太子参10 g，木香10 g，炙甘草10 g，救必应10 g，白术10 g，醋延胡索10 g，三七5 g，醋莪术10 g，山药10 g，陈皮10 g，黄芪10 g，当归10 g，酸枣仁10 g，远志10 g，白英10 g，仙鹤草10 g。15剂，每日1剂，分早晚2次饭后温服。

服药4日，患者上腹部疼痛加剧，不能进食；服药第8日疼痛开始缓解，可以进流食；服药10日，患者上腹部隐痛较前好转，白苔较前消退。守原方服药治疗3个月，后期随访，患者上腹部无明显疼痛，食欲可，二便调。体重增加5千克，腹痛未见复发。

【临证思辨】胃癌是我国常见的消化道肿瘤之一。在临床中除手术、化疗外，多配合内服扶正培本、清热解毒、活血化瘀及化痰祛湿类的中药，旨在增强患者抵抗力，提高患者生活质量，延长患者寿命。医家张元素曰："脾胃怯弱，气血两衰，四时有感，皆能成积"。《景岳全书》亦载，脾胃不足及虚弱失调之人，多有积聚之病。正虚则毒盛，脾胃虚弱是导致癌病的重要原因，贯穿于癌病始终。脾胃同属中焦，互为表里，脾作为后天之本，与胃癌的病机密切相关。胃主受纳、腐熟水谷，癌毒客胃损伤胃之功能，进而影响脾的运化，最终导致脾胃运化失司，形成脾虚为主、脾虚更甚的正虚状态。在临床中可使用扶正解毒类中药改善肿瘤炎性、酸性及免疫微环境，恢复机体动态平衡以抑制肿瘤细胞的恶性增殖，如使用六君子汤、归脾汤等顾护脾胃之气，再辨证加减用药。

方中黄芪甘温，补脾益气，为主药。党参、太子参、白术、木香补脾益气，当归补血活血，山药滋补脾胃，陈皮行气，干石斛益胃生津，醋莪术消积并配合醋延胡索止痛，少量三七散瘀止痛，远志、酸枣仁健脾宁心，白花蛇舌草、半枝莲、土茯苓、白英、救必应、仙鹤草解毒利湿、攻结消肿、抗癌，共为帮药。炙甘草补脾益气兼调和诸药，为带药。诸药合用，扶正祛邪，攻补兼施，顾护后天之本，共奏健脾益气、补血和胃、散瘀消积、止痛之功。平素应当畅情志，远离烟酒，适当补充营养。

肠蕈（直肠癌）

患者李某，女，58 岁，首诊时间：2020-06-21。

【主诉】大便困难半年多。

【病史】患者自诉半年多前自觉腹胀，大便困难，便中时有带血及黏液，曾于医院就诊治疗，效果不佳，后确诊为直肠癌晚期，医院建议手术治疗后化疗，患者拒绝，遂来就诊。症见：神清，面黄，口臭，腹胀，大便 3 日未解，舌苔厚腻，脉洪大有力。CEa、CA50、CA19-9 等指标均偏高。结肠镜检查：距肛 37 cm 降结肠 IIa+dep 病变，大小约 1.2 cm×0.8 cm。活检病理：管状腺瘤，高级别上皮内瘤变（HgIN）。壮医目诊：白睛 11 点钟及 7 点钟方向胃肠区可见 "Y" 形脉络分布，根部增粗、曲张、色鲜红，该区巩膜、虹膜交界处有瘀点。

【诊断】（1）中医诊断：肠蕈（湿毒热结证）。

（2）西医诊断：直肠癌。

（3）壮医诊断：脏岩（阴证）。

【治疗】此为正气不足，湿毒内盛，阻滞肠道所致。治以补益正气，排毒祛湿。

内服方予自拟方加减：白花蛇舌草 50 g，党参 20 g，大黄 10 g（后下），北沙参 20 g，三七 5 g，白头翁 10 g，黄柏 10 g，秦皮 10，黄连 5 g，白术 20 g，半枝莲 30 g，陈皮 10 g，黄芪 30 g，当归 10 g，土茯苓 10 g，太子参 10 g，仙鹤草 30 g，甘草 10 g。3 剂，每日 1 剂，早中晚饭后服。

患者诉服药第 2 日出现腹痛后解出羊屎样便，带鲜血，第 3 日开始解稀烂便，每日 2 次。

二诊（2020-07-09）：原方去大黄，再服 15 剂，腹胀消，大便通，便血止。继服 3 个月，结肠癌肿块缩小，复查 CEa、CA50、CA19-9 等指标均未见异常，体重增长 4 千克。

【临证思辨】直肠癌是指从直肠乙状结肠交界处至齿状线之间的癌，是消化道最常见的恶性肿瘤之一。直肠癌属中医"肠积、积聚、肠风、脏毒、肠蕈等"范畴，主要是由于正虚感邪、内伤饮食及情志失调所引起，以湿热、瘀毒蕴结于肠道，肠道传导失司为基本病机。在临床上，直肠癌可出现排便习惯及粪便性状改变、腹痛、肛门坠痛、里急后重甚至是腹内结块、消瘦等表现。中医分型辨治主要有湿热下注型、瘀毒内阻型、脾肾阳虚型、气血两虚型及肝肾阴虚型。直肠癌患者运用中医中药配合手术治疗或化疗，往往可以取得较好的疗效。

本病例予自拟方加减。方中白花蛇舌草、半枝莲、白头翁清热解毒、凉血止痢，为抗癌之要药，为主药。黄柏、黄连、土茯苓、大黄清阳明胃经之湿热，泻阳明大肠经之宿便；黄芪、党参、白术、北沙参、太子参、陈皮健脾补气、滋阴养胃，助体内正气祛除癌毒，共为帮药。三七、当归、秦皮、仙鹤草补血活血，甘草调和诸药，共为带药。诸药合用，一清一泻，一补一攻，共奏补益正气、排毒祛湿之功。

第二节　外科病

湿疮（湿疹）

　　患者廖某，女，65 岁，首诊时间：2022-08-01。

　　【主诉】反复全身瘙痒 10 多年。

　　【病史】患者自诉 10 多年前接触化学物品后出现全身瘙痒，严重时可见皮肤糜烂、渗液，伴口干口苦，发热，遇热加重，小便黄，曾多次去医院就诊，均无明显好转，遂来就诊。症见：神清，精神一般，全身瘙痒，伴口干口苦，发热，遇热加重，小便黄，纳寐一般，舌淡、苔白，脉沉数。壮医目诊：白睛脉络细小、弯曲、色浅，脉络边缘浸润混浊，界限不清。甲诊：甲床色淡红，甲体平滑，月痕清晰，甲襞匀称完整，按之血色恢复均匀。

　　【诊断】（1）中医诊断：湿疮（湿毒内盛证）。

　　（2）西医诊断：湿疹。

　　（3）壮医诊断：能啥能累（阴证）。

　　【治疗】此为外邪侵袭，湿热瘀阻，肝肾亏虚，两路不通所致。治以清热祛湿，滋补肝肾，祛风止痒，疏通两路。

　　内服方予六味地黄汤加减：熟地黄 10 g，山茱萸 10 g，山药 10 g，泽泻 10 g，牡丹皮 5 g，茯苓 10 g，苦参 10 g，土茯苓 10 g，白鲜皮 10 g，紫花地丁 10，白芍 10 g，白术 20 g，甘草 10 g，炒僵蚕 10 g，制远志 10 g。15 剂，每日 1 剂，分早晚 2 次饭后温服，药渣冲水外洗患处。

　　1 个月后回访，患者全身瘙痒较前减轻，治疗有效。

　　【临证思辨】湿疮是一种由多种内外因素引起的有渗出倾向的炎症性皮肤病，以皮损多形性、对称分布、有渗出倾向、自觉瘙痒、反复发作、易成慢性为临床特征。壮医认为本病多为毒虚致病，早期当以祛毒邪为主，后期则以扶正祛邪为主，除湿应贯穿治疗始终。

　　本病例予六味地黄汤加减。方中重用熟地黄滋阴补肾、填精益髓，为主药。山茱萸补养肝肾，并能涩精；山药补益脾阴，亦能固精；泽泻利湿泄浊，并防熟地黄之滋腻恋邪；牡丹皮清泻相火，并制山茱萸之温涩；茯苓淡渗利湿，并助山药健脾，共为帮药。苦参、土茯苓、白鲜皮、紫花地丁祛风除湿止痒，白芍敛阴，白术、甘草助山药增强健脾补益之功，炒僵蚕解毒散结，制远志安神，共为带药。诸药合用，共奏清热祛湿、滋补肝肾、祛风止痒、疏通两路之功。在积极治疗的同时，强调日常调护，注意皮肤清洁、干燥，清淡饮食，避免饮酒及食用高蛋白食物和腌制食物，积极调整情绪，避免精神紧张、急躁、悲观、抑郁等。

项痹病（颈型颈椎病）

患者刘某，女，44岁，首诊时间：2022-09-19。

【主诉】右侧颈肩反复胀痛不适，伴右肩胛区放射痛10天。

【病史】患者自诉10天前劳累后出现右颈肩胀痛并逐渐加重，放射至右侧肩胛区、右前胸区，活动后加重，休息时稍缓解，颈椎CT检查结果显示颈椎生理曲度变直，C_4、C_5椎间盘膨出，硬膜囊轻度受压，伴轻度增生。自行拔罐、艾灸，症状无明显改善，遂来就诊。症见：神清，精神欠佳，右侧肩颈部疼痛，右侧肩关节活动受限，舌暗红、苔白，脉沉细。壮医目诊：白睛脉络散乱，弯曲小，末端可见瘀点。甲诊：甲体质软，甲面可见白斑。壮医摸结：右侧颈肌紧张，C_4、C_5脊旁突压痛，肩胛提肌起止点压痛。

【诊断】（1）中医诊断：项痹病（肝肾亏虚证）。

（2）西医诊断：颈型颈椎病。

（3）壮医诊断：活邀尹（阴证）。

【治疗】此为肝肾亏虚，肌筋劳损，筋结形成，横络盛加，不荣则痛。治以补益肝肾，活血理气，松结止痛。

（1）壮医外治：采用壮医手法解结，松解颈肩两侧横突点、胸锁乳突肌、冈上肌、菱形肌等。予壮医火针针刺颈斜角肌筋结点、胸锁乳突肌筋结点、肩胛提肌筋结点处。

（2）内服方予壮腰健肾丸加减：盐菟丝子10 g，狗脊10 g，牛膝10 g，甘草10 g，大钻10 g，醋延胡索10 g，鸡血藤10 g，醋郁金10 g，盐杜仲10 g，千斤拔10 g，陈皮10 g，牛大力30 g，女贞子10 g，桑寄生10 g。15剂，每日1剂，分早晚2次饭后温服。

二诊（2022-10-10）：服药3剂后，患者诉疼痛较前明显减轻，右侧肩部活动较前好转，继续服药。刻下症见：右肩颈处胀痛较前好转，舌暗、苔白，脉细涩。内服守原方，加用武打将军酒外涂肩颈部，重点涂擦疼痛部位，每日2次。服药及外用药酒后，患者已无右侧肩颈部疼痛，肩部活动度明显改善，纳寐可，二便调。

【临证思辨】颈型颈椎病是临床筋伤科常见疾病，一般表现为肌肉酸痛、活动受限、头晕等。颈部或项部肌肉会酸痛、胀痛与乳酸堆积过多有关，颈椎肌肉可出现反射性紧张、痉挛、僵硬，导致颈椎屈伸、旋转活动受限。如颈部生理曲度发生改变，可导致脑供血不足，出现头晕、恶心、胸闷、心慌、记忆力减退等临床症状。中医、壮医认为，该病的主要病机为颈部肌筋受损，复感风寒湿毒邪，筋结形成，横络盛加，阻塞两路，使三气不同步所致。本病与手三阳经筋关系密切，可在颈、肩、背的肌筋起止点查到筋结。

本病例予壮腰健肾丸加减。方中盐菟丝子、狗脊补肝肾、强筋骨、壮肾阳、治腰痛，为主药、公药，其中狗脊坚脊骨、通龙路，对脊骨痛尤为适宜。女贞子、桑寄生、牛膝、盐杜仲补肝肾、强筋骨、滋肾阴；肾虚则风湿之邪易于侵袭，血脉不利，故配鸡血藤养血活血、祛瘀通滞、舒筋通络；千斤拔、牛大力、大钻强筋骨、祛风湿；筋结形成，不通则痛，醋延胡索、陈皮、醋郁金理气止痛，共为帮药。甘草调和诸药，为带药。诸药相伍，共奏补益肝肾、活血理气、松结止痛之功，对由于肌筋劳损、气滞血瘀、风湿侵袭之项痹极为合适。同时利用壮医火针消灶扶阳，筋脉同治，以助内服药之功力。在积极进行治疗的同时，强调日常预防，保暖防寒，保证颈肩关节适度活动等。

项痹病（神经根型颈椎病）

患者张某，女，60岁，首诊时间：2022-09-26。

【主诉】颈部酸痛不适，伴双上肢麻木1年多。

【病史】患者自诉1年多前无明显诱因下出现颈部酸痛，伴双上肢麻木，时有胸闷、嗳气、头晕头痛，其间曾到医院就诊，症状稍有好转，但易复发，遂来就诊。症见：神清，精神一般，颈部酸痛，伴双上肢麻木，症状影响生活，时有胸闷、嗳气、咳嗽、头晕头痛，纳寐差，二便调，舌淡、苔白，脉沉细。壮医目诊：白睛脉络散乱、弯曲小，末端可见瘀点。甲诊：甲色晦暗，月痕暴露少，按之血色恢复较慢。DR检查提示 $C_{4\sim5}$、$C_{6\sim7}$ 有唇样增生。壮医摸结：颈部肌肉紧张，$C_{4\sim5}$、$C_{6\sim7}$ 神经根压痛并向双上肢放射，双侧臂丛神经有压痛。

【诊断】（1）中医诊断：项痹病（气血亏虚证）。

（2）西医诊断：神经根型颈椎病。

（3）壮医诊断：活邀尹（阴证）。

【治疗】此为气血不充，筋脉失于濡养，火路不通，不荣则痛。治以健脾益气养血，滋补肝肾，宁心安神，通调火路。

（1）壮医外治：采用壮医手法解结，松解颈肩两侧横突点、胸锁乳突肌、冈上肌、菱形肌等。壮医火针针刺颈斜角肌筋结点、胸锁乳突肌筋结点、肩胛提肌筋结点。

（2）内服方予归脾汤加减：黄芪20g，茯苓10g，白术10g，当归10g，酸枣仁10g，远志10g，丹参30g，木香5g，炙甘草10g，延胡索10g，柴胡10g，黄芩10g，北沙参10g，附子10g，肉桂10g。15剂，每日1剂，分早晚2次饭后温服。

二诊（2022-10-10）：神清，精神可，颈部酸痛症状较前好转，已无明显胸闷咳嗽，纳寐尚可，二便正常，继续予壮医经筋疗法治疗。

三诊（2022-11-07）：神清，精神可，颈部酸痛症状较前明显好转，不影响日常生活，纳寐可，二便调。

【临证思辨】神经根型颈椎病是由颈椎退变引起神经根病变导致，是颈椎病的常见类型，常与其他类型合并存在。神经根是指周围神经与脊髓的连接部位，大脑的神经信号需经过神经根然后传导至四肢。当颈神经根遭受刺激和（或）压迫时将导致颈肩背部疼痛、上肢及手指放射性疼痛、麻木、无力等症状，严重影响患者的生活质量。

中医、壮医认为，该病的病因主要为年老体弱，气血衰退，肝肾亏损，但亦与局部长期劳损或外伤有直接关系。在上述情况下，风、寒、湿等外邪乘虚而入，使经络瘀阻，气血运行不畅，为其主要病机。《黄帝内经》指出，肾主骨髓，若肾精虚少，骨髓化源不足，不能营养骨骼，则出现骨骼脆弱，肢体无力。《黄帝内经》又云，"肝藏血""肝主身之筋膜""宗筋主束骨而利机关也"。筋膜是一种联络关节肌肉，主司运动的组织。若肝血不足，血不养筋，可导致颈部筋骨韧带钙化而退变。肾精亏损为本；血脉瘀阻，气血运行不畅为标。本例以补肾健脾论治。予归脾汤加减。方中黄芪甘温，补脾益气，为主药。白术为补脾益气之要药，与黄芪相伍，补脾益气之功益著；丹参活血化瘀；当归补血活血，炒酸枣仁宁心安神，二药相伍，补心血、安神志之力更强；茯苓养心安神；远志宁神益智；木香理气醒脾，与诸补气养血药相伍，可使其补而不滞；北柴胡升阳举陷；延胡索理气止痛；附子、肉桂温补肾阳，以上共为帮药。炙甘草益气补中，调和诸药，为带药。诸药合用，共奏健脾益气养血、滋补肝肾、宁心安神、通调火路之功。在积极治疗的同时，强调日常调护，注意保持正确姿势，纠正长时间低头、探头、含胸等不良习惯，适当进行颈椎功能锻炼，如"米"字操、易筋经、八段锦等。

项痹病（椎动脉型颈椎病）

患者马某，女，62岁，首诊时间：2021-04-01。

【主诉】颈部胀痛不适1年多，伴头晕目眩10天。

【病史】患者自诉1年多前无明显诱因下出现颈肩部酸胀不适，伴头晕，呈天旋地转感，低头或后仰时加重，无恶心呕吐，无上肢麻木，无脚踩棉花感，无头痛，无视物障碍，CT检查提示颈椎增生和椎管狭窄，未行特殊处理，遂来就诊。症见：颈肩部酸胀不适，伴头晕，活动颈椎呈天旋地转感，低头或后仰时加重，舌淡红、苔少，脉细，夜间易醒，饮食尚可，大便正常，小便黄。壮医目诊：左眼11点钟方向、右眼1点钟方向可见白睛脉络弯曲少，弯度小。甲诊：甲体质薄而脆，可见细小竖条纹路，甲色苍白。壮医摸结：头夹肌筋结、颈夹肌筋结、项韧带筋结、颈斜角肌筋结、胸锁乳突肌筋结、斜方肌筋结、肩胛提肌上筋结、肩胛提肌下筋结等均有压痛。

【诊断】（1）中医诊断：项痹病（肝肾不足证）。

（2）西医诊断：椎动脉型颈椎病。

（3）壮医诊断：活邀尹（阴证）。

【治疗】此为肝肾不足，筋脉失于濡养，龙路不通，巧坞失养所致。治以滋补肝肾，通调龙路，止眩定晕。

（1）壮医外治：先予壮医经筋推拿手法解结，松解头夹肌筋结、颈夹肌筋结、项韧带筋结、颈斜角肌筋结、胸锁乳突肌筋结、斜方肌筋结、肩胛提肌上筋结、肩胛提肌下筋结等压痛处，再予壮医火针针刺以上筋结痛点，最后在针刺部位拔火罐8分钟。

（2）内服方予六味地黄汤合半夏白术天麻汤加减：丹参20 g，天麻10 g，白术10 g，熟地黄10 g，山茱萸10 g，山药10 g，牡丹皮10 g，茯苓10 g，泽泻10 g，陈皮10 g，法半夏10 g，制远志10 g，百合10 g，甘草10 g。15剂，每日1剂，分早晚2次饭后温服。

服药15剂后，患者诉颈肩部酸胀较前明显减轻，无头晕，睡眠尚可。

【临证思辨】椎动脉型颈椎病是由于颈椎椎体及附件病变，致使椎动脉受压迫或刺激而引起供血不足，产生眩晕、头痛、视觉障碍、突然摔倒，同时伴有颈部疼痛、活动范围受限等一系列症状的颈椎病。颈椎病的发生与多种因素有关，如椎间盘退行性改变及损伤、颈椎先天性畸形、血管因素、咽喉部炎症等。

本病例予六味地黄汤合半夏白术天麻汤加减。方中熟地黄滋补肾精，天麻祛痰通络止眩，为公药。山茱萸滋肾益肝，山药滋肾补脾，泽泻泻肾降浊，牡丹皮泻肝火，茯苓利水渗湿、健脾宁心，陈皮、法半夏、白术理气燥湿化痰，丹参活血化瘀通络止痛，共为主药。百合、制远志补益心脾，交通心肾助眠，为帮药。甘草调和诸药，为带药。诸药合用，配合外治，共奏滋补肝肾、通调龙路、止眩定晕之功。在积极治疗的同时，强调清淡饮食，注意休息，避免长期伏案工作。

痹病（项背肌筋膜炎）

患者黄某，女，34岁，首诊时间：2022-10-10。

【主诉】反复项背部疼痛伴背部畏寒、畏风2年多。

【病史】患者自诉2年多前淋雨后出现项背部疼痛，呈阵发性酸胀痛，每次持续时间不等，得热可缓解。未予重视，后疼痛逐渐加重，疼痛可放射至肩臂部，严重时伴有头晕头痛，发病以来至多个医院就诊，经检查诊断为"筋膜炎"，多方治疗后症状改善不明显，遂来就诊。症见：项背部皮肤呈橘皮样，局部肌肉紧张、增厚，广泛压痛，可放射至肩臂部，严重时伴有头晕头痛，舌淡、苔白，脉细。壮医目诊：白睛脉弯曲较多，弯曲较大。甲诊：甲体质软，甲色淡，按之血色恢复稍慢。经筋摸结：肩胛提肌、颈斜角肌、胸锁乳突肌、斜方肌、菱形肌、冈上肌触及痛性筋结或条索状硬结。

【诊断】（1）中医诊断：痹病（气血亏虚证）。

（2）西医诊断：项背肌筋膜炎。

（3）壮医诊断：活背尹（阴证）。

【治疗】此为气血不足，肌筋劳损，复感寒邪所致。治以益气补血，舒筋活络。

（1）经筋手法：先于颈肩背上部松筋3～5遍，再松解斜方肌、肩胛提肌、冈上肌的起止点、交叉点、应力点所形成的筋结，最后对颈项两侧横突点、后棘突、胸锁乳突肌、颈斜角肌等位置进行全面松筋解结，使颈部肌筋达到动力学平衡。

（2）经筋针法：采用壮医火针针刺局部痛性筋结，当针刺局部出现酸、胀、麻等感觉后即可出针。

（3）拔火罐：针后在针刺处拔火罐10分钟。

（4）内服方予归脾汤加减：党参10 g，黄芪10 g，酸枣仁10 g，北柴胡10 g，当归10 g，制远志10 g，醋郁金10 g，白芍10 g，独活10 g，茯苓10 g，威灵仙10 g，木香10 g，炙甘草10 g。15剂，每日1剂，分早晚2次饭后温服。

二诊（2022-10-31）：患者诉经外治和服药7剂后，疼痛较前明显减轻，疼痛时已无头晕头痛等症状，精神好转，继续服药。刻下症见：精神可，项背部疼痛明显好转，背部仍畏寒，纳寐尚可，二便调，舌淡、苔白，脉沉细。壮医外治同前，内服方在首诊方的基础上加附子10 g、肉桂10 g。15剂，每日1剂，分早晚2次饭后温服。

服药后，患者仅有项背部轻微酸胀痛，无其他不适，纳寐可，二便调。1个月后回访，患者诉症状发作次数较前明显减少，但劳累后遇寒仍易复发。

【临证思辨】项背肌筋膜炎是由多种致病因素引起筋膜内血管收缩、微循环障碍、血液渗出、水肿而形成的无菌性炎症，临床以颈肩部肌肉及肌腱疼痛、无明显器质性改变、间歇性发作为主要表现。中医认为，先天不足、营卫失和、气血亏虚、肝肾不足、脾胃虚损均可导致正虚邪恋，风、寒、湿之邪乘虚侵袭人体，或劳损、外伤痹阻经络、筋骨、关节，气血运行不畅，脉络不通，不通则痛，故而出现颈肌重着、屈伸不利、僵硬、疼痛等症状。肝主筋，脾主肌肉，肺主皮毛，脾土不生，金无以化，则易复感寒邪。壮医认为，该病的主要病机为颈肌筋膜劳损，复感风、寒、湿邪毒，筋结形成，阻塞龙路、火路，使三气不得同步。当天气变化，温度突降时，体表血管收缩，深部血管扩张，导致血液渗出并积存在体内，引起疼痛；或当肌肉痉挛，极度缺血时，会产生大量有害的代谢产物，刺激神经感受器而引起疼痛。

本病例予归脾汤加减。方中黄芪、党参补脾益气，为公药。当归补血活血，为主药。茯苓、白芍、制远志、酸枣仁、北柴胡、醋郁金、木香、独活、威灵仙健脾养血、宁心安神、行气解郁、除湿通络，为帮药。炙甘草补脾益胃、调和诸药，为带药。诸药合用，共奏益气补血、舒筋活络之功。同时配合壮医火针消灶扶阳，筋脉同治，以助药力。在积极进行治疗的同时，强调日常调护，多食扶阳之品，保暖防寒，保证充足的营养和睡眠。

痹病（颈臂综合征）

患者张某，女，48岁，首诊时间：2021-12-13。

【主诉】肩颈部疼痛不适5个多月。

【病史】患者自诉近5个多月来无明显诱因下出现肩颈部疼痛不适，疼痛部位伴有僵硬、沉重感，偶有头枕痛，上肢痛。曾自行贴敷止痛膏，疼痛未见明显好转，为求进一步系统治疗，遂来就诊。症见：神清，精神一般。肩颈部疼痛不适，疼痛部位伴有僵硬、沉重感，偶有头枕痛，上肢痛，纳寐一般，小便正常，大便烂，舌淡红、苔薄白，脉弦紧。壮医目诊：白睛 12 点钟方向脊柱反射区脉络瘀阻、浑浊不清。甲诊：甲色青紫，月痕暴露过少。经筋摸结：可查到颈斜角肌筋结、颈夹肌筋结、肩胛提肌筋结。

【诊断】（1）中医诊断：痹病（气滞血瘀证）。

（2）西医诊断：颈臂综合征。

（3）壮医诊断：颈臂尹（阴证）。

【治疗】此为气血瘀滞，肌筋失养所致。治以行气活血，化瘀止痛，松筋解结。

壮医外治：先沿手太阳小肠经从手至肩背部予壮医经筋推拿，主要点按颈斜角肌筋结、颈夹肌筋结、肩胛提肌筋结。再予壮医火针，主要针刺颈斜角肌筋结、肩胛提肌筋结。最后在针刺部位拔火罐。治疗 3 天后患者已无明显疼痛不适。

【临证思辨】颈臂综合征是指以颈椎退行性病变或慢性劳损为基础，引起颈臂部血液循环障碍、肌肉组织痉挛水肿、广泛性疼痛僵硬，颈项部及肩关节周围痛的临床综合征。本病属中医学"痹病"的范畴，论"痹病"之由，乃风寒湿邪侵袭，或劳损跌扑致颈项肩臂部经筋痹阻不通或失养所致。经筋理论认为，风寒湿邪侵袭经筋系统，形成"筋结"，导致经筋痹阻不通或失养。火针属于《灵枢·官针》篇中"九刺"之一，性善温通，既有温通、温养和温散之效，又可松筋散结，主要适用于痹病和寒证。"燔针劫刺"是《灵枢·经筋》中记载的治疗经筋病的重要方法，《灵枢·官针》云："九曰焠刺，焠刺者，刺燔针则取痹也。""燔针"即火针，兼具"针"和"灸"之力。研究表明，火针具有温经散寒、通经活络、软坚散结等作用。本病例通过壮医经筋推拿、壮医火针疗法、拔火罐三联疗法，充分发挥手法、针法、灸法的协调作用，效果确切。

漏肩风（肩周炎）

患者韦某，女，52 岁，首诊时间：2021-03-01。

【主诉】右肩胀痛、抬起困难 3 个多月。

【病史】患者自诉 3 个多月前无明显诱因出现右肩胀痛，夜间为甚。活动肩关节后症状加重，提裤、梳头等活动困难。曾自行拔罐、艾灸，症状未明显改善，遂来就诊。症见：神清，精神欠佳，右肩颈部疼痛，右侧肩关节活动受限，舌暗、苔白，脉沉细。壮医目诊：白睛脉络散乱、弯曲小，末端可见瘀点。经筋摸结：肱二头肌长头筋结点、肱二头肌短头筋结点压痛，右侧肩关节上举、外展、内旋受限并加重疼痛，难以忍受。

【诊断】（1）中医诊断：漏肩风（肝肾亏虚兼风寒湿痹证）。

（2）西医诊断：肩周炎。

（3）壮医诊断：旁巴尹（阴证）。

【治疗】此为肝肾亏虚，风寒湿入侵，关节失荣，肌筋粘连所致。治以补肝肾，强筋骨，松筋解结，散寒祛风除湿。

（1）壮医外治：先予壮医经筋推拿手法解结，松解肩关节周围的肱二头肌长头筋结、肱二头肌短头筋结点压痛处及大圆肌、小圆肌等。再予壮医微火针针刺肱二头肌长短头筋结痛点，最后在针刺部位拔火罐8分钟。

（2）内服方予壮腰健肾丸加减：盐菟丝子10 g，狗脊10 g，牛膝10 g，甘草10 g，大钻10 g，醋延胡索10 g，鸡血藤10 g，醋郁金10 g，盐杜仲10 g，千斤拔10 g，陈皮10 g，牛大力30 g，女贞子10 g，桑寄生10 g。15剂，每日1剂，分早晚2次饭后温服。

经手法、火针、拔罐治疗3天，患者自觉肩周疼痛明显减轻，晚上睡觉基本不痛。肩关节活动逐渐灵活。

【临证思辨】肩周炎，医学领域广泛接受且描述相对准确的命名为粘连性肩关节囊炎和冻结肩，后者相对更常用，中医称"五十肩""漏肩风""凝肩"等，以肩关节周围软组织不明原因自限性、无菌性炎症为主要表现。中医将肩周炎分为风寒湿痹型、气滞血瘀型及气血亏虚型进行辨证。风寒湿痹型治疗宜祛风散寒、舒筋活络，主方为独活寄生汤或三痹汤；气滞血瘀型治疗宜活血化瘀、行气止痛，主方为身痛逐瘀汤；气血亏虚型治疗宜益气养血、舒筋活络，主方为当归鸡血藤汤。若为急性疼痛期，伴有肩关节活动障碍，采用火针加拔罐效果更佳。

本病例予壮腰健肾丸加减。方中盐菟丝子、狗脊补肝肾、强筋骨、壮肾阳、治腰痛，为主药、公药，狗脊坚脊骨、通龙路，对脊骨痛尤为适宜。女贞子、桑寄生、牛膝、盐杜仲补肝肾、强筋骨、滋补肾阴；肾虚则风湿之邪易于侵袭，血脉不利，故配鸡血藤养血活血、疏通瘀滞、舒筋通络；千斤拔、牛大力、大钻强筋骨、祛风湿；筋结形成，不通则痛，加用醋延胡索、陈皮、醋郁金舒筋活络、理气止痛，以上共为帮药。甘草调和诸药，为带药。诸药相伍，配合外治，共奏补肝肾、强筋骨、松筋解结、散寒祛风除湿之功。嘱患者为肩关节保暖及加强肩关节功能锻炼。

腰痹（臀上皮神经损伤）

患者徐某，男，58岁，首诊时间：2021-12-13。

【主诉】腰部疼痛不适5年多。

【病史】患者自诉5年多前无明显诱因下出现腰部酸痛，时有胀痛，疼痛放射至臀部，活动后加重，伴腰部活动受限，纳寐可，二便调。其间至多个医院就诊，腰椎MRI检查提示腰椎退行性病变，使用多种外治疗法治疗后腰痛改善不明显，症状反复，遂来就诊。症见：神清，精神欠佳，腰部疼痛，纳可，寐差，舌红、苔少，脉细数。壮医目诊：白睛龙路脉络增粗、弯曲多、色鲜红，末端可见瘀点。甲诊：甲体无华，甲色鲜红，月痕暴露过多。壮医摸结：$L_{1/2}$、$L_{2/3}$棘突旁有压痛，L_3横突压痛明显，可放射至臀部，无下肢放射痛。壮医摸结：可触及臀上皮筋结、臀大肌筋结、臀中肌筋结、L_3横突筋结。

【诊断】（1）中医诊断：腰痹（阴虚火旺证）。

（2）西医诊断：臀上皮神经损伤。

（3）壮医诊断：核尹（阴证）。

【治疗】此为肝肾亏虚，阴虚火旺，不荣则痛，两路不通所致。治以补益肝肾，滋阴降火，舒筋解结，通调两路。

（1）壮医外治：采用壮医经筋手法。重点松解患侧臀上皮神经筋结、腰三横突筋结、臀部筋结，再予壮医火针针刺腰三横突筋结和臀部筋结，针后拔火罐10分钟。

（2）内服方予知柏地黄汤加减：知母10 g，黄柏10 g，牡丹皮10 g，远志10 g，土茯苓20 g，山药10 g，桂枝10 g，山萸萸10 g，杜仲10 g，川牛膝10 g，煅龙骨20 g，地黄10 g，泽泻10 g，炙甘草10 g。15剂，每日1剂，分早中晚3次饭后温服，药渣加水再煎30分钟，用毛巾浸药液热熨腰部20分钟。

二诊（2022-02-28）：服药3剂后，患者腰痛较前好转，臀部放射痛减轻，精神好转，继续服药。刻下症见：腰部疼痛较前缓解，纳寐可，二便调，舌暗红、苔白，脉沉细。

外治同前，内服方拟方如下：骨碎补10 g，肉苁蓉10 g，鸡血藤20 g，川楝子10 g，狗脊10 g，茯苓10 g，威灵仙10 g，稀莶草20 g，葛根20 g，延胡索10 g，山楂10 g，熟地黄10 g，淫羊藿10 g，党参10 g。共15剂，每日1剂，分早中晚3次饭后温服，药渣加水再煎30分钟，用毛巾浸药液热熨腰部20分钟。

服药后，患者腰痛较前好转，放射痛改善明显，腰部活动度改善，精神好转，纳寐可，二便调。

【临证思辨】臀上皮神经损伤是临床常见病症，多表现为一侧腰臀部疼痛，起身困难，弯腰活动受限，易与腰椎间盘突出症初期的腰臀痛相混淆而误诊。该病属壮医"核尹"的范畴，壮医经筋理论认为，腰肌劳损，肌筋失衡，筋结形成，压迫火路是该病的主因。

本病例予知柏地黄汤加减。知柏地黄汤源于《景岳全书》，原名为滋阴八味煎。方中生地黄滋阴清热，山萸萸、川牛膝、杜仲、滋肾益肝，为主药、母药。山药滋肾补脾；牡丹皮泻肝火；知母、黄柏清肾中伏火、肝火；泽泻利湿泄浊；土茯苓清胃毒；桂枝通经络；患者寐差，煅龙骨平肝潜阳；远志助眠；炙甘草调和诸药，共为带药。诸药合用，共奏补益肝肾、滋阴降火、疏筋解结、通调两路之功。配合壮医经筋手法、壮医火针通调火路，消灶扶阳，以助内服之药力。在积极治疗的同时，强调日常调护，避免剧烈运动，防寒保暖，保证充足的营养和睡眠等。

腰痛（第三腰椎横突综合征）

患者程某，女，65岁，首诊时间：2022-09-05。

【主诉】腰部疼痛伴左下肢麻木、放射痛2年多。

【病史】患者自诉2年多前无明显诱因下出现腰部疼痛，伴左下肢麻木、放射痛，以臀部、大腿为主，后疼痛逐渐加重，腰部活动受限，弯腰、下蹲困难。2年来到多家医院就诊，诊断为腰肌劳损，采用推拿、针灸治疗后效果不明显，遂来就诊。症见：神清，精神尚可，疼痛明显，活动受限，起坐、弯腰、下蹲困难，无恶心呕吐、无头晕头痛等不适，舌暗有瘀斑、苔少，脉细涩。壮医目诊：白睛脉络弯曲较多、弯度较大，末端可见瘀点。甲诊：甲体质软，甲色淡，按之血色恢复较慢。壮医摸结：L_3横突点、L_2横突点、L_1横突上、腰骶纤维管筋结点、臀中肌筋结点、伏兔点等压痛。

【诊断】（1）中医诊断：腰痛（气滞血瘀证）。

（2）西医诊断：第三腰椎横突综合征。

（3）壮医诊断：核尹（阴证）。

【治疗】此为腰部气血瘀阻筋脉，肌筋失养，筋结卡压。治以行气活血祛瘀，通络止痛。

（1）壮医外治：采用壮医经筋手法，松解足少阳经筋及足阳明经筋，行腰部斜扳复位法。再予壮医火针针刺臀中肌筋结、股二头肌筋结、腓肠肌筋结、坐骨结节筋结处消灶，针后在针刺处拔火罐10分钟。

（2）内服方予桃红四物汤加减：桃仁10 g，红花10 g，熟地黄10 g，白芍10 g 当归10 g，川芎10 g，白术10 g，丹参30 g，茯苓10 g，炙甘草10 g，党参10 g，制远志10 g。15剂，每日1剂，分早晚2次饭后温服。

二诊（2022-11-14）：服药7剂后，患者腰部疼痛较前减轻，左下肢麻痛较前缓解，精神好转，继续服药。刻下症见：精神可，腰部疼痛减轻，左下肢麻痛缓解，但腰部活动仍受限，纳可，夜寐梦多，二便正常，舌淡、苔薄白，脉细弱。壮医外治同前，内服方予金匮肾气丸加减：附子10 g，肉桂10 g，熟地黄10 g，山药10 g，山茱萸10 g，牡丹皮10 g，制远志10 g，延胡索10 g，泽泻10 g，茯苓10 g，盐杜仲10 g，牛膝10 g，首乌藤20 g，伸筋草10 g，凤仙透骨草10 g，龙骨15 g。15剂，每日1剂，分早晚2次饭后温服。药渣加水再煎30分钟，用毛巾浸药液热熨患处30分钟。

服药后，患者已无明显腰痛，左下肢已基本无麻痛感，弯腰下蹲尚可，精神好转，饮食睡眠可，二便调。1个月后回访，患者诉症状发作次数较前明显减少，腰部活动自如。

【临证思辨】第三腰椎横突综合征是引起腰痛的常见原因之一，是指第三腰椎横突损伤引起该处附着的肌肉撕裂、出血、瘢痕粘连、筋膜增厚挛缩，使血管神经束受摩擦、刺激和压迫而产生腰痛、腰部活动度受限为主要表现的一种病症。第三腰椎横突位于腰椎中部，两侧腰椎横突连线形成以第三腰椎横突尖为顶点的纵长菱形，第一、第二腰椎横突外侧有下部肋骨覆盖，第四、第五腰椎横突深居于髂骨内侧，只有第三腰椎横突缺乏肋骨及髂骨保护。另外，第三腰椎横突的后伸曲度比其他腰椎的大，向侧方延伸最长，处于腰椎生理前凸强度的顶点，为承受力学传递的重要部位，因此易受外力作用的影响而引起损伤。中医认为，久坐伤肉，局部气血瘀滞，经脉血少，导致局部肌筋失荣，筋急则痛。壮医认为，本病是由第三腰椎横突处肌筋劳损，复感风寒湿毒邪，筋结形成，横络盛加，阻塞两路，使三气不得同步引起。

本病例予桃红四物汤加减。方中丹参活血祛瘀，熟地黄补肾益精，为公药。桃仁、红花、当归、川芎活血通络、祛瘀止痛，为主药。党参、白术、茯苓、制远志补中益气、健脾渗湿、养血安神，为帮药。炙甘草调和诸药，为带药。诸药合用，共奏行气活血祛瘀、通络止痛之功。配合壮医经筋手法、壮医火针消灶扶阳，筋脉同治，以助内服之药力。

腰痛（腰椎间盘突出症）

患者李某，女，55岁，首诊时间：2022-11-14。

【主诉】腰痛伴右下肢麻痛6年多，加重7天。

【病史】患者自诉6年多前无明显诱因下出现腰部酸胀痛，后疼痛逐渐加重，出现右下肢麻木，腰部活动受限，弯腰下蹲困难，曾至多个医院就诊，经检查诊断为腰椎间盘突出症（$L_{4\sim5}$椎间盘突出，右侧硬膜囊受压），治疗后症状改善不明显，近7天症状加重。遂来就诊。症见：神清，精神欠佳，腰部酸胀痛，右下肢麻木，活动受限，弯腰下蹲困难，无恶心呕吐、无头晕头痛等不适，舌暗红、苔少，脉沉细。专科查体：右侧直腿抬高试验阳性、右侧跟臀试验阳性，CT检查提示$L_{4\sim5}$椎间盘突出，右侧硬膜囊受压。壮医目诊：白睛脉络弯曲较多、弯度较大，末端可见瘀点。甲诊：甲体质软，甲色淡，按之血色，恢复稍慢。壮医摸结：坚持"以痛为腧"为原则，以腰部足三阳经筋的肌筋起点、止点、交叉点、拐弯点、腰椎间隙和椎旁神经出口处、坐骨神经出口、腓总神经处形成的筋结为重点查灶区域。

【诊断】（1）中医诊断：腰痛（肝肾亏虚证）。

（2）西医诊断：腰椎间盘突出症。

（3）壮医诊断：核嘎尹（阴证）。

【治疗】此为肝肾亏虚，腰部肌筋失荣，筋结盛加，卡压火路（神经）所致。治以补益肝肾，活血化瘀，疏通两路。

（1）壮医外治：采用壮医经筋手法，松解足少阳经筋及足阳明经筋，行腰部斜扳复位法。再予壮医火针针刺臀中肌筋结、臀上皮筋结、梨状肌筋结、股外侧肌筋结、腓肠肌筋结处消灶，针后在针刺处拔火罐10分钟。

（2）内服方予六味地黄汤加减：知母10g，天花粉10g，北沙参10g，太子参10g，豆蔻10g，陈皮10g，麦冬10g，山药10g，牡丹皮10g，茯苓10g，山茱萸10g，半枝莲10g，葛根10g，肉苁蓉10g，三七5g，首乌藤10g，制远志10g，醋香附10g，醋郁金10g。14剂，每日1剂，分早晚2次饭后温服。药渣加水再煎30分钟，用毛巾浸药液热熨腰部疼痛部位30分钟。

二诊（2022-11-28）：患者诉服药7剂后腰部酸胀痛较前减轻，右下肢麻木较前缓解，精神好转，继续用药。刻下症见：精神可，腰部仍有酸胀痛，右下肢麻木感减轻，弯腰下蹲尚可，纳欠佳，夜梦多，大便偏烂，小便稍黄。舌淡、苔薄白，脉细。壮医目诊及甲诊同前。内服方予六味地黄汤加减：知母 10 g，北柴胡 10 g，北沙参 10 g，太子参 10 g，豆蔻 10 g，陈皮 10 g，白术 10 g，山药 10 g，牡丹皮 10 g，茯苓 10 g，山茱萸 10 g，伸筋草 10 g，肉苁蓉 10 g，三七 5 g，首乌藤 10 g，土鳖虫 10 g，制远志 10 g，醋香附 10 g，醋郁金 10 g，凤仙透骨草 10 g。14 剂，每日 1 剂，分早晚 2 次饭后温服，药渣加水再煎 30 分钟，用毛巾浸药液热熨腰部疼痛部位 30 分钟左右。壮医外治同前。

服药后患者腰部酸胀痛明显减轻，右下肢麻木感好转，精神好转，弯腰下蹲均无异常，纳寐可，二便调。1 个月后回访，症状发作较前明显减少，疼痛程度较前明显减轻，嘱其勿劳累并注意防寒保暖。

【临证思辨】腰椎间盘突出症是指腰椎间盘各部分（髓核、纤维环及软骨板），尤其是髓核不同程度的退行性变后，在外力因素的作用下，椎间盘的纤维环遭到破裂，髓核组织从破裂之处突出（或脱出）于后方或椎管内，导致相邻脊神经根遭受刺激或压迫，从而产生腰部疼痛，一侧或双侧下肢麻木、疼痛等症状的一种病症。该病常发于 20～50 岁。壮医认为，该病的主要病机为椎间盘的退行性改变，复感风寒湿毒邪，肌筋失衡，筋结形成，横络盛加，阻塞三道两路，使三气不得同步。故临床上采用壮医经筋疗法治疗。肝主筋，司主关节，肾主骨，主发育生长。由于先天不足，营卫失和、气血亏虚、肝肾不足、脾胃虚损均可导致正虚邪恋，风、寒、湿之邪乘虚侵袭人体，或劳损、外伤等因素，痹阻经络、筋骨、关节，气血运行不畅，脉络不通，不通则痛，故而出现腰部疼痛、重着、活动不利、僵硬，及下肢麻木疼痛、麻木、活动不利等症状。

本病例予六味地黄汤加减。方中山茱萸、肉苁蓉补益肝肾、固肾涩精，为公药；知母、北沙参、太子参养阴益气，为母药；公药与母药共为主药。山药、白术、茯苓、陈皮、豆蔻、牡丹皮、北柴胡、醋香附、醋郁金、制远志、首乌藤健脾除湿、疏肝解郁安神，为帮药。三七、土鳖虫、伸筋草、凤仙透骨草活血化瘀、舒筋通络，为带药。诸药合用，共奏补益肝肾、活血化瘀、疏通两路之功。配合壮医经筋手法松筋解结、壮医火针消灶扶阳，筋脉同治，以助内服之药力。在积极进行治疗的同时，强调日常调护，防寒保暖，保证充足的营养和睡眠。

腰痛（坐骨神经盆腔出口综合征）

患者朱某，女，69 岁，首诊时间：2022-10-17。

【主诉】左侧腰部疼痛伴下肢麻痛 2 年多，加重 1 个月。

【病史】患者家属代诉患者 2 年多前无明显诱因下出现腰部胀痛，活动后加重，伴左下肢麻痛，腰部活动受限，纳寐可，二便调。其间至多个医院就诊，腰椎 MRI 检查提示"腰椎退行性病变"，使用多种外治疗法治疗后腰痛改善不明显，症状反复，近 1 个月疼痛加重，遂来就诊。症见：神清，精神欠佳，腰部疼痛，左下肢麻痛感，纳可，寐差，舌暗红、苔白腻，脉沉细。壮医目诊：白睛 12 点钟方向脊柱反射区脉络细小、颜色浅淡。甲诊：甲色青紫或甲床苍白，月痕暴露过少。专科查体：左侧跟臀试验阳性，左侧"4"字征阳性。经筋摸结：L$_{4\sim5}$压痛不明显，无下肢放射痛。左侧梨状肌压痛，梨状肌下3～4寸处压痛明显，左下肢放射痛，直腿抬高左右阴性，跟臀试验左侧阳性。

【诊断】（1）中医诊断：腰痛（肾虚证）。

（2）西医诊断：坐骨神经盆腔出口综合征。

（3）壮医诊断：核尹（阴证）。

【治疗】此为肾亏体虚，年老体衰，腰肌失荣，横络盛加，不通则痛。治以壮腰健肾、益气补血、松筋解结。

（1）壮医经筋推拿手法依次从足至腰背部松解足太阳经筋、足少阳经筋。患者左侧下肢麻痛，考虑病灶主要位于足少阳经筋，壮医火针针刺左侧坐骨结节筋结、臀中肌筋结、梨状肌筋结、坐骨神经盆腔出口筋结，患者左下肢放电样针感明显。

（2）内服方予壮腰健肾汤加减：菟丝子10 g，狗脊10 g，千斤拔10 g，女贞子10 g，鸡血藤10 g，金樱子10 g，牛大力10 g，牛膝10 g，党参10 g，茯苓10 g，白术10 g，伸筋草10 g，盐杜仲10 g，当归10 g，炙甘草10 g。15剂，每日1剂，分早中晚3次饭后温服，药渣加水再煎30分钟，用毛巾浸药液热熨左侧腰部。

经壮医外治和服药3剂后，患者自诉腰痛较前好转，左下肢无明显麻痛，精神好转，继续服药。

【临证思辨】坐骨神经盆腔出口综合征是坐骨神经自骶坐骨神经丛分开后，离开骨盆达臀部之前，因局部病变引起神经嵌压所致。该病属壮医"核尹"的范畴，壮医经筋理论认为，筋结形成，横络盛加，压迫火路是该病的主因。

本病例予壮腰健肾汤加减。方中菟丝子、狗脊补肝肾、强筋骨、壮肾阳、治腰痛，为主药、公药。女贞子滋补肾阴，牛膝、千斤拔、牛大力、金樱子、盐杜仲补肝肾、强筋骨，鸡血藤、伸筋草舒筋活血，党参、白术、茯苓补脾益气，当归补血活血，共为帮药。炙甘草补气调中，为带药。全方共奏壮腰健肾、益气补血、松筋解结之功。配合壮医推拿手法松筋解结，壮医火针通调火路、消灶扶阳，以助内服之药力。在积极治疗的同时，强调日常调护，避免剧烈运动。

痹病（梨状肌损伤综合征）

患者刘某，男，52岁，首诊时间：2021-12-13。

【主诉】腰臀部疼痛，伴双下肢麻痛1年多。

【病史】患者自诉近1年多来无明显诱因下出现腰臀部疼痛不适，疼痛部位伴有僵硬、沉重感，双下肢麻木。曾自行买贴敷止痛膏，疼痛未见明显好转，为求进一步系统治疗，遂来就诊。症见：神清，精神一般，腰部疼痛不适，疼痛部位伴有僵硬、沉重感，左下肢麻痛。纳寐一般，二便正常，舌暗红、苔白、脉沉。壮医目诊：白睛脉络散乱，弯曲小，末端可见瘀点。甲诊：甲色晦暗，月痕暴露少，按之血色恢复较慢。专科查体：

双侧直腿抬高试验阴性，左侧"4"字征阳性，左侧梨状肌紧张试验阳性。经筋摸结：$L_{4\sim5}$棘突旁压痛不明显，左侧梨状肌压痛明显，左下肢放射痛。

【诊断】（1）中医诊断：痹病（肝肾亏虚证）。

（2）西医诊断：梨状肌损伤综合征。

（3）壮医诊断：界尹（阴证）。

【治疗】此为肝肾亏虚，腰肌劳损，肌筋失荣，横络盛加，肌筋失养，火路不通所致。治以补益肝肾，松筋解结。

（1）壮医经筋推拿手法：从足至腰背部全线松解足太阳经筋和足少阳经筋，重点是梨状肌筋结。壮医火针针刺双侧坐骨结节筋结、臀中肌筋结；左侧梨状肌筋结、腓骨长肌筋结、髂胫束筋结，针刺梨状肌筋结时患者下肢有放电样感觉传导最佳，针口处拔罐10分钟。

（2）内服方予六味地黄汤加减：山茱萸10 g，茯苓10 g，山药10 g，熟地黄20 g，泽泻10 g，牡丹皮10 g，知母10 g，黄柏8 g，豨莶草10 g，牛膝10 g，凤仙透骨草10 g，伸筋草10 g。15剂，每日1剂，分早晚2次饭后温服。

【临证思辨】梨状肌综合征是坐骨神经受压所致。坐骨神经自臀部梨状肌出口穿过，坐骨神经变异或长期慢性劳损导致梨状肌出口狭窄，可致坐骨神经受压，引起梨状肌综合征。主要表现为臀部至下肢放射性疼痛，腰部症状较轻，多发生于中青年人，应与腰椎间盘突出症相鉴别。

梨状肌综合征属"痹病"范畴。采用壮医经筋疗法治疗，即壮医经筋推拿手法、壮医经筋针刺（火针）法、拔火罐法三者有机结合，标本兼治，筋柔骨顺，共奏"松、顺、动、通"之功，佐以六味地黄汤加减内服，补肝肾、强筋骨，内外兼治以加强疗效。方中重用熟地黄滋阴补肾、填精益髓，为主药。山茱萸补养肝肾，并能涩精；山药补益脾阴，亦能固精，共为帮药。主帮相配，滋养肝脾肾，称为"三补"。熟地黄用量是山茱萸与山药两味之和，故以补肾阴为主，补其不足以治本。泽泻利湿泄浊，并防熟地黄之滋腻恋邪；牡丹皮清泄相火，并制山茱萸之温涩；茯苓淡渗脾湿，并助山药之健运。三药为"三泻"，渗湿浊，清虚热，平其偏胜，共为帮药。黄柏、知母清热燥湿、滋阴润燥；豨莶草、凤仙透骨草、伸筋草、牛膝祛风湿、补肝肾、通经络，共为带药。内外同治，法简效宏。

腰痛（致密性骶髂关节炎）

患者马某，女，52岁，首诊时间：2022-08-29。

【主诉】腰骶部疼痛1年多。

【病史】患者自诉1年多前生产后出现腰骶部疼痛，呈持续性胀痛，无双下肢乏力，纳寐可，二便调。未系统诊治，症状改善不明显，1个月前起床后自觉腰骶部疼痛加重，遂来就诊。症见：神清，左腰骶关节部压痛明显，纳寐可，舌暗、苔黄腻，脉细涩。壮医目诊：白睛12点钟方向脊柱反应区脉络有瘀点或瘀斑。甲诊：甲色青紫，甲床可见斑纹或瘀点，月痕浅淡。经筋摸结：左侧第三腰椎横突压痛，左侧骶髂关节处触及数个痛性筋结，触痛明显。

【诊断】（1）中医诊断：腰痛（气滞血瘀证）。

（2）西医诊断：致密性骶髂关节炎。

（3）壮医诊断：核尹（阴证）。

【治疗】此为腰骶关节损伤，局部气滞血瘀，横络盛加所致。治以活血化瘀，疏肝理气，养血健脾，松筋解结。

（1）外治予壮医经筋推拿手法治疗，重点治疗骶髂关节处筋结点。壮医火针针刺骶髂关节筋结、臀大肌筋结、臀中肌筋结、骶棘肌筋结，针口处拔罐10分钟。

（2）内服方予桃红四物汤合丹栀逍遥散加减：桃仁10 g，红花10 g，当归10 g，白芍10 g，川芎10 g，北柴胡10 g，牡丹皮10 g，栀子10 g，土茯苓15 g，醋郁金10 g，醋莪术10 g，牡蛎10 g，茯苓10 g，炙甘草10 g，白英10 g，白术10 g。15剂，每日1剂，分早中晚3次饭后温服。

二诊（2022-09-05）：经外治和服药3剂后，患者腰痛症状较前好转，继续服药。刻下症见：腰痛较前好转，精神好转，纳寐可，二便调，舌暗、苔黄腻，脉细涩。壮医目诊及甲诊同前。首诊方加制远志、醋延胡索、土鳖虫各10 g。15剂，每日1剂，分早中晚3次饭后温服。

三诊（2022-09-19）：患者腰痛较前改善，精神好转，纳寐可，二便调，舌淡、苔薄白，脉细涩。壮医目诊及甲诊同前。壮医外治同前。内服方予桃红四物汤合丹栀逍遥散加减：桃仁10 g，红花10 g，川芎10 g，白芍10 g，北柴胡10 g，茯苓10 g，牡丹皮10 g，赤芍10 g，炙甘草10 g，白英10 g，白术10 g，当归10 g。15剂，每日1剂，分早中晚3次饭后温服，药渣加水再煎30分钟，用毛巾浸药液热熨患处。

服药3剂后，患者诉无明显腰痛，继续服药。

【临证思辨】致密性骶髂关节炎引起的腰腿痛多见于中青年女性，好发于20～40岁的产后妇女，临床表现为复发性下腰痛，可向下放射至两侧臀部和大腿，为非根性痛，疼痛可因长时间行走或站立而加重。壮医经筋理论认为，骶髂关节处肌筋外伤或劳损，复感风寒湿外邪，筋结形成阻塞两路是该病的主因。

本病例予桃红四物汤合丹栀逍遥散加减。方中桃仁、红花活血化瘀，北柴胡疏肝理气，使肝气得以调达，为主药。白芍酸甘，柔肝敛阴、缓急止痛；当归辛温，养血活血，当归、白芍与柴胡相伍，使血气和而肝气柔，养肝体而助肝用；川芎行气活血；牡丹皮清热凉血以清血中伏火并活血化瘀，栀子泻火除烦并能导热下行，两者合用以平火热、活血化瘀；白术、茯苓、炙甘草益气健脾，一取《金匮要略》"见肝之病，知肝传脾，当先实脾"之意，实土以防木乘，又因"脾胃为气血生化之源"，补脾胃以助营血生化，再则借茯苓宁心安神之功以助眠；土茯苓祛毒清胃热；醋郁金协助柴胡疏肝；醋莪术理气活血化瘀；患者既往乳腺结节病史，牡蛎、白英软坚解毒、消肿散结，以上共为帮药。炙甘草同时调和诸药，为带药。全方宗《黄帝内经》"木郁达之""火郁发之"之意，全方共奏活血化瘀、疏肝理气、养血健脾之功，由此则血瘀得化，气滞得疏，肝郁得解、肝火可清。内外同治，活血化瘀，松筋解结。在积极治疗的同时，强调日常调护，避免剧烈运动，保暖防寒。

足跟痛（跟痛症）

患者杭某，女，69岁，首诊时间：2022-11-03。

【主诉】双侧足跟疼痛3年多。

【病史】患者自诉3年多前无明显诱因下出现双侧足跟疼痛，呈胀痛感，以足跟内侧面为甚，久站久行时加重，局部无红肿发热，无畸形，无下肢麻木，无间歇性跛行，无脚踩棉花感。病后曾行针刀治疗，疼痛症状稍好转，但反复发作，遂来就诊。症见：双侧足跟疼痛，呈胀痛感，以足跟内侧面为甚，久站久行时加重，舌暗红、苔少，脉细数，失眠多梦，饮食尚可，大便正常，小便黄。壮医目诊：左眼4点钟方向、右眼8点钟方向可见白睛脉络弯曲少、弯度小。甲诊：甲体质薄而脆，甲色苍白，甲体呈细小竖条纹路。壮医经筋摸结：足跟部有3个明显压痛点。

【诊断】（1）中医诊断：足跟痛（肝肾亏虚证）。

（2）西医诊断：跟痛症。

（3）壮医诊断：足垫痛（阴证）。

【治疗】此为年老体虚，肝肾亏虚，筋失濡养，不荣则痛。治以滋补肝肾，濡养筋骨，疏筋止痛。

（1）壮医外治按照以痛为腧原则，予壮医火针针刺双侧足跟筋结、内踝筋结、内踝韧带筋结、跖神经筋结、足底筋结处。针毕患者诉双侧足跟疼痛较前明显减轻，嘱患者1周后复诊。

二诊（2022-11-21）：患者自诉左侧足跟内侧面疼痛较前减轻，右侧足跟未见疼痛，手心汗多，时有腰部酸痛，舌暗红、苔少，脉细数，失眠多梦，饮食尚可，大便正常，小便黄。

内服方予六味地黄汤加减：知母10 g，熟地黄10 g，黄柏10 g，山茱萸10 g，山药10 g，牡丹皮10 g，茯苓10 g，泽泻10 g，牛膝10 g，威灵仙10 g，甘草10 g，凤仙透骨草20 g。15剂，每日1剂，分早晚2次饭后温服。服药5剂后，患者左侧足跟痛较前明显减轻，偶有腰痛，未诉夜间汗出，睡眠较前明显改善；服药15剂后，久行久站双侧足跟无明显疼痛，无腰痛、夜间汗出等，睡眠尚可。

【临证思辨】跟痛症为临床常见骨伤科疾病，是以足跟部周围疼痛为主症的一种病症，主要表现为足跟一侧或两侧疼痛，尤以足跟环面内侧痛为多，不红不肿，行走不便。肝主筋，肾主骨，此病以肝肾不足、筋脉失养为本，复感风寒湿毒，外邪阻滞足太阳经筋、足少阴经筋、足太阴经筋、足厥阴经筋，致使筋结形成，横络盛加，阻塞三道两路，导致三气不得同步而发病。

本病例予六味地黄汤加减。方中熟地黄滋肾阴、益精髓，为公药。山茱萸滋肾益肝，山药滋肾补脾，泽泻泄肾降浊，茯苓宁心安神，牡丹皮泻肝火，知母、黄柏清肾中伏火及肝火，共为主药。牛膝、威灵仙、凤仙透骨草补肾强腰膝，为帮药。甘草调和诸药，为带药。诸药合用，配合外治，共奏滋补肝肾、濡养筋骨、疏筋止痛之功。在积极治疗的同时，注意休息，避免久站久行，预防复发。

第三节　儿科病

顽痹（幼年特发性关节炎）

患儿李某，男，14岁，首诊时间：2022-06-06。

【主诉】全身关节疼痛1年多。

【病史】患儿家属代诉患儿1年多前无明显诱因下出现双手手指关节疼痛，后疼痛逐渐加重，逐渐累及肘关节、肩关节、膝关节等，进而出现乏力，行走困难，1年来多次到医院就诊，经检查诊断为"幼年特发性关节炎"，使用多种药物治疗后症状改善不明显，为求中壮医治疗，遂来就诊。症见：神清，精神欠佳，左臂乏力，疼痛，上举及抓握困难，行走困难，无法久站，神疲乏力，舌暗红、苔白，脉沉细。壮医目诊：白睛脉络散乱、弯曲小，末端可见瘀点。甲诊：甲体质软，甲面可见白斑。

【诊断】（1）中医诊断：顽痹（肝肾亏虚证）。

（2）西医诊断：幼年特发性关节炎。

（3）壮医诊断：滚克（阴证）。

【治疗】此为先天肝肾不足，兼感风湿所致。治以滋补肝肾，祛风除湿，强筋健骨，通络止痛。

（1）壮医外治：头顶壮医火路（相当于神庭至百会连线，督脉穴位循行处）针刺放血，刻下患者自觉神志较前好转，眼睛较前有神；壮医火针针刺肱三头肌筋结处。

（2）内服方予独活寄生汤加减：独活10 g，桑寄生10 g，秦艽10 g，防风10 g，细辛5 g，当归10 g，川芎10 g，熟地黄10 g，白芍10 g，肉桂10 g，茯苓10 g，党参10 g，广西海风藤10 g，伸筋草10 g，威灵仙10 g，鸡血藤10 g，透骨草10 g，郁金10 g，白术20 g。15剂，每日1剂，分早晚2次饭后温服。药渣加水再煎30分钟，用毛巾浸药液热熨肘关节、肩关节、膝关节等20分钟。

二诊（2022-07-04）：服药3剂后，患者关节疼痛较前明显减轻，精神好转，行走能力较前明显改善，左臂可上举及抓握，继续服药。刻下症见：精神可，行走如常人，跑动困难，左臂已无疼痛，抓握较前好转，饮食欠佳，夜梦多，大便烂，小便稍黄，舌边红、苔白，脉沉细。壮医目诊及甲诊同前。此为余邪留滞，脾胃运化失常，心脾两虚。

（1）壮医外治同前，针刺头顶壮医火路已无出血。

（2）内服方予归脾汤加减：黄芪 10 g，白术 20 g，当归 10 g，茯苓 10 g，党参 10 g，炙甘草 10 g，制远志 10 g，酸枣仁 10 g，木香 10 g，砂仁 10 g，知母 10 g，黄精 10 g，伸筋草 10 g，广西海风藤 10 g，宽筋藤 10 g，车前草 10 g，芡实 10 g，透骨草 10 g，益智仁 10 g。15 剂，每日 1 剂，分早晚 2 次饭后温服。药渣加水再煎 30 分钟，用毛巾浸药液热熨肘关节、肩关节、膝关节等 20 分钟。

三诊（随访）：服药后，患者已无多关节疼痛，精神好转，行走跑动均无异常，一次可跑步 2 千米，无乏力，纳寐可，二便调。

【临证思辨】幼年特发性关节炎是一种结缔组织自身免疫疾病，以关节慢性炎症、疼痛和肿胀、关节伸屈不利、全身乏力为主要表现，严重者可影响正常运动。中医、壮医认为，该病为小儿脏腑未充，形体未盛，脾肾虚弱，风寒湿邪乘虚而入闭阻三道两路，气血失和，气血瘀结，痰瘀互结，正气亏虚，经筋不荣，关节失养，故而出现关节肿痛、重着、屈伸不利、僵硬等症状。

本病例予独活寄生汤加减。方中独活、桑寄生祛风除湿，为公药。细辛、秦艽、防风、肉桂辛温祛寒，为主药。党参、茯苓、白术健脾除湿，当归、熟地黄、白芍、川芎补血养阴，郁金疏肝除烦，共为帮药。广西海风藤、伸筋草、鸡血藤、透骨草、威灵仙、甘草通经活络，为带药。诸药合用，配合外治，共奏滋补肝肾、祛风除湿、强筋健骨、通络止痛之功。在积极治疗的同时，强调日常调护，防寒保暖。

抽搐（小儿抽动症）

患儿卢某，男，10 岁，首诊时间：2021-11-08。

【主诉】不自觉眨眼，伴面部不自觉抽动 2 个月。

【病史】患儿家属代诉患儿 2 个月前打闹后出现反复不自觉眨眼，面部不自觉抽动，点头，每日发作时间及次数不定，烦躁易怒，无法集中精神，至医院就诊，诊断为"小儿抽动症"，予行为纠正及心理辅导，效果不佳，遂来就诊。症见：眨眼，面部抽动，点头，烦躁易怒，大叫，无法配合检查，多梦，饮食一般，二便正常，舌暗红、苔薄白，脉弦。壮医目诊：白睛 2 点钟方向可见一深红色弯曲粗大脉络，末端可见瘀点。甲诊：甲体质软，稍突起。

【诊断】（1）中医诊断：抽搐（脾虚肝旺证）。

（2）西医诊断：小儿抽动症。

（3）壮医诊断：筋惕（阴证）。

【治疗】壮医目前对本病无明确记载，考虑为地气不升，天气不降，人气不和，谷道虚弱，阴阳失衡，气机不调，上扰清窍所致。治以平肝潜阳，健脾化痰，安神定志。

（1）外治予小天心针刺放血，调节气机平衡。

（2）内服方予归脾丸加减：黄芪5g，白术5g，栀子5g，甘草5g，茯苓5g，木香5g，酸枣仁5g，远志5g，丹参5g，党参10g，磁石5g，郁金5g，鸡内金5g，山楂5g，麦芽5g，法半夏5g。15剂，每日1剂，分早晚2次饭后温服。

服药15剂后，患儿症状消失，追踪3月未见复发。

【临证思辨】小儿抽动症多发于5～10岁男孩，为一组或两组肌肉突然、短暂、重复、刻板地抽动发作，表现为眨眼、挤眉、龇牙、做怪相、耸肩、转颈、点头、躯体扭动、手臂摇动或踢脚、下肢抽动等，情绪紧张时加剧，精神集中时减少，睡眠时消失。在某个时期以某一组肌肉抽动为主，表现为同一个症状，肌肉的抽动具有变化性。本病发病原因不明，壮医对本病描述甚少，壮医认为本病多因年幼，三道气机不荣，或气机升降失常，两路不畅，横络盛加，天地人三气不同步，精神失养所致。

本病例予归脾汤加减。方中黄芪、白术、党参、茯苓健脾益气，共为主药。栀子、郁金清肝热、除烦解郁，磁石平肝潜阳、安神，酸枣仁、远志宁心安神，丹参清心火，法半夏化痰，鸡内金、山楂、麦芽健运脾胃，共为帮药。甘草调和诸药，为带药。诸药合用，配合外治，健脾化痰，平肝潜阳以安神志，故诸症皆消。小儿抽动症发病机制目前尚不明确，减轻患儿压力及保证充足睡眠有助于缓解病情。

厌食症（小儿食欲不振）

患儿黄某，男，3岁9个月，首诊时间：2022-08-29。

【主诉】食欲不振，伴反胃呕吐半年多。

【病史】患者家属代诉患儿半年多前无明显诱因下出现胃口欠佳，伴反胃呕吐等，曾多次至医院就诊，未见明显好转，遂来就诊。症见：神清，精神一般，胃口欠佳，伴反胃呕吐，咽干，时有口苦，寐一般，小便可，大便偏烂。舌红、苔薄白，脉沉细。壮医目诊：白睛脉络着色浅，脉络细小、弯曲，脉络边缘浸润混浊，界限不清。甲诊：甲床色淡红，甲体平滑有润泽，月痕清晰，甲襞匀称完整，按之血色恢复均匀。

【诊断】（1）中医诊断：厌食症（脾胃气虚证）。

（2）西医诊断：小儿食欲不振。

（3）壮医诊断：疳积（阴证）。

【治疗】此为脾胃气虚所致。治以健脾益气，佐以助运，温中和胃。

内服方予香砂养胃丸加减：党参5g，苍术5g，茯苓10g，炙甘草5g，陈皮5g，砂仁5g，木香5g，鸡内金5g，六神曲5g，麦芽5g，山楂5g，枳实5g，鸡骨草5g，五味子5g，柴胡5g。15剂，每日1剂，分早晚2次饭后温服。

服药15剂后，患儿食欲渐增，反胃呕吐次数较前明显减少，大便正常。

【临证思辨】小儿厌食症是小儿时期常见的慢性消化系统疾病之一，临床以较长时期食欲不振，见食不贪，食量减少甚至拒食为主要特征。中医认为，该病由喂养不当，饮食不节，损伤脾胃，脾胃失和，胃不受纳，脾不运化，谷道不畅，产生厌食；或小儿先天禀赋不足，后天因情志因素或他病及脾引起脾胃虚弱，纳化不济，导致厌食。在清代李用粹的《证治汇补》中就有关于厌食复杂的病因记载，如"恶食非止一端""痰滞""伤食""病久胃虚"等。

本病例予香砂养胃丸加减。方中党参补中益气、健脾养胃；苍术健脾燥湿，加强益气助运之力；茯苓甘淡，健脾渗湿，苓术相配，则健脾祛湿之功益著；砂仁、木香理气；陈皮、枳实调理气机，除胸脘痞闷，降逆止呕，燥湿化痰，共为主药。鸡内金、六神曲、麦芽、山楂化滞消积，增进食欲；五味子酸收；柴胡升阳止泻；鸡骨草疏肝清热，共为帮药。炙甘草调和诸药，为带药。诸药合用，共奏健脾益气、佐以助运、温中和胃之功。在积极治疗的同时，注意保持充足睡眠，适当服用扶阳之品，保持心情舒畅，适当进行户外运动。

儿童消渴症（中枢性尿崩症）

患儿陈某，男，10岁，首诊时间：2020-09-14。

【**主诉**】多饮、多尿1年多。

【**病史**】患儿家属代诉患儿1年多前无明显诱因下出现多饮、多尿，医院诊断为"中枢性尿崩症"，其间至多个医院就诊，使用多种药物治疗后症状改善不明显，遂来就诊。症见：神清，精神一般，多饮，多尿，夜间更甚，多次起夜，2～3次/晚，尿色清，进食少，纳差，寐欠佳，大便正常，舌淡、苔白，脉沉细。壮医目诊：白睛脉络散乱，弯曲小，末端可见瘀点。甲诊：甲体质软，甲面可见白斑。

【**诊断**】（1）中医诊断：儿童消渴症（脾肾两虚证）。

（2）西医诊断：中枢性尿崩症。

（3）壮医诊断：尿崩症（阴证）。

【**治疗**】此为先天肾精不足，精气血津液不能正常化生、输布所致。治以滋阴补肾，益气健脾和胃，通调两路。

内服方予香砂六君子汤加减：附子10 g，茯苓10 g，白芍10 g，白术10 g，五倍子10 g，芡实10 g，制何首乌10 g，六神曲10 g，鸡内金10 g，砂仁10 g，木香10 g。15剂，每日1剂，分早晚2次饭后温服。

二诊（2022-09-26）：患者精神尚可，多饮、多尿症状较前改善，夜尿次数较前减少，食欲较前增加，寐差，大便正常，舌淡红、苔白，脉沉细。壮医目诊及甲诊同前。

内服方予六味地黄汤合香砂六君子汤加减：熟地黄10 g，山茱萸10 g，山药10 g，泽泻10 g，牡丹皮10 g，茯苓10 g，党参10 g，白术10 g，甘草10 g，半夏10 g，陈皮10 g，砂仁10 g，木香10 g，鸡内金10 g，六神曲10 g，芡实10 g。15剂，每日1剂，分早晚2次饭后温服。

三诊（2022-10-17）：患者精神尚可，多饮、多尿症状较前明显改善，仍有夜尿，原方基础上加附子 10 g、肉桂 10 g。

【临证思辨】中枢性尿崩症是神经垂体疾病，由于丘脑 - 垂体后叶抗利尿激素合成、转运、储存或释放缺陷，导致肾小管回吸收障碍，临床表现为多尿、烦渴多饮、夜尿显著。可见于任何年龄，通常在儿童期或成年早期发病。中医认为，本病例为肾气不足、膀胱失约所致，相当于壮医"水道病"的范畴。肾开窍于二阴，对小便的排泄起着调控作用，肾关不固则尿多，肾虚使脾不能为胃行其津液上输于肺，则肺不能输布水精，失去治节之权，故将渴饮之水直趋膀胱而出，故饮一溲一。

本病例予六味地黄汤合香砂六君子汤加减。方中熟地黄、制何首乌滋阴补肾、填精益髓，为主药。山茱萸补养肝肾，并能涩精；山药补益脾阴，亦能固精；泽泻利湿泄浊，并防熟地黄之滋腻恋邪；牡丹皮清泄相火，并制山茱萸之温涩；茯苓淡渗利湿，并助山药之健运，共为帮药。党参、白术益气健脾，半夏、陈皮、砂仁、木香理气化痰，芡实益肾固精、补脾止泻，鸡内金、六神曲健脾开胃，共为带药。诸药合用，共奏滋阴补肾、益气健脾和胃、通调两路之功。

小儿瘾疹（荨麻疹）

患儿徐某，男，8 岁，首诊时间：2021-12-02。

【主诉】皮肤反复出现风团、瘙痒 3 年多。

【病史】患儿家属代诉患儿 3 年前无明显诱因下皮肤出现风团，大小不等，形状不一，色白，发无定处，时发时退，伴有瘙痒，消退后不留痕迹。曾至医院诊治，但仍反复发作，遂来就诊。症见：全身散在风团，大小不等，形状不一，色白，伴有瘙痒，纳寐可，二便正常，舌淡、苔薄白，脉浮紧。壮医目诊：白睛脉络散乱。甲诊：甲体质薄，甲色白。

【诊断】（1）中医诊断：小儿瘾疹（风寒外袭证）。

（2）西医诊断：荨麻疹。

（3）壮医诊断：狠风（阴证）。

【治疗】此为先天肾精不足，卫表不固，风寒外袭所致。治以调补先天，祛风固表。

内服方予玉屏风散合六味地黄汤加减：山药 6 g，山茱萸 6 g，茯苓 6 g，泽泻 6 g，牡丹皮 6 g，熟地黄 6 g，桂枝 6 g，白芍 6 g，防风 6 g，黄芪 6 g，升麻 6 g，葛根 6 g，甘草 6 g。15 剂，每日 1 剂，分早晚 2 次饭后温服。服药 15 剂后，患儿未再发风团。

【临证思辨】荨麻疹是由各种食物、药物或其他因素刺激导致皮肤黏膜小血管暂时扩张和通透性增加，发生局部水肿，皮肤上出现大小不等团块状隆起，色鲜红或苍白，伴明显瘙痒的病症。中医、壮医认为，患者先天肾精不足，卫表不固，风寒之毒客表而发为本病。

本病例予玉屏风散合六味地黄汤加减。方中黄芪益气固表，熟地黄滋补肾精，为公药。山茱萸滋肾益肝，山药滋肾补脾，泽泻泻肾降浊，牡丹皮清泻肝火，茯苓利水渗湿，防风防止外风侵袭，桂枝调理营卫，白芍养血，共为主药。升麻、葛根发表透疹，为帮药。甘草调和诸药，为带药。诸药合用，共奏调补先天、祛风固表之功。在积极治疗的同时，注意日常调护，避风寒，清淡饮食，忌食鱼腥虾蟹、辛辣之物。

第四节　五官科病

胞轮振跳（左眼睑震颤）

患者黄某，男，48 岁，首诊时间：2022-11-21。

【**主诉**】左眼睑反复不自觉跳动 1 年多。

【**病史**】患者自诉 1 年前无明显诱因下出现左眼睑不自觉跳动，每日 30 多次，每次持续 3～5 分钟，可自行停止，时有耳鸣，无视物模糊、眼干、流泪等不适，当时未予特殊处理。现为求中壮医治疗，遂来就诊。症见：神清，精神尚可，左眼睑不自觉跳动，每日 30 多次，每分钟跳动 3～5 次，可自行停止，时有耳鸣，纳一般，寐欠佳，二便调，舌淡红、苔白，脉细。壮医目诊：右眼白睛脉络淡红、散乱、弯曲小，末端可见瘀点。甲诊：甲色淡白，月痕暴露过多。

【**诊断**】（1）中医诊断：胞轮振跳（心脾血虚证）。

（2）西医诊断：左眼睑震颤。

（3）壮医诊断：面肌抽筋症（阴证）。

【**治疗**】此为心脾两虚，气血不足，肌筋失养所致。治以补益气血，濡养筋脉，宁心安神。

（1）外治予壮医火针消灶，以眶上筋结、皱眉肌筋结为主穴。

（2）内服方予归脾汤加减：白术 10 g，山药 10 g，木香 10 g，砂仁 10 g，炙甘草 10 g，黄芪 10 g，当归 10 g，酸枣仁 10 g，远志 10 g，柴胡 10 g，茵陈 10 g，知母 10 g，茯苓 10 g，党参 10 g，陈皮 10 g。15 剂，每日 1 剂，分早晚 2 次饭后温服。药渣加水再煎 30 分钟，用毛巾浸药液热熨左面部。

服药 8 剂后，患者诉眼睑跳动较前减少，每日 10～15 次，每次持续 1～2 分钟，耳鸣改善，纳寐可，二便调。

【**临证思辨**】眼睑震颤俗称眼皮跳或眼眉跳，是眼轮匝肌、眼睑举肌在神经的支配下收缩，牵连表面皮肤随之而动的一种表现。中医、壮医认为，该病的主要病机为脾气虚弱，生血不足，或统摄无权，血溢脉外，导致心脾两虚，肌筋失养。肝主筋，肝血不足则肌筋失荣；心主血，血充则气足，血虚则气弱。心血不足，无以化气，则脾气亦虚。气血虚则不能上荣头面部，故而出现眼睑不自觉跳动；脾气不足，运化失健，故纳一般；

心血不足，心失所养，故心神不宁，寐差。

本病例予归脾汤加减。方中黄芪甘温，补脾益气，为主药。党参、山药、白术皆为补脾益气之要药，与黄芪相伍，补脾益气之功益著；当归补血养心，酸枣仁宁心安神，二药相伍，补心血、安神志之力更强；茯苓养心安神；远志宁神益智；木香、砂仁理气醒脾，与诸补气养血药相伍，可使其补而不滞；柴胡升阳举陷；陈皮理气健脾；知母滋阴润燥；茵陈清利湿热，共为帮药。炙甘草益气补中，并调和诸药，为带药。诸药合用，共奏补益气血、濡养筋脉、宁心安神之功。配合壮医火针消灶扶阳，筋脉同治，以助内服之药力。在积极治疗的同时，强调日常调护，加强营养摄入，保证充足睡眠，适当锻炼身体。

喉痹（咽炎）

患儿李某，男，8岁，首诊时间：2022-08-23。

【主诉】反复感冒，咽痒、咳嗽3周。

【病史】患儿家属代诉患儿3周前感冒后反复咳嗽，咽干、微痒，咳唾不利，痰少而黏，纳少，自汗，舌红、苔少，指纹青紫。壮医目诊：右眼白睛3点钟方向左眼9点钟方向鼻咽喉部反应区血脉曲张、散乱，向瞳孔延伸，色鲜红。甲诊：甲色淡白，拇指、示指前端甲面见红斑。

【诊断】（1）中医诊断：喉痹（肺脾气虚证）。

（2）西医诊断：咽炎。

（3）壮医诊断：货烟妈（阴证）。

【治疗】此为肺脾气虚，气道不通所致。治以补肺健脾，畅通气道。

内服方予生脉饮合玉屏风散加减：防风5 g，黄芪10 g，白术5 g，党参5 g，麦冬5 g，北沙参5 g，五味子5 g。7剂，每日1剂，分早晚2次饭后温服。

1周后复诊，咳嗽明显缓解，仍时有咽痒，继服原方7剂，余症消失。

【临证思辨】货烟妈是以咳嗽为主症的一类气道病。由外邪侵犯，或内脏功能失调，肺气上逆，气道不利所致。患儿素体肺脾气虚，复感外邪，正虚邪恋，治以补气为法。方中黄芪甘温，内可补脾肺之气，外可固表止汗，为主药。白术健脾益气，助黄芪以加强益气固表之功；党参补气；麦冬养阴清热；五味子敛汗生津，北沙参滋阴生津，共为帮药。防风走表而散风邪，为带药。诸药合用，共奏补肺健脾、畅通气道之功。在积极治疗的同时，强调日常调护，防寒保暖。

鼻鼽（变应性鼻炎）

患者姚某，男，33岁，首诊时间：2021-12-02。

【主诉】反复鼻塞，伴流涕、打喷嚏、鼻痒等2年多。

【病史】患者自诉2年多前受凉后出现鼻塞，伴流涕、打喷嚏、鼻痒等不适，无咳嗽咳痰、嗅觉减退、流鼻血、咽痛等不适，自行服用西药（具体不详），效果欠佳，症状反复发作，遂来就诊。症见：鼻塞，舌淡、苔薄白，脉虚弱，纳寐可，二便正常。壮医目诊：双眼白睛脉络散乱。甲诊：甲体质薄，甲色白。

【诊断】（1）中医诊断：鼻鼽（肺气虚寒证）。

（2）西医诊断：变应性鼻炎。

（3）壮医诊断：鼻炎（阴证）。

【治疗】 此为病久肺气虚，卫表不固，风寒外袭，气道不通所致。治以益气固表，散寒祛风，通调气道。

内服方予玉屏风散加减：防风 20 g，黄芪 20 g，细辛 9 g，路路通 20 g，白术 10 g，鱼腥草 10 g，苦参 10 g，土茯苓 g，桔梗 10 g，鹅不食草 20 g。15 剂，每日 1 剂，分早晚 2 次饭后温服。严重者可配合壮医药线点灸。

【临证思辨】 鼻炎是鼻腔黏膜的一种过敏性疾病，可引起多种并发症。变应性鼻炎的临床表现主要有鼻塞、嗅觉减退、鼻痒、流清涕、打喷嚏等。中医、壮医认为，虚人腠理不固或病久肺气虚，易感风寒之毒致气道不通而发为本病。

本病例予玉屏风散加减。方中黄芪、白术合用，使气旺表实，汗不外泄，外邪难侵，共为公药。防风祛风散寒，细辛、路路通宣通鼻窍，苦参、土茯苓、鹅不食草、鱼腥草祛风散寒、祛湿、通鼻窍，共为主药。防风祛风散寒，为帮药。桔梗既可宣通肺气，又可引药上行，为带药。诸药合用，共奏益气固表、散寒祛风、通调气道之功。在积极治疗的同时，避风寒，清淡饮食，避免接触变应原。

下编

韦英才相关媒体报道及医话杂谈

第一章　韦英才相关媒体报道

编者按：本章内容整理自媒体报道，并进行适当修正及优化处理。

2017 年广西"两会"采访

按：2017 年 1 月 12 日至 1 月 13 日，广西壮族自治区政协十一届五次会议和广西壮族自治区第十二届人大六次会议相继在广西南宁开幕。为更好地向网友传递代表委员的睿智之言、务实之策、发展之力，广西新闻网特别搭建聚焦 2017 广西"两会"——广西日报社全媒体访谈间，在"两会"期间，对自治区人大代表、政协委员进行深度采访，与网友分享。

"壮药还没能纳入国家药品标准，这是广西民族药发展的一个瓶颈。"自治区政协委员韦英才在接受广西新闻网全媒体报道组采访时表示，希望通过各方努力，让壮药能早日纳入国家药品标准，突破"身份"困境。以下是访谈实录。

主持人：1 月 13 日，自治区第十二届人大六次会议在广西人民会堂开幕，对于政府工作报告您感受最深的是什么？

韦英才：政府工作报告内容翔实，比往年更详细，用一系列的数据来说明发展。对于政府工作报告我有这几点感受：2016 年精准扶贫工作让人印象深刻。去年可以说是首战告捷，尤其是在医疗扶贫方面亮点颇多。对贫困户"先住院后收费"等惠民政策，解决了看病贵、看病难的问题，阻断老百姓因病致贫、因病返贫；政府工作报告中提到，让老百姓喝上干净水，呼上新鲜空气……在有些地方雾霾严重的时候，广西还是万里晴空。广西的生态建设取得的成就得到很多委员的掌声；广西财政收入的 80% 用于民生，包括基础建设、文化、教育，特别是在医疗方面投入很大，仅仅是广西国际壮医医院立项就达 15.56 亿元。广西国际壮医医院占地 300 亩，拥有 1000 个床位，作为 2018 年自治区成立 60 周年大庆项目。

主持人：您多年来十分关注我区中医药民族医药事业的发展，请您谈下我区中医药民族药的发展现状。

韦英才：广西是壮族自治区，壮族人口约 1600 万，壮医药的历史源远流长。尽管现在西医很发达，但是壮医药仍深受广西老百姓的信赖和欢迎。今年的政府工作报告中提出大力推进民族医药，把中医药民族医药纳入千亿元产业来发展，我感到很欣慰。

但是，目前制约广西民族医药发展的问题有以下几点。广西是中医药民族医药省区，资源丰富，目前拥有中药资源物种 6000 多种，位居全国第二，但是对中草药的开发利用率不高，还不到30%。如广西的正骨水、百年乐、花红片等，都是全国知名的民族医药品牌，而这些中成药是用壮药的理论和配方研制成的。目前广西33个企业生产的343种中成药实际上就是壮药。壮医药的发展与其他的民族医药相比有较大的差距，藏药等民族医药已纳入国家药品标准体系，但壮药还没能纳入国家药品标准，这是广西民族医药发展的一个瓶颈。

主持人： 您对壮医药下一步的发展有什么建议？

韦英才： 确定壮药"身份"问题。把壮药纳入国家标准，这样才能在国家医疗系统中流通。目前广西出台了3个壮药标准，500多种壮医药有了"身份"。下一步，广西壮药发展的突破口就是要进入国家标准，这样才能为壮药"正名"。

建议把培育民族医药制药作为我区中医药产业发展的核心，把发展中医药民族医药写进广西经济发展战略。促进壮医药产业发展，政府应在科技创新、成果转换、企业重组、政府采购等方面给予支持。制定好壮医药市场准入条件、行业标准、产品标准，壮医药价格要迎合市场，让老百姓消费得起。各县市（区）把推动中药材发展的措施纳入政府工作的绩效考核。中医药民族医药新药品的研制、开发、销售、流通等涉及多个部门，相关部门应优化审批手续，简化审批流程，提高审批效率。

不少中草药可作为食疗产品开发，壮药很多也是食药同源之品，大家熟悉的当归、一点红都可以当菜吃。广西发展壮药食疗产品有很大的优势，被誉为"九大仙草"之首的铁皮石斛在广西产量很大，开发食药同源产品很有前景。

很多科研单位、事业单位资源没有共享，没能拧成一根绳，合力承担一些重大项目，我建议把广西民族医药研究院、广西中医药研究院等单位组建成广西中医药民族医药科学研究院，整合广西的民族医药资源，负责中医药民族医药技术研究，同时还可以和企业联合，打造研究孵化基地和新型科研创新平台。此外，通过科技创新，发展生物技术，让一些老品牌的壮药产品二次升级，提升品质，增强市场竞争力。

主持人： 除了像您说的政府应加大对壮医药的投入，还有哪些措施能让老百姓更多地了解壮医药？

韦英才： 早在北宋年间，宜州推官吴简做出了《欧希范五脏图》，这是中国医学史上第一张实绘的人体解剖图。这些历史很值得骄傲，但却没有收入到我们的教材里。我建议在广西全民普及壮医药的文化知识，把壮医药打造成壮族的文化品牌。

壮族地区有很多药可以治病养生，但是很多人不知道。目前，我正在参与编写壮医药养生普及本的工作，希望之后做成宣传册子，通过政府免费对老百姓发放。推广壮医药文化非常重要，去年我做了8场演讲，今年还将在广西第二届大健康讲堂上宣讲壮医药养生知识和方法。

（摘自2017年《广西日报》）

连任四届委员　情满八桂杏林

——访自治区政协委员、广西中医药大学壮医药学院副院长韦英才

"发展中医药和壮瑶医药，一直是自治区党委、政府关注的重点。随着生活水平提高，百姓对医疗保健养生有了更高要求。我是第九届至第十二届自治区政协委员会委员，这些年来，一直关注中医药和壮瑶医药的发展，以前写过不少关于发展中医药和壮瑶医药的提案，今年我带来的还是有关发展中医药和壮瑶医药的提案。"在政协第十二届广西壮族自治区委员会第一次会议期间接受记者专访时，自治区政协委员、广西中医药大学壮医药学院副院长韦英才如是说。

韦英才是一位土生土长的壮医，现任广西中医药大学壮医药学院副院长、中国民族医药学会壮医药分会会长、广西反射疗法保健协会会长、国际手法医学联合会常务副主席、中国民族医药学会推拿分会执行会长、广西民族医药协会执行会长、广西中医药学会推拿专业委员会副主任委员、广西保健养生学会副会长、广西骆越文化研究会副会长等职。先后主持"十一五""十二五"国家科技支撑计划课题等10项，获中国首届民族医药科技进步奖1项，广西科技进步奖二等奖2项、三等奖1项，获批国家外观设计专利和发明专利各1项，参与编写《实用壮医筋病学》《中国壮医外科学》等专著7部，发表论文28篇，入选2006年广西"新世纪十百千人才工程"，2008年荣获"广西优秀青年中医"称号，2014年荣获第九届"中国医师奖"，2017年荣获"广西名中医"称号。

韦英才长期致力壮医经筋理论挖掘整理和临床应用研究，首次提出"肌肉解利生理观""横络盛加病因观""因结致痛病理观""摸结查灶诊断观""松筋解结治疗观""拉筋排毒养生观"等6个学术观点，擅长采用壮医经筋疗法等诊治常见难治症。多次应邀到我国北京、台湾等地和美国等国家讲学和看病，深受学员和患者的高度好评。

作为连任四届的自治区政协委员，韦英才对于如何继承好、发展好、利用好广西得天独厚的中医药和壮瑶医药资源，更好地造福一方百姓有着独特的情结。

"政协委员不仅是身份，是荣誉，更是一份沉甸甸的义务和责任。"2018年1月26日，韦英才说，广西是中国药材资源大省，现有中药资源物种7008种，位居全国第一，在我国中药原料需求快速增长和部分关键濒危药材缺失的背景下，广西的资源优势越发凸显。广西还拥有民族医药的重要瑰宝——壮瑶医药。壮瑶医药蕴含一大批具有广西民族特色、地方特色的"简、便、验、廉"的诊疗技法及方药资源，药线点灸、经筋推拿、药物竹罐、刮疗、针挑等广泛应用于壮瑶医临床，至今仍是我区广大人民群众赖以防病治病、保障健康的主要卫生资源之一。在过去三届自治区政协的会议中，自己认真履行了一名政协委员的职责，除了撰写有关民族医药方面的提案15件，还先后接受新华网、人民网、《广西日报》等媒体专访，并多次在相关民族医药专题调研会上发言。其中，关于组建广西国际壮医医院、解决广西民族民间医生执业问题、加快广西壮

瑶药医院制剂研发与应用等提案，都得到了政府有关部门的重视和落实。如由政府投资15.56亿元的广西国际壮医医院已基本建成，并被列入自治区成立60周年庆典项目。

"近年来，广西发展中医药和壮瑶医药虽然取得了一定的成绩，但是与云南、贵州等兄弟省份相比，还有一定的差距。"韦英才认为，广西有资源优势，但尚未转化为产业优势，要实现广西中医药民族医药千亿元产业目标仍任重道远。目前广西民族医药还存在政策尚未配套和落实到位、企业规模小和创新能力弱、民族药种植质量和标准化低、壮药尚未纳入国家标准和壮成药尚无历史性突破、民族药医院制剂尚未纳入医保新农合等问题，这些都是广西民族医药发展的瓶颈。韦英才建议，各级政府、各部门应提高对中医药和壮瑶医药发展重要性的认识，进一步激发中医药和壮瑶医药发展活力；强化技术创新意识，实施产、学、研、用结合，加强引导和鼓励区内具有较强实力的壮瑶医药企业、高校和科研机构共同建立创新药物研究开发平台、人才培养合作平台，把民族医药的监督管理、产品开发、推广应用、学术研究、人才培养等有机结合、统筹规划，以促进其协调发展。

（摘自 2018 年《广西日报》）

韦英才：神奇的经筋疗法

壮医药蕴含着深厚的壮族哲学及文化积淀，堪称民族医药中的奇葩。古老而年轻、高深而神奇的壮医，究竟如何在中华民族医药宝库中绽放出神奇的异彩？笔者采访了广西壮医医院副院长、年轻的壮医专家韦英才。

"痛快"的经筋疗法

1990 年，韦英才从广西中医学院毕业，在多年的实践工作中，他发现当时的壮医治疗中还没有一种"立竿见影"的疗法。为此，他潜心研究，决心选择经筋疗法作为研究对象。经筋疗法是中医与壮医相结合的典型疗法，它来源于民间又高于民间。在经筋理论指导下，通过针挑、肘部按摩、点穴以达到疏经活络的功效。

在韦英才的诊室里，笔者目睹了他为一名腰间椎病患者进行经筋疗法的全过程，这是区别于其他治疗手法中的手部按摩。为达到更好的效果，韦英才在给病人治疗时采用的是肘部按摩。按摩之后，他用一根针在火上烫一下，针头顿时变得火红，他随即往病人的腰部扎针后迅速拔出，随后运用拔罐疗法给病人治疗。

韦英才介绍，壮医讲求"虚"和"毒"，只要"虚"补好了，"毒素"排出，人体的病就可以治好了，给病人扎针和拔罐主要是为了排毒。记者问到病人感觉如何，病人回答："扎的时候痛，拔的时候快，所以总的感觉就是痛快。"

奇特疗法让人叹服

壮医经筋疗法疗效奇特，已先后治愈了许多疾病。2005年11月，中信集团董事长王军前来参加中信大锰矿业有限责任公司成立的揭牌仪式，但在临行前，他因打球引起右腿踝关节肿痛，不能行走。

自治区领导指示，有关部门要派出得力的医生，在最短的时间内治愈王军的腿病。韦英才用经筋疗法给王军治疗，十几分钟后，王军的踝关节肿痛奇迹般地消失了，而且还能站起身来，参加了中信大锰矿业有限责任公司成立的揭牌仪式。王军对此疗法赞不绝口，还邀请韦英才到北京、香港等地给朋友治疗疾病。

2006年5月，60岁的梁先生只要一躺在床上，就全身抽搐，到多家医院会诊，医生都称没见过这样的病例。在广西壮医医院，韦英才用经筋查灶法查出病因，后用松筋解结法治疗，20分钟后，梁先生停止抽搐，经过治疗后，其症状已消失。

壮医药事业未来不是梦

韦英才谈壮医的妙处："壮医的主要特点是对一些慢性病的有效治疗，这些病用西药治疗效果不是很好，但是又不适合做手术，用中药效果也不是很理想，那么我们用一些壮药，民间的一些偏方、秘方进行治疗，倒是有一定的效果，甚至对一些病的治疗效果要好过西医或中医。"

在谈到中医与壮医的异同时，韦英才说，壮医药是壮族的传统文化，是壮族人民与疾病作斗争的经验总结。如今，壮医药事业又发展到了一个新的时期，它是我们用现代的医学理论所证实的科学方法。

虽然壮医药事业还面临着许多困难和挑战，但韦英才坚信，在各级党委和政府的支持下，壮医药事业一定会有取得更大的进步。

（摘自2006年"广西新闻网"）

韦英才：让壮医经筋疗法在"痛""快"中传承发扬

"韦英才教授还有号吗？""给我加个号吧！"

一大早还没有上班，壮医经筋疗法的学术带头人韦英才的诊室外面就有患者在等候了。韦英才的号难预约，谁都知道，但还是有"不甘心"的患者在诊室门口等候，希望能有"捡漏"的机会。

尽管找他的患者很多，但是韦英才从不会敷衍，只要他没有别的事，每次出诊一定会坚持把患者看完才休息。

韦英才是广西中医药大学壮医药学院副院长，主任医师，硕士研究生导师，第九届

"中国医师奖"获得者。多年来一直致力壮医经筋疗法的理论发掘和临床研究，在筋病理论研究和临床诊疗水平方面造诣较深。先后主持"十一五""十二五"国家科技支撑计划课题等10多项，现为国家经筋学组组长和壮医经筋学科学术带头人。

韦英才师从壮医名家黄敬伟教授，致力从事壮医经筋疗法的理论挖掘和临床研究30年，独创"壮医经筋摸结诊病术"和"壮医经筋解结治病术"，在治疗颈椎病、肩周炎、肌筋膜炎、腰椎间盘突出症、偏头痛、网球肘、筋性腹痛、第三腰椎横突综合征、膝关节骨性关节炎、周围性面瘫、不明原因下肢软瘫、中风后遗症等疾病上具有民族特色和显著疗效。为壮医技法发展、学科队伍建设、人才培养、专科医疗技术水平和医疗质量的提高等方面作出了重要的贡献，在区内外享有较高的声誉。

精准定位，靶向治疗

壮医经筋疗法在临床上对痛症治疗的效果立竿见影，术到病除，韦英才总结为"精准定位，靶向治疗"。此法是在古典十二经筋理论指导下，结合壮族民间"捉筋"医术，以"摸结诊病"和"解结治病"为诊疗手段。在经筋疗法中，壮医火针是临床治疗痛症的重要手段，其以壮医民间火针点刺术结合古代"燔针劫刺"法，应用现代火针针具在筋结点治疗。"壮医认为虚毒致病，当毒邪入侵，正气虚弱，毒邪留滞体内，阻塞三道两路，阻滞气机，就会导致疾病的发生，给患者扎针和拔罐主要是为了调畅气机和排毒。毒素排出了，再加以中药补虚泻实，人体的病就可以治好了。"韦英才说。

几年前，有位王姓同学，在一次踢足球后莫名其妙右下肢感觉异常，站不起来，家人带其四处求医，到上海、北京等地治疗一个多月，效果甚微，辗转找到韦英才，经他诊断，是由于踢球拉伸过度，伤到腰大肌里的"股神经"。因为当时国内还没有"股神经损伤"的概念，导致王同学的病情一直查不出原因。韦英才精确地判断出王同学的症状是股神经损伤所致，股神经起自腰丛，由第二、第三、第四腰椎神经前支后股组成，损伤后会引起大腿前侧和小腿内侧感觉障碍。膝腱反射减弱或丧失，出现膝关节不能伸直，股四头肌萎缩等症状，属于中医筋痿范畴，也是壮医的经筋病范畴，所以他制定了壮医火针靶向针灸治疗方案，通过热敏神经，促进股神经修复。经过8次治疗，王同学奇迹般地能站起来了。多年过去，该同学不但顺利毕业，还开了一家舞室做起了舞蹈老师。从险些瘫痪到成为舞蹈老师，韦英才让壮医经筋疗法在医疗实践中绽放出奇迹之光。

就这样，"精准定位，靶向治疗"让壮医经筋疗法在壮族医学史上开创了"从筋治愈"人体疑难病症的新历史。

立竿见影："痛、快"之后的痛快

韦英才的桌子上放着他的座右铭"还给患者健康的微笑"，这承载着韦英才从医30年为患者提供优质服务的坚持。在给患者诊疗的时间里，他尽可能让他们卸下紧张的心理包袱。因此，他的诊室内总是充斥着欢声笑语，他谈吐风趣幽默，跟患者聊家常；他表情坚毅，眼神透露的自信总能给患者带去希望；他施术精准，往往术到病除，立竿见影。

在诊室里，记者见到了李先生，候诊时他脸上愁云满布，一脸茫然。从2013年中风开始，几年来连续发病3次，导致左腿瘫痪，走路无力，曾四处求医，效果均不理想。经诊断，韦英才认为他是中风后遗症，因正虚血瘀所致，遂用火针刺其头顶通巧坞，以醒神开窍，通调气机，再寻其筋结，固灶行针，热敏神经，瞬间一股气直通李先生脚底。李先生站起来后用左脚跺了跺地板，一副惊讶的表情："有力气了，感觉到有力量了！"从他的眼神里，看到了希望的光。韦英才给他制定了壮医经筋疗法结合中壮药内服的后续治疗方案，让他放宽心，嘱咐他坚持配合治疗，一定能好起来。

采访过程中，韦英才忙里忙外，从询问病情、诊断病证，到治病开方，还要兼顾身边的徒弟和学生，必要时还自己上阵做治疗，一个流程下来，动作干净利落，一丝不苟。"痛、快"是大部分施术患者的直观感受，"火针扎进去，有明显的酸痛感，但是还没来得及喊出来，针就拔出来了，然后会明显感觉到有一股气通向脚底，太痛快了！"谈到这些，患者总是长舒一口气。

对韦英才来说，这样的病例数不胜数。他从医多年，治愈了无数被多家医院宣判为治不好的病，许多疑难病症，到他手里，总能奇迹般地治好。

传承发展：义不容辞的责任

韦英才既是壮医药的学术精英，又是大学教授，更是连任四届的广西壮族自治区政协委员，这让他重任在肩，一直将壮医的发展和传承放在心上。作为壮医药文化推广宣传的"亲善大使"，他经常在全国各地开设经筋疗法学习班，培养专科人才，学员来自全国各地及马来西亚、新加坡、印尼等国家。他还多次应邀到我国北京、台湾等地和美国等国家进行学术交流、讲学和看病，积极宣传推广壮医药技法和壮医药文化，深受学员和患者的好评。他的讲解形象生动、诙谐幽默，到哪里讲课都有不少忠实的粉丝捧场。

平时不管行政事务或教学工作多忙，他都坚持留出时间到临床第一线工作。他还经常带团队到基层为群众义诊，造福当地老百姓。每次患者"排长龙"，他都坚持接诊，直到看完为止。精湛的医术，高尚的医德，热情的服务态度，使韦英才的名声在民间广泛传播，好多患者都专程赶来找他看病。

2012年，壮医经筋疗法传承工作室成立，挂牌广西国际壮医医院明秀分院，在他的努力下，明秀分院推拿科逐渐壮大起来。收徒弟、带学生、组团队、搞科研，他誓要将壮医经筋疗法发扬光大。

"未入师门已久仰韦英才教授大名，师从韦英才教授学习后，方知壮医经筋之玄妙，之深奥，在师父身上不只学到了壮医经筋治疗技术，更学到了大医精诚，皆如至亲。"徒弟张玉珊对韦英才充满了崇拜。

"术可以淘汰，学可以传承，道不会过时。"韦英才如是说。他不仅经常自己学习，还带着团队年轻人一起学。如今他的弟子遍布四海，团队成员包括在读博士、硕士研究生，有些已成为主任医师，能带徒独当一面了。"广西国际壮医医院给了这些年轻人很好的机会，我要做的就是把自己毕生所学教给他们，让他们尽情施展自己的才华和能力，把壮医经筋疗法这个古老的壮医特色技法更好地结合到现代临床医学治疗中，继续发光发热。"韦英才说。

（摘自 2022 年广西传媒）

弘扬中医文化，服务百姓健康

——广西名中医八桂行，韦英才名中医八桂行团队莅临

罗城中医医院开展对口帮扶活动

为进一步推动基层中医药服务，传播名中医学术思想和技术专长，点对点提升基层中医诊疗能力。5 月 27 日，广西中医药大学壮医药学院名中医韦英才及其传承团队莅临我院开展义诊、教学查房、学术授课等系列活动。

活动当天，在我院门诊楼五楼会议室举行了 2022 年广西"名中医八桂行"项目（罗城站）启动仪式，县卫生健康局副局长黎元平出席此次活动。

会上，黎元平副局长代表全县卫生系统对韦英才名中医团队的到来表示诚挚的感谢。他表示，新冠肺炎疫情发生以来，中医药在疫情防控中具有独特优势和作用。此次活动让高层次、高水平中医药人才及团队下沉基层，为基层中医药事业发展提供了有力支撑，提升了基层中医药服务能力，促进基层中医药事业有效发展。他希望，罗城中医医院能以此活动为契机，传承名家学术思想，弘扬推广中医药文化，推动中医药惠及百姓，为中医药事业作出有力贡献。

会后，名中医韦英才及其传承团队在门诊一楼大厅为群众进行义诊。义诊现场，专家们根据不同年龄层的问诊状况，通过传统中医的望、闻、问、切四诊，结合检查结果，为患者制定完善的中西医结合诊疗方案。同时，现场为群众进行中医推拿、针灸等治疗，受到群众一致好评。此次活动，充分体现了名中医团队的示范引领作用，将名中医及其传承团队的学术思想、技术经验带到基层，切实提升了基层医务人员中医药服务能力及临床技术水平，满足了基层群众对中医药服务的需求，进一步推动基层中医药事业的健康发展。

（摘自 2022 年广西传媒）

从乡村来，回乡村去

——广西名中医韦英才团队到罗城县开展 2022 年第五次 "名中医八桂行" 活动

2022 年 11 月 18 日，罗城初冬，阴雨绵绵。一大早当地百姓在黄金镇卫生院排成长龙，耐心等待广西名中医韦英才专家团队开展的义诊活动。上午 9∶30，专家们一下车便马上全身心地投入工作，把脉、望舌、查灶、火针、针刀、手法等一个个壮医诊治技术展示令在场的观众惊叹不已。

下午，义诊现场自始至终气氛热烈，黄金镇卫生院吴院长激动地说："这是黄金镇近几年来首次有壮医专家团队来开展义诊活动，当地老百姓切切实实感受到了壮医技术的特色疗效。黄金镇地处偏远，缺乏壮医诊疗技术服务资源，许多当地老百姓得不到及时有效的中壮医治疗，你们的到来给他们带来了福音。"

义诊结束后，韦英才团队与卫生院的骨干进行了学术交流，了解到乡镇群众对中医、壮医技术服务迫切需求。韦英才教授指出，广西中医药管理局开展的"名中医八桂行"活动很有意义，壮医药从民间来，回民间去，不仅切实地为基层老百姓带来实惠，而且对提高基层医务人员中医药服务理念和临床技术水平也具有指导意义。今后，韦英才团队将继续把"名中医八桂行"活动下沉到基层乡村，为健康广西作出新的贡献。

（摘自 2022 年广西传媒）

第二章　韦英才医话杂谈

编者按：本章部分内容整理自媒体发文，并进行适当修正及优化处理。

别被病毒牵着鼻子走
——新冠肺炎反思之一

2003年的一场非典型肺炎（以下简称非典）令国人心惊，2020年的新冠肺炎又让国人谈"鄂"色变。人们不禁要问，新科技高度发展的今天，为何人们还被小小的病毒牵着鼻子走？

实际上，无年不疫，无月不毒，无日不病，只是大小不同而已。这次疫情，究其原因，主要是人体需要维持阴阳平衡，但病毒却不断变异使人体阴阳失去平衡造成的。

自古至今，人类的科技与智慧一次次击攻病毒，但狡猾的变异病毒一次次突破科技的包围。如SARS，国家研发疫苗和药物，目的是用疫苗战胜非典，但疫苗未出病毒已变异。非典给科技17年研发时间，但新冠肺炎发生至今，新的疫苗未出，变异了的新型冠状病毒轻而易举感染了几万人，由于科技的滞后给国家和人民造成不可估量的损失，这个教训是深刻的。

病毒已诞生数十亿年，人类的出现才几百万年。病毒有悠久的历史和顽强的生命力。凡世间万物，存在总有它的理由，如果没有细菌、病毒这些微生物，这个世界又会变得怎样？

现代研究表明，细菌和病毒与人类是既对立又统一的平衡共生关系。各器官的有益菌与致病菌处于相对平衡状态，人体才能有最起码的健康保障，病毒对激发人体免疫机制、激发人体产生免疫抗体，促进人体加强保障防御能力有着不可或缺的重要作用。人类离不开病毒，病毒也离不开人类。人类与病毒既有和平，也有战争。而战争的爆发是一定有原因的。

比如，在1348—1352年期间，欧洲的公敌是黑死病，这个残暴的杀手断送了欧洲1/3的人口，总计约2500万人。

史上天花病毒曾是赫赫有名的冷血杀人魔，在新大陆被发现后，又被殖民者带到了美洲。有人曾经提出，有80%～90%的美洲原住民死于天花，而这个悲剧又在澳大利亚重演。殖民者带去的天花病毒，导致澳大利亚50%的原住民死亡。第一次世界大战造成的死亡人数是1600多万人。而按照估计，在1918年发生的西班牙流感疫情中，大约4000万人丧生。不止于此，霍乱、麻风、结核、麻疹、破伤风、狂犬病、疟疾、黄热病、非典……每个名称的背后都是无数的生命和血泪。而对于恶性传染病、超级细菌的恐惧，也随着这些血泪深深地刻在人类的历史中。

西医和中医是阻击疫情的两大利器。西医以"病毒"为中心，快速围堵，增加兵力，以城市阻击战为特征；中医以"病人"为中心，辨证施治，一人一方，以农村游击战为特点。纵观我国的每一次疫情阻击战，基本上以西医为主力。西医火力集中，速战速决，但成本高，损伤大，后遗症多。中医继承老祖宗的智慧，运用阴阳、五行、五运六气的变化规律，来预测疫情的发生、发展与转归。肺与大肠互为表里，疠气从口鼻而入，毒邪攻肺发为肺炎。大肠不通，郁而发热，毒火攻心，心肺气衰而病重。中医治疗以补肺健脾、清热解毒、除湿排浊之方药，法简效宏，在防治上掌握主动权，事半功倍。

多难兴邦，科技兴国。大疫当前，借鉴前人的智慧和经验也同样重要。

（发表于 2020 年《广西政协报》）

不要让"中西医结合"的门槛耽误疫情防控
——新冠肺炎反思之二

随着新冠肺炎疫情防控力量加强，治愈的患者越来越多。其中，以中西医结合治愈的病例很多。中医的亮剑，温暖了不少国人的心，也为一线的中医战士加油鼓劲。

实践是检验真理的唯一标准。不管中西还是西医，医得好病就是好医。面对大疫，西医打的是"阻击战"，中医打的是"游击战"，各有专长也各有利弊。在特效药和疫苗没有出来之前，我们是等待，还是土洋结合，中西医齐上？在国人的骨子里，大多认为中医是"慢郎中"。其实这个"慢"是相对于西医的手术和疫苗而言。中医辨证施治，一人一方，救急病，起沉疴，常常药到病除。17 年前 SARS 期间，中医治愈的例子至今还历历在目。只不过中医救人，花费较低，与昂贵的 ICU 相比，就不觉得珍贵。人们不禁要问，中西医结合还能走多远？

在 1956 年毛泽东关于"把中医中药的知识和西医西药的知识结合起来，创造中国统一的新医学药学"的讲话之后，"中西医结合"这个词见于《人民日报》1959 年 1 月 25 日发表的社论《认真贯彻党的中医政策》，得到中国医学界普遍运用。纵观 50 多年来的中西医结合探索过程，在"中西医并重"的政策指引下，虽然取得一定的成就，但仍然面临着许多发展中亟待解决的难题。在西医进入中国并成为主流医学后，2000 多年的中医和 50 多年的中西医结合还得尴尬地面对"结而不和"的现象。从这次发布的《新型冠状病毒肺炎诊疗方案》看，第一版里基本没看到中医中药或中西医结合的影子，甚至有的人还说"目前还没有证据说明中药能抗病毒"。这些人不知道中药治疗并非针对病毒，而是调节人体免疫力这一原理。这次新冠肺炎属于中医"风瘟"范畴，并因为感受疫疠之气，病位在肺，基本病机特点为"寒、湿、热、毒"。中医不需要确定病毒类型，统称其为疠气。因此，主要根据患者病情、体质等情况进行中医辨证施治，先急后缓，标本兼顾，就可以起到预防与治疗的双重作用。

近年来，有人把"中医西化""中药西药化"称之为中西医结合，还有的认为中医不科学。

疫情终将结束，大灾之日也是大思之时，痛定思痛，国人不要忘记弘扬国医精神。

（发表于2020年《广西政协报》）

感于中西医抗击疫情"1+1>2"

——新冠肺炎反思之三

近期，媒体相继报道，中医在新冠肺炎临床治疗中与西医协同作战，效果"1+1＞2"。一时间，中医的话语权又重回公众视野。

话语权可以说是一种实力的象征。中医是中国传统医学的总称，是中国的大智慧。但是，中医在众多领域早就失去了话语权。

党的十八大以来，党中央、国务院高度重视中医药事业，将中医药定位为"独特的卫生资源、潜力巨大的经济资源、具有原创优势的科技资源、优秀的文化资源和重要的生态资源"，进一步精辟概括了中医药在我国经济社会发展中的地位和作用。

从临床医疗看，疗效是中医的生命力，也是中医的最高价值。中医传承几千年而不衰不绝，靠的就是疗效。但目前国内所有涉及中医的法律、政策、措施，包括中医教学、科研、临床、宣教等均重点着眼于"仁术"上，对临床疗效缺乏客观评价。这不仅导致中医西化，还使中医知识体系中大部分价值日渐湮没。即便是最受重视的临床应用，也仅剩下中药、针灸疗法。这次抗击疫情，中西医结合取得疗效也是在西医协同下获得的。没有西医，中医就不能独当一面，值得深思。

从学术研究上看，由于中医价值体系是一个立体系统，各个分支价值链相互重叠交叉，即便中医机构都在进行振兴中医的工作，但名实分离，中医价值没有得到充分体现。科学研究上，用尸体研究经络，用老鼠验证中药，结果无功而返。基于此，笔者有以下建议。

一是注重在民众中普及中医知识。用适合当今时代发展的语言解读中医，提高中医的认知度，加强中医的认同感，揭示中医的文化底蕴，挖掘中医的科学素材，补充中医的理论空白，把中医作为中华优秀传统文化传承、创新和发展。二是改革现有的中医管理体制，给中医独立的发展空间。中医科研、教育、临床等应该在充分保证国家利益和人民健康的基础上，坚持公益性，在符合中医基本规律和特色基础的模式上运行。把中医防病治病关口前移，发挥中医优势，国家和地方财政为中医机构提供经费保障。三是按照中医发展规律办学。改革中医院校的招生办法，加大中医院校招生力度，培养实用型人才。四是制定实施细则，放宽民间中医执业注册和开诊条件。用疗效和医德评价中医医师行医资格。发挥中医在公共卫生服务上的正能量，使中医成为国人健康的一张保护网。五是组建中医决策咨询机构。国家中医政策、法规的制定，应经过中医行业内资深专家论证，把话语权交给中医。

（发表于 2020 年《广西政协报》）

走出"免疫力"的误区

——新冠肺炎反思之四

面对来势汹汹的新冠肺炎疫情，"免疫力"成为人们关注的焦点。

什么是免疫力？"免疫"一词，源于古老的中医典籍理论，指的是"免除疫疠"，就是防治传染病，也有身体抵抗病毒、恶劣环境的能力之意。被西医理论"吸收"之后，成为一个现代词——免疫力。

甲骨文中有"御疫"的记载，为了避免感染流行性传染病，需要采取一定措施达到防疫效果。为了防疫，避免感染疾病，古人经常用艾草、松枝之类的植物来"燎于室"，相当于现在的消毒措施。除此之外，古人还采取"鼻饮""药酒""香道""针灸""太极"等措施，其目的是提高人体免疫力。

那么，人体免疫系统是怎样抗击病毒的？人体有胸腺、脾脏及淋巴结等免疫器官。它们的功能各有不同，分为体液免疫系统，相当于正规部队，负责打仗；细胞免疫系统，相当于特种部队，负责防护；吞噬系统及补体系统，相当于后勤保障部队，负责补给。一旦有"外敌"入侵，这几个"兵种"就联合作战，共同抗敌，构建人体防御系统。

然而，病毒越来越狡猾，经常攻破人体免疫系统。理论上，免疫系统不仅时刻保护我们免遭病原体攻击，同时还记录着身体曾经感染的疾病，以便在敌人卷土重来时将其轻松击退。但免疫系统也有出错的时候，有时会误袭自身的蛋白质而不是感染物，从而导致身体免疫力下降。此外，随着人体衰老，免疫力也会衰退。医学研究表明，人体的免疫力在 20 岁左右达到峰值，之后随着年龄的增长逐渐下降。这也是中老年人易感染新冠肺炎的主要原因之一。

免疫力从中医的养生法则及中医的病理和医理角度来讲，主要体现是"正气"。《黄帝内经》曰："正气存内，邪不可干。"人体正气足了，就不容易得病，即免疫力增强，病原体就难入侵。正气主要是以气、血、精、津液等基本物质为基础，气、血、精、津液旺盛则脏腑、经络功能正常，人体就有抗病、康复能力。邪气泛指各种致病因素，包括痰饮、水湿、瘀血、结石等病理产物性病邪，内火、内寒、内湿、内燥、内风等内生五邪，外感六淫、内伤七情、饮食失宜、劳逸失度、各种外伤及继发病因等。正气与邪气是对立的，正气弱则抗邪无力，邪气便顺势侵袭人体引发病。正气的盛衰决定疾病的发展与预后。正邪交争后，虽正不胜邪而发病，但相对来说，正气充盛的患者发病轻，病位浅，病程短，预后良好；而正气虚弱者，发病重，病位深，病程长，预后差。因此，首先要提升阳气。

提升阳气分为外守天道和内守人道两大方法。外守天道是顺应阴阳、五行、四季来提升人体之阳气，内守人道是运用衣食起居心态来提升人体正气。其中，内守人道要注意以下四点：心理上，修心养性，积极乐观，减少心理压力；饮食上，饮食有节，营养均衡，做到七分饱；生活上，劳逸结合，保持足够睡眠；运动上，动静结合，刚柔相济，坚持有氧运动。

此外，中医十分重视以食疗提高免疫力。常用的食疗食材有灵芝。灵芝含有抗癌效能的多糖体，还含有丰富的锗元素，可增强人体免疫力。锗能加速身体的新陈代谢，延缓细胞衰老，能通过诱导人体产生干扰素而发挥其抗癌作用。

（1）新鲜萝卜。因其含有丰富的干扰素诱导剂而具有免疫作用。

（2）人参。人参主要含有人参皂苷、人参烯醇和人参多糖，其中人参皂苷具有增强免疫力的功效。

（3）蜂王浆。能提高机体免疫力及内分泌的调节能力，并含具有防癌作用的蜂乳酸。

（4）鸡汤。能够预防感冒和流感等上呼吸道感染性疾病。鸡肉中含有人体所需的多种氨基酸，营养丰富，特别是其中所含的半胱氨酸，可以增强机体的免疫力。

（5）大蒜、洋葱。生蒜具有抗病毒、提高机体免疫力的作用。洋葱也是一种天然的杀菌杀毒食物。另外，蘑菇、猴头菇、草菇、香菇、黑木耳、银耳、百合、石斛等都有增强免疫力的作用。

当前，人们对免疫力的认识还存在一些误区，如免疫力越高越好，多吃补药就能提高免疫力，打疫苗可终身免疫，有了免疫力生病就不用吃药等。免疫力是与生俱来，后天调养，是生命健康的保护神。提高免疫力需要多方面的共同努力。

（发表于 2020 年《广西政协报》）

感于"疫情过后也别遗忘了中医药"

——新冠肺炎反思之五

针对这次新冠肺炎的罪魁祸首——新冠病毒是从哪里来的，至今尚未得到权威确认。有的说是蝙蝠，有的说是穿山甲，也有的说是生化武器……

其实，世界上没有无因之病，也没有无因之果，只不过有的原因在短期内很难被世人认知，比如引发 2003 年的非典的冠状病毒，最初确认来自果子狸，最后也不了了之。

中医对"病毒"没有微观认识，统称为"病疬"。北宋年间，中医"三因学说"奠基人陈无择在继承《黄帝内经》和张仲景《金匮要略》的基础上，认为"医事之要，无出三因"，即六淫为外因，七情为内因，饮食所伤、劳倦过度、外伤、虫兽伤、溺水等为不内外因。这次新冠病毒当属不内外因。

从这次新冠肺炎的主症：发热、干咳、乏力和"人传人"来看，将其视为"温疫病"是毋庸置疑的。吴又可在《温疫论》中说"适有某气，专入某脏腑、某经络，专发为某病"，本次肺炎致病因子为新冠病毒，这为现代医学开发新药和疫苗提供了科学依据。

然而，从传统中医"三因学说"观点看，内因在发病因子中起决定性作用。病毒通过飞沫传入肺脏后，是否发病，除了取决于病毒量的多少及毒性的强弱外，人体阴阳平衡之状态、免疫功能之强弱起着决定性作用。正如《景岳全书》说："瘟疫乃天地之邪气，若人身正气内固，则邪不可干，自不相染。"这次新冠肺炎既有邪实的一面，又有正虚的一面，正虚邪实，本虚标实。故"扶正祛邪"乃是抗疫的治疗大法。实践证明，这次新冠肺炎疫情让中医从幕后走向台前，从边缘走向中心，在治疗轻症病人和拯救危重病人的战斗中力挽狂澜，立下大功。

当然，中西医结合更有利于中医特色的发挥。从目前的国情看，西医仍然是抗疫的主流，科学家正在努力寻找病毒入侵人体的"钥匙"，希望尽快找到战胜病毒的利器。然而，以史为鉴，狡猾的病毒"魔高一丈"。即便禁食野味，但又怎么预防野生动物侵袭人类和家禽，病毒不断变异，谁能保证病毒不会卷土重来。

那么，中医抗疫话语权什么时候才会出现拐点？国际资本抹黑中医的方向不会改变，中医自身的发展仍然存在诸多的压力和短板，中医振兴之路依然任重道远。正如张伯礼院士所言：疫情过后也别遗忘了中医药。

（发表于 2021 年《广西政协报》）

论新冠肺炎持久战

——新冠肺炎反思之六

从庚子之春到辛丑之夏，新冠肺炎从春温到夏疫，从武汉到南京，从亚洲到全球肆虐不停，打破了历次温疫的季节性、时段性和地域性。病毒变异之神速，传播之秒速，令人防不胜防，世人谈毒色变。

据基因研究对比，引发2019年新冠肺炎的病毒与引发2003年非典的病毒同一祖而不同一族。2002年发生的非典引发了一次全球性传染病疫情，直至2003年中期，疫情才逐渐被消灭。非典发生之始，病毒不明，来源不明，没有疫苗，没有特效药，当时西医以救命为先，应用大量的抗生素和激素，命虽保而后遗症无穷，后因"三山一铁"（钟南山、王岐山、小汤山和邓铁涛）而取得全面胜利。这次新冠肺炎与非典如出一辙，病毒相似，症状相似。但暴发时间更长，传播速度更快，涉及范围更广，感染人数更多。虽然也出现"三山一礼"（钟南山、火神山、雷神山和张伯礼），但由于全球将疫情战变成经济战、政治战，缺乏全球一盘棋，加上没有利用好中医战术，故至今不仅没有把病毒完全消灭，而且有愈演愈烈之势。

历史告诉我们：适者生存。病毒为了生存不断变异，才能长期与人类共存。从进化论看，病毒变异都有一个发生、发展、进化、演化的过程，世界上任何的病原体包括病毒，它的基因并不是一成不变的，它在历史长河中会出现不同的变化，即突变。但是这个变化是由量变到质变，这种变化是否能导致临床上症状（发热、乏力、咳嗽）的不同表现，取决于人体正气与病毒的抗争。此外，病毒的变异可导致人体对它失去抵抗力，疫苗和药物的研发也没有病毒的变异来得快。这是目前世界医学面临的首要难题。

有矛就有盾，世上无难事。据有关记载，历史上曾经发生过321次瘟疫。但每一次都是以人类战胜疫毒而告终。否则，今天的人类早就灭绝了。过去我们没有核酸检测，早期很难诊断；没有显微镜，看不到病毒形状；也没有CT，看不到肺部的病变。今天，我们有党坚强的组织领导，有科学有效的隔离方法，有西医和中医两套治疗技术，更有疫苗全民免疫，为何还要谈毒色变？古人言，以不变应万变。变的是病毒，不变的是人体抵抗力。中医言，正气存内，邪不可干。只要我们众志成城，科学防治，中西并重，标本兼治，打持久战，就一定能彻底战胜险恶的病毒。

（发表于2021年《广西政协报》）

从中医辨证看新冠肺炎 "特效药"

——新冠肺炎反思之七

最近，一种来自美国、号称新冠特效药的"辉瑞特效药"被中国药监局正式批准进口，并以每盒 2300 元纳入医保报销，现已在上海、天津等八个省市销售。一个新冠肺炎死亡接近 100 多万的国家研究出特效药，并放着自己同胞不管先救中国？对此，人们议论纷纷，褒贬不一。

首先，人们最关心的是新冠肺炎是否有特效药。众所周知，自 20 世纪初以来，世界上已有 7 种冠状病毒（CoV）越过物种壁垒，可以在人体中致病，其中有 3 种病毒可在人类中引起致命的肺炎，分别是 SARS-CoV、MERS-CoV 和 SARS-CoV-2。17 年前，我们万众一心，仅用半年多时间就击退了 SARS 疫情！但这次新冠肺炎已在全世界肆虐近 3 年了，至今还没有研发出所谓的特效药，实在令人揪心。严格来说，这个世上任何疾病都没有特效药，包括普通感冒、拉肚子等常见病，只是有一些对减轻病情有帮助或对人体健康有利的药物。因此，所谓的"新冠特效药"值得期待……

从病毒学来看，引发 2019 年新冠肺炎的 SARS-CoV-2 为单股正链 RNA，有胞膜，是最大的 RNA 病毒。其特点是可以以自身为模板，指导合成病毒相关蛋白质。病毒进入宿主细胞后，首先以病毒 RNA 为模板表达出 RNA 聚合酶，随后 RNA 聚合酶完成负链 RNA 的转录合成、各种结构蛋白 mRNA 的合成，以及病毒基因组 RNA 的复制。病毒在复制过程中主要靠一些关键酶和关键位点，这些酶和位点往往相对比较保守，特性不易发生改变。若能找到这些关键酶和关键位点进行药物研发，就可以阻断病毒的复制过程，这就是我们研究新冠药物的主要思路。但是，变化比计划快，病毒在不断变异，而药物不能跟着病毒改变。因此，目前，针对新冠病毒的基因靶子研制疫苗和药物仍然是一个世界难题。

从中医的角度看，新冠肺炎可归为"疫病"。《说文解字》中提到："疫，民皆疾也。"指出了其具有传染性的特点。而使"民皆疾"的病因为何？中医学认为致病的病因大体可分为三类：外邪，内因，房室、兵刃、虫野兽所伤。新冠的致病因素属于外感疫气。所谓"疠气"，是指天地之间别有一种疫气，具有强烈的传染性。其致病具有发病急骤、病情较重、症状相似、传染性强、易于流行的特点，而这次的新冠肺炎就符合这个特点。正如吴氏《温疫论》指出："疫者，感天地之疠气……此气之来，无论老少强弱，触之者即病，邪从口鼻而入。"明确指出疠气的病邪是从呼吸道传染致病的。

中医所说的"疠气"是看不见的，实际上也不需要看见病毒戴不戴帽（冠），而是根据病毒引起疾病的"寒热虚实"进行辨证施治，就可以对付新冠病毒的入侵。中医这种治疗新冠肺炎的思路贯穿疾病的全过程，包括观察期、发展期及恢复期。西医的治疗思路注重"杀灭病毒"，而中医的治疗思路重视"扶正祛邪"，标本兼顾。一方面，通过清热、化湿、解毒等方法，改变病毒生存的环境，从而抑制病毒在体内的生长，提高人体的正气，达到"正气存内，邪不可干"的目的。另一方面，中医擅长治疗各种不适症状，例如对于短气症状，西医的方法是无创或有创吸氧，而针灸就解决患者呼吸困难的症状，可谓立竿见影。因此，从这个角度讲，中医药就是治疗新冠肺炎的特效药。

总之，中医主张早防早治，而且祛邪要早、急、准。当疫毒刚刚感染人体，人体正气尚且健旺时，即在早期重视祛邪，使邪去则正自安。患者发病初期采用中医治疗，在病毒尚未站稳脚跟就被踢出门外，就比较容易痊愈。同时，中医十分强调"正气"，认为"正气存内，邪不可干"。正如《素问·刺法论》指出："五疫之至，皆相染易，无问大小，病状相似，不施救疗，如何可得不相移易者？""不相染者，正气存内，邪不可干，避其毒气。"也就是说，只要人体"正气"充足，"邪气"就不会侵害身体。因此，加强对普通群众关于人体健康的宣传教育，普及一些中医简便验廉的扶阳方法，不仅是新冠肺炎防病的需要，而且对于已患上新冠肺炎疾病的患者在发展期、观察期和恢复期也很重要。可以坚信，只有将"正气"的重要性贯穿始末，才能迎来这场"战役"的最终胜利。

（发表于 2022 年《广西政协报》）

疫情过后话"养肺"

——新冠肺炎反思之八

大疫过后，其正必虚。一场史无前例的新冠肺炎，导致全球 290 多万人受到感染，20 多万人死亡，令人谈毒心惊。疫情过后，人们在期盼新冠疫苗早日出来的同时，如何养肺护肝也成为大家普遍关注的话题。

这次疫情是由于疫毒犯肺，毒盛正虚所致，属于中医的寒湿疫。临床表现为发热（正不敌邪）、干咳（肺阴不足）、乏力（气血两虚）等症状。根据有关报道，这次新冠肺炎造成人体损伤的主要有四大原因：一是免疫损伤，二是药物因素，三是全身炎症，四是缺血缺氧再灌注损伤。因此，与非典相比，大部分患者愈后没有明显的后遗症，只有部分造成肺纤维化和肝功能损伤。但从中医"久病必虚，大病必损"的角度看，大疫过后，"排毒补虚，养肺护肝"还是很有必要。

本人根据"天人合一"的自然观、"辨体施养"的个性观、"阴平阳秘"的平衡观和五行相生相克规律，对疫情过后如何养肺护肝提出自己的看法。何谓肺虚？一是今年是庚子年，少阴君火司天，阳明燥火在泉。火过旺，肺属金，火克金，加上热毒伤阴，肺必伤津；二是寒湿困脾，脾失运化，气血不足，脾属土，土不生金，肺气不足。三是肝属木，主排毒，金克木，百毒伤肝，故大疫过后，肺脏气阴两虚和肝失疏泄是主证。何谓补虚？中医认为，人体分阴、阳、气、血、精、液等，只要有一种或两种以上不足都叫"虚"。故民间有言：虚不受补或虚不乱补。

针对上述观点，本人根据中医"春夏养阳，秋冬养阴"的四季养生理论，壮医"阴阳为本，三气同步"的天人合一理论，以及"未病先防，已病防变，瘥后防复"的上工治未病理论，提出"养肺为本，护肝为标，补虚排毒，调和五脏"作为当前大疫过后的养肺护肝、养生防病方法。采用药食两用的中药、壮药和瑶药，经科学配伍而成"清毒养肺汤"，方药有沙参、百合、杏仁、玉竹、一枝香、鱼腥草、鸡骨草、甘草等，也可在这个基础方上加减，如加猪肺、雪梨等食疗方。经常食用，具有较好的"养肺，护肝，排毒"等功效，值得推广。

（发表于 2020 年《广西政协报》）

基于壮医毒论浅谈"无症状感染"
——新冠肺炎反思之九

当前，新冠肺炎疫情仍复杂多变，没有明显拐点，正处于全球第四波流行高峰。4月1日，中国疾病预防控制中心流行病学首席专家吴尊友发文谈本轮疫情时表示，出现很大比例的无症状感染者主要有三个方面原因。第一，随着新冠疫苗接种率的提高，人群获得了对新冠病毒的免疫力，使得很大比例的感染者不出现症状；第二，奥密克戎变异毒株的致病性相对较弱，不及德尔塔和其他毒株的致病性强；第三，感染者发现比较早，一些确认病例在其尚未出现症状前就被筛查发现了。对此，不少人有疑问，无症状感染者算不算是病人？无症状感染者要不要隔离？无症状感染者要不要防治？……

本人基于壮医毒论对"无症状感染"的发病机理进行一些探讨。一千多年前，发源于"毒乡岭南"的壮医药，就对毒虚致病有了科学的论断。如今，壮医认为新冠肺炎是由于机体正气亏虚，外感"毒邪"侵袭，堵塞"三道两路"，阻滞人体气机，导致气血运行不畅，脏腑功能失调，三气不能同步而发病。从发病途径看，新冠病毒从"气道"口鼻入于肺，并不会马上发病，而是潜伏最少一周最长两周的时间，犹如战前的双方进入"静默"状态。正如《孙子兵法·谋攻篇》所云："知彼知己，百战不殆"，在这关键时期，正邪之争会有三种状态，一是若人体正气强盛，如城墙坚固，易守难攻，那么病毒就不会轻易进攻，表现为无症状状态；二是若人体打了疫苗，有了免疫力，犹如兵强马壮，士气昂扬，病毒也不敢冒险进攻，这时表现的也是无症状状态；三是若双方都围而不攻，打消耗战，导致敌我双方大伤元气，无力再战，这个时候也表现为无症状状态。

从以上三种战况分析得知，正气存内是根本，士气昂扬是关键，围而不打是上策。《黄帝内经》云"正气存内，邪不可干"，所谓"风雨寒热，不得虚，邪不能独伤人。卒然逢疾风暴雨而不病者，盖无虚"。说明正气亏虚是发生外感疾病的主要原因，虚人感染毒邪的核心病机是正虚邪客。

要做到正气存内，平时要多晒太阳，多运动，多保暖，也可选择服用玉屏风散颗粒、黄芪颗粒、归脾丸、六味地黄丸等中成药。壮族民间经常采用五指毛桃、石斛、牛大力、田七须、薏苡仁等煲汤食疗，也取得较好的效果。

如何做到士气昂扬？本人认为，要做到提振人体精气神，除打疫苗外，心态也很重要，凡是谈毒变色，惊慌失措，心神不定者，都很难激活自身的免疫细胞，提不起士气，病毒容易乘虚而入。如何做到围而不打？在战术上要做到不战而屈人之兵非常不易。除注意戴口罩，少暴露目标，非必要不出门，还要特别注意早发现，早处理，防微杜渐，一定要配合相关部门测核酸、扫码登记。

综上所述，本人认为，对付新冠病毒，要以不变应万变，不管病毒怎么狡猾，怎么变异，总是万变不离其宗。当前，我国对疫情的战略方针是以"社会清零"为目标，之所以这样做，是出于对国情和病毒的综合判断和考虑，其主要的战略目标是能够把重症、危重和死亡控制在非常低的水平，这就需要防止患者从轻症向重症转化，规避危重病例的发生，以大幅度减少或有效预防死亡的发生。

因此，专家建议把无症状感染者列入防治之重点是有其道理的。实践出真知，通过3年与病毒的"世界大战"，证明了新冠病毒具有潜伏期短、隐匿性强、传播速度快的特点，及时控制疫情非常不易。

当前的新冠疫情形势仍然十分严峻，大家需要齐心协力，坚持再坚持，努力再努力，尽快把疫情控制下去，打赢这场疫情防控攻坚战。

（发表于 2022 年《广西政协报》）

别让利益驱动成为中国抗疫的"痛点"

——新冠肺炎反思之十

疫苗、核酸、中药本来应该是中国抗疫的"三大法宝"。但由于受到某些利益的驱动，目前"三大法宝"还没有发挥好"疫苗预防—核酸检测—中药治疗"的各自优势，使中国的"社会清零"抗疫目标不能如期实现，值得国人深思。

回想 2003 年那场突如其来的非典，在没有疫苗预防和核酸检测情况下，当年已 87

岁的邓铁涛老中医临危受命，出任中医专家组组长，并亲自拟定中医抗击非典诊治方案，他所在的广州中医药大学第一附属医院共收治 73 例 SARS 患者，采用纯中医治疗，取得了"零感染""零转院"和"零死亡"的"三个零"佳绩。

2019 年武汉新冠肺炎，刚开始没有吸取非典的教训，在没有新冠疫苗和特效药的情况下，中医没有早期参与。直到张伯礼院士逆行武汉，才建议让中医药参与新冠肺炎的防治。结果表明，中医药为"中国抗疫方案"作出了四个贡献：一是集中隔离服用中药，有效阻断疫情扩散和蔓延；二是中药进方舱治轻症，病人零转重、医护零感染；三是重症患者中西医结合救治，提高治愈率，降低病亡率；四是恢复期中西医结合康复治疗，减少并发症。

最近，吉林、上海暴发疫情，同样，中医药也发挥了重要的作用。虽然，中医药抗疫作用虽然有目共睹，但中医在抗疫中却没有话语权。正如身为中医大家的张伯礼院士在公众面前动情地说"希望疫情过后也别遗忘中医药"。这是何等的高尚又是何等的担忧！纵观古今，中华民族几千年历史中，每一次出现的大疫，都会出现一些大医，他们在医德上可谓之大爱，在医术上可谓之大学，为何？因为大医精诚，救死扶伤，仁爱之心，深入骨血，中医药为中华民族的健康与繁衍功不可没。遗憾的是，在利益当道的今天，中医很少被提起，更多的是刻意被遗忘。

再说疫苗，相对非典，这次新冠疫苗的研发与应用是防新冠肺炎第一杀手。临床实践表明，注射新冠肺炎疫苗，可以增强对新冠病毒的免疫力，减少患病，或者一旦得病也能让病情减轻，从而有效地降低病毒感染和死亡的风险。3 月 22 日，香港大学李嘉诚医学院发布了一份名为"香港第五波疫情的前瞻性规划"的研究报告，其中一组来自香港的疫苗有效性数据显示，对于 60 岁以上老人来说，接种三剂次的科兴和复必泰（BNT162b2）疫苗，防重症、防死亡的有效率都超过了 90%。

疫苗抗疫效果是肯定的。刚开始，国家本着自愿和免费原则，鼓励 18 ～ 59 岁中国公民打疫苗，后来鼓励 3 ～ 17 岁儿童、少年和 60 岁以上的老人也打疫苗。人们对疫苗的关注点主要是疫苗是否有效和是否有毒？尤其是病毒变异后疫苗是否还起作用？同时，将来对人体是否有影响？大众的这些担忧是可以理解的。然而，政策到基层却改变了，不是疫区也要求打疫苗，有些地方还下达指标，变相强制打疫苗，小孩和老人也必须打，不打大人不给上班，小孩不给上学，还有一些专家刚开始不主张打疫苗，后来又鼓励打疫苗。其中是否有利益驱动，至今不得而知。这次全民打疫苗，虽然国家是免费的，但企业还是收费的，如果按照疫苗的标价在 200 元一针左右，每人需要打两针才算有效，这样每人打疫苗就得花 400 元。而想要有效阻断病毒传播，按网络上的说法，最少要达到 70% 以上，也就是说全国 14 亿人口至少要给 9.8 亿人口打上疫苗才能有效阻断病毒传播，这背后暗藏有多大的利益。

此外，核酸检测也是抗疫的一大亮点。面对这次多地暴发的疫情，全国多家医疗机构积极响应党中央的号召，派出一批批精干有力的 PCR 检测技术实验人员和成千上万名医生护士协助检测核酸，每一个地方都要求做到应检尽检，不漏一人，这是中国抗疫历史上的一大创举，为全国快速准确开展抗疫作出了积极贡献。

诚言，大疫当前，面对不停变异的新冠肺炎病毒，开展核酸检测是精准判定感染与否的"金标准"，是主动筛查无症状感染者、落实"四早"要求的第一道防线。这是一项需要全民动员、闭环行动才能完成的抗疫大考，也是对一个地方组织调度、医疗采集、科研检测、物资保供、基层治理等能力的全方位考验。就全国而言，疫情防控一盘棋，没有人可以置身事外、袖手旁观。人民至上，生命至上，核酸检测是每个公民为保护自身安全、维护社会稳定应尽的责任和义务，这是一道必答题，而非选择题。

但是，也有一些企业和个人，在这次核酸检测工作中，以盈利为目的发国难财，如2022年1月的郑州金域检测公司的张某东被河南许昌警方逮捕，瞬间引发全国性舆论关注。此外，自疫情暴发两年多来，北京、河北、天津、山东、四川等多地、多家第三方医检机构被曝出核酸检测造假，这不得不引起有关方面的高度注意。

人心齐，泰山移。试想：如果在全球，这个新冠病毒疫情利益集团存在的话，它们想不想疫情尽快结束？

（发表于 2022 年《广西政协报》）

中医药：中华民族的共同文化
——有感于铸牢中华民族共同体意识

文化是民族的根和魂。传说伏羲创太极、画八卦、著《易经》，成为中华民族人文之先始。黄帝编《素问》、写《灵枢》、创九针，成为中医药文化之鼻祖。千百年来，中华民族同宗共祖，一脉相传，医易同源，文化同根。其中，被称为"第五大发明"的中医药，千百年长盛不衰，至今依然是中华民族的优秀传统文化之一。

根据《中华人民共和国中医药法》内涵，中医药是指包括汉族和少数民族医药在内的我国各民族医药的统称，它反映了中华民族对生命、健康和疾病的认识，具有两千多年的悠久历史和独特的医药学理论体系。千百年来，中医药为中华民族的健康繁衍作出巨大的贡献。

然而，这样的优秀文化在历史上却遭遇了三次废除中医案。第一次是 1879 年以俞樾为代表的《废医论》，他认为中医与巫术、占卜联系密切，是愚昧无知的医学；中医最重要的理论是脉象，而脉象完全不值得相信；临床上很多中药没有效果。第二次是1929 年 2 月 23 日，南京国民政府召开第一届中央卫生委员会会议，以余云岫为代表提出印《废止旧医以扫除医事卫生之障碍案》。第 3 次是 2006 年以何祚庥、方舟子、张功耀等为代表再次批判中医是伪科学，方舟子于 2007 年出版了《批评中医》，把祖宗留下的宝贵文化当作伪科学来批判。诚言，在铸牢中华民族共同体意识的今天，他们自然成为历史的罪人。

新中国成立后，党和政府高度重视中医药文化传承与研究提高。1958 年 10 月，毛泽东主席对中医药工作作出重要指示："中国医药是一个伟大的宝库，应当努力发掘，加以提高。"这一指示表明，毛主席不仅把中医药看成是中国传统文化留给我们的一份珍贵遗产，而且特别强调要充分挖掘其现实价值。党的十八大以来，党中央、国务院高度重视中医药的创新与发展。2019 年 10 月，习近平总书记对中医药工作作出重要指示强调，中国医药学是一个伟大的宝库，中医药学是打开中华文明宝库的钥匙，广大中医药工作者要重视传统文化素养的积累，从传统文化的角度认识中医药、理解中医药、发展中医药。一言九鼎，守江山守的是民心，守民心守的是文化。

广西壮瑶医药，与藏医、蒙医、维医、泰医等少数民族医药一样，既是中医药的重要组成部分，也是各少数民族优秀的传统文化。历史放在哪里，文化就在哪里。历史证明，中医药学是中国古代科学的瑰宝，也是打开中华文明宝库的钥匙。我们身为中华儿女更应该因为我们民族拥有这样的文化而感到无比骄傲与自豪。尤其是三年来中国抗击疫情取得的重大胜利表明，古老的中医药无比神奇与伟大！我作为一名中医药工作者，务必团结一切中医同道，深入发掘中医药宝库中的精华，守正创新，推进中医药产业化、现代化，让中医药走向世界，造福全人类。

中华文明上下五千年，四大发明改变了世界；历史是一面镜子，红中医者，文化自信；黑中医者，文化自毁！正如著名的国学大师南怀瑾所说："我常常感到，国家亡掉了不怕，还可以复国，要是国家的文化亡掉了，就永远不会翻身了。"

（发表于 2022 年广西传媒）

加大中医药在广西乡村振兴的独特作用

2021 年 2 月 25 日，国家乡村振兴局正式挂牌成立，标志着我国实现了脱贫攻坚的伟大胜利，并将开启乡村振兴的辉煌格局。

2019 年 10 月 25 日，习近平总书记对中医药工作作出重要指示："要遵循中医药发展规律，传承精华，守正创新，加快推进中医药现代化、产业化，坚持中西医并重，推动中医药和西医药相互补充、协调发展，推动中医药事业和产业高质量发展，推动中医药走向世界，充分发挥中医药防病治病的独特优势和作用，为建设健康中国、实现中华民族伟大复兴的中国梦贡献力量。"

广西是中医药、民族医药资源大省，被誉为中国的"天然药库""生物资源基因库"和"中药材之乡"，道地药材自古就闻名遐迩，中草药物种（不含海洋药）居全国第二位，拥有极具特色的壮、瑶等少数民族医药资源。在"十三五"期间，中药材种植是我区农村贫困人口收入的重要来源之一，随着我区中医药产业的发展，许多贫困县也逐渐实现了"脱贫摘帽"，中医药、民族医药在打赢脱贫攻坚战中展现出了强大的魄力。

党的十八大以来，中医药得到了国家的大力支持，在国家发布的《中医药发展战略规划纲要（2016—2030年）》和《中共中央　国务院关于实施乡村振兴战略的意见》中，均把中医药发展上升为"国家战略"。尤其是突如其来的新冠肺炎发生后，中医药全程参与抗疫的特色与优势更得到世人的普遍认可，在新形势下发展中医药大势所趋，大有可为！

因此，建议要充分发挥中医药在广西乡村振兴中的独特作用。

产业兴旺，是乡村振兴最基础的要求

扶贫实践证明，只有建立良好的农村产业体系，才能够持续巩固脱贫攻坚发展成果，切实加强防止返贫。我区中药、壮瑶药种植大都在远离都市的农村地区，且多为贫困地区，可采用"企业＋合作社＋基地＋贫困户"的模式，大力发展肉桂、罗汉果、牛大力、石斛等道地保真中药材种植加工，吸引大型中药企业、医院、药材市场等建设中药材种植基地。以中药材、壮瑶药材种植为引领，配套完善中药材原地加工、制造、销售等环节，可以帮助农村快速形成产业链条。

乡风文明，是乡村振兴的重要内容

文明是最好的风景，在提升乡村基础硬件设施水平的同时，还要注重思想道德软件体系的建设。中医历来提倡以人为本、医乃仁术、天人合一、调和致中、大医精诚等理念，集中体现了中华民族高尚的道德情操，与社会主义核心价值观相互蕴含、彼此渗透，相互催生、相互推动。以德为尚，崇尚自然。中医药的发展，关键在于有好品质的药材，好品质药材关键在于有好品质的种药人。从中医的天人合一整体观角度出发，种植中药材就是对人性的考验和情操的陶冶。种植中药材要求农民能够静下来，弘扬淳朴、善良、勤劳的美好品德，不急功近利，不唯利是图，不被外界的物欲所干扰，精品中药材是种药人良心的集中体现。因此，发展中医药产业，不仅可以提高其经济收益，更能升华其思想境界，有效推动乡风文明建设。

环境保护，是乡村振兴的关键一环

中医药强调无公害种植，并且运用天然的植物药来治病，对健康环境来讲，保护生态，促进人和自然的和谐共生，运用自然的调节来维护健康是环保的、生态的，同时还是节约的。与此同时，中医药对种植环境的要求高，使用化肥、农药等方式会大大降低药材质量，发展中医药产业迫使农民恢复最原始的种植方式，选择无害化的种植路径，运用高科技手段，加强中药材种植过程的监测与管理，营造智慧化的生态环境健康场景，助力乡村生态文明建设和生态环境保护。

健康养生，是乡村振兴的必然要求

广西是著名的长寿之乡，随着我国老龄化人口的不断增加，亚健康人群的不断扩大，人民对健康的重视程度越来越高，尤其是围绕中医药、民族医药展开的养生、养老备受青睐。在中医药种植的基础之上，能够衍生出中医药健康培训、中医药养生、中医药养老、中医药文化体验等各类项目，农民可以通过参与其中的某个环节，实现充分就业，得到一份稳定的收入来源。同时，中医药要在"治未病"方面发挥主导作用，在重大疾病治疗方面发挥协同作用，在疾病的康复方面要发挥核心作用，发展健康产业。农村要依托自身条件优势，创新中医药健康产品，发展生态养生社区小镇、中医药博物馆、中医药博览会、药用植物观赏、医药保健服务、中医药文化产业园等主题项目，打造端午药市、药膳节、温泉节、中医药文化节等主题节庆活动，探索建立全方位、多元化、多层次的中医药健康产业服务品牌，形成规模和品牌效应，从而形成中医药健康旅游产业集群链。

总之，中医药在农业兴旺、农村文明和农民富裕三方面都具有重大意义，迎接全面实现乡村振兴新时代，必须要不断强化中医药的重要性、理论性和带动性，通过发展多样化的关联性项目，扩充乡村内容，实现乡村全振兴。

（发表于 2021 年广西传媒）

关于加强我区药食同源品种研究和健康产品开发的建议

我区素有"天然药库"之称，为驰名中外的"西土药材"产地。截至 2018 年底，广西已查清中药资源总数 7088 种，居全国第一。其中药用植物 5996 种，药用动物 798 种，海洋药用生物 294 种；全国 400 多种常用中药原料药材中有 70 多种来自广西，其中 10 多种占全国总产量的 50%～80%，罗汉果、鸡血藤、广豆根、蛤蚧更是高达 90% 以上。丰富的中药材资源为我区中医药民族药产业发展提供了良好的资源保障。随着人们经济水平的提高和健康观念的改变，"药食同源"保健（功能）食品将因其具有历史悠久、理论完善、资源丰富、安全可靠、功能特色显著等优点而成为一种不可阻挡的食疗养生新潮流。

近年来，国家为鼓励中医药的发展给予了诸多优惠政策。2021 年 1 月，国务院办公厅印发《关于加快中医药特色发展的若干政策措施》，自治区也先后出台了《广西中医药壮瑶医药振兴发展三年攻坚行动实施方案（2021—2023 年）》和《广西大健康产业发展规划（2021—2025 年）》等重要文件，明确将中医药、壮瑶医药作为大健康产业的突破点，进一步凸显壮瑶医药的特色和优势，推动壮瑶医药产业创新升级和高质量发展。

但是，由于种种原因，目前广西"药食同源"资源产业还存在研究基础还比较薄弱、机制还不够灵活、产业创新驱动力不够、科研成果转化率低、产品含金量不高等一系列问题。尤其是广西常用的"药食同源"中草药、壮瑶药至今没有列入国家药食两用目录。如 2021 年广西遴选确定的"桂十味"中，只有八角、龙眼肉、肉桂、罗汉果等 4 味药入选国家卫生健康委员会 2020 年公布的药食两用目录，而广西盛产的薏苡仁、千斤拔、鸡血藤、牛蒡子、五指毛桃、两面针、金花茶、金边蚂蟥等尚未纳入国家目录。相对云南之三七、贵州之天麻等名牌系列产品，广西"药食两用"的资源优势和质量优势尚未得到充分发挥，这也成为广西开发药食两用产品的主要瓶颈之一。为此提出以下建议。

　　（1）加强广西药食同源历史文化、品种分布、质量标准、组方配伍等方面的挖掘整理和研究提高，进一步摸清广西药食两用中草药、壮瑶药资源，并遴选出广西常用"药食两用"药材，为后疫情时代开发防疫护肺药食两用产品打基础。

　　（2）积极向国家申报广西道地"药食两用"药材，争取将薏苡仁、千斤拔、牛蒡子、两面针、金花茶、金边蚂蟥等纳入国家药食两用目录，作为广西开发食疗健康产品的主要依据和参考。

　　（3）加大资金投入，利用生物技术、纳米技术等高科技提升我区药食两用产品技术含量，增强产品的市场竞争力。在药企方面，重点培育龙头骨干企业和产业集群，提升产业规模，同时要强化人才队伍建设，为健康食品产业发展提供保障。

　　（4）采用溯源等技术，规范"药食两用"中药材、壮瑶药材的选种、播种、育苗、田间管理、采集和炮制加工技术，提高药材质量，减少重金属污染和病虫灾害。

　　（5）按照《中华人民共和国食品安全法》的有关规定，做好广西药食两用的市场准入和监管；同时，加强与东盟或"一带一路"国家合作，打开国际市场，提升产品国际品牌；

　　通过发展药食同源产业，进一步助力广西乡村振兴。选择气候适宜、土壤肥沃的乡村，大力推广种植药食两用中草药，采取"龙头企业＋专业合作社＋基地＋农户"的发展模式，形成药食两用产业链，促进农民增收和食疗产业高质量发展。

（摘自 2021 年政协委员提案）

对《中华人民共和国中医药法》和《广西壮族自治区中医药条例（草案）》的几点建议

今天自治区人大卢主任带队到我校开展《广西壮族自治区中医药条例》座谈会。作为专家代表，我为能参加这么高级别的座谈会感到十分荣幸。我要特别感谢区人大法工委尤其是卢主任给我一次发言机会。下面，我讲几点个人意见，不对之处请大家斧正。

关于《中华人民共和国中医药法》实施落实难问题

备受国人关注的《中华人民共和国中医药法》(以下简称《中医药法》) 已于 2017 年 7 月 1 日实施，国家颁布这部法律主要有以下四点目的：①大力发展中医药事业，充分发挥中医药在医药卫生事业中的作用；②遵循中医药发展规律，建立符合中医药特点的管理制度，保持和发挥中医药特色和优势；③坚持扶持与规范并重，在推动中医药事业发展的同时，注意预防和控制风险，保障医疗服务和用药安全；④处理好与执业医师法、药品管理法等法律的关系。其中第四点，处理好执业医师法、药品管理法等问题，可以说至今没有处理好或衔接好。尤其是对地方中医、民族医条例的衔接和落实还存在"最后一公里问题"。

20 世纪 50 年代以来，我国医疗卫生资源一直以西医为主流，中医为支流，民族医（民间医）为细流的"三大"医疗体系。改革开放 40 年以来，由于受到市场经济和科学进步的影响，西医突飞猛进，目前我国医疗系统已出现了以郑州大学第一附属医院为代表的"大哥大"，全院床位 1 万张，2019 年业务收入 84 亿元。成为当今医学的"巨无霸"。然而，经过这次突如其来的新冠肺炎疫情，中医药又广受世人关注。

从历史看，中医以《黄帝内经》为标志，已有 2300 多年的历史；壮医以武鸣县马头乡西周末至春秋时期的墓葬中出土的青铜浅刺针为标志，也有 2800 多年的历史。据考证，中医进入广西（岭南）有 1600 多年，西医进入广西有 160 多年。由此可见，千百年来，中医药、壮瑶医药为广西本民族的健康繁衍作出了重大贡献。但是，随着时代的发展和科技的进步，西医发展了，中医落后了，壮医更落后了，这是不争的事实。但究其原因既有中医自身的问题，也有以西医为导向的政策法规的问题。

1985 年 7 月，《中华人民共和国药品管理法》(以下简称《药品管理法》) 实施，1999 年 5 月，《中华人民共和国执业医师法》(以下简称《执业医师法》) 实施。2004 年与 2005 年，全国利用这两部法律开展打击非法行医的专项行动。2004 年 3 月 8 日卫生部发布通报，2004 年全国共取缔非法行医 5.4 万多户，2005 年取缔非法行医 3.4 万余户，两年共取缔所谓非法行医共计 8.8221 万户。从某种角度说，《执业医师法》出台后，中医元气大伤，8 万民间中医纷纷沦为非法行医。《执业医师法》第八条规定：国家实行医师资格考试制度。医师资格考试分为执业医师资格（本科以上学历）和执业助理医师资格（中专以上学历）。同时还规定，以师承方式学习传统医学满三年或者经多年实践

壮医英才之医道·医学·医术

医术确有专长的，经县级以上人民政府卫生行政部门确定的传统医学专业组织或者医疗、预防、保健机构考核合格并推荐，可以参加执业医师资格或者执业助理医师资格考试。但多年来出师考试通过者少之甚少。为了解决非学历执业出师考试通过难的问题，《中医药法》作了新的规定：以师承方式学习中医或者经多年实践，医术确有专长的人员，由至少两名中医医师推荐，经省、自治区、直辖市人民政府中医药主管部门组织实践技能和效果考核合格后，即可取得中医医师资格。这里规定要两名中医医师推荐，有些地方根本找不到中医医师，即使能找到中医医师，他们对被推荐者根本不了解，流于形式。加上确有专长的考试很难通过（2020年广西通过率不到5%），比考博士还难，民间医生意见很大。就壮医而言，目前全区每年只招60名本科生，没有壮医大专生和中专生，这就意味着有学历的壮医少之又少，而那些凭中医学历考壮医执业的多是为考试而考试，他们只通过短期壮医培训，壮医基础十分薄弱，到临床很难开展壮医工作。特别是2012年以来，教育部批准广西中医药大学独立招收壮医本科生后，壮医本科生的专业方向由中医专业（壮医方向）转为壮医专业，因此，他们毕业后只能考壮医执业医师，不能考中医执业医师。关于这个问题有不同意见，一是担心如果壮医可以考中医，那就没人再考壮医，这样广西中医药大学开设壮医本科专业就没有必要；二是如果壮医不能考中医，中医可以考壮医，既体现壮医与中医不平等，又进一步压缩了壮医的就业空间，导致2021年60名壮医本科生全部考研，没有人选择就业。前几天我们对35名壮医本科生进行问卷调查：如果壮医可以考中医执业你选择考壮医还是中医？结果有25人选择考壮医，10人选择考中医。说明大家对壮医是有信心的，同时，由于壮医考试难度相对中医容易，近年来也有一些中医本科生选择报考壮医。因此，壮医执业关键问题是如何拓宽壮医的就业面和解决注册难的问题。否则，会影响到在读壮医本科生的专业思想。

关于中医医院壮医执业注册难问题

《中医药法》第十五条规定：从事中医医疗活动的人员应当依照《执业医师法》的规定，通过中医医师资格考试取得中医医师资格，并进行执业注册。这一条没有具体说明民族医执业注册与中医是否具有同等条件，导致部分没有设立壮医科的中医医院不给壮医执业注册（目前广西只有20多家中医医院挂有壮医科）。一些挂有两块牌的中医医院（如南宁市武鸣区中医医院、南宁市武鸣区壮医医院）也只能注册一项执业资格，不能同时注册中医和壮医两项执业资格。而国家有规定，考取医师资格证后两年不进行执业注册，就自动取消注册资格，这就导致壮医就业注册难，一些从事中医的中医生考得壮医资格证后也不能同时注册两证，也就是说要取消中医执业资格才能进行壮医执业资格注册，极大地影响了相关人员参加壮医执业考试的积极性，影响壮医人才梯队的培养，形成了"没有壮医人才不能设立壮医科，没有壮医科又不能引进壮医人才"的"鸡生蛋还是蛋生鸡"的怪圈。

其实，《中医药法》第二条已明确规定：中医学就包括少数民族医学。在广西，所谓的民族医学，就是指壮医、瑶医等少数民族医学。该法已明确指出民族医学和中医学享有同等的权利。民族医药学与中医药学在理论上既有区别又有联系。区别表现在文化背景不同、理论体系不同、诊疗方法不同、药物资源不同、药物应用不同；联系表现在中医药学吸纳、综合了一些少数民族医药学的内容，民族医药学也吸收了中医药学的精华，形成了自己的理论体系。因此，中医药和民族医药统称为传统医药，都是中华民族的优秀文化。因此，在这里我也呼吁广西应该把中医药、壮瑶医药文化纳入中小学教育，让民族传统医药文化得以一代又一代地传承与发展。

《中华人民共和国宪法》规定"国家发展医疗卫生事业，发展现代医药和我国传统医药"，这就使我国的传统医学有了法律保障。中医药学和民族医药学在学术领域或管理领域均有不可分割的联系，同时他们又有各自不同的特点。《药品管理法》与《执业医师法》主要是针对西药法和西医法，有些地方不但不适合中医药事业的发展，而且还阻碍了中医药事业的发展（如中医本来是全科医生却要跟西医一样分科执业，一个手臂麻痛患者去医院就诊不知道挂号哪个科室），现在中医医院也全部按西医分科，内科看耳鸣就叫超范围执业，殊不知中医的肾开窍于耳。现行的《中医药法》既不能超越国家《药品管理法》和《执业医师法》，也不能涵盖民族医药个性化发展的法律法规保障，因此，我们应该利用《中华人民共和国民族区域自治法》给予完善与补充。可惜广西在这方面没有利用好，很多工作还停留在等待国家法律法规层面上。按老百姓的话讲，不敢越雷池半步。相对云南和贵州民族医药的快速发展，值得反思。

关于对中医医院制剂研发与调配使用难问题

医院制剂是中医医院的特色与优势，既提高疗效，又降低费用。近年来，群众反映中医西化严重、特色不浓等问题可以说与中药制剂按《药品管理法》管理有关，如该法规定所有中药（含民族药）的膏、丹、丸、散等剂型都要取得制剂批文。有人称，这是挂中医药法的羊头卖西药法的狗肉？这次《中医药法》制定正视了这个问题。如第三十一条：国家鼓励医疗机构根据本医疗机构临床用药需要配制和使用中药制剂，支持应用传统工艺配制中药制剂，支持以中药制剂为基础研制中药新药。实行制剂备案制，地方在这方面的管理只减少一些申报条件，如减少临床验证等，其他仍然要求拿到制剂批文号，既增加成本，又消耗时间。另外，虽然原《广西壮族自治区发展中医药壮医药条例》第十四条规定民族医医院制剂可以在同行机构调配使用，但由于医院制剂批准配送批量小、有效期短、成本高、医生用药少等原因，导致医院制剂特色不特，优势不优，发展后劲十分不足。

关于中医人才培养及区内外就业难问题

《中医药法》第三十三条规定：中医药教育应当遵循中医药人才成长规律，以中医药内容为主，体现中医药文化特色，注重中医药经典理论和中医药临床实践、现代教育方式和传统教育方式相结合。可是，现在中医教育已严重西化，中医专业的中西课程比例至少是5：5，壮医专业的中壮西课程比例也要3：3：4，由于本科生的目标是考研，故英语课比经典课更重要。现在，除理论西化外，临床西化也十分严重，传统的望闻问切四诊少了，现代的影像检查多了，临床治疗吊针水的多了，辨证开方吃汤药的少了。中医医院以动手术作为主要收入，门诊医生每天都有收病人住院的任务。可以说，现在的公立医院（非营利医院）都在干营利的活。公立医院公益性和人才培养的社会主义核心价值观如何体现？

此外，《中医药法》第三十四条规定：国家完善中医药学校教育体系，支持专门实施中医药教育的高等学校、中等职业学校和其他教育机构的发展。由于广西目前还没有开设壮医大专和中专，乡镇基层医院招聘时又招不到中医或壮医本科生，"十四五"规划如何做到壮医全覆盖？更让人担忧的是，壮医专业（本科）是国家批准的，壮医执业考试也是国家统考的，但在广西以外却得不到认可，更糟心的是广西本土的一些中医医院由于没有设立壮医科，也不能注册壮医执业资格，使"国字号"的壮医变成了"区字号"，甚至变成"空字号"。壮医前途令人担忧。

关于壮医毕业生就业过程中存在的问题和对策

（1）专业就业环境不理想。

①招聘单位都是偏远县且壮医学专业岗位少。从历年双选会招聘岗位来看，一般只有3～5家医院招收壮医学专业毕业生，岗位也是在个位数，例如都安瑶族自治县中医医院、三江侗族自治县中医医院，而这些地方基本没有壮医学专业生源，因此用人单位也不考虑接纳壮医学专业毕业生去他们医院就业，导致即使有岗位，毕业生也很难就业的问题。

②壮医学专业社会认知程度低。政府部门、医院等单位对壮医学专业还不太了解，因此很多单位都表示不知道壮医学专业，也没有把壮医学专业纳入用人计划，且明确表示不招收非中医学专业方向的毕业生。

③壮医执业医师执业点、规培点问题。2016年，"中医学（壮医方向）"专业更改为"壮医学"专业后，壮医学专业学生不能再考中医执业医师或中医学规培，而壮医执业医师执业点、规培点十分少，学生考研、就业都遇到很大问题。加之2018年以来，就业市场基本只招有规培证的医学本科毕业生，能招收壮医学专业毕业生的规培点只有3个，仅能接纳3～5个应届毕业生。

（2）为此提出以下建议。

①解决执业医师资格考试问题。目前广西中医药大学壮医药学院已针对壮医学专业执业医师资格考试可以考中医执业医师的问题提交了相关报告，向有关部门反映壮医学专业执业医师资格考试问题，学院领导非常重视，利用各种资源和力量尽力解决。

②加强壮医宣传，促进发达地区医院招聘壮医学专业人才。壮医药学院要通过组织民族医药下乡活动、壮医专家义诊等形式广泛宣传壮医学专业。招生与就业处也要通过招生宣传、就业双选会、走访用人单位等途径宣传壮医学专业。

③转变学生观念，面向基层就业。壮医学专业学生存在不愿去偏远地区就业、不愿

离开生源地就业等思想问题，学校要加强对学生思想的引导，让他们摆正心态，正确认识自我，树立先就业再择业的思想。

④挖掘更广阔的就业渠道，提供有效的就业信息。进一步调动全员力量，充分挖掘区内外资源，加强与校友的联系，积极为学生寻找就业岗位。

总之，中医学是打开中华文化宝库的钥匙，是我国优秀传统文化和现代卫生资源的重要组成部分。继承和发展中医药壮瑶医药，是广西医学科学繁荣兴旺的体现，也是广西医药卫生领域发展创新的源泉之一。通过立法打通中医药壮瑶医药发展的障碍，开发好和利用好广西中医药壮瑶医药的特色与优势，对"十四五"广西中医药事业开局和推进"健康广西"建设将具有重大意义。

（摘自 2021 年政协委员提案）

中医杂谈

中医以《黄帝内经》为标志至今已两千多年。而西医进入中国才 160 多年，没有西医影响下的中医，生产规模都比较小，大部分都是小作坊式生产，科学技术也比较落后。在这种环境下相应衍生出来的就是师带徒、独门秘方、民间神医等一系列传承理念。因为在那个年代，行医收入方式单一，只能看病赚钱，这样的条件，导致了中医文化的终极追求就是独善其身，出现所谓高手在民间、华佗再世等民间崇拜。直到在西医循证医学成为主流的今天，那些接受了更多中医文化的中医爱好者，往往非常推崇所谓的秘方、名方，以及深山老林中的隐世神医。因为这些中医爱好者是先接受文化，后学习中医，所以他们受到中医文化熏染较多。相应的现代中医教育，中医药学院的学生们，很多都是迷迷糊糊，或者一时兴起，或者被迫求学，最终报考的中医学，主要是学习中医理论知识和现代医学技术，文化方面虽也学习，但是受到的熏染明显较少。因此他们虽然也支持中医，但是理念明显和传统中医不同，他们的理念是中医和西医结合的新型中医理念。

笔者认为，医之大者，兼济天下。尤其是在现今社会，医疗资源紧缺，并且百姓对医疗卫生健康服务需求的增长速度远超医学发展的速度，这就要求当今的医疗从业者一定不能只想着独善其身，一定要想着怎么造福更多百姓。因此，如果我们传统中医的文化理念还停留在封建时代小农经济产生的小作坊思维，缺乏当今社会化大生产的新时代思维，凭师带徒和民间神医，能造福几个患者？能惠及几方百姓？

党的十九大报告指出，实施"健康中国"战略，坚持中西医并重、传承发展中医药事业。那么，在中国发展已经步入新时代的背景下，如何才能传承好、发展好中医药？

这要求中医：一是要"增强民族自信"，不要崇洋媚外，不要数典忘祖，任何民族虚无主义都不利于中医药事业的发展。二是要"勇攀医学高峰"，不要徘徊观望，不要畏忌不前。中医药学是中国古代的智慧和经验结晶，有的理论甚至是超前的、领先的，要勇于攀登医学高峰。三是要"深入发掘中医药宝库中的精华，充分发挥中医药的独特优势"，要重在继承，从中医药经典、老中医经验中吸取精华；重在发挥优势，不要西化、虚化、玄化、庸俗化，不要把具有特色优势的养生、治未病、诊断、治疗、护理的理论和技术等老祖先的"传家宝"丢掉。四是要"推进中医药现代化，推动中医药走向世界"，要在继承的基础上创新，要吸收现代科学技术，不要故步自封，不要墨守成规。总之，要对得起祖先，要做到"三好"：切实把中医药这项老祖先留给我们的宝贵财富继承好、发展好、利用好。

继承好：中医药经典理论和老中医药专家学术经验，必须原原本本继承，这是学术进步和事业发展的基础。常说"基础不牢，地动山摇"，应当切忌用一些似是而非的所谓现代理论诠释、曲解、装饰中医药学，应当极力避免中医药理论的碎片化、空心化、边缘化。

发展好：自觉、自信、自主、自强，才能发展好中医药。中医看病侧重于功能、动态、整体、宏观，西医看病侧重于结构、静态、局部、微观，各有各的特色和优势。中医如果模仿、套用西医的学术规范和标准，就势必弱化自身的特色和优势，就不能很好地发挥自身在治未病中的主导作用、在治疗重大疾病中的协同作用、在康复治疗中的核心作用。我们必须自主研发和制定中医的学术规范和标准。

利用好：中医药学既是具有中国特色的医药学，更是包含中华文化元素的宝库，可以多层次、宽领域、广覆盖地加以利用，既可用以救死扶伤，也可用以养生防病；既可用以美容健身，又可用以养生长寿；既可用以健康旅游，又可用以扶贫脱困；既可用以传道授业解惑，又可用以科研开发；既可用以新兴产业，又可用以生态建设；既可用以文化传播，又可用以国际交流，等等。

党的十九大报告突出建设"健康中国"的方针重点是"坚持中西医并重，传承发展中医药事业"。"中西医并重"虽然提出多年，但是由于多种因素的制约，实际现状并没有达到"并重"，无论在体系建设、机构规模、资金投入、人才培养、服务范围、服务层级等各个方面，都是西医为主、中医为辅。真正做到"中西医并重"，而且要求"坚持"，也就是不能一时"并重"、一时又不"并重"；在这方面"并重"，在另一方面又不"并重"，必须一视同仁、平等对待。因此，现阶段在政策制定、资金投入等方面就需要给予中医药必要的倾斜，这也就是《中医药法》颁布实施和国务院连续发布相关发展中医药若干重要文件的重要原因之一。

总之，中医药是国产的，无论从保有中华文化基因、凸显中医药特色优势、充分利用生态资源、构建简、验、便、廉的医疗保健体系、保障人民健康等各方面而言，国家都需要传承发展中医药事业。

我们既要尊重、学习、借鉴西医，在认识上做到中西医并重，更要自重、自信、自立、自强，传承发展中医药事业，用行动和效果证明中西医并重。

中医药应如何发展才能成为具有中国特色的新时代医药学？"要努力实现中医药健康养生文化的创造性转化、创新性发展"，这就确立了中医药事业发展的基本原则。

创造性转化：动力是"创造"，目的是"转化"，以期适应新时代的新要求。中医药的创造性转化的主要范畴：一是服务精神的转化，实现"大医精诚"传统精神对现代医疗服务行为的灌注，建立中医的"医师规"，以强化中医执业人员的自律性和满足人民群众对恢复中医人文关怀传统的需求；二是服务理念的转化，实现"以疾病治疗为中心"向"以健康促进为中心"的重大转变，以适应新医改"战略前移""重心下移"的需求；三是服务模式的转化，由医院单向服务模式向共建共享服务模式转变，以适应"生长壮老已"全周期、广覆盖的养生防病、治病康复的全民健康需求；四是服务措施的转化，实现以内服汤剂为主向内治与外治相结合的口服、针推、药浴、导引等综合治疗转变，以适应对中医优势病种防治的需求，减少创伤、降低毒副作用，彰显中医药的特色优势。

创新性发展：动力是"创新"，目的是"发展"，以符合新时代的新目标。中医药创新性发展的主要范畴：一是中医药理论创新，在继承经典理论的基础上，结合当代人类生存与生活的社会状况、生态环境、生活方式、病种演变等，基于"天人合一""形神合一"的原理，创新中医药辨证论治理论和规范辨治程式；二是中医药技术创新，在望、闻、问、切的传统诊断技术和汤、膏、丹、丸、散、酒的传统治疗手段的基础上，结合现代科学技术，创新诊断方式和治疗手段；三是中医药人才培养模式创新，在以学校教育为主的基础上，尊重中医人才成长的规律，建立中医人才评价标准，结合现代信息技术，针对"准入"后的执业人员，创新以"师承＋研修"为主、不同层级并重的中医药人才培养模式；四是中医药科学研究模式创新，尊重中医以理论指导和临床实践积累为基础的科研传统，建立中医药科研成果评价标准，联合各界专业力量，结合大数据、云计算等现代信息技术，创新中医药科学研究模式；五是中医药文化传播方式创新，在成功开展"中医中药中国行"的基础上，培训专业队伍，搭建专门平台，加强基地建设，联合传统和新兴媒体，以基层、农村、社区、单位和"一带一路"沿线为主要阵地，创新中医药文化传播模式，不断增强中医药在中华文化传承领域和在全球传统医药领域的引领地位。

浅论"阴阳五行"之说与"清廉中医"之道

阴阳五行学说是中国古代的一种哲学思想，也是古人认识世界的一种思维方式。五行概念始于《尚书》，指土、金、水、木、火五种物质元素，它们之间的相生相克是构成世界万物平衡发展的运动规律。关于五行与制度管理模式，早在西汉时期的哲学家、思想家董仲舒曾经运用五行相生相克学说引入"以德治国"理念，主张以道德教化作为治国的重要工具，为当时封建社会强化中央集权、减少社会矛盾、维护社会稳定作出了重要贡献。

习近平总书记强调，中华优秀传统文化是中华民族的精神命脉，要努力实现中华民族传统美德的创造性转化、创新性发展。王岐山同志也讲过，看待腐败问题要有历史、哲学和文化的思考。笔者结合中医阴阳五行学说哲学思想，将五行比喻为人的五种物质追求或欲望。即土代表"健康"，意为身体健康；金代表"财富"，意为财源广进；水代表"爱情"，意为爱情美满；木代表"自由"，意为自由幸福；火代表"事业"，意为事业有成。人生的欲望与追求是无止境的，每个人都不可能同时拥有健康、财富、爱情、自由、事业。因此，正确处理好人生与"五欲追求"的相生相克关系，保持人生五种欲望的动态平衡，树立正确的世界观、人生观、价值观，对于当前开展党的廉政文化建设和"清廉中医"活动将具有一定的启发或警示作用。

土为健康，滋生万物。土曰稼穑。《黄帝内经》曰："土者生万物而法天地。"盘古开天辟地，混沌分为两半，轻者上浮而成天，重者下沉而成地，"土"被赋予了"厚重"的属性。一方土养育一方人民，土是孕育万物的根本，也是人生第一财富，健康是1，没有健康什么都是0。在五行相生相克中，火生土，成功的事业可促进身心健康。但是，在火生土的同时，要注意防范木克土，正如《金匮要略》曰："见肝之病，知肝传脾，当先实脾。"在现实生活中，有些人由于自由过度，违反规律，放纵自己，结果乐极生悲，因过度消耗自己身体的正能量，百病缠身，英年早逝。

金为财富，取之有道。金曰从革。常言道："君子爱财，取之有道。""富与贵，是人之所欲也，不以其道得之，不处也；贫与贱，是人之所恶也，不以其道得之，不去也"。金钱是物质的基础，金钱虽然不是万能的，但没金钱就万万不能，故君子爱财应取之有道。在五行相生相克中，土生金，身体是革命的本钱。但金钱取之必有道，取之正道为实金，取之邪道为虚金，正金益人，虚金损人。故在土生金的同时，要注意防范火克金，公职人员在追求事业与财富的过程中，要注意平衡二者的关系，秉持清廉自律的原则，否则，一旦火（官）克金（财），就会人财两空。

水为爱情，真情无价。水曰润下。《诗经》曰"关关雎鸠，在河之洲，窈窕淑女，君子好逑"。水是情感的象征，爱情像水一样纯洁。古人言，"南有乔木，不可休思。汉有游女，不可求思"。追求爱情，人之常情。在五行相生相克中，金生水，金钱是爱情的基础，谈情说爱是人之常情。因此，在金生水的同时，要注意防范土克水，爱情似河水，川流不息，健康是河床，坚固如墙。健康一倒，爱情不在。

木为自由，身不由己。木曰曲直。匈牙利爱国诗人裴多菲有一句著名的诗句："生命诚可贵，爱情价更高，若为自由故，两者皆可抛。"民族自由与个人自由是人生最大的幸福。水生木，自由是爱情的最高追求。人生在世，追求自由，无可厚非。但是，在水生木的同时，要注意防范金克木，利刃伤木，贪污受贿将受到严厉的法律制裁，从而失去自由。

火为事业，成败在人。火曰炎上。《三国演义》有一句名言：成败在人谋，一诺竭忠悃。天道常变易，运数杳难寻。事业是人生不朽的丰碑，事业成功是人生最大的成功。知识改变命运，事业成就人生。在五行相生相克中，木生火，自由快乐的心情有利于身体健康和事业兴旺，但是在事业兴旺的同时，要注意防范水克火，水能承舟，亦能覆舟，不要以权谋色、拈花惹草，否则就会身败名裂。

时间是历史的见证者，历史是最好的教科书。百年风雨历程，中国共产党取得了举世瞩目的伟大成就。在这段峥嵘的岁月，我们党不断前行。尤其是党的十八大以来，反腐是党的重要工作，保持了党的纯洁性和先进性。当前，腐败问题作为各国存在的通病，在我国有迅猛发展的势头。腐败既破坏法律的权威性，又威胁我国社会主义的经济基础，动摇着我国社会的政治基础。因而，建立反腐倡廉的长效机制，纠正偏离公共职责的权力变异现象，成为治理腐败问题的必要措施，也是帮助各行业党政人员树立正确的世界观、人生观、价值观的有效手段。

中医的"中庸"之道与宏观辨证思维，以及治病求因、对症下药和刮骨疗毒等手段，尤其是五行的相生相克理论，对反腐倡廉建设具有标本兼治的双重作用，值得进一步深入研究。人生有道，顺道则生，逆道则亡，天道酬勤，厚德载物，德不配位，必有灾殃。清廉中医，人心向背，任重道远……

"学习强国"，指尖上的"充电站"

2019 年"学习强国"上线后，掀起了一股手尖上的学习热潮。笔者利用工作之余，通过"学习强国"手机客户端看要闻、学思想、做试题、晒积分，将学习和日常工作融为一体，做到工作、学习两不误。关于"学习强国"，可用"全、新、趣、实"来概括：一是全，可以读文章，听原著，还可以观看各类视频，知识丰富，就像百科全书；二是新，每天不断更新的、与时俱进的内容让人获知最新时事，而每天更新的题集也吸引着答题挑战者；三是趣，双人对战等学习方式富有挑战性，可以在一次次失败和胜利中把各类知识逐渐嵌入脑中；四是实，这个实在、接地气、易操作的学习平台对个人成长很有帮助，是良师益友。此外，"学习强国"学习平台里面的道德模范、"最美奋斗者"等先进人物的事迹会不断激励、鞭策自己奋力前行，努力追赶。笔者深感体会，每当把"学习强国"的各个得分环节顺利完成，就多一点感悟，多一点收获。通过日积月累，对个人的学习、工作和生活都有很多帮助，尤其是通过"学习强国"获取正能量，更坚定了自己前进和努力的方向。

"学而时习之，不亦说乎"，这是《论语·学而》中的千古名句，也是"学习强国"的开篇语。千年前的优秀文化在今日依旧闪耀光芒、充满力量，让人不自觉拿起书架上尘封许久的书本，打开已下载多时的视频课程。打开"学习强国"，开启新的学习之旅，在此过程中也感悟到更多的力量。

在学习中感悟求新的力量。"满眼生机转化钧，天工人巧日争新。"党的十九大报告曾提出，中国特色社会主义进入新时代。进入新时代意味着我们进入了新的历史阶段，也将遇到新的形势变化，更需采取新的政策方略，承担新的历史使命。不断求新是我们取得如此繁多且重大成就的利器，也是我们始终需要坚持的理念。国家如此，个人亦如此。了解新的时势，适应新的环境，学习新的知识，思考新的方法，掌握新的技能，唯有不断提升自我，才能不落后于这个时代，才能在始终变化的环境中稳步前进。

在学习中感悟广博的力量。"海纳百川，有容乃大。"丰富的新闻资讯、浩繁的书籍文章、多样的视频素材、广博的学习内容是这个时代最为显著的标志。未来得及从国家先进科技的震撼中走出，又被文学古籍的魅力所吸引；尚未领会诗词歌赋的深邃与曼妙，又被各类视频课程的精深所惊叹。从古至今，感受古今圣人的智慧碰撞；由内及外，感受中外交流的文化融合。处于这个信息爆炸、技能要求日新月异的时代，每个人都需要不断增加自己的知识储备，扩展自己的知识广度，唯有使自己兼具各类才能，方可在波谲云诡的新环境中屹立不倒。

在学习中感悟榜样的力量。杂交水稻之父袁隆平，将毕生心血倾注于人类的粮食问题；"时代楷模"南仁东，一生为中国"天眼"燃尽自己；乡村教师农加贵，三十年如一日始终做大山孩子的领路人……身边的感动让我们明白了在平凡的岗位仍可以筑起不凡的人生；功勋大家让我们铭记这些国家之精英、民族之脊梁；改革先锋让我们知晓这个伟大时代的推动力量。"为天地立心，为生民立命，为往圣继绝学，为万世开太平。"北宋大家张载的四句箴言，在这些先进榜样身上体现得淋漓尽致。高山仰止，景行行止，虽才学德行难至如此高度，但仍应当以此为目标，胸怀大局，坚守正道；天下为公，担当道义，为国家、为民族、为社会，贡献自己的每一份力量。

纸上得来终觉浅，绝知此事要躬行。力量的感悟只需身端桌前，学习的过程却需脚踏实地。习近平总书记曾言："梦想从学习开始，事业从实践起步。"但学习不是喊口号，不是晒目标，更不是三天打鱼两天晒网，它需要持之以恒的毅力，需要坚持不懈地实践。千里之行始于足下，九层之台起于累土。开启新的学习之旅，学习强国，永远在路上。

中医药将进入新时"肽"

中国进入新时代，中医药也迎来"肽"时代。具有两千多年历史的中药正在从饮片到中药颗粒再到"中药肽"裂变，再次进入人们大健康新视野。

现代医学认为，人体由40万亿至60万亿个细胞组成，人体从受精卵细胞分裂开始，细胞的生长伴随着人体生老病死的全过程。蛋白质是细胞生命的基石，人体小到细胞、大到组织和器官，都是由蛋白质组成，其中含量最多的蛋白质是胶原蛋白，它组成了我们的皮肤、骨骼、软骨等，形成了整个人体的构架。胶原蛋白是一种白色、不透明、无支链的纤维性蛋白质，它可以补充皮肤各层所需的营养，使皮肤中的胶原活性增强，有滋润皮肤、延缓衰老、美容、消皱、养发等功效。《肽营养学》提出，分子量在1000D以下的胶原蛋白无须分解即可被人体直接吸收，在口服吸收及外用护肤方面效果明显。而传统中药汤剂由于分子量过大，不能被细胞有效吸收。故如何让中药的有效成分被细胞有效吸收是世界科学家共同关注的难题。

"中药肽"的发明标志着人类进入"肽"时代，也标志着中医药进入以"细胞健康为中心"的新时代。肽是一种具有重要生物学功能的营养物质，它是人体本身存在而且不可或缺的一种特殊物质。肽既不是西药也不是中药，它没有西药的化学毒性，也没有某些中药的毒性。肽是保障人体细胞的营养供给、病毒防御、自然衰老的最佳帮手。肽作为为细胞提供营养的健康食品，可以使细胞恢复到最初的健康状态，从根本上修复细胞产生变异的问题。因此，用肽来调节人体，使人体臻于健康，将是划时代的革命和全人类的福音。

高血压的发病率居高不下和服用降压药的副作用已成为当今人类的一大忧患。大量的医学临床实践证实，"神经－血压调控系统"是人体自身调节血压的一个整体系统，只有有效地调控这个血压调节系统，人体的血压才会正常。而负责调控这个系统的物质就是"神经系统细胞多肽"。传统中药汤剂缺乏"肽"的功能，现在通过高科技提取具有降血压功效的中药中的多肽物质，如丹参肽、地龙肽、天麻肽、钩藤肽等，制成多肽组合冲剂，能有效地对"神经－血压调控系统"进行精确调节，不仅能激发人体自身调控系统，快速平衡血压，更重要的是通过对"神经－血压调控系统"进行精确调节后，可铲除高血压的根源，保护心肝肾等靶器官，实现血压永久稳定平衡，并修复改善各器官因高血压造成的损害，从而彻底告别降压药，成功解决高血压终身服药的健康难题。

很多中药都具有止痛效果，但普遍存在止痛起效慢等现象，故中医也被人们称为"慢郎中"。其实，这也与中药有效成分不能速透细胞壁有关。研究表明，分子量在1000D以下，不需要通过消化即可直接被肠胃、血管及皮肤吸收的小分子物质，是与生命活动联系在一起的有机物。肽是生命存在的形式，是蛋白质发挥作用的唯一途径，是传递生命信息的信使，细胞吸收营养必须通过肽的活性作用才能完成。它涉及神经、激素、内分泌、生殖等各个领域，参与人体的整个生理过程中，调节体内各个系统和细胞的生理功能，为细胞提供能量，促进细胞的修复、代谢、复制功能。可以说，肽是决定人类生命质量和生命长短的关键物质，是人体生命的统帅。如果没有肽，也就没有生命活动。可以预见，随着科学的进步，中药肽、壮药肽将像日常食品一样走进千家万户，成为人类健康的保护神。

浅谈康养与医疗的关系

康养一般是指建立健康的生活方式、提供健康的生活环境和养生服务。医疗是指个体为了挽救生命、延长寿命、提高生存质量，从而使个人效用最大化所最需要利用的、最优先利用的医疗服务或医疗措施。这两者既有区别又有联系，其中，康养是核心，隶属民政厅管理，医疗是基础，隶属卫健委管理。对医院而言，也可引申为健康养老。

当前，我国人口老龄化形势日趋严峻，"老有所养，老有所医"已成为民生领域面临的重要课题。为此，2013 年《国务院关于加快发展养老服务业的若干意见》中明确提出，要积极推进医疗卫生与养老服务的结合。此后几年，财政部及其他部委也先后出台了《关于鼓励民间资本参与养老服务业发展的实施意见》《关于全面放开养老服务市场　提升养老服务质量的若干意见》等文件指导发展医养结合模式，以破解人口老龄化的问题。第七次全国人口普查结果显示，全国 60 岁以上人口已达 2.6 亿，老龄化趋势日益严重，老年人口增加引发的"银发经济"也成为资本市场关注的焦点。老年人由于生理功能普遍降低，对疾病的易感性增加，患病率明显高于中青年人，成为患病的高危人群，住院率也远高于青年人。随着社会保障制度的健全，以及自身对健康的需求，老年人在健康领域的投入越来越多。因此，受益于人口老龄化的行业中，医疗行业位居前列。

近年来，广西全面放开养老服务市场，自治区党委、政府鼓励和引导社会力量参与养老服务机构和服务设施建设，积极构建医养结合的社会养老服务格局。在新时代的养老新形势之下，华润置地积极投身健康养老产业，彰显了其作为央企的责任担当。2017年，华润康养入驻邕城，在南宁五象核心区域打造广西首个城市高端康养综合体——悦年华。不负时光，砥砺前行，2021 年 5 月 29 日，华润置地悦年华颐养社区悦年华南宁康复医院在南宁落成开业，标志着华润置地高端康养正式进入 2.0 新时代，初步建立了广西首家"养老＋医护"模式的康养病房，但该项目目前仍缺乏文化内涵和人才支撑，高门槛的收费也令老年人望而却步。

通常老年人除养老需要外还要面临很多急慢性疾病问题，现有的很多养老机构往往只能解决老年人衣食住行的照护问题，而对老年人慢性疾病的预防与处理常无有效应对办法，即养老机构"养老不医护"，医疗机构"医护不养老"。设立康养病房能较好地解决养老和医疗割裂的问题，这也是广西未来实施康养规划要着力解决的问题。总之，医养结合是一个社会性、专业性很强的问题，需要一个摸索过程。只有解决好这个问题，才能为老年人提供集体居住条件，并针对病程长、基础病种多的高龄、失能老年人提供长期医疗护理、生活护理、康复促进、临终关怀等服务，真正实现医养的深度融合。在此背景下，广西壮瑶医药在如何发挥自身优势、深度融入康养产业、创建广西特色康养机构上将面临无限的机遇和挑战。

有感于家

新冠疫情这两年，大部分人选择就地过年，但是物理距离并不能阻挡家庭团圆的愿望，于是"家"又成为人们热议的话题。家，最早见于甲骨文，其本义是屋内、住所。在某种意义上说，"家"是能使人们的心灵感到安宁的地方。

民以居为安，居者有其屋。住房，时刻牵动着众多城乡居民的心。改革开放以来，城乡面貌日新月异，楼房林立，居住条件不断改善。人们普遍感受到了生活、工作在这个新时代的幸福感和满足感，广大群众从党和政府高度关注民生的实际行动中看到了希望，燃起了对未来生活的无限憧憬。

但是，人们对美好生活的向往永远没终点。在现实生活中，有时候有工作的地方却没有家，而有家的地方却没有工作。很多人必须离开家才能找到工作，于是"我想有个家"便成为众多离乡游子的共同愿望。特别是近年来房地产市场不断升温，房价飙升，已比菜价翻了不知多少百倍，不少人望房兴叹！过去人们常说成家立业，是因为成"家"比立"业"易，现在是立业不成家，因为成"家"比立"业"难。有时家与业犹如鱼和熊掌，两者不可兼得也。习近平总书记曾提出："房子是用来住的，不是用来炒的。"但当下却有一些人把房子当成商品来倒卖，他们追求的是房子的商业利益，而忽视了家庭的人文价值。因此，有的人虽然有很多个家，但却常常感到无家可归。

从古至今，关于家的解释只有寥寥数语，但在我们每个人的心中，家的概念何尝不是涵盖了整个人生。无论贫富贵贱，逆境坦途，只要降生到这个世界，就与家脱不开关系，家的情怀就如丝丝缕缕般细腻，无时不萦绕在心间。贫困时，家是一个窝，哪怕四壁皆空，但只要有个窝，就可以挡住风雨，挡住豺狼虎豹。在黑夜里，只要有个家，就有了灯光，有了满屋子的亲昵与温馨。曾记得，巴山深处，一家人因为买不起一人一个碗、一双筷，只好你吃完了我再吃，舐犊之情仍无处不在；陕北窑洞里，一家人只有一条打了补丁的裤子，谁出门给谁穿，再苦也有亲人维护你的体面。中华民族是一个爱面子的民族，更是一个爱家国的民族，哪怕一个人穷困潦倒，走遍天涯海角，心中对家的思念、对国的向往也永不间断。无时无刻不牵挂着家中的父母、兄弟姐妹，这种发自内心的对亲人的牵挂，如涓涓细流，越过千山万水，尤其在逢年过节时，这份牵挂之情愈加强烈，如一股洪流，势不可挡。于是，一时间，数以亿计的年货纷纷通过快递寄回家乡，春节前夕，在回家的路上，物流、车流、人流，成为最亮丽的风景！

日历

一张，两张，三张，
你不停在揭去，
一日，两日，三日，
岁月不断地流逝，
是你带走了岁月，
不是岁月带走了你？

曾有人追求过你，
但到手的却是一张废纸，
曾有人把你逗留，
可你却一现即逝。
你说，你是生命的支票，
可价值却不在你本身，

田野的金黄是你的灿烂，
知识的宫殿是你的辉煌。
于是，我终于找到你，
在田野，在课堂……

韦英才（1987 年 10 月 10 日
发表于《广西中医学院学报》）

龙地

有一个遥远的乡村叫"龙地"，
壮话叫作"被人遗忘的地方"，
村头，一棵古老的大榕树，
龙须缠绵，
盘根错节，
演绎着百年的沧桑岁月。

村前，一条弯弯的小溪河，

涓涓细流，
叮咚吟唱，
一首首古老的壮族民歌。

龙地，人杰地灵。
龙地，无限乡愁……

韦英才（2020 年 2 月 5 日发表于
《广西政协报》）

忆父亲

抗美援朝七十年，鸭绿江岸炮兵连。
虎山烽火冲在前，冰天雪地只等闲。

生死决战上甘岭，彭大将军真本领。
中朝并肩战美帝，保家卫国新胜利。

韦英才（作于 2020 年 10 月 25 日
抗美援朝出国作战 70 周年纪念日）

守岁

门前久坐灯烬落，西边斜阳照天国。
时光流逝又一年，家中有老莫等闲。

疫情无情人有情，守岁除夕盼鸡鸣。
儿女念乡心意切，各处天涯报吉祥。

韦英才（作于 2021 年除夕）

家乡·印象

三月雨飞扬，家乡处处出歌王。
四月菊花黄，清明祭祖泪满裳。
五月敬药王，神农尝草断肝肠。
六月夏种忙，村村寨寨晒谷场。
七月养桑蚕，丰衣足食喜洋洋。

韦英才（作于 2021 年 4 月 14 日
广西"三月三"）

五四青年节有感

北京学子掀学潮，反帝反封志气高。
热血青年救国梦，寻求民主唤新召。

十八春风吹大地，切骨反腐新胜利。
中华儿女多志气，改地换天看今朝。

韦英才（作于 2021 年 5 月 4 日）

湘江战役观后感

远眺湘江波涌流，浮桥烟硝千古留。
酒海井中红军哭，新圩界上亮风骨。
泪寻先烈救国梦，重走红军长征路。

党旗飘飘撼山岳，青山处处埋忠骨。
不忘初心担使命，筑我中华复兴运。
鲜花只为英雄绽，红色基因传万代。

韦英才（作于 2021 年 6 月 11 日）

建党 100 周年有感

安门礼炮 100 响，一百周年庆大党。
民主党派齐欢庆，英雄少年表衷心。

主席讲话难忘记，一代英烈酬壮志。
浴血奋战抛头颅，改朝换代扭乾坤。

改革春风吹大地，社会主义大建设。
"五位一体"同推进，中国面貌换新天。

韦英才（作于 2021 年 7 月 1 日）

重上井冈山

红色圣地井冈山，血染山河红杜鹃。
秋收起义播火种，三湾改编有文章。

朱毛红军斗天地，枪林弹雨向前进。

百年建党游故地，改天换地新胜利。

韦英才（作于 2021 年 7 月 10 日）

月吟

又是一年满月天，吴刚追月话神仙。

满庭丹桂追人忆，中秋皓月照心间。

乍冷还寒盼团圆，一叶知秋又一年。

花前月下斟满杯，人间八月尽芳菲。

韦英才（作于 2021 年中秋）

七律八角香

八桂田园好风光，家有八角满屋香。

改土醇素大文章，果满枝头累成弯。

乡村振兴桂十香，荒山野岭变金山。

丹心一片垦大荒，发家致富奔小康。

韦英才（作于 2022 年 3 月 17 日）

朱槿花开——研究生毕业感怀

南疆夏季，朱槿花絮。壮医三秀，携手同栽。

小林医道，笃行不怠。精通经络，两路顿开。

志富韶华，砥砺耕耘。三道同步，经筋有数。

琪琛筑梦，履行致远。跟师悟道，葳蕤生香。

民族医药，何日复兴。壮医传承，守旧创新。

大医精诚，医者仁心。师生同行，杏林回春。

（注：小林指研究生庞小林，志富指研究生吴志富，琪琛指研
究生黄琪琛）

韦英才（作于 2022 年 6 月 30 日）

龟吟——参观北海宏昭龟场有感

骆越古村出神龟，日照月滋筋骨坚。
一身灵气知人性，百年不衰度春秋。

龟酒精藏三十载，滋身健体抗衰老。
人间万物皆同气，青山不老看今朝。

韦英才（作于 2022 年 7 月 9 日）

竹林听雨

酷热天气登高峰，山庄深处竹林中。
夜半沙沙风来枕，好酒闲梦百年松。
闲来体验风和雨，更有童心看秋阳。
咬定青山修行竹，安得清凉一夜宿。

韦英才（作于 2022 年 8 月 20 日）

二十大有感

历史高歌百年党，红旗如画迎风展。
十年攻坚扶贫战，全国人民奔小康。

五个全面齐推进，刀刃向内新革命。
不忘初心为人民，领袖指航向前行。

韦英才（作于 2022 年 10 月 16 日）

三江情

三江之水汇古宜，八桂侗寨三省立。
喜看程阳风雨桥，侗寨寨岭翻新历。

侗家鼓楼唱大戏，坐妹风情难忘记。
大好河山藏希冀，侗族儿女多壮志。

韦英才（作于 2023 年 1 月 27 日）

悼云瀚医生

惊闻韦老西路走，八桂痛失神医手。
悬壶救人立功名，怜君济世竟成仁。

得阳重疾拼命干，沉疴谁赎过云瀚。
怆然此别嗟何恨，梦到空庭目泪奔。

韦英才（作于 2023 年 1 月 28 日）